全国中医药行业高等教育"十四五"规划教材
全国高等中医药院校规划教材（第十一版）

中医医案学

（新世纪第二版）

（供中医学、中西医临床医学、针灸推拿学等专业用）

主　审　李敬孝　黄　煌
主　编　姜德友　方祝元

中国中医药出版社
·北　京·

图书在版编目（CIP）数据

中医医案学 / 姜德友，方祝元主编 . —2 版 . —北京：
中国中医药出版社，2023.10
全国中医药行业高等教育"十四五"规划教材
ISBN 978-7-5132-8248-2

Ⅰ . 中…　Ⅱ .①姜…②方…　Ⅲ .①医案—中国—
中医学院—教材　Ⅳ .① R249.1

中国国家版本馆 CIP 数据核字（2023）第 112597 号

融合出版数字化资源服务说明

全国中医药行业高等教育"十四五"规划教材为融合教材，各教材相关数字化资源（电子教材、PPT 课件、视频、复习思考题等）在全国中医药行业教育云平台"医开讲"发布。

资源访问说明

扫描右方二维码下载"医开讲 APP"或到"医开讲网站"（网址：www.e-lesson.cn）注册登录，输入封底"序列号"进行账号绑定后即可访问相关数字化资源（注意：序列号只可绑定一个账号，为避免不必要的损失，请您刮开序列号立即进行账号绑定激活）。

资源下载说明

本书有配套 PPT 课件，供教师下载使用，请到"医开讲网站"（网址：www.e-lesson.cn）认证教师身份后，搜索书名进入具体图书页面实现下载。

中国中医药出版社出版

北京经济技术开发区科创十三街 31 号院二区 8 号楼
邮政编码　100176
传真　010-64405721
万卷书坊印刷（天津）有限公司印刷
各地新华书店经销

开本 889×1194　1/16　印张 21.25　字数 566 千字
2023 年 10 月第 2 版　2023 年 10 月第 1 次印刷
书号　ISBN 978-7-5132-8248-2

定价　80.00 元
网址　www.cptcm.com

服 务 热 线　010-64405510　　微信服务号　zgzyycbs
购 书 热 线　010-89535836　　微商城网址　https://kdt.im/LIdUGr
维 权 打 假　010-64405753　　天猫旗舰店网址　https://zgzyycbs.tmall.com

如有印装质量问题请与本社出版部联系（010-64405510）

全国中医药行业高等教育"十四五"规划教材
全国高等中医药院校规划教材（第十一版）

《中医医案学》
编 委 会

主 审

李敬孝（黑龙江中医药大学）　　　　黄　煌（南京中医药大学）

主 编

姜德友（黑龙江中医药大学）　　　　方祝元（南京中医药大学）

副主编

储全根（安徽中医药大学）　　　　　王　健（长春中医药大学）

张　瑞（河南中医药大学）　　　　　李应存（甘肃中医药大学）

王洪武（天津中医药大学）　　　　　赵　艳（北京中医药大学）

陈晓云（上海中医药大学）

编　委（以姓氏笔画为序）

王文丽（辽宁中医药大学）　　　　　王丽娜（海军军医大学）

王科军（滨州医学院）　　　　　　　王常松（福建中医药大学）

牛　锐（陕西中医药大学）　　　　　卞　华（南阳理工学院）

兰智慧（江西中医药大学）　　　　　刘　茜（海南医学院）

刘文娥（湖南中医药大学）　　　　　孙丽蕴（首都医科大学）

李孝波（山西中医药大学）　　　　　李富震（黑龙江中医药大学）

杨卫东（云南中医药大学）　　　　　杨云松（湖北中医药大学）

杨旭杰（河北中医药大学）　　　　　吴小明（浙江中医药大学）

陈四清（南京中医药大学）　　　　　林　怡（广西中医药大学）

金　钊（成都中医药大学）　　　　　庞　杰（南方医科大学）

郑保平（南昌医学院）　　　　　　　项　琼（武汉大学）

钱占红（内蒙古医科大学）　　　　　钱国强（广东药科大学）

郭永胜（贵州中医药大学）　　　　　唐成林（重庆中医药学院）

梁　岩（宁夏医科大学）　　　　　　曾令烽（广州中医药大学）

曾斌芳（新疆医科大学）　　　　　　温　馨（山东中医药大学）

学术秘书

张志刚（黑龙江中医药大学）

李灿东（福建中医药大学校长）

杨　柱（贵州中医药大学党委书记）

余曙光（成都中医药大学校长）

谷晓红（教育部高等学校中医学类专业教学指导委员会主任委员、北京中医药大学教授）

冷向阳（长春中医药大学校长）

宋春生（中国中医药出版社有限公司董事长）

陈　忠（浙江中医药大学校长）

季　光（上海中医药大学校长）

赵继荣（甘肃中医药大学校长）

郝慧琴（山西中医药大学党委书记）

胡　刚（南京中医药大学校长）

姚　春（广西中医药大学校长）

徐安龙（教育部高等学校中西医结合类专业教学指导委员会主任委员、北京中医药大学校长）

高秀梅（天津中医药大学校长）

高维娟（河北中医药大学校长）

郭宏伟（黑龙江中医药大学校长）

彭代银（安徽中医药大学校长）

戴爱国（湖南中医药大学党委书记）

秘书长（兼）

陆建伟（国家中医药管理局人事教育司司长）

宋春生（中国中医药出版社有限公司董事长）

办公室主任

周景玉（国家中医药管理局人事教育司副司长）

张峘宇（中国中医药出版社有限公司副总经理）

办公室成员

陈令轩（国家中医药管理局人事教育司综合协调处副处长）

李秀明（中国中医药出版社有限公司总编辑）

李占永（中国中医药出版社有限公司副总编辑）

芮立新（中国中医药出版社有限公司副总编辑）

沈承玲（中国中医药出版社有限公司教材中心主任）

全国中医药行业高等教育"十四五"规划教材
全国高等中医药院校规划教材（第十一版）

编审专家组

组　长

余艳红（国家卫生健康委员会党组成员，国家中医药管理局党组书记、局长）

副组长

张伯礼（天津中医药大学教授、中国工程院院士、国医大师）

秦怀金（国家中医药管理局党组成员、副局长）

组　员

陆建伟（国家中医药管理局人事教育司司长）

严世芸（上海中医药大学教授、国医大师）

吴勉华（南京中医药大学教授）

匡海学（黑龙江中医药大学教授）

刘红宁（江西中医药大学教授）

翟双庆（北京中医药大学教授）

胡鸿毅（上海中医药大学教授）

余曙光（成都中医药大学教授）

周桂桐（天津中医药大学教授）

石　岩（辽宁中医药大学教授）

黄必胜（湖北中医药大学教授）

前　言

为全面贯彻《中共中央 国务院关于促进中医药传承创新发展的意见》和全国中医药大会精神，落实《国务院办公厅关于加快医学教育创新发展的指导意见》《教育部 国家卫生健康委 国家中医药管理局关于深化医教协同进一步推动中医药教育改革与高质量发展的实施意见》，紧密对接新医科建设对中医药教育改革的新要求和中医药传承创新发展对人才培养的新需求，国家中医药管理局教材办公室（以下简称"教材办"）、中国中医药出版社在国家中医药管理局领导下，在教育部高等学校中医学类、中药学类、中西医结合类专业教学指导委员会及全国中医药行业高等教育规划教材专家指导委员会指导下，对全国中医药行业高等教育"十三五"规划教材进行综合评价，研究制定《全国中医药行业高等教育"十四五"规划教材建设方案》，并全面组织实施。鉴于全国中医药行业主管部门主持编写的全国高等中医药院校规划教材目前已出版十版，为体现其系统性和传承性，本套教材称为第十一版。

本套教材建设，坚持问题导向、目标导向、需求导向，结合"十三五"规划教材综合评价中发现的问题和收集的意见建议，对教材建设知识体系、结构安排等进行系统整体优化，进一步加强顶层设计和组织管理，坚持立德树人根本任务，力求构建适应中医药教育教学改革需求的教材体系，更好地服务院校人才培养和学科专业建设，促进中医药教育创新发展。

本套教材建设过程中，教材办聘请中医学、中药学、针灸推拿学三个专业的权威专家组成编审专家组，参与主编确定，提出指导意见，审查编写质量。特别是对核心示范教材建设加强了组织管理，成立了专门评价专家组，全程指导教材建设，确保教材质量。

本套教材具有以下特点：

1.坚持立德树人，融入课程思政内容

将党的二十大精神进教材，把立德树人贯穿教材建设全过程、各方面，体现课程思政建设新要求，发挥中医药文化育人优势，促进中医药人文教育与专业教育有机融合，指导学生树立正确世界观、人生观、价值观，帮助学生立大志、明大德、成大才、担大任，坚定信念信心，努力成为堪当民族复兴重任的时代新人。

2.优化知识结构，强化中医思维培养

在"十三五"规划教材知识架构基础上，进一步整合优化学科知识结构体系，减少不同学科教材间相同知识内容交叉重复，增强教材知识结构的系统性、完整性。强化中医思维培养，突出中医思维在教材编写中的主导作用，注重中医经典内容编写，在《内经》《伤寒论》等经典课程中更加突出重点，同时更加强化经典与临床的融合，增强中医经典的临床运用，帮助学生筑牢中医经典基础，逐步形成中医思维。

3.突出"三基五性"，注重内容严谨准确

坚持"以本为本"，更加突出教材的"三基五性"，即基本知识、基本理论、基本技能，思想性、科学性、先进性、启发性、适用性。注重名词术语统一，概念准确，表述科学严谨，知识点结合完备，内容精炼完整。教材编写综合考虑学科的分化、交叉，既充分体现不同学科自身特点，又注意各学科之间的有机衔接；注重理论与临床实践结合，与医师规范化培训、医师资格考试接轨。

4.强化精品意识，建设行业示范教材

遴选行业权威专家，吸纳一线优秀教师，组建经验丰富、专业精湛、治学严谨、作风扎实的高水平编写团队，将精品意识和质量意识贯穿教材建设始终，严格编审把关，确保教材编写质量。特别是对32门核心示范教材建设，更加强调知识体系架构建设，紧密结合国家精品课程、一流学科、一流专业建设，提高编写标准和要求，着力推出一批高质量的核心示范教材。

5.加强数字化建设，丰富拓展教材内容

为适应新型出版业态，充分借助现代信息技术，在纸质教材基础上，强化数字化教材开发建设，对全国中医药行业教育云平台"医开讲"进行了升级改造，融入了更多更实用的数字化教学素材，如精品视频、复习思考题、AR/VR等，对纸质教材内容进行拓展和延伸，更好地服务教师线上教学和学生线下自主学习，满足中医药教育教学需要。

本套教材的建设，凝聚了全国中医药行业高等教育工作者的集体智慧，体现了中医药行业齐心协力、求真务实、精益求精的工作作风，谨此向有关单位和个人致以衷心的感谢！

尽管所有组织者与编写者竭尽心智，精益求精，本套教材仍有进一步提升空间，敬请广大师生提出宝贵意见和建议，以便不断修订完善。

国家中医药管理局教材办公室

中国中医药出版社有限公司

2023 年 6 月

编写说明

　　《中医医案学》教材的编写宗旨是使中医医案学理论与临床实际有机结合，为学生提供一部具有科学性、系统性、先进性、实用性、启发性、创新性，有利于培养与提高学生中医临床思维能力、实践能力及文献整理分析能力的教科书。本教材可作为全国高等中医药院校中医学、中西医临床医学和针灸推拿学等专业理论课教学的主体教材或配套教材使用，也可用于实践教学中的辅导与中医执业医师资格考试、住院医师规范化培训考试的复习辅导用书，并可供从事中医药或中西医结合的临床医师、教学及科研人员、研究生学习和使用。

　　本教材的编写，力求突出实效性，突出中医医案学的特色，即通过医案著作的学习和医案分析，使学生体悟中医名家的学术思想和临床经验，了解中医医案的发展脉络及风格特色，从而形成中医临床思维方式，提升学生的中医学术研究能力，强化和提高运用中医学理论和方法解决常见病、多发病、疑难杂重病的综合分析能力和处理具体问题的能力，进一步提高医案的书写能力和质量。在编写内容上，力求精练、真实，重点突出，深浅适度。本教材融入课程思政内容及数字化内容。

　　本教材内容共分上、下两篇。上篇为概论部分，分为五章。第一章主要介绍中医医案的发展源流，中医医案学的概念、性质、特点、作用与价值及研究内容；第二章主要介绍中医医案的记录形式和书写风格；第三章主要介绍医案学习要点和方法；第四章主要介绍医案整理研究方法；第五章主要介绍现代中医门诊病历和住院病历的书写规范。下篇为古今医案著作介评与医案选析，根据医案著作编写类别分为七章。第六章合编类医案主要介绍《名医类案》《续名医类案》《全国名医验案类编》《中华历代名医医案全库》《当代名老中医典型医案集》；第七章合刊类医案主要介绍《柳选四家医案》《孟河费氏医案》《重古三何医案》《清代名医医案精华》《中国现代名中医医案精华》《北平四大名医医案选集》《专栏医案》；第八章专题类医案主要介绍《医学穷源集》《经方实验录》《秦伯未膏方集》《疑难病案讨论集》《古今救误》《中医奇证新编》《名老中医方剂医案》《中医古籍医案辑成·学术流派医案系列》；第九章专科类医案主要介绍《伤寒九十论》《内科摘要》《外证医案汇编》《现代针灸医案选》《中医内科急症医案辑要》《男科医案》《钱伯煊妇科医案》《历代儿科医案集成》《中医心血管疾病医案荟萃》《名家推拿医案集锦》；第十章名医医案主要介绍《石山医案》《孙文垣医案》《杏轩医案》《寓意草》《韩氏医通》《洄溪医案》《素圃医案》《临证指南医案》《吴鞠通医案》《吴门治验录》《谢映庐医案》《程敬通医案》《问斋医案》《一得集》《南雅堂医案》《柳宝诒医案》《赵文魁医案选》《张聿青医案》《丁甘仁临证医集》《药盦医案全集》《张山雷医案》《周小农医案》《冉雪峰医案》《邅园医案》《贺季衡医案》《章次公医案》《治验回忆录》《岳美中医案集》；第十一章经验集主要介绍《医学衷中参西录》《朱小南妇科经验选》《蒲辅周医疗经验》《赵炳南临床经验集》《韦文贵眼科临床经验选》《石筱山、石幼山治伤经验及验方选》《中国名老中医药专家学术经验集》《国医大师临床经验实录》；第十二章医案研究与评注主要介绍《清宫医案研究》《叶天士诊治大全——叶天士医案研究》《古今医案按》《赤厓医案评注》《王氏医案绎注》《圣余医案诠解》。每章精选相关类别医案著作，以中医医案著作为纲，每部医案著作下分列医著介评、典型医案评析、参考医案三部分，其中医著介评部分阐述医著概况和学术特色，典型医案评析部分选录3至4则典型医案，并附评析说明其诊病辨证思路及治疗特点，参考医案部分另选相应医著3则医案，不再附加评析，以供自学。每章后附其他同类医案书目供课外拓展学习参考。

本教材编写分工如下：第一章由姜德友编写，第二章由方祝元编写，第三章由王洪武编写，第四章由张瑞编写，第五章由王健编写，第六章由李应存、卞华、曾斌芳编写，第七章由金钊、赵艳、吴小明、杨旭杰、郑保平编写，第八章由吴小明、牛锐、杨旭杰、杨卫东、王常松、李富震编写，第九章由刘茜、李孝波、孙丽蕴、唐成林、杨卫东、刘文娥、王文丽、郭永胜、曾令烽编写，第十章由储全根、兰智慧、王科军、陈四清、牛锐、李富震、项琼、郭永胜、林怡、陈晓云、王常松、金钊、梁岩、庞杰、杨云松、刘茜、王丽娜编写，第十一章由李富震、刘文娥、金钊、孙丽蕴、李孝波、曾令烽、钱国强、温馨编写，第十二章由杨云松、钱占红、项琼编写。

在本教材编写过程中，全体编委老师通力合作。本教材虽经反复修改完善，仍然难免有不足之处，望广大同道及读者朋友提出宝贵意见，以期再版时完善提高。

《中医医案学》编委会

2023 年 7 月

目 录

下篇　古今医案著作
介评与医案选析

上篇
概 论

扫一扫，查阅本章数字资源，含PPT、音视频、图片等

中医医案，又称为诊籍、病案、验案、个案、脉案、方案等，是医家综合运用中医理法方药诊疗疾病的真实记录，反映了医家临床辨证、立法、处方用药的临床经验和思维过程。通过中医医案的研究，分析提炼医案中蕴含的具有重要价值的中医学术思想和诊疗经验，对中医理论发展和临床实践提高大有裨益。

第一节　中医医案发展源流

中医医案源远流长，由于医家所处具体时代、地域不同，自身知识结构各异，因此历代医案的数量、形式、体裁、风格亦不尽相同。

一、中医医案的起源

早期医案多朴实无华，散见于甲骨文、帛书、经史古籍之中。秦汉时期医学典籍如《黄帝内经》《伤寒杂病论》亦记载部分医案内容，虽非规范化的医案，实已具备医案之形。而《史记》所载仓公淳于意的"诊籍"，则被认为是早期医案的代表。

（一）考古发现及古籍中的医案记载

中医医案的起源，最早可追溯至殷商时期。在早期的甲骨文、帛书、经史古籍中，均有相关医案的记载。起源于公元前16世纪至11世纪的甲骨文，就以象形文字记录了各种不同疾病，这些记载可以视为最原始而古朴的医案。马王堆汉墓出土的《五十二病方》《足臂十一脉灸经》等11种帛书，其中《五十二病方》是我国现存最早的临证医书，涉及疾病100多种，包括内、外、妇、儿、五官各科疾病，较为详细地记录了有关病史和诊疗情况，可以说是中医医案的雏形。

另外，散见于经史古籍中有关于医疗活动的记载，则是研究中医医案学术发展的宝贵文献资料。如于东周或春秋早期成书的《周礼·天官冢宰》中，即有"医师掌医之政令，聚毒药以共（供）医事。凡邦之有疾病者、疕疡者造焉，则使医分而治之。岁终则稽其医事以制其食。十全为上，十失一次之，十失二次之，十失三次之，十失四为下"的记载。不仅说明此时医学已经相当成熟，而且已经制定出完善的医事制度和考核标准。其中尤其值得注意的是，西周时期医疗行政长官为了评定医生俸禄多寡，进行年终考核，所凭借的"医事"很可能是一个个的医案记录，可惜这些宝贵的医案资料未能保存下来。又如《左传·昭公元年》就记有晋平公乏嗣的案例，即公孙侨论断晋平公之疾，明确指出其病因是"同姓相婚，其生不殖"。这与《周礼》"同姓而婚，其殖不蕃"及《国语·晋语》"同姓不婚，恶不殖也，是故娶妻避其同姓"是一脉相承的，说明

我们的先民在周代就已经提出了近亲不能结婚的科学主张。又如《韩非子》中记载的扁鹊见蔡桓公之事，言疾病初在腠理，后入肠胃、骨髓以至于无法治疗，则反映了中医"治未病"的思想。这些记载可以看作是古籍中原始的医案记录，只是都未能规范，更未形成规模。

（二）医学经典中的医案记载

《黄帝内经》成书于战国末期和秦汉之间，若从医案研究的角度分析，书中许多对于病证、诊疗方法的论述，已基本具备医案的要素。例如《素问·病能论》"酒风"、《素问·奇病论》"脾瘅"、《灵枢·邪客论》"不寐"的论述等，均是既有病因病机、症状病形，又述辨证治法。可以说，《黄帝内经》中的这些论述已完全具备了早期医案的基本特征。故刘权之在《杏轩医案》序文中有言："医案之作，谓与《灵枢》《素问》并传可也。"

东汉时期，医圣张仲景著《伤寒杂病论》一书，以叙述条文的形式将临证诊疗的经验进行了高度的总结概括，奠定了中医辨证论治理论体系的坚实基础。书中虽然没有完整的医案记录，但许多条文内容几与医案无异。如《伤寒论·辨太阳病脉证并治》中所论："伤寒中风，医反下之，其人下利，日数十行，谷不化，腹中雷鸣，心下痞鞕而满，干呕，心烦不得安。医见心下痞，谓病不尽，复下之，其痞益甚。此非结热，但以胃中虚，客气上逆，故使鞕也。甘草泻心汤主之。"可认为是他医误诊之病人，以甘草泻心汤救误。又如《金匮要略·痉湿暍病脉证治》所载："病者一身尽疼，发热，日晡所剧者，名风湿。此病伤于汗出当风，或久伤取冷所致也。可与麻黄杏仁薏苡甘草汤。"此条内容具有详细的症状描述、病因病机分析以及治疗意见，可理解为是某个病例首诊。再如《金匮要略·痰饮咳嗽病脉证并治》中第35至40条，详细叙述了服用小青龙汤后出现的各种病情变化以及相应的治疗方法，此间复诊五次，变证迭起，药随证转，充分反映了辨证论治的原则性和灵活性，可谓一份完整的痰饮咳嗽病医案记录。

（三）淳于意的"诊籍"

医案明确的源头，当属西汉司马迁所著的《史记·扁鹊仓公列传》，其中详细记载了太仓公淳于意的25则"诊籍"内容。

淳于意（约公元前206年—公元前150年），今山东临淄人，我国西汉名医，曾任齐国太仓令，又称"太仓公"。淳于意在医学实践中，非常重视病历的记录，创立了我国医学史上最早的病历档案，即"诊籍"。"诊籍"不但详细记述了治病过程中有关于病症、病因病机、脉象的内容，还将病患的姓名、籍里（地址）、职业、病史等一一记录。正因为医疗资料记录详实而完备，故"诊籍"被学术界认为是早期医案的代表。淳于意认为，治病必须有记录，这样不但可以检验自己诊断、辨证、治疗是否正确，还可以把这种记录流传后世。因此他每诊一病，必有诊断、治疗、预后、疗效等情况的详细记录。正如他在答汉文帝诏对时所言："今臣意所诊者，皆有诊籍。所以别之者，臣意所授师方适成，师死，以故表籍所诊，期决生死，观所得所失者合脉法，以故至今知之。"可见，创立"诊籍"的目的，在于真实地记录病情，观察疗效，积累资料，总结经验，提高临证水平。

分析"诊籍"可知，淳于意很重视诊断，临证时每以四诊合参，分析病因，判断预后及转归。如齐丞相舍人奴有病气"望之杀然黄，察之如死青之兹"，推断其病为"伤脾气"，"当至春鬲塞不通，不能食饮，法至夏泄而死"，其后果然应验。又如齐中大夫病"龋齿"，则是通过问诊察看后得知，并言病因为"得之风，及卧开口，食而不漱"。同时，"诊籍"中对于脉法记录也十分丰富，25例中采用脉诊者就达19例。记载的脉象有长、弦、大、数、沉、坚、鼓、滑、浮等

18 种，其中的 10 种脉象至今仍被临床应用。"诊籍"中有 10 例是淳于意通过脉诊来诊断病情、判断生死的。如诊齐郎中令循患病，脉诊后言"右口气急，脉无五脏气，右口脉大而数。数者中下热而涌，左为下，右为上，皆为五脏气，故曰涌疝"。这不仅反映了淳于意脉诊水平之高，亦说明在当时社会，切脉诊断疾病已被普遍应用。

"诊籍"中涉及的汤药有下气汤、火齐汤、柔汤、苦参汤等；单味药则有莨菪、硝石、芫花；针灸则多选取足部经脉；其余还有诸如冷敷法及熏药法等。从其选用方药分析，火齐汤的使用频率为最高，先后共 5 次。据考火齐汤乃三黄汤，清代张璐有论："伊尹三黄汤，仓公名火齐汤，《金匮》名泻心汤。"该方当具清热解毒泻火之功，而相应的医案中也载有"一饮得前后溲""再饮大溲"等描述，方症相参可知，后世医家对火齐汤的判断应当无误。另外如下气汤可降气、苦参汤能治龋、芫花驱虫、莨菪止痛等，这些也一直被中医界沿用至今。而"诊籍"中所提到的"半夏丸"，则被认为是中医最早使用丸药的记载。

值得一提的是，从 25 例"诊籍"所述之身份职名来看，既有王侯将相、达官显贵，也有平民百姓、贱籍仆役，其接诊治疗的范围较广，说明他在治病时能够一视同仁，无分贵贱。这种平等对待患者的态度，体现了我国古代医家淳朴高尚的道德修养和职业操守。

二、中医医案发展概况

汉代以后历代医家著述了大量的医书古籍，其中包含了非常丰富的医案文献，客观地反映了医家们的学术思想和临床经验，不断推动着中医学术的发展和进步。依历史时期划分，中医医案的发展历程，可以分为魏晋隋唐、宋金元、明清以及近现代四个阶段。

（一）魏晋隋唐时期

魏晋南北朝至隋唐五代时期，由于战乱频繁，导致许多宝贵的文献资料损毁散佚。另一方面，此时期医界崇尚方书，保留至今的医籍多为此方面的著作。可以说，此时期的医案记录和研究，并未取得突破性的进展。就目前研究发现，许多医案都是从经史、医籍中整理得到的。

历代史书多为名医作传，其中收载了部分的医案，得以流传至今。如《三国志》为名医华佗立传，记载生平事迹、医事活动及其创制的麻沸散、五禽戏等重要医学成就，并记录了 12 则诊治不同疾病的医案，反映了华佗精湛的医术和高尚的医德。《晋书》载有魏咏之天生兔唇，通过手术割补而得愈，这可称为最早的兔唇修补手术的记载。《南史》载薛伯宗用移徙手术治愈公孙泰的背疽，徐文伯用消石汤治愈宋路太后结石。《北史》载有姚僧垣三剂汤药治愈金州刺史痛痹，徐之才用汤药治愈武成王视歧，马嗣明用醋石粉治肿毒。《唐书》中则有许胤宗用防风黄芪汤熏蒸治愈王太后中风证，甄权针肩髃穴治愈风痹证，秦鸣鹤针刺百会、脑户穴治愈高宗头风证等医案记载。另外，诸如《集异记》《玉堂闲话》等笔记志异类书籍中亦有零星的医案记载其中。

此一时期虽无专门的医案著作撰著，但仍有许多珍贵的医案，记录于相关医学著作之中。晋代王叔和的《脉经》是我国第一部脉学专著，除论述脉象诊法外，在卷八、卷九中，还记载了 30 则医案，其中 7 例记载了患者的年龄，1 例记叙了患者的身份。在这些医案中，不少都采用问答记录的形式，如少女月经停止是"避年"的解释，以及"带下"因瘀血在小腹而唇干口燥。葛洪撰《肘后备急方》八卷，涉及临床各科各种急危疾病的治疗，虽然仅记录了数则医案，内容也较为简略，但仍具有较高的价值。皇甫谧所著《针灸甲乙经》是我国最早的针灸学专著，共 12 卷 120 篇，其中载有耳聋、失音、青盲及脾胃大肠受病引发腹胀、纳差、肠鸣等症状的辨证与针刺方法。及至唐代，纷乱的战事结束，社会趋于稳定，还为医学发展提供了便利。唐代名医孙思邈著《备急千金要方》及《千金翼方》各 30 卷，集唐以前医药之大成，被后世誉为临床医学的"百科全书"。书中记载了多则孙氏亲历或他人传闻的案例，如诊治因服石而导致消渴的病例、用芸薹叶自治丹毒、用长沙太守方治寒痹等病例，虽然数量不多，却是珍贵的医案文献资料。王焘的《外台秘要》为汇集经验方的巨著，全书载方近 7000 首，其中对各种传染病有精湛的论述，并附有简要的医案。另外，唐代著名文学家刘禹锡将收集的民间验方编纂成《传信方》一书，其中也存有少量医案案例。

总之，魏晋隋唐时期医案的发展尚处于探索阶段，医案记载和研究尚未引起医家的足够重视，但古籍经史、医籍中的相关医案记载，仍然为后世医案学的形成创造了条件，奠定了基础。

（二）宋金元时期

宋代以降，医案开始盛行，进入了医案发展的辉煌时期。这一时期医案成就的取得与宋朝政府对医学发展的重视是分不开的。当时政府成立医政机构，广授医官，兴办医学教育。在此种社会环境下，学派迭起，诸家争鸣，中医学得以迅速发展。同时，政府成立校正医书局，对古籍进行校订，先后校注了《伤寒论》《金匮玉函经》《素问》等；组织人力修订了《开宝本草》《嘉祐本草》；官修方书《太平圣惠方》《圣济总录》《太平惠民和剂局方》等。医案的书写与积累得到了诸多医家的普遍重视，医家们开始以医案专著的形式验证前辈医学的理论观点，反映理论联系实际的治疗效果。医案书写相对开始规范化，同时出现了医案专著，最具代表性者当属许叔微的《伤寒九十论》。

《伤寒九十论》成书于公元 1133 年，书中所论分为九十证，每证一案，先举医案，后列评论，实际为许氏选择临证治疗的医案，并结合《内经》《伤寒论》加以讨论而成，堪称我国第一部医案专著。该书采取以案立名的编纂方法，先记录患者的姓名、性别、年龄、住址、就诊时间、发病经过、诊断治疗、方药运用、治疗效果等内容，再以经典理论结合临床经验予以评析。所选择的医案多数均记录完整，辨证准确，遣方规范，疗效确切。许氏晚年又著《普济本事方》一部，将毕生经验加以总结，为后世留下了宝贵的文献资料。该书开"以方类案"之先河，对医案学的发展具有一定的影响。书中的医案被后世《名医类案》《续名医类案》《古今医案按》等医案类书多次选用，愈加彰显了许氏著作的学术价值。

宋代钱乙所著《小儿药证直诀》虽为儿科学著作，也载有医案 23 例，涉及病证 10 余种，采用以证类案形式编写，内容包括分析病因病机，阐述证治方药，充分体现了钱氏善于化裁古方和创制新方的学术特点，开创儿科专科医案的先河。

金元时期，民族融合态势初步形成，伴随的是学派争鸣、医学繁荣发展。以刘完素（寒凉派）、张从正（攻下派）、李杲（补土派）、朱震亨（滋阴派）为代表的金元四大家应运而生，诸家学术特色鲜明，促使中医学术发生剧烈变革。金元四大家的医学著作，除了宣扬各自的学术观点之外，大多采取以论附案、以方附案的形式，使自己的观点得到充分的发挥和证明。如张从正（张子和）在所著《儒门事亲》中记载赵明之飧泻案用汗法治愈，符合"春伤于风，夏必飧泻"之经旨，体现其以攻邪为主的学术特点；又如李杲（李东垣）所著《脾胃论》中记载白文举黄疸案用健脾益气、清热泄湿之清神益气汤治疗，反映其补脾升阳、扶正祛邪的学术特点。四大家的医案一般书写比较规范，内容简练，对后世临床医生具有较大的指导作用。

需要指出的是，此一时期也有医案独立成篇的医籍，如王好古的《阴证略例》、罗天益（罗谦甫）的《卫生宝鉴》等，都将"医论""治验"辑出专篇，集中收载典型医案。此外，尚有一些史志杂记等，如《宋史》《元史》《齐东野语》《东坡杂记》《夷坚志》等，也有医案存录。表明这一时期的医家书写医案自觉意识增强，连许多文人也受到影响。此为中医医案趋于成熟的重要标志。

（三）明清时期

迨至明代，医案发展已日臻成熟。诸多医家已开始注重医案书写的规范化，可谓医案学成熟的重要标志。而清代则进入了医案学发展的鼎盛时期，许多医家不但重视医案的撰写，而且表现出不同的风格和特点。据统计，明清时期刊行的个人医案专著共有三百余部。

医案书写的规范化，是医案学发展的必然趋势。明代韩懋在《韩氏医通》中提到"望、闻、问、切、论、治六法必书"，其言："六法者，首填某地、某时，审风土时气也。次以明聪望之，闻之，不惜详问之，察其外也。然后切脉、论断、处方，得其真也。各各填注，庶几病者，持循持续，不为临敌易将之失，而医之心思既竭，百发百中矣。"这是韩氏对中医病案书写规范的认识及说明。吴崑的《脉语》在此基础上，提出"七书一引"格式，对患者体质、症状、脉象、治疗经过、病名标本、治则方药应"一一详尽"，最后医生签名。两位医家对医案的格式、内容、形式作了较为详尽的规范，这对于提高医案书写水平，促进医案完整性，具有重要价值，且有利于临床经验的总结。至清代，喻昌著《寓意草》将医案规范为"议病式"，内容包括患者的一般情况、现病史、个人史、体格检查、诊断、治疗、预后等，对中医医案的规范化、标准化产生深远的影响。

医案学成熟的另一个重要标志是收集、整理中医各家医案的合编类医案著作问世。明代嘉靖年间江瓘父子鉴于日趋繁复的中医个案，遂悉心考究，搜集自《史记》以下，以至明代凡1600余年的个案专著及散见于经史子集等书中的医案，加以分类整理，以类相成，编成《名医类案》12卷。全书分205门，载2400余案，每案记载姓名、年龄、体质、症状、诊断和治疗，并加按语阐发己见，不但集明代以前医案之大成，也开创了中医类案研究之先河。清代魏之琇在校订该书时，发现内容间有缺漏，遂博及诸家，又撰《续名医类案》一部，载收录明代以后医家案例凡5800余例，每举一病，常列数家案例，以便从不同角度鉴别病证。《名医类案》《续名医类案》二书的问世，对于中医医案学的发展影响深远。

清代初期，以私淑易水学派为代表，宗温补，医案记载以温补法居多，如高鼓峰《四明医案》、吕留良《东庄医案》倡导六味丸、八味丸之类，继承了赵献可的学术思想。而马元仪的《印机草》和尤在泾的《静香楼医案》则宗李中梓的观点，多应用脾肾双补之法。清代中期，具有代表性的著作当属华岫云收集叶天士医案汇编而成的《临证指南医案》，该书辨证灵活，用药精当，体现了叶氏思想的个性特征。针对临床各科病证，一扫温补与经方派的旧例，记载了诸如针对久痛顽疾，当以久病入络为法；论治脾胃病则当以养胃阴为主；虚损之证则需用血肉有情之品等。该著作文字简约，寓意深刻，被称为临证医案之典范，对临床指导意义很大，是迄今为止版本最繁、校注最多、出版发行量最大的个案专著。清代道光之后，医案作品发展迅速，主流有三：其一是尊崇叶、吴，善治温病，代表医家有王孟英、俞震等；其二是崇孟河医派，此流派至晚清而达顶峰，代表医家有费伯雄、马培之，孟河医派的医案在治疗杂证方面善用经方，颇具特色；其三是世医，江苏青蒲陈、何二氏最具代表，代表医家有陈莲舫、何书田等，医案用药稳健，书中按语中肯，论理渊博。此外，张锡纯等人的医案更具有划时代的意义，率先将西方医学结合到中医诊疗中来，衷中参西，为中医发展开辟了新的思路。此一时期，可以说是全国各地名医辈出，各领风骚，医案著作各具特色，行文方式多样，文字考究，机理分析细致入微，展现了当时的学术水平。

清代对医案著作的整理研究，是医案发展到鼎盛时期的又一重要标志。最典型的代表即是俞震所著的《古今医案按》，全书收录医案1500余则，分证106门，选案精当，并在每类证后有自己的点评，包括对医案的理解，辨证关键，医家独具匠心之处等。每每发人深省，堪称研究医案类书之佼佼者，对后世影响深远。晚清名医王孟英认为此书可补《续名医类案》之不逮，并精选该书中按语之优者，复加按语编成《古今医案按选》，足以体现出俞氏此书的学术价值之高。

可以看出，清代的医案专著繁盛，众多医家不仅对医案的规范化书写十分重视，而且开始注重医案理论的研究。不同种类的合编类及评议类医案专著的出现，标志着中医医案学的进一步发展。

（四）近现代时期

近现代时期，医案学发展迅猛，尤其是近年来，医案著作层出不穷，各种类书逐渐增多，出现欣欣向荣的态势。概述近现代医案的发展情况，大致可归纳为以下几方面。

1. 筛选评析古今医案　如近代何廉臣《全国名医验案类编》、张山雷《古今医案平议》、秦伯未《清代名医医案精华》及现代鲁兆麟《二续名医类案》和《中国古今医案类编》、陶广正《古今名医医案选评》等，不但文献史料丰富，而且理法完备，是医案研究的重要资料。

2. 总结整理现代名医大家的医案　现代中医界涌现出许多名医大家，搜集整理这些医家的典型医案，提炼其学术精华，有益于中医学术的发展。针对这种情况，有学者搜集各地名医独到的典型验案，以常见病为纲目，出版许多经验集、丛书等著作。例如史宇广等主编《当代名医精华》、董建华等主编《中国现代名中医医案精华》等即是这一类书籍的代表。此外，如施今墨、蒲辅周、程门雪、岳美中、秦伯未、刘渡舟、赵绍琴、时振声、关幼波、邓铁涛、朱良春、张琪等名医大家，均有个人医案著作出版，从而使名医临床经验得以发扬光大。

3. 宫廷医案研究　这类研究是医案学研究的重要组成部分，近年来，这一方面的研究有了新进展。1980年，中国中医研究院（现中国中医科学院）成立清宫医案研究室，对故宫内数量多达三四万件的宫廷医案进行整理研究，彰显了宫廷医学成就及名医独到的经验，为医学界所瞩目。如陈可冀主编的《清宫医案研究》《慈禧光绪医案选议》，皆为此类研究的代表著作。

4. 利用现代科技研究医案　利用现代科学技术，统计编程来研究医案，通过深度挖掘数据，从中找出规律，已成为时下研究医案，指导临床的常用方法。如1981年，北京西苑医院在中国科学院计算机技术研究所的协助下，搜集整理妇科名家钱伯煊所治1200多例妇女痛经医案，制成模拟诊疗系统，应用于临床，疗效较为满意，使许多患者受益。此后，关幼波治疗肝病，董建华治疗脾胃病，谢海洲治疗痹证与颅脑损伤后遗症，朱良春治疗风湿病等诊疗系统相继面世，取得了明显的医疗成果和社会效益。

此外，自清末张锡纯《医学衷中参西录》问世以来，由于西医学迅速发展，中西医结合类的医案开始出现，现代医案中采用西医病名和检验的内容逐渐增多，使现代中医医案的体例发生许多变化，也为中医医案的研究提供了新的课题。

第二节　中医医案学的概念、性质及特点

中医学历经几千年的发展，积累了浩如烟海的中医医案，承载着大量医学信息，是一笔宝贵财富。随着历代医案著作的不断发掘，有关医案整理研究逐步深入，在医案记录、编写、研究、利用等方面积累了丰富的经验，现代科技手段的运用也促生了许多新的医案研究方法，为中医医

案研究开辟了广阔的前景。

一、中医医案学的概念

自医案诞生伊始，对于医案的研究就从未中断。而中医医案学，就是专注于医案研究的一门学科。早期医案学针对医案的研究，主要集中在两个方面：一是探索医案自身的特点及医案的发展演变；二是依托于医案，从临床实践角度，阐释医家的临床辨证思维特点，为后学提供指导和借鉴。得益于古籍医案研究的成果与积累，近百年来，中医医案的研究进一步发展，研究内容和方向也产生了转变。大致可分为以下三个方面。

1. 医案的规范化研究 由于以中医为主体的中医医院诞生，使得中医的行医模式发生了重大改变，而医案作为医院运行过程中重要的医疗文书，却缺少符合中医自身特点的规范化要求。这使得在与国际接轨、中西学术交流等方面存在着一定的阻碍。为了使中医能够在现代环境下生存和发展，学者们开始进行医案的规范化研究。

2. 对医案整理、存档、管理等方面的研究 中医医案的数目卷帙浩繁、浩如烟海。若缺少科学化的管理，很难高质量、高效率地从这些繁复的资料中提炼出有价值的信息。可以说，科学规范的管理模式，可以增强医案的信息性、实用性，为科研及教学提供准确可靠的依据。

3. 医案研究方法的构建 面对医案中的海量数据，如何合理利用这些数据，更深层次地挖掘出隐藏其中的医家临床经验、疾病诊疗规律，进而提炼医家学术思想，尤其是随着现代科学技术的发展，电子信息技术的不断引入，既往传统的研究模式已不能满足当下的研究需求。构建适宜的研究方法，为中医医案研究开辟新的思路和方向，已成为当下研究的重点。

综上所述，中医医案学的概念：以中医医案为研究对象，在中医理论指导下，进行医案搜集保存、整理管理，分析医家临床经验，归纳疾病诊疗规律，提炼医家学术思想，探讨医案临床思维特征及医案研究方法的一门学科。

二、中医医案学的性质及特点

中医医案是中医理论精髓和实践经验的载体，是中医思维方式的具体体现，真实地反映了中医的本质和面貌。而作为以医案为研究对象的独立学科，中医医案学必然反映出医案的性质与特点。

（一）中医医案学的性质

中医医案学是一门独立的学科，其研究对象自身性质即决定着中医医案学的性质。一方面，中医医案学的研究最终反映出的是中医的本质和内涵，其研究结果用于指导临床实践；另一方面，中医医案学又具有社会科学属性。因此，中医医案学的性质应当包括以下方面。

1. 中医思辨性 中医是中华文化的瑰宝，因此中华文化特有的思维方式决定了中医的本质和面貌。"医者，意也"，由于中医脱胎于"易"，使其理论体系和实践模式都彰显着典型的意象思维模式。而中医医案，作为中医理论精髓和实践经验的载体，必然也继承了这一特性。

中医意象思维的思辨性突出反映了意与象的辩证关系，意赋予象某种义理或情感，而对"象"的理性成分进行分析总结的过程，就是对"意"进行挖掘、抽象与提升的过程。"医者，意也"，既要求从医者重视临床实践，深入观察疾病的演变规律，积累感性知识，潜心体悟，并且研究疾病现象背后的本质，同时也要求医者学会思考，善于用心总结经验，深刻体会，领悟表象之后的内涵。理论与实践的不断深化，就是意象思辨行之有效的方法。

作为一门以医案为研究主体的学科，中医医案学也承载着这种特性。由于医案是医家或其门人弟子对既往诊疗过程的再现，其中必然掺杂着著者自身的学术观点。因此在研究医案时，如何在这些描述的文字中寻求有价值的组合，就是立"象"的过程。这个过程不仅仅是提取表面的医案文字，更需要挖掘文字内部所隐藏的含义。其后则是立"意"的过程，该过程包括对医案进行深入的分析、结合自身的实践对医案内容进行反复思辨，是提取医案中学术思想和诊疗特色的关键。最后则是结合上述步骤所收集到的信息，开展进一步的参悟，对医家学术思想和诊治特色进行提取和归纳。

2. 社会科学属性　中医医案学分属社会科学，其科学依据在于医案这一事物不仅仅是自然的物体，更是社会的产物。医案的产生是医学乃至社会发展到一定阶段时出现的社会现象。史料表明，自从人类社会产生医学活动以后，医案及相关的工作即逐步出现、形成和发展起来。中医医案学的研究内容包括中医医案这一客观社会事物发展演变及医学实践这一社会活动，因此中医医案学无疑属于社会科学。这就要求中医医案学的研究，既要以尊重客观事实为前提，用严谨周密、符合逻辑的思维方法，探寻医案的内在价值，同时还应当考虑历史变迁、文化更迭、社会阶级改变对研究对象所产生的各种影响。

众所周知，中西方文化的差异在于思维模式的不同。东方思维注重体悟和领会，而西方思维则重视基于客观事实的逻辑性推理。中医医案学能兼具中医思辨特性与社会科学属性，或许通过本学科的研究及成果应用，能够为今后的中西医结合研究提供更广阔的视野和更深层次的思考，加速中医药的现代化与国际化进程。

3. 实践与实用性　任何一门科学都是在实践基础上产生，而又指导实践的；离开实践，科学就不会产生，不能存在，不能发展。相对于其他学科而言，医案学的实践与实用性具有更强烈、更突出、更鲜明的特点。

中医医案学具有实践性，主要是由其研究对象和研究内容所决定的。医案的重要价值在于，其所承载的中医学术思想并最终用于指导临床实践活动。因此中医医案学的研究活动，归根结底是为临床实践服务。通过医案学的研究，可以提炼名医学术思想、探讨医家临床辨证论治思维特点，有助于后世丰富自身理论知识、拓展医学视野、提升中医思维品质；通过医案学的研究，学者可以分析医家的临床诊疗经验，所得到的研究结果有利于临床医务人员的经验积累，提升其诊疗水平；通过医案学的研究，可以归纳疾病诊疗规律，不但有助于临床科学研究，也便于中医诊疗规范的制定，进而提高医院的医疗服务能力。这些无不体现着中医医案学的实用价值。

中医医案学的理论是需要发展的，但不同于其他学科，它的理论和内容是根据不断发展着的医案研究所总结和提炼出来的具有实际指导意义的规律性知识，必须紧密地联系实际，为临床实践服务，从实践反馈中吸取营养，不断补充和丰富学科内涵，才能不断推动医案学研究的发展，取得更为丰硕的成果。

（二）中医医案学的特点

中医医案学的特点，体现在其所研究的内容上，即注重个体特性和注重创新。

1. 注重个体特性　中医医案学作为一门学科，其研究内容固然重视从整体上把握医案的发展脉络，完善中医理论体系，但也同样重视医案乃至医家的个体化特性。

与西医病案的研究不同，中医医案的研究注重个案的个性差异及医家之间的个性差异。中医以辨证论治为指导思想进行临床实践活动，这种诊疗模式虽然是以复杂系统对待人体疾病，但该方法不是将其简化为共性，而是从每个病例皆不可重复的思辨角度来处理问题。因此在数量众多的医案著作中，每每可见不同医家诊治相同的疾病所采用的治疗方法迥异，甚至同一医家治疗同一疾病，针对不同病人的诊疗方法也差异显著。中医医案学的研究认可和注重这种个体特性。正是这种"存异"的学术态度，促进了学科理论知识的完善和发展，进而产生多种多样的研究成果，用以指导临床实践活动。例如现代研究中的专病类研究，就是以单一疾病为研究对象，通过搜集整理古今医案专著中的相关病案，分析每个医家针对此病的诊疗方案，比较其差异所在，最终得到特性鲜明且对临床实践有指导意义的结论，如某医家善用某法治疗某种疾病或某医家善用某特定中药治疗某种疾病。

同时，由于中医医案的编写形式大多属于名医个人专著，体现了不同医家的不同临证思维模式。这为研究特定医家的学术思想和诊疗活动提供了便利，同时也对中医医案学的研究方法产生了潜在影响，使得中医医案学注重个体特性的学术倾向更加明显，如对张景岳、叶天士、吴鞠通等名医学术思想和诊疗经验的研究，又如对近现代名老中医学术思想的研究等。更深一层，还可以将个体医家置换为某个学术流派，这种"个体特性"的研究可以极大促进学术思想的传承和发扬。

2. 注重创新　中医医案重视创新，并以创新为重要的学术追求，可以说医案的精髓就是医家的新发现和在治疗过程中新思想、新方法的实际运用。绝大多数的中医医案均体现了医家的创见与结果，诸多医家引经据典来论证自创理论的合理性，并在临床实践中取得了明确的验证。医案学的研究同样保持这一特点，即"传承而不拘泥于古法，创新而不偏离于经典"。近年来，医案学的研究取得了许多创新性的成绩，其中意义较大的便是医案的规范化制定及医案的数据库构建。

现代中医学正处于转型时期，其名词术语、治疗范畴甚至思维模式均与古代有所差异，医案亦随之发生了显著变化。若专注于个性，忽略中医医案的规范化建设，就会造成诊疗、科研、教学等方面出现混乱和不统一的状态，进而导致现代医案研究的资料利用率较低、研究成果产出少的问题。因此，现在中医医案学的研究已不局限于医案本身，而是更注重整体上的规范化和标准化。规范化的中医医案能够更加客观地记录医家的临床诊疗经验和学术思想；规范化的整理研究，可以更加科学系统的利用资源，有理有据地把实践经验上升为理论再应用到实践，使中医学不断完善、发展。

中医医案数量巨大，历时悠久，不同时代的医案具有不同的特点，不同医家的医案也具有不同的特色，至于所记载的内容方面也是复杂多样。相较于日新月异的中医临床实践，传统的医案学研究方法已存在一定的滞后性。因此，研究中医医案并使之切实地为中医临床和中医学术发展服务，不仅需要继续遵循传统的研究方法，还需要借助现代科学技术的手段。当下中医医案学的研究，创新之处即在于引入了电子信息技术，运用数据库管理系统和数据挖掘手段进行医案的分析研究，以期获得医案中蕴藏的科学内容，使中医理论有所创新和突破。

第三节　中医医案学的作用与价值

中医的生命在于其切实的疗效。历代医家的医案中所记载的诊疗技术和切实的疗效，不仅为我们留下了宝贵的经验，同时这也是对中医理论的有力验证，为中医的发展及中医理论的不断创新提供了切实的支持和依据。在医学科学飞速发展的今天，中医医案学作为中医药科学的重要组成部分，在中医药的临床、教学、科研活动中，体现出重要的作用与价值。

一、促进中医药学术传承创新

中医医案学有助于学习和掌握历代医家的学术经验，提炼中医辨证论治的规律、发现中医理论的创新点。因此，中医医案学在促进中医药学术思想和临证经验的传承和创新方面，具有相当的影响和意义。

（一）通过中医医案学的学习，掌握名医大家的学术经验

清代著名医家俞震在其所著的《古今医案按》中有言："闻之名医能审一病之变与数病之变，而曲折以赴之，操纵于规矩之中，神明于规矩之外，靡不随手而应。始信法有尽，而用法之巧无尽也。"这表示，想要更好地学习和掌握历代医家的学术经验，达到"操纵于规矩之中，神明于规矩之外"的境界，医案及医案学的学习，是一条重要的途径。

清代名医叶天士在运用黄芪建中汤治疗虚劳病方面积累了丰富的经验，这些经验都散见于他的相关医案之中。《临证指南医案》收载了叶天士运用黄芪建中汤治疗虚劳病的五则医案。其一为"劳力伤阳""烦倦神疲"；其二为"阴损乎及阳""寒热互起"；其三为"形神积劳，气泄失血，食减，喘促"；其四为"内损虚证""纳谷不肯长肌肉"；其五则为"内损怯证""久咳吸短如喘"。单纯的五则医案，看似并无深意，但如果通过医案学的研究方法去综合分析，就能得出叶天士运用黄芪建中汤治疗虚劳病的指征：久病乏力、食少纳差、时冷时热、喘促短气、操劳过度。那么我们就可以依据此研究结果，指导临床虚劳病的治疗。

（二）通过医案的整理研究，找寻中医辨证论治的规律

中医辨证论治的理论，其实是一种个体化的治疗思维模式，在中医医案中有着具体的体现。我们可以通过统计分析的方法，整理研究中医医案，找寻出中医辨证论治的具体规律，进而丰富中医理论知识，指导临床诊疗。例如我国学者就运用统计学方法，对古今700多位医家的一万余则温病医案进行了分析，揭示了温病临床诊治规律，确定了28种温病的临床诊断指标、证型辨证标准、基本方药和治疗效果，为探寻温热病中医辨证论治的规律，从整体上把握古今医家诊治温热病的经验，奠定了基础。

电子诊疗系统是一种全新的医学诊疗模式。它是通过对大量临床医案进行分析统计，理清诊疗规律的基础上，再设计易用程序而制成的电子程序。目前，这种诊疗系统在国内已经有部分医院投入使用，例如北京西苑医院的模拟钱伯煊诊治痛经的诊疗系统，北京东直门医院的董建华诊治脾胃病的诊疗系统等。这种中医电子诊疗系统的建立和应用，为中医医案学研究开辟了新的探索领域。

（三）通过研究医案，发现中医理论的创新点

中医药发展的途径，在于充分传承的基础上与时俱进，不断创新。中医医案学的研究成果，在发现中医理论的创新点，促进中医学术的创新上，有着不可替代的作用。中医医案中不仅记载了古今医家诊治各种疾病的丰富经验，同时也蕴含着他们对于中医理论的深刻认识和创新观点，这些对于中医学术的发展，具有积极的促进作用。

通过对《临证指南医案》的研究发现，一代温病大家叶天士，十分重视对前人学术经验的继承与吸收。对于温病的理论认识，他不但充分吸收了刘河间辛凉解表的经验，同时还对吴又可的邪从口鼻而入说、盛启东的热入心包说、喻昌的三焦分治论等，都能包容并蓄，择善而从。同

时，叶天士师古却不泥古，善于从前人的理论和经验中汲取精华，结合具体的临证实践而创新发挥。仅在内科方面，叶天士就提出了"肝为刚脏"说、"养胃阴"说、"久病入络"说等具有创新意义的学术观点，对中医学术的完善和发展产生了深远的影响。

二、促进中医药现代化发展

医案中记载了大量的病证及对应的治疗效验处方。这些处方的功效和主治病证不是一般性的总结概括，而是针对具体的疾病、证候。如果某患者的临床表现与某则医案中记载的病患表现非常相似或接近，那么该则医案中曾经取得确切疗效的处方，对于当前患者的治疗就具有了十分重要的参考价值。实际上，每位医生经验的积累均符合这种模式，通过对先辈医案的研读、学习所获得的帮助也是如此。只是这种学习模式需要通过记忆、查阅文献书籍等方式来实现。时至今日，高度发展的计算机技术为医案的开发利用提供了强大的支持，我们可以借助计算机技术建立名医医案数据库及相应的查询程序，通过准确快捷的查询，找出与当前患者病情最相符的名医医案和效验方剂或治疗方法，为临床医生提供最便捷有效的帮助。虽然患者的病情表现不尽相同，但病证的发生和表现总有一定的规律可循。数据库可以在允许的范围内找出最接近的案例，提供给临床医生进行参考。一方面，这种医案数据库系统的构建实现了名医大家经验知识的积累；另一方面，数据库的应用也能实现医疗经验的高效应用。这就是中医医案的研究对中医现代化发展所能提供的助力之一。

医案的记述与研习历来是中医学术传承的重要方式，医案的开发和利用是中医药宝库发掘提高的必然要求，且日益显示出其必要性和重要性。引入计算机技术并使之不断适合专业需要及用户需求，成为现今医案开发利用的趋势。计算机技术在医案开发利用方面的研究，目前主要体现在两个方面：一是医案数据库的建立；二是引入数学、统计学方法，对医案的各项内容进行深度的数据挖掘。前者是提高医案查阅效率、内容统计智能化的基础，后者则是发掘中医临床诊疗规律的基本途径之一。

在医案数据库建立方面，国内已经有学者进行了尝试，并搭建出了一些医案数据库。但需要明确的是，目前通过计算机技术研究中医医案方面，仍存在一定的局限性。比如国内尚没有成熟、开放的大型中医医案数据库，医案的利用形式单一，其查询仍需依赖书籍形式的文献，从原始医案中发掘出新价值的成果较少，计算机及网络技术没有发挥出最大的作用。再者，中医术语尚缺乏规范性，医案整理的规范格式也尚未形成统一的标准。此外，对于中医学而言，目前医案数据库统计的方法存在固有的局限性，且不考虑历代医家医案术语及表达方式的复杂多样性，即使经过严格整理加工后符合计算机查询、统计要求，由于中医医家各人的诊疗思想、选方用药的习惯不同，必然表现为个体的诊疗规律而难以统一，统计中机械统一的过程必然导致结果在中医学上的失真。

以上这些问题，是目前中医药现代化需要面对和解决的问题，而中医医案学的研究，正可为解决这些问题提供帮助和支持，这也是中医医案学的价值之一。

第四节　中医医案学的研究内容

中医医案学的研究内容，包括医案的整理研究、医家学术思想的研究及医案的现代化研究。医案整理研究内容侧重于古典医案的整理，包括古典医案的善本影印、点校、注释、汇编等，同时通过对医案的收集整理，进行中医药史、医学人物等的考证研究，探讨历代医案形成发展的阶段性特点和成就及代表作。医家学术思想研究，则侧重于中医学派、医家学术思想和临床经验的凝练、探讨研究。医案的现代化研究包括对中医医案的规范化研究、电子化研究和当代医家的医案研究。

一、医案的整理研究

依据特定的标准，对历代医案进行汇总整理，是中医医案学研究的内容之一。一般来说，中医学者多根据医案记录的体例及编纂方式为标准，对医案进行整理分类，具体可将医案著作分为以下 7 类。

第一类，合编类医案，如《名医类案》《续名医类案》等。

第二类，合刊类医案，如《柳选四家医案》《孟河费氏医案》等。

第三类，专题类医案，如《经方实验录》《秦伯未膏方集》等。

第四类，专科类医案，如《内科摘要》《外证医案汇编》等。

第五类，名医个人医案，如《石山医案》《临证指南医案》等。

第六类，经验集，如《医学衷中参西录》《朱小南妇科经验集》等。

第七类，医案研究与评注，如《清宫医案研究》《王氏医案绎注》等。

上述整理研究方法有单独使用的，但更多的是联合运用。如《临证指南医案》收录了叶天士医案 3000 余则，按病证分 89 门，每门由整理者撰写总评，提示叶氏辨证论治的要点。这种方式对系统研究该医家临床思维及辨证用药比较有利，是清代医案整理与研究的特色之一。

二、医家学术思想的研究

历代医家在防治疾病的临床实践中，逐渐形成了自己独特的临床思维和学术思想，进而形成多种学术流派，这些都蕴藏在众多的医案著作之中。因此，研究医案有助于了解医家学术思想和继承其学术经验、传承和发展各学术流派思想。

（一）医家辨证论治规律研究

古今医案中承载着诸多诊疗规律，发现研究这些规律，有助于临床水平的提高和医学理论的完善。如有学者对《临证指南医案》关于胃脘痛的医案进行研究分析，得出叶天士将胃脘痛的证型分为气机失调、痰湿阻滞、瘀血内阻、脾胃阳虚、胃阴不足及气营两虚 6 种而分别论治的规律，总结出通调气机、疏肝理气、祛湿化痰、调气活血、温通脾阳、滋养胃阴及辛开苦降、平调阴阳这七种治疗大法。这些研究成果对于临床诊疗具有极大的指导意义。

（二）医家立方用药特点的研究

医案中蕴藏着相当丰富的诊疗方法和用药经验，对临床学习和实践有借鉴意义。如《本草纲目》记载了李时珍年二十时，患肺热喘咳，用一味黄芩汤而愈的案例，就是借鉴了李东垣医案中的治疗方法。另外，研究医案不仅有助于学习名医成功的经验，也有助于汲取前人失治误治的教训。如《名医类案》记载薛立斋治一男子虚损证，患者平素不善调摄，导致口干纳差、咳唾痰涎，然前医却予以攻邪之法，先后投以化痰行气、分气利水、破血消导之剂，导致病情加剧。而薛氏则能抓住病机，守用温补，投肾气丸、补中益气之类，最终使该男子得以病愈。

（三）医家学术流派的研究

中医学发展的过程中，学术流派有着举足轻重的作用，它是医学理论产生和发展的动力，是医学理论继承的重要途径。因此，对医家和学术流派的研究，是医案学研究的重要内容。

研究每个学术流派，首先是要厘清开创者及其师承关系、分支学派情况，然后整理、归纳总结其学术理论的核心思想及演变过程。如对于李时珍医学思想的研究表明，李时珍的学术思想体系与张洁古、李东垣学说一脉相承，学术理论强调调理脾胃元气在人体生理、病理和治疗上的作用。因此，学术界认为"宗易水学说，立脏腑病机为纲""信东垣之学，以脾胃元气为本"是李时珍主要的学术思想。在探讨各家学说的学术经验时，要以学术理论为中心，以便突出其学术思想和经验特点。例如，朱丹溪的学术思想核心是"阳常有余，阴常不足"，只要抓住这一核心论点，那么在研究丹溪学派其他医家时，便顺理成章，融会贯通。

一门学说之所以能够延续，经得起历史的考验，一定是具有继承和发展两个方面。对医家、学派上这种密切联系的规律性加以探讨，目的在于启发后人。例如，吴鞠通在《温病条辨》中就推崇仲景经方，在书中记载的许多方剂，都能体现仲景处方用药的精髓，并有所创新，拓展了经方临床应用的新领域。其中，承气汤的发挥就是实例，吴鞠通在《伤寒论》三承气汤的基础上，创立了增液承气汤、宣白承气汤、牛黄承气汤、导赤承气汤、新加黄龙汤，不但使下法的运用更加完善，也避免了滥用承气汤攻下的危害。

承前启后，继往开来，这是学术流派研究的宗旨，也是中医医案学这门学科所秉持的理念。

三、医案的现代化研究

随着科学技术的发展，医案的研究也越来越多地借助于现代科技手段，并融合其他学科的先进技术，极大地拓展了医案研究的领域，使医案研究的层次有了本质的提升。

（一）医案的规范化研究

在大力倡导中西医结合研究的背景下，现代中医学正处于转型时期，其名词术语、药物剂量单位、治疗范畴乃至临床规范、思维方式等，都与古代有所差异，医案亦随之发生了明显的变化。如医案的书写形式就由古代的实录式演变成病历式医案，运用西医学病名、纳入理化检查结果以及疗效评价客观化等，使医案更加的全面清晰、贴近现实。医案的规范化是现代中医医案研究的热点，规范化的中医医案能够更加客观地记录医家用药经验和学术思想；规范化的整理研究医案，可以更加科学系统地从个性中寻找共性，有据可依地将实践经验上升为理论再应用到实践，使中医学进一步完善和发展。

1. 中医术语的规范化　中医术语有其独特性，而在中医现代化和国际化这一进程上，概念清晰、规范统一的中医术语是重要的环节之一。因此，在医案规范化的过程中中医术语的规范化也是研究内容之一。中医术语的规范化首先包括疾病名称、证候分型的相对规范化，尽可能地使中医病名及证候分型稳定、规范、标准，可以与西医学中相同或相似的疾病进行参照。其次是药物名和药量的规范化，医案中的药名应该使用药典中的法定名称，以避免用药不清或混淆。再次，由于古今度量衡的标准不一致，且换算方法又相对复杂，故有必要对医案的药量进行统一，按现有的计量习惯标注，便于掌握和应用。

2. 医案格式的规范化　医案书写格式的规范化是提高中医医案质量的重要一步。目前，对医案格式的基本要求包括书写格式的规范和具体内容的规范两方面。

书写格式方面，现代医案应当包括固定部分和正文部分。固定部分有姓名、性别、年龄、职业、籍贯、住址、就诊时间。正文部分则有病史、病证（包括西医体征和检查报告）、病机、诊断（包括中西医两种诊断）、治疗方法、组方用药、治疗经过、疗效及案例分析。

书写内容方面，现代医案的基本要求应具有科学性、实用性。医案描述客观真实、记录完整详细。同时在理论和方法上，要有实际应用价值，对于临床和教学有指导意义。要重点突出，立题新颖，与同类医案相比要具有优越性。按语则须要对客观事实做出学术上的评价，从理论上进一步阐发、论述，对于独特理论和经验应予以明确提出，给予重点论述。

3. 医案研究方法的规范化 随着科学技术的发展，统计、计算机技术的不断引入，客观分析方法中的许多统计分析方法，能够帮助学者在定量分析中得出更科学、更具说服力的定性结论。计算机技术中数据挖掘方法的发展与利用，可以更深层次地挖掘隐藏在大量医案后面的规律。如何合理的利用中医医案中的海量数据，深度挖掘其中的知识内涵，是中医医案学研究的新思路、新领域。

4. 医案管理的规范化 现代科学技术的发展为医案的规范化管理提供了便利。现代信息技术能够极大地加强医案的管理力度，提高医案管理的现代化水平，提高中医医案质量管理的标准化、规范化。同时也能够增强医案的信息性、实用性、科学性，并且还可以为查询资料、科研、教学等方面提供准确可靠的依据。对于医案的规范化管理，可以按一定的流程进行划分，如收集、整理、装订、编码、录入、归档、提取等环节。并进行编制计算机管理程序及实现网络医案管理。当然，医案的规范化工作还必须包括完善的监管机制。这方面可以成立相关的督导检查部分，专职负责医案规范化工作的协调、检查、评审等工作。

各种规范化过程的最终目的是建立一套完善的规范化管理工作流程，按照工作流程进行任务分解，从而建立和健全规范机制。这种机制建设可分为管理和制定两部分，两者是不可分割的统一体，二者要相互配合、互相协调，形成程序化、规范化，以确保规范的制定和实施。

在医案规范化的建设过程中，要始终贯彻科学性、先进性、实用性和严谨性的要求。要符合中医学的理论，尊重中医学的自身发展规律。同时还要汲取西医，尤其是一些边缘学科能够为规范所用的一些成果，使规范真正成为中医学发展的一种途径。医案的规范化建设和管理是一个不断完善、深化和更新的过程，这个过程会进一步促进中医学的完善和发展，促使其与国际接轨，实现中医学的现代化、国际化。

（二）医案的数字化研究

随着中医药现代化研究的深入，对中医药信息的需求也逐渐增加。几千年的中医发展积累了海量的医案文献，采用人工查询的方法已经不能适应当下的需求，而使用计算机技术对中医医案信息进行存储、查找、分析和挖掘成为利用信息的重要手段。计算机技术在医案开发、利用方面的应用研究，主要体现为医案数据库的建立和数据挖掘系统的建立。前者便于提高医案查阅的效率，同时也是对医案进行数据挖掘的基础。后者是在结合数字、统计学的基础上，针对医案各项内容进行统计分析，发掘中医临床诊疗规律。

1. 医案数据库的建立 建立中医医案数据库用来整合古今医案信息资源，供使用者查询资料、统计分析和深度发掘，是重要的中医药信息来源和检索工具，为拓展视野、积累资源、丰富专业思想、解决现实问题提供了平台。

到目前为止，国内已经建设了一些中医医案信息数据库，如中草药数据库，方剂数据库等。这些数据库基本上是由国家、部门或地方出资建设的。这些数据库建成后，除一部分在网络上提供服务外，大部分因资金或技术支持等原因未能放到网上提供服务。而放到网上提供服务的数据库，由于网站本身的因素，以及数据库分散于不同网站等原因，使用率普遍不高，且这些数据库却存在着明显的缺陷：具备查询功能，但缺乏分析功能。因此，已有的这些数据库仅能实现知识的"电子化"，并不能实现中医知识的"科学化"。这些电子化的数据库可以大大节约我们的查询时间，但我们仍然无法从这些数据库中得到真正在临床上具有普适性价值的资料。

2. 医案数据挖掘系统的建立　数据库的核心除了具有查询功能外，更重要的在于分析。只有通过对数据库大量数据的分析和挖掘，才能找到其中的科学化成分，这些科学化成分完全是统计分析出来的结果。其意义在于通过分析临床数据库，可以使中医的经验成分变得科学化。

数据挖掘是指从大量的、不完整的、模糊的、随机的数据中提取隐含在其中的、事先不知道的、又具有潜在应用价值的信息和知识的过程，是知识发现的关键步骤。目前中医医案数据挖掘方法主要包括频数统计分析、回归分析、关联分析、聚类分析、人工神经网络等。

四、当代名老中医的医案研究

当代名中医典型医案的整理研究，是从国家科技部、国家中医药管理局在"十五"期间确立的"名老中医学术思想、经验传承研究"总课题开始的，该类研究本着"立足现实着眼理想，立足个体着眼群体，立足继承着眼创新"的顶层设计思想，集中筛选、提炼、整理当代名老中医回顾性和前瞻性医案，传承和发扬医家的学术思想和临证诊疗技能，从而促进中医药学术的进步和发展。

针对名老中医医案的研究，应当着眼于三个方面，即研究设计原则、医案整理方法及名医医案的撰写。

（一）名老中医医案研究的设计原则

科学性原则：坚持以中医药基本理论为指导，从需求分析到软件形成，从采集编撰到后续挖掘，所有资源和软件支持的研究结果都必须体现真实性。排除所有会干扰、混淆、掩盖名老中医临证特点的设计思路和方法。

力求精髓原则：名老中医的医案不具备再生性、名老中医的思维不具备复制性，临证信息采集工程浩大，因此在采集医案时，关于医案的信息、医案撰写格式与要求等的设计，必须精益求精，并加强对医案文本的校对，必须由研究对象确认，防止抄袭、套用、遗漏及错讹。

（二）名老中医医案整理方法要求

审读阶段：包括形式审读、医理审读和文字审读，都要求具备"准确性"。

分类阶段：当前中医医案普遍存在中医病名、药名、度量衡混乱，亟须标准化。因此，名老中医医案的病证名要符合国家的相关标准，这样可以更高效地实现名家医案的分类整理。

修订阶段：要求精确，精准。对于典型医案、体现独家临证思维特点的医案、辨证论治准确的医案、按语精彩的医案等，要重点修订以保留医案的精髓。

提炼阶段：在分类、修订之后，根据类案提炼名老中医的学术思想和临床思维特点。这一阶段的工作，要求概述医案中体现的共性和个性，分析形成上述特点的源流和发展趋势，因此要求分析程度深入，内容内涵深刻。

（三）名老中医医案的撰写

名老中医医案的撰写，不是简单的编辑、整理和罗列，而是学习、研究、提炼和升华的过程。要做到对学术思想和临证诊疗特点有深入研究，通过医案的叙述，形成一个精练的、缜密的学术成果。

典型医案撰写的要点主要包括以下方面。

1. 提要　简单介绍本病的发生、发展的一般情况和普遍认识，重点介绍名老中医对本病的认识、基本学术观点、治疗特色及常用处方。特点突出，简明扼要。

2. 主体　具备诊断、立法和处方三部分。诊断以中医诊断为主，附西医诊断，突出辨证论治的思辨过程及其特点。立法中要突出名老中医的治则治法特点和治疗重点。处方则应采用规范药物名称和计量单位，避免使用别名或民间说法，处方计量要明确，特殊用法需附有详细说明，有特殊医嘱也要一一说明。

3. 按语　是医案编写中非常重要的部分，也是最难编写的部分。应将处方用药和患者病证、病机、发病有机地结合起来，分析名老中医临证经验。要求编写人员对所写病证非常熟悉，对名老中医的学术思想非常了解，对疾病的辨证论治非常熟练，对所选药物的功能和配伍分析非常到位。

扫一扫，查阅本章数字资源，含PPT、音视频、图片等

医案是中医的临证实录，因作者的师承、学识、爱好、修养、习惯等方面的因素所影响，中医医案有不同的记录形式和书写风格。

第一节　医案记录形式

医案的书写按其记录特点，一般可分为实录式、回顾式、病历式三种形式，现简介如下。

一、实录式医案

实录式医案，通称"脉案"，以清代较多见，一般直接书写在处方笺上，前半部分为脉案之按语，后半部分为治病之药物，形式比较固定。其特点是病情记录真实可靠，能真实表现医者诊治的原貌，包括理法方药、加工炮制等内容。《临证指南医案》《柳选四家医案》《丁甘仁医案》《清代名医医案精华》等医案著作中所录医案基本上都属于实录式医案。

如《丁甘仁医案》曰："姜左。外寒束于表分，湿痰内蕴中焦，太阳阳明为病。寒热无汗，头疼，胸闷泛恶，纳谷减少，脉浮滑，苔白腻。拟汗解化滞，重用表药。《经》云：体若燔炭，汗出而散。淡豆豉三钱，赤茯苓三钱，炒枳壳一钱五分，净麻黄四分，生姜二片，姜半夏二钱，六神曲三钱，青防风一钱，广陈皮一钱，炒谷芽三钱，炒赤芍一钱五分。"

二、回顾式医案

此类医案属医生诊治患者后为记录诊疗过程与疗效通过回忆所形成的文字材料。由于此类医案在回忆过程中加入了作者的辨证思路和论治经验，所以又称为医话性医案。其特点是诊疗过程完备、论理清楚、文字流畅，常常是医家为总结整理平时所遇印象比较深刻的案例，或有独到经验之处，或引为论据论点之佐证，如《岳美中医案集》《洄溪医案》《诊余集》《儒门事亲》等。

如《洄溪医案》曰："洞庭卜夫人，患寒疾，有名医进以参附，日以为常，十年以来，服附子数十斤，而寒愈剧，初冬即四面环火，绵衣几重，寒栗如故。余曰：此热邪并于内，逼阴于外。《内经》云：热深厥亦深。又云：热极生寒。当散其热，使达于外。用芦根数两，煎清凉疏散之药饮之，三剂而去火，十剂而减衣，常服养阴之品而身温。逾年，附毒积中者尽发，周身如火烧，服寒凉得少减，既又遍体及头、面、口、鼻俱生热疮，下体俱腐烂，脓血淋漓。余以外科治热毒之法治之，一年乃复。以后年弥高而反恶热，与前相反。如不知其理，而更进以热药，则热并于内，寒并于外，阴阳离绝而死，死之后，人亦终以为阳虚而死也。"本案记述徐大椿接诊前十余年发病经过、接诊时的治疗经过，治疗后逾年又发，再一年的治疗经过，以及年高再发

病等情况，多年治疗概况于一案之中，诊疗过程完备，夹叙夹议，有理有法，启人智慧，可读性强。

三、病历式医案

此类医案主要是西学东渐后，仿照西医病历格式而写就的医案。这类医案的特点是分项记述，归纳清楚，记载较为全面，多参录西医的理化检查、诊断，故称为病历式医案。现代杂志上刊载的不少医案，亦采用病历式医案形式。这种记录形式虽条目清楚，但形式机械反使中医特有的辨证论治体系被割裂，中医医案特色减弱，所以有的学者认为："这类医案应归于'短篇报道'或'个案报道'为好。"

如张锡纯《医学衷中参西录》中的医案：

天津冯某，年三十二岁，得吐血证久不愈。

病因：因劳心劳力过度，遂得此证。

证候：吐血已逾二年，治愈，屡次反复。病将发时，觉胃中气化不通，满闷发热，大便滞塞，旋即吐血，兼咳嗽多吐痰涎。其脉左部弦长，右部长而兼硬，一息五至。

诊断：此证当系肝火夹冲胃之气上冲，血亦随之上逆，又兼失血久而阴分亏也。为其肝火炽盛，是以左脉弦长；为其肝火夹冲胃之气上冲，是以右脉长而兼硬；为其失血久而真阴亏损，是以其脉既弦硬（弦硬即有阴亏之象）而又兼数也。此宜治以泻肝降胃之剂，而以大滋真阴之药佐之。

处方：生赭石（一两，轧细），玄参（八钱），大生地（八钱），生怀山药（六钱），栝蒌仁（六钱，炒捣），生杭芍（四钱），龙胆草（三钱），川贝母（三钱），甘草（钱半），广三七（二钱，细末）。药共十味，先将前九味煎汤一大盅，送服三七细末一半，至煎渣重服时，再送服其余一半。

效果：每日煎服一剂，初服后血即不吐，服至三剂咳嗽亦愈，大便顺利。再诊其脉，左右皆有和柔之象，问其心中闷热全无。遂去蒌仁、龙胆草，生山药改用一两，俾多服数剂，吐血之病可从此永远除根矣。

第二节　医案书写风格

从中医医案的书写风格来说，有几种颇具特色的行文手法：如按行文次第分，有直叙、倒叙、插叙、夹叙等；如按语言修辞分，亦有骈文、歌体等。具体而论，有的医家好文辞华丽，有的医家喜文字简练，亦有的医家不厌其详，记录详实，从而使中医医案书写各具特色、内容丰富多彩。

一、顺叙式

顺叙式亦称直叙式，也可称记述式。其特点是依据临证诊治过程，先写望闻问切四诊所收集到的病状、病因病机，再写辨证论治、处方遣药。条理清晰，层次分明，体现由浅入深、由此及彼的特点。由于这种医案的书写形式符合一般的诊治过程，或者说符合临证辨证论治的程序，因此，是医案书写中常用的一种体例，至今仍是临床医生记载医案的常用形式。

二、倒叙式

倒叙式指医案书写时，先写病因病机进行辨证，然后再叙述症状表现，即将症状放于病因病机之后，或夹杂于病机阐述之中。其特点是颠倒行文，思维跳跃度大，在患者讲述各种主观症状时，要求医者在头脑中迅速分析出病因病机，并作出判断，组合成文。这就要求医家对疾病的病因、病机有较成熟的认识，在医学理论方面亦较精通，故此类医案之作仅临床经验丰富者能为之。

例如，《临证指南医案·痹》曰："鲍某，风湿客邪留于经络，上下四肢流走而痛。邪行触犯不拘一处，古称周痹。且数十年之久，岂区区汤散可效？凡新邪宜急散，宿邪宜缓。蜣螂虫、全蝎、地龙、穿山甲、蜂房、川乌、麝香、乳香，上药制末，以无灰酒煮黑大豆汁泛丸。"本案先论病因病机，再述症状、治法、方药、制法，与临床实际诊疗过程的顺序相颠倒。

三、夹叙夹议式

夹叙夹议式指书写医案时，边记叙症状，边分析病因、病机、病性、病位、病势，将病证与病因病机有机结合在一起。其特点是病证与病机并重，丝丝入扣，理论与实践紧密联系，其分析透彻，说理详细。

如《续名医类案》曰："陆令仪母，平日持斋，肠胃素槁，天癸已绝，复淋沥不止，治之不瘥。值秋月燥金太过，湿虫不生，人多病咳，而血虚津槁之躯，受伤独猛攻，胸胁紧胀，上气喘急，卧寐不宁，咳动则大痛，痰中带血而腥，食不易入，声不易出，寒热交作。申酉二时，燥金用事，诸苦倍增，脉时大时小，时牢伏，时弦紧，服清肺药无进退，告以肺痈将成，高年难任，以葶苈大枣泻肺汤，先通肺气之壅，即觉气稍平，食少入，痰稍易出，身稍可侧，大有生机。喻曰：未也，因见来势太急，不得已取快一时。究竟暂开者，易至复闭，迨复闭，则前法不可再用矣。迄今乘其暂开，多方以图，必在六十日后，交立冬节，方是愈期。盖身中之燥，与时令之燥，胶结不解，必俟燥金退气，肺金乃宁。后六十日间，屡危屡安，大率皆用活法斡旋。缘病不可补，而脾虚又不能生肺，肺燥喜润，而脾滞又艰于运食，今日脾虚，不思食饮，则于清肺中少加参术以补脾。明日肺燥，热盛咳频，则于清肺中少加阿胶以润燥。日复一日，扶至立冬之午刻，病者忽自云，内中光景，大觉清爽，可得生矣。奇哉，天时之燥去，而肺金之燥遂下传大肠，五六日不一大便，略一润肠，旋即解散。正以客邪易去耳。至小雪节康健加餐，倍于曩昔。盖胃中空虚已久，势必加餐，复其容受之常，方为瘥愈也。"

四、先案后论式

先案后论式指书写医案时，先记录患者的病情、诊断、治疗方法等内容，然后再加评论或分析，提出作者对该案的心得、体会等。其特点是重点多在案后的评论或分析，既可从中医学理论方面加以阐发，也可从诊断、方药去发挥，其论可长可短，对读案者分析、研究医案是有很大帮助的。这种书写体例尤为适合初学医者，如许叔微《伤寒九十论》中记录的医案就是在医案后附仲景原文并加以评论或分析的。

如《伤寒九十论·太阳桂枝证（三十）》曰："吴德甫得伤寒，身热自汗，恶风，鼻出涕，关以上浮，关以下弱。予曰：此桂枝证也，仲景法中第一方，而世人不究耳。使公服之，一啜而微汗解，翌日诸苦顿除。公曰：仲景法如此径捷，世人何以不用？予应之曰：仲景论表证，一则桂枝，二则麻黄，三则青龙。桂枝则治中风，麻黄治伤寒，青龙治中风见寒脉，伤寒见风脉。此三者人皆能言之，而不知用药对证之妙处。故今之医者多不喜用，无足怪也。且脉浮而缓，中风也，故啬啬恶寒，淅淅恶风，翕翕发热，仲景以桂枝对之。脉浮紧而涩，伤寒也，故头痛发热，身疼腰痛，骨节皆疼，恶风，无汗而喘，仲景以麻黄对之。至于中风脉紧，伤寒脉浮缓，仲景皆以青龙对之，何也？予尝深究三者，审于证候、脉息，相对用之，无不应手而愈。何以言之？风伤卫，卫，气也；寒伤营，营，血也。营行脉中，卫行脉外。风伤卫，则风邪中于阳气，阳气不固，发越而为汗，是以汗出而表虚，故仲景用桂枝以发汗，芍药以利其血。盖中风病在脉之外，其病稍轻，虽同曰发汗，特解肌之药耳。故桂枝证云，令遍身漐漐，微似有汗者，益佳，不可如水淋漓，病必不除。是知中风不可大发其汗，发其汗，反动营血，邪乘虚而居中，故病不除也。寒伤营，则寒邪干于阴血，而营行脉中者也。寒邪客于脉中，非特营受病也，邪自内作，则并于卫气犯之，久则浸淫及骨，是以汗不出而热烦冤，仲景以麻黄大发其汗，又以桂枝辛甘助其发散，欲捐其内外之邪，营卫之病耳。大抵二药皆发汗，而桂枝则发卫之邪，麻黄并卫与营而治之。仲景桂枝第十九证云：病常自汗出者，此为营气和，营气和者外不谐，以卫气不共营气和谐故耳。营行脉中，卫行脉外，复发其汗，营卫和，则愈，宜桂枝汤。又第四十七证云：发热汗出者，此谓营弱卫强，故使汗出，欲救风邪，宜桂枝汤。是知中风汗出者，营和而卫不和也。又第一卷云：寸口脉浮而紧，浮则为风，紧则为寒，风则伤卫，寒则伤营，营卫俱病也。麻黄汤中，并桂枝而用，此仲景之意欤。至于青龙，虽治伤寒见风脉，伤风见寒脉，然仲景云汗出恶风，不可服之，服之则厥逆，筋惕肉瞤，故青龙一证尤难用，须是形证的当，然后可行。王寔大夫证治中，止用桂枝麻黄各半汤代之，盖慎之也夫。"

五、方论附案式

方论附案式指古人在论述某一方剂或某一理论后，为了说明方药效果或理论的正确性，有附医案来印证之。方论医案的书写体例，不见于医案专著之中，常在医家的著论之中出现。如张锡纯的《医学衷中参西录》就其创立一百余首新方后，大部分都附有医案以证明其方之效。通过对医案的研究，能加深对该方的理解而更好地运用于临床。

如《医学衷中参西录》中的"升陷汤"后录有一案："一人，年四十八。素有喘病，薄受外感即发，每岁反复两三次，医者投以小青龙加石膏汤辄效。一日反复甚剧，大喘昼夜不止。医者投以从前方两剂，分毫无效。延愚诊视，其脉数至六至，兼有沉濡之象。疑其阴虚不能纳气，故气上逆而作喘也。因其脉兼沉濡，不敢用降气之品。遂用熟地黄、生山药、枸杞、玄参大滋真阴之品，大剂煎汤，送服人参小块二钱。连服三剂，喘虽见轻，仍不能止。复诊视时，见令人为其捶背，言背常发紧，捶之则稍轻，呼吸亦稍舒畅。此时，其脉已不数，仍然沉濡。因细询，此次反复之由，言曾努力搬运重物，当时即觉气分不舒，迟二三日遂发喘。乃恍悟，此证因阴虚不能纳气，故难于吸；因用力太过，大气下陷，故难于呼。其呼吸皆须努力，故呼吸倍形迫促。但用纳气法治之，止治其病因之半，是以其喘亦止愈其半也。遂改用升陷汤，方中升麻、柴胡、桔梗皆不敢用，以桂枝尖三钱代之。又将知母加倍，再加玄参四钱，连服数剂痊愈。"

六、去繁就简式

其特点是言简意赅，省略者较多，往往仅记寥寥数语，然却是辨证之关键，用药之根柢。这类医案往往使学识浅薄初学者读之茫然，如《临证指南医案》中此类医案尚多，在脾胃门中就有："胃虚少纳，土不生金，音低气馁，当与清补。胃阴虚不饥不纳，麦冬、生扁豆、玉竹、生甘草、桑叶、大沙参。"案中用去繁就简的写法，抓住少纳、声低、气馁为主症，其病机为胃虚，其虚则有阴阳之别，胃阳虚则"食谷不化"，胃阴虚则"知饥少纳"，甚至"不饥不纳"。案中未有胀满、泄泻之症，是病胃未病脾也，故当以养胃阴之法。这类医案记述简洁，有的医案中脉、舌记录不全，或者病机分析简洁而不细致；或者仅有方药而无治法；或者有方而无药。虽给学习者造成一定的困难，但所述皆为临证精华、要点，反复研习，必有收获。

七、病证相合式

其特点是既保留中医传统的辨证论治特色，又采用西医病名、理化检查。这类医案的书写体例在近、现代医案中较多见，如《蒲辅周医案》：

傅某，男，年龄 10 个月。因十多天来咳嗽痰多、发热，于 1961 年 5 月 8 日住某医院。住院检查摘要：体温 40.3℃，发育营养尚佳，精神差，呼吸急促，咽红肿，扁桃腺略大，肺部叩诊有浊音，两肺呼吸音粗糙，右肺有中小水泡音。血化验：白细胞 4900/mm^3，中性 54%，淋巴 43%，嗜酸性 2%，单核 1%，大便黏液（＋）。咽拭子培养：有金黄色葡萄球菌，凝固酶试验（＋）。药物敏感试验：金霉素（＋），其他抗生素皆为（－），咽拭子病毒分离为Ⅲ型腺病毒。胸透：两侧肺纹理增多，粗厚模糊，于其间可见少量片状阴影，肺门阴影著明。

临床诊断：腺病毒肺炎。

病程与治疗：患儿于 4 月 27 日突然高烧，连续抽风两次，由急诊住入附近医院，1 天后热退，第 3 天出院，回家后又即发热，体温在 38.5～40.3℃之间，服退热剂后，体温暂降至正常，不久又上升较高，服土霉素、磺胺等药物 4 天无效，咳嗽渐增，喉间有痰声，逐渐呼吸加快，喘促，鼻煽膈动，持续 40～40.3℃，高热而无汗，烦躁，唇干，食欲不振，口渴能进热饮，恶心吐涎。大便日 5～8 次、色微青、夹水而溏，小便少。入院第 2 天起即用大剂麻杏石甘汤及银翘散加减送服紫雪丹 4 分，继用青蒿鳖甲汤加减送服犀角（水牛角代）、羚羊角粉，每天 4 分。

5 月 13 日请蒲老会诊：咳嗽气促，喉间痰声漉漉，面及四肢浮肿，胸腹濡满，面浮色黄，眼白珠色青，额热有微汗，手足冷，指纹隐伏，脉沉濡，舌淡，苔腻色灰黑。此证由本体湿甚，因感风邪，风湿搏结，加之寒凉过剂，以致中阳失运，肺卫不宣，属正虚邪实之候。治宜温通两太阴为主，兼开太阳，主以桂枝人参汤与二陈汤合剂。

处方：桂枝一钱，西洋参一钱，炒白术一钱，干姜八分，炙甘草一钱，法半夏一钱五分，茯苓二钱，橘红八分。一剂。

14 日二诊：服药后周身微汗出，矢气常转，体温已降至正常，腹胀减，喘平而烦躁，下利大减（每日 3 次、色正常、微黄），喉间尚有痰声，睡眠安定，唇润，四末少和，脉象沉微滑，舌质淡，灰黑苔见退。仍属阳虚夹痰之证，继宜温化为治。

处方：西洋参一钱，炒白术一钱，干姜五分，炙甘草五分，法半夏一钱五分，橘红五分，桂枝五分，细辛三分，五味子十粒。一剂。

15 日三诊：腹满全消，四肢温和，面部微浮肿，大便日 2～3 次，不溏，微咳有痰，饮食转佳，脉沉缓，舌质正常，苔再减。仍以原方去桂枝，加大枣 3 枚，健脾益肺，以善其后。服 2 剂症状消失，停药以饮食调养，观察 4 天，胸透复查肺炎的吸收，尚有部分间质性改变，临床恢复正常而出院。

本案既有西医诊断"腺病毒肺炎"，又有中医辨证"由本体湿甚，因感风邪，风湿搏结，加之寒凉过剂，以致中阳失运，肺卫不宣，属正虚邪实之候"，即为"病证相合式"。

八、正误式

其特点是先误后正，以启后人。多读误治、失治、救误之案，既能吸取教训，又益提高医术。近有专录误案之专著如《古今救误》《中医失误百例分析》《中医误诊误治析微》等书。

如《古今医案按》记述滑伯仁治"伤暑"案："临安沈君彰，自汗如雨不止，面赤身热，口躁心烦，居楼中，当盛暑帷幕周密，自云：至虚亡阳。服术附药已数剂。伯仁诊其脉虚而洪数，视其舌上苔黄，曰：前药误矣，轻病重治，医者死之！《素问》曰：'必先岁气，毋伐天和。'术附之热，其可轻用以犯时令耶？又曰：'脉虚身热，得之伤暑。'暑家本多汗，加以刚剂，脉洪数则病益甚，悉令撤幔开窗。初亦难之，少顷渐觉清爽。为制黄连、人参白虎等汤，三进而汗止大半，诸证稍解，又兼以既济汤（即竹叶石膏汤加附子，编者注）。渴，用冰水调天水散。服七日而病悉去。后遍发疡疹，更服防风通圣散，乃已。"

本案暑病本多汗，医者不辨，妄投温药，加以刚剂，以致暑热内伏，汗出如雨。救误之急，当以清解内伏郁热为要。故滑氏从天令而投白虎，三剂而汗止大半，更以既济汤（竹叶石膏汤加附子）等，七日而愈。盖病后疡疹者，此叶氏"炉烟虽息，灰中有火"。将有复燃之象也，岂可孟浪为之？故滑氏不拘病后正虚，用表里双解之防风通圣散，除未尽之邪，而反掌收功。此等治法，竟无波折，非审证明析，用药精当，难达此境地。

九、骈文歌体式

在我国古代，医儒相通是普遍现象。儒者往往兼通医道，而名医大多亦具有很高的文学修养。历代名医在撰写医案时，除了重视医理的阐发外，也很讲究文采，注重修辞。在前人留的医案中，就有以骈文或歌体写成的医案，称之为骈文歌体式医案。这种医案，除了医学价值之外，还有一定的文学鉴赏价值。

如《金子久专辑·热毒发斑》曰："无形之酒毒流及营卫，有形之食滞阻遏肠胃。营卫阻则气血失于宣通，肠胃滞则升降失其和畅。血滞化热，发现斑块；气滞化热，遂成肿痛。腑气不运，更衣艰难；胃气不降，呃忒连声。前经吐红吐黑，不外嗜酒致伤；现见脐痛腹疼，定是宿垢积聚。红非阳络之血，黑是胃底之浊；斑非外感之风，肿是酒热之毒。无形之热毒逐渐由肝传胃，唇为焦燥，眶为红肿；有形之食滞毕竟由胃入肠，腹为鸣响，腰为痛楚。左脉窒郁不畅，右脉滑涩不匀。病状已有十日，增剧仅有半旬。实症何疑，舍攻奚就？制大黄、枳实、厚朴、豆豉、大青叶、连翘、山栀、丹皮、桃仁、白茅根、忍冬藤、酒药二粒。原注：服后下黑粪二次，呃忒即止，肿痛亦减。"

医案是医疗档案资料，条理性、系统性较专著稍显不足，读医案也如书法家读帖读碑，画家读画一样，需要用心揣摩，细细体会，抽出要旨，理出头绪，掌握学习要点和方法。

第一节　医案学习要点

学习医案必须掌握学习要点，若草率读过，浮光掠影，则往往无所收获。

一、识证明机

中医治病的精髓与特点是识证明机。识证即辨识证候，简称辨证。辨证是在中医学理论的指导下，对患者各种临床资料进行分析、综合，是对疾病的某一具体发展阶段和当前状态病机的高度概括和判断。明机即明晓病机，也即审机。审机是在辨证基础上，纵观全局，通过分析疾病的病因、病性、病位、病势，辨清疾病的发病形式、正邪消长、主次因果、动态变化、发展转归等系统、多元、深刻的思维过程。识证明机是临床治疗的基础和关键，只有识证明机准确，立法和处方才有针对性，"方从法出，法随证立"，此之谓也。否则，识证明机不准确，"开口动手便错矣。"所以，读医案首要在识证明机。

如《黄文东医案》中有浮肿案："王某，女，32岁，浮肿半年，平时饮食减少，神疲乏力，夜不安寐，头晕，心悸。以往月经超前而多，腹痛腰酸，大便干燥，口渴不欲饮，肝略大，脉细，舌质红带青，有红刺。血虚不能养肝，肝脾不和，运化失职，冲任不调，治拟健脾养肝，调理冲任之法。炒白术三钱，茯苓皮四钱，陈皮二钱，制香附三钱，白蒺藜三钱，炒枳壳一钱半，柏子仁三钱，麻仁三钱，浮小麦四钱，酸枣仁三钱（炒研），梗通草一钱。"本案患者症状较多，黄氏根据头晕、心悸、寐差、腹痛腰酸、大便干燥、脉细辨证为血虚，浮肿、食少、口渴不欲饮辨证为脾虚湿停。在辨证基础上，结合女子以肝为先天，冲任隶于阳明，而肝脾关系密切，认为本案病机是血不养肝，肝脾不和，脾虚湿停，气血化生不足，进而导致冲任不调。故治疗拟健脾养肝、调理冲任之法。

识证明机的关键，在于反映病证本质特征的症状和体征。比如桂枝汤证的脉浮弱、自汗出，四逆汤证的脉微细、肢冷、但欲寐，等等。要抓住这些识证明机的关键，必须经过一番由此及彼、由表及里、去伪存真的识证过程，最终使这些症状和体征逐渐清晰，从而达到正确诊断和正确治疗的目的。历代名医在识证明机方面往往有独到的经验和思路，特别是在寒热错杂、虚实疑似之际，能识奥于寒，辨实于虚。这些名医高手的识证明机思路，对训练读者的辨证论治技能帮助很大。由于识证明机之关键在临床思维过程中所处地位相当重要，所以许多名医在撰写医案时往往于此着力描述，特别是回顾式医案对此更是不惜笔墨，读之往往颇多启发。对于此类理法方药记录完整，论述分析较详细的医案，可采用反复研读，仔细揣摩之法，以深刻体悟古人识证明机的独到经验。

如《医宗必读》曰："社友韩茂远，伤寒九日以来，口不能言，目不能视，体不能动，四肢俱冷，众皆曰阴证。比余诊之，六脉皆无，以手按腹，两手护之，眉皱作楚，按其趺阳，大而有力。乃知腹有燥屎也，欲与大承气汤。病家惶惧不敢进。余曰：吾郡能辨是证者，惟施笠泽耳。延至诊之，与余言若合符节。遂下之，得燥屎六七枚，口能言，体能动矣。故按手不及足者，何以救此垂绝之证耶？"此案给人有两点启发。其一，通体皆现虚象，一二处独见实证，则实证最为吃紧。此案六脉俱无，而趺阳脉大而有力，正是张景岳所谓的"独处藏奸"，辨证时当加注意。其二，李士材（李中梓）谓："大概证既不足凭，当参之脉理，脉又不足凭，当取之沉候。"而此案李氏更进一层，又能从足背的趺阳脉而断胃家实否，实为可贵之经验。可见改进诊察的方法与范围，是提高辨证准确率的重要条件。

与回顾式医案相比，实录式医案在识证明机之关键描述上较为含蓄，有的也并不全面，需要读者细心揣摩。如《近代中医流派经验选集·先师范文虎临床经验简介》中有"邵师母，为病已久，脉来无神近代，舌淡白无阳津液耗尽"一案。此案病状记载只有舌脉，余症未述，但从久病脉无神近代可知津液耗尽，故宗炙甘草汤证，惟存津液为第一要策。故范氏用炙甘草汤治之。可知实录式医案言简意赅，阅读此类医案通常用以方测证或审证求因法来解决。

另外，为发现医案中的识证明机关键，需要掌握古人医案几种常见的表述形式。

其一，开门见山式：在案首即明白指示识证的关键指征，然后再阐明病机，进而确立治法。

其二，去伪存真式：医案先摆出假象或疑点，然后写出识证明机关键，从而推翻假设的结论。作者常常应用"虽""惟""但""而""然"等虚词，表示语气的转折，反映出辨证论治的思维过程，并揭示真相。

其三，先因后果式：先写出病因或诱因、病机，然后引出主证，并做解释与分析，记录顺畅，条理清晰。

二、揣度选方

阅读前人医案，除从辨证着眼外，其用药之精当处，亦应细心揣摩，取其所长，以资临证借鉴。古代医家治病多用经方，或者自创新方，如何灵活运用，确实是中医学术探讨的一大课题，也是临床治疗疾病的宝贵借鉴。因此，仔细揣习前人用方遣药经验，亦是阅读医案的要点。

如《经方实验录》中有："汤左，二月十八日。太阳中风，发热，有汗，恶风，头痛，鼻塞，脉浮而缓，桂枝汤主之。川桂枝三钱，生白芍三钱，生甘草钱半，生姜三片，红枣六枚。"又如："我治一湖北人叶君，住霞飞路霞飞坊。大暑之夜，游大世界屋顶花园，披襟当风，兼进冷饮，当时甚为愉快，觉南面王不易也。顷之，觉恶寒，头痛，急急回家，伏枕而睡。适有友人来访，乃强起坐中庭，相与周旋，夜阑客去。背益寒，头痛更甚，自作紫苏、生姜服之，得微汗，但不解……盖系冰饮酿成也，两手臂出汗，抚之潮，随疏方，用：桂枝四钱，白芍三钱，甘草钱半，生姜五片，大枣七枚，浮萍三钱。"

以上两例均用桂枝汤，第一案据《伤寒论》所言"太阳病，发热，汗出，恶风，脉缓者，名曰中风"，以及"太阳病，头痛，发热，汗出，恶风，桂枝汤主之"，用桂枝汤原方治之。据此，桂枝汤证的病因病机可知，临床表现的主要症状为发热，汗出，恶风。第二例在用桂枝汤时为什么加浮萍？"因其身无汗，头汗不多故也"，这种灵活加减就是学习医案中应注意之处。

医案中治疗疾病所用的剂型、剂量和煎药、服药的方法，亦是我们学习医案的一个重要方面。因为只有适合病情需要的剂型、剂量，才能更好地符合治疗要求和发挥药效。随着中医药技术的发展，历代医家在长期临床实践中创造了多种适合疾病治疗的剂型，在医案中有丰富的记载与运用经验。这些内容都是中医治疗学中不可缺少的组成部分，若不注意也是直接影响中医治疗效果的一个重要因素。如《临证指南医案·中风》中有治钱某案，案中对每味中药炮制、煎法、服法等都有明确要求："偏枯在左，血虚不荣筋骨，内风袭络，脉左缓大，制首乌四两（烘），枸杞子二两（去蒂），归身二两（用独枝者去梢），怀牛膝二两（蒸），明天麻二两（面煨），三角胡麻二两（打碎，水洗十次，烘），黄甘菊三两（水煎汁），川石斛四两（水煎汁），小黑豆皮四两（煎汁），用三汁膏加蜜，丸极细，早服四钱，滚水送。"这种每味药物均注明炮制、煎法、服法、剂量等要求，在当今的临床中是不多见的，而其目的是通过这些具体明确的要求来提高疗效。

三、变法转方

转方是中医临证的重要环节，不但可以反映前诊的诊察效果，更重要的是医家对疾病传变规律的掌握和应对能力，每通过转方反映出来，而读者通过揣摩名医的转方之法，也能提高临床应变能力。正如清人陆九芝在《世补斋医书》中所说："书本不载接方，以接方之无定也，然医全在接方上见本领。"秦伯未先生也说："凡医案现其变化处，最耐寻味。"所以，读案时，对医案中治法的变更和药物的增减，皆应细心体会，以追寻名医的思路。

一般来说，医案中转方不外是更方或不更方，而诊疗效果不外是效与不效，所以就出现效不更方、效而更方、不效更方、不效亦不更方4种情况。

其一，效不更方：前诊取效以后，为巩固疗效，常常不更前方，或照方再抄，或略事加减，医案中经常有"药即中的，勿庸更方""既获效机，仍宗原意出入"等语。效不更方的依据，一般是正邪对比的状态尚无质的变化，病机也没有根本的变化，故不能因某些症状的改善而认为疾病已经痊愈而更改治法方药。

其二，效亦更方：取效之后，病机变化，或标去而本显，或热去而湿存，或邪去而正伤，故转方对应当更改治法之方药。

其三，不效更方：服药不效，原因很多，有辨证不当者，有药力不够者，也有病家本身的原因，或服法不当，或护理不当。如不效的原因是辨证失误，药不对证的话，应当更方。

其四，不效亦不更方：这种情况多见于病根深伏，或病程较长的疾病。病根深伏不易数剂即见功效，故虽辨证无误，方药对证，也常可出现症状无改善的情况，此时宜守方不变。病程较长的疾病由于自身演变的特点，不可能在短期内立即停止传变，只要理法方药正确，即使暂未取效，也宜守方不变。例如，湿温病，湿热互结，缠绵难愈，前人每以抽丝剥茧来形容，故宜守住分消湿热之法，不可以为如风寒一汗可解，火热一清可平，而遽用发汗与苦泄。

以上可见，效验并非更方与否的依据，两者并没有必然的联系。决定更方与否还是着眼于病机的变化，具体情况具体分析，辨证论治，即"证随机转，方随证变"，所以，在读医案时对于转方之法的学习，不外是加深对辨证论治的理解，读案以入细为要，于细微处见精神。

如雷丰《时病论·夏伤于暑大意》曰："西乡吴某，偶患暑温，半月余矣。前医认证无差，惜乎过用寒剂，非但邪不能透，而反深陷于里，竟致身热如火，四末如冰。复邀其诊，乃云'热厥'，仍照旧方，添入膏、知、犀角等药，服之益剧，始来求治于丰。诊其左右之脉，举按不应指，沉取则滑数。丰曰：'邪已深陷于里也。'其兄曰：'此何证也？'曰：'暑温证也。'曰：'前医亦云是证，治之乏效何？'曰：'暑温减暑热一等，盖暑温之势缓，缠绵而愈迟；暑热之势暴，凉之而愈速。前医小题大做，不用清透之方，恣用大寒之药，致气机得寒益闭，暑温之邪陷而不透，非其认证不明，实系寒凉过度。'刻下厥冷过乎肘膝，舌苔灰黑而腻，倘或痰声一起，即有仓、扁之巧，亦莫如何！明知证属暑温，不宜热药，今被寒凉所压，寒气在外在上，而暑气在里在下，暂当以热药破其寒凉，非治病也，乃治药也。得能手足转温，仍当清凉养阴以收功。遂用大顺散加附子、老蔻。服一帖，手足渐转为温；继服之，舌苔仍化为燥，通身大热，此寒气化也，暑气出也，当变其法。乃用清凉透邪法去淡豉，加细地、麦冬、蝉衣、荷叶，一日连服二剂，周身得汗而热始退尽矣。后拟之法皆养肺胃之阴，调治匝月而愈。"

本案述证详尽，患者乃罹暑温之病，治用大辛大热的温通之法，实为变中之大变，究其原因，实因前医恣用寒凉之剂，以致气机闭塞，暑温内陷，寒在外，热在里，唯有先用热药扶阳驱寒，继以凉药清暑透邪，复偕养阴之剂调理善后，才能收得全功。通过此案，体现了法变乃随证变，变法系与常法相对而言。举一反三，其他变法也需循此来以知。

四、用药技巧

历代医案所记录的，大多是疑难的、复杂的、严重的和一般中有特殊性的病证。其中，有与众不同的治法，有简便有效的验方，有数种方法同时运用的综合疗法，有对某种药物独到的用药经验和古方新用等。特别要注意经过反复验证的方药，超越前人的新疗法，对疑难病症出现有新的应用前景的方药。凡具有丰富临床经验的医家，无不在组方用药方面形成一定的特点，而这种特点又无不反映于相应的病案中，刘完素擅用寒凉泻火之剂，朱震亨善遣滋阴降火之药，皆可以从他们的病案中找到相应的例证，关键就在于读案时要善于发现并总结这类例证。

《续名医类案·反胃》记录许叔微治"反胃"案："许学士治一妇人，年四十余，久患翻胃，面目黄黑，历三十余年，医不能效，脾俞诸穴，烧灸交遍，其病愈甚。服此药顿然痊愈，服至一月，遂去其根。方名附子散。用附子一枚极大者坐于砖上，四面煮火，渐渐逼熟，淬入生姜自然汁中，再用火逼再淬，约尽生姜汁半碗，焙干，入丁香二钱。每服二钱，水一盏，粟米少许同煎七分。不过三服瘥。"

许氏处方径用熟附子为君，大温命门真火，俾元阳一壮，则胃土自有生化之源。淬以生姜自然汁者，是取其温胃散寒，且生姜为止呕之圣药，可平胃腑冲逆。复入丁香者，取丁香禀纯阳之气，暖胃温肾兼降逆止呕之功。煎加粟米少许，因粟米最能安胃故也。此案用药丝丝入扣，故获效显著，其配伍亦深得仲景经方配伍之妙。且本案方药用法独特，值得细细品鉴。

再如参阅明代张景岳《景岳全书》记录医案，可发现张氏使用频次较多的莫过于人参、熟地黄、附子、大黄四味药，无怪乎其曾称此四药"实乃药中之四维，病而至于可畏势，非庸庸所济者，非此四物不可"，并据此而誉人参、熟地黄为"良相"，附子、大黄为"良将"（《景岳全书·本草》"附子"条），可见善用此四药乃张氏临证的一大特点。

此外，俗语常说"中医不传之秘在用量"，医案中药物剂量也值得细细考量。

五、误诊误治

读前人医案，成功的案例固可取，而误治或治误的案例更当重视。此类医案，多系初诊为医者所误，尔后为他医救治，即救治前医之误；亦有初诊自误于辨证，复诊能及时改正，自误自救者。对于这类医案，读者能深究其失误之因、救误之理，对于提高辨证论治的水平，培养缜密细致的诊疗思路，均有帮助。

凡在读及初治辄剧或久治无效的案例时，除应排除正常的"反跳"现象（如服用活血化瘀方药可使因瘀所致疼痛症状呈现暂时性加剧）和"瞑眩"反应（如服用白术附子汤与乌头桂枝汤两方可分别出现"如冒""如醉"之反应）之外，都须尽力找出和阐明可能存在的失误及其原因、环节等，以便从中吸取教训，引以借鉴。如《重印全国名医验案类编·梁右斋医案》记载"中风脱症案"：

病者：姚家瑞妻徐氏，住驵门前。

病名：中风脱症。

原因：产后血虚，误于前医不问病之虚实，遽以产后普通方芎归汤，加疏风发散药治而剧。

症候：产经十句钟，孩提包衣方全下，恶露过于常胎，头晕呕吐，憎寒壮热，舌苔粗腻，面色秽垢，头不能举，汗出不止。医投以芎归汤加发散一剂，未完，汗出如雨，大气欲脱，神识时愦。

诊断：六脉浮大鼓指，重按空而无力，确系阴血骤虚，内风暗动，孤阳上越之危候。

疗法：遵仲景桂枝加龙骨牡蛎汤增损。

处方：川桂枝一钱，杭白芍五钱，炙甘草钱半，左牡蛎五钱（生打），龙骨三钱（生打），西潞党钱半，黑附片六分，明天麻钱半，红枣肉六枚，生姜两片。

二剂，汗收热除。第三天买药，遇其同姓药店官，谓其生产未过三天，这医生方内都不用当归、川芎以去瘀血，诚属怪医。如果纯粹服此补涩药，恐怕将来汝妻要被这药补到瘀血，就要肚胀而死。遂于方内加当归、川芎各钱半。煎服一头煎，霎时间前症完全复作。夜半又来特招，询问始知其故，噫，医药岂可儿戏乎？

二方：前方加酸枣仁三钱，日进两剂。

效果：半月后诸症悉除，进以血属补品廿天，躯干精神始完满。

本病产后感风，前医仅视其憎寒壮热，舌苔浊腻，便投辛散，不知病者产后正气大伤，不耐辛散香窜，以致阴血下亏、虚阳上越、正气欲脱之势，前医审脉不详，误于未明辨虚实。而药肆中人，但知产后宜活血祛瘀之常法，不知桂枝加龙牡汤为调和营卫、回阳固脱之变法，任意背加药品，是误于不识病有常变也。

然索误的重点并不在于案中已明述的前医所误，而在于案中所存在的自误。如《中医失误百例分析·内科病证失误分析》记录一案：

张某，女，56岁，工人。患者罹阵发性心悸、胸闷、胸痛已历两年之久，期间曾经心电图检查诊断为"冠状动脉供血不足"，近来发作较频，故于1985年6月11日延余诊治。

刻下闻声即惊，稍动则悸，并多发于三餐饭后，脘腹痞闷，纳食呆钝，大便不爽，精神困顿，形体肥胖，舌质暗红，苔白厚而腻，脉弦细。

辨证为痰瘀互结，胸阳痹阻。治宜宽胸涤痰，活血化瘀。方用瓜蒌薤白半夏汤合血府逐瘀汤化裁。

处方：瓜蒌皮15g，薤白头、法半夏、正川芎、川桂枝、桃仁泥各10g，炒赤芍、当归尾、红花各12g，丹参30g，10剂，1剂/日，水煎取汁，两次分服。

6月22日二诊：药后心悸、胸痛发作趋频，余症依然，并增口干、嗳腐之表现，苔转黄燥，脉呈滑数。脉症合参，实属脾虚失运，宿食内停。治拟健脾助运，消滞通腑。

处方：炙黄芪、云茯苓各15g，炒苍术、焦山楂、清半夏、广陈皮、焦槟榔、炒枳实各10g，净连翘、莱菔子各12g，建神曲18g，生大黄（后下）、川黄连各6g。5剂，如前煎服。

6月28日三诊：心悸、胸痛发作次数减少，程度减轻，神启纳振，大便畅通，苔薄腻，脉缓。继予原方加减出入而先后计服10余剂，并嘱其饭后散步活动，少食肥甘厚腻之品，诸症均趋缓解，追访半年，已明显减少发作。

此案乃是一例首诊自误病例，这主要是因为首诊见症颇存一定的疑似之处，但若四诊合参，仍不难责其病机为脾虚停湿夹食。治当通补并举，所通者是为宿食、水饮壅滞的腑气，然而，诊治者却被心电图检查结论，以及胸闷、舌暗、苔白、脉弦等表现与肥胖之形体所惑，结果断其证为痰遏胸阳，瘀阻络脉，治仅立足于祛邪，方用通阳活血蠲痰之剂，非但更损其脾气，而且促使湿、食之邪迅趋燥化，幸而二诊及时改弦更张，才避免了病情的进一步恶化，可见按此要点来阅读病案，可不断地丰富我们的诊治经验。

总之，读案之要绝非学习和效仿案中所使用的一些华丽辞藻乃至故弄玄虚之做法，而应立足于发掘和掌握案中所蕴藏的正反两方面的经验，正如当代著名中医学家姜春华教授所指出："学医案不买椟还珠。"

六、医训医论

医案中多有评议，或针砭时弊，或训导后学，或阐发古义，犹如一篇篇小论文。这对初学者来说，无疑可以加强医学理论及医德修养。

如《章次公医案·虚劳》曰："膏方之制，不见仲景、思邈之书，即金元四家亦未尝有焉。溯其所自，实始于明代注重血肉有情之物，为虚羸不足者辟一新途径。今考《韩氏医通》，实为用膏方治虚劳之嚆矢者，然亦因病施药，毫不驳杂。降及近代膏方，遂为富有者之'安慰品'，寒热温凉，龙潜动植，聚于一方，只求昂贵，中病与否不计也。本医室力矫此弊，辨证用药，不求药味之多，而取精用宏，更参以远西之荷尔蒙、维生素等学说，组织本方。世有知音，相视而笑。"

膏滋药为我国冬令进补的传统保健品。膏方的配制比较严格，必辨证识体，务求药人相应，但近现代的膏方大多驳杂，唯将名贵补药堆砌成方，既浪费药材，又不能中病。章次公先生所论，诚然也。

再如《卫生宝鉴·福医治病》记载："丙辰秋，楚丘县贾君次子二十七岁，病四肢困倦，躁热自汗，气短，饮食减少，咳嗽痰涎，胸膈不利，大便秘，形容羸削，一岁间更数医不愈。或曰：明医不如福医。某处某医虽不精方书，不明脉候，看证极多，治无不效，人目之曰福医。谚云：饶你读得王叔和，不如我见过病证多。颇有可信，试命治之。医至，诊其脉曰：此病予饱谙矣，治之必效。于肺俞各灸三七壮，以蠲饮枳实丸消痰导滞，不数服，大便溏泄无度，加腹痛，食不进，愈添困笃。其子谓父曰：病久瘦弱，不任其药。病剧遂卒。冬予从军回，其父以告予，予曰：思《内经》云：形气不足，病气不足，此阴阳俱不足，泻之则重不足。此阴阳俱竭，血气皆尽，五脏空虚，筋骨髓枯，老者绝灭，壮者不复矣。故曰不足补之，此其理也。令嗣久病羸瘦，乃形不足；气短促，乃气不足；病潮作，时嗜卧，四肢困倦，懒言语，乃气血皆不足也。补之惟恐不及，反以小毒之剂泻之，虚之愈虚，损之又损，不死何待？贾君叹息而去。予感其事，略陈其理。夫高医愈疾，先审岁时太过不及之运，察人之血气饮食勇怯之殊，病有虚实浅深在经在脏之别，药有君臣佐使大小奇偶之制，治有缓急因用引用返正之则。孙真人云：凡为大医，必须谙《甲乙》《素问》《黄帝针经》《明堂流注》、十二经、三部九候、五脏六腑、表里孔穴、本草药对、仲景、叔和诸部经方，又须妙解五行阴阳，精熟《周易》，如此方可为大医。不尔则无目夜游，动致颠损。正五音者，必取师旷之律吕，而后五音得以正；为方圆者，必取公输之规矩，而后方圆得以成。五音方圆特末技耳，尚取精于其事者，况医者人之司命，列于四科，非五音方圆之比。不精于医，不通于脉，不观诸经方本草，赖以命通运达而号为福医，病家遂委命于庸人之手，岂不痛哉？噫！医者之福，福于渠者也。渠之福，安能消病者之患焉？世人不明此理，而委命于福医，至于伤生丧命，终不能悟，此惑之甚者也，悲夫！"

罗氏认为无病服药易伤其正，用药无据会玩忽人命，滥用苦寒药物易损伤脾土，所以应详辨其名与实是否相符等，均有现实意义。

七、医案注按

出版的医案大部分经过医家本人或旁人的整理，加有评注或按语，以补充说明诊疗的情况或效果，或旁征博引揭示案中辨证立法的关键和医家的独到经验，或加以发挥。这些内容，也是读案所应了解的。

如《临证指南医案·中风》案后加有华岫云按语："风为百病之长，故医书咸以中风列于首门，其论症，则有真中、类中、中经络、血脉、脏腑之分；其论治，则有攻风、劫痰、养血、润燥、补气培元之治。盖真中虽风从外来，亦由内虚，而邪得以乘虚而入。北方风气刚劲，南方风气柔和，故真中之病，南少北多，其真中之方，前人已大备，不必赘论。其类中之症，则河间立论云：因烦劳则五志过极，动火而卒中，皆因热甚生火；东垣立论：因元气不足，则邪凑之，令人僵仆卒倒如风状，是因乎气虚；而丹溪则又云：东南气温多湿，由湿生痰，痰生热，热生风，故主乎湿。三者皆辨明类中之由也，类者伪也。近代以来，医者不分真伪，每用羌、防、星、半、乌、附、细辛以祛风豁痰，虚症实治，不啻如柄凿之殊矣。今叶氏发明内风，乃身中阳气之变动，肝为风脏，因精血衰耗，水不涵木，木少滋荣，故肝阳偏亢，内风时起。治以滋液息风、濡养营络、补阴潜阳，如虎潜、固本、复脉之类是也。若阴阳并损，无阴则阳无以化，故以温柔濡润之通补，如地黄饮子、还少丹之类是也。更有风木过动，中土受戕，不能御其所胜，如不寐不食，卫疏汗泄，饮食变痰，治以六君、玉屏风、茯苓饮、酸枣仁汤之属。或风阳上僭，痰火阻窍，神志不清，则有至宝丹芳香宣窍，或辛凉清上痰火。法虽未备，实足以补前人之未及。至于审症之法，有身体缓纵不收、耳聋目瞀、口开眼合、撒手遗尿、失音鼾睡，此本实先拨，阴阳枢纽不交，与暴脱无异，并非外中之风，乃纯虚症也，故先生急用大剂参附以回阳，恐纯刚难受，必佐阴药，以挽回万一。若肢体拘挛、半身不遂、口眼㖞邪、舌强言謇、二便不爽，此本体先虚，风阳夹痰火壅塞，以致营卫脉络失和，治法急则先用开关，继则益气养血，佐以消痰清火，宣通经隧之药，气充血盈，脉络通利，则病可痊愈。至于风痹、风懿、风痱、瘫痪，乃风门之兼症，理亦相同。案中种种治法，余未能尽宣其理，不过略举大纲，分类叙述，以便后人观览，余门仿此。"华岫云按语总结了叶桂的"阳化内风"理论，对中风病因、病机及治法提出新说，补充叶桂理论总结之不备，为后世治疗中风另开法门。

同时还有徐大椿评语："凡风淫所胜之病，自《内经》以及唐宋名家，皆以辛凉甘寒为本，而佐以驱风益血之药。至河间有地黄饮子之法，此乃治肾虚痱症，有类中风，并非以此方治中风之急症。乃近日诸医遇中风之症，总以人参、附、桂为开手第一方，轻者不起，重者立毙。问所从来，曰本之叶先生。余始亦信其说果从叶氏出。及阅此书，乃知此翁学有渊源，心思灵变，与前人所论，分毫不背。其人参亦于病势已退后，用以培元养气。当病甚时，必于驱风之药同用。其分两亦不过几分至钱，无不中度。乃今之窃附其门墙、盗取其余论者，事事相反，此翁有知，能无痛恨！而以此等邪说诬此翁以害人者，对此书能无愧死。"徐大椿针对时弊，对不究根源，乱用人参的做法提出了批评，值得后世注意。

第二节 医案学习方法

中医医案浩如烟海，掌握正确的医案学习方法，可收到事半功倍之效。现介绍阅读医案的几种主要方法。

一、按顺序读法

顺读法，即依照医案书写的顺序，先了解症状、病因病机、诊断、治法以后，再看处方用药。此法适宜于读理法方药较严谨的实录式医案以及回顾式医案。

如《丁甘仁医案·伤寒》曰："张左，寒邪外束，痰饮内搏，支塞肺络，清肃之令不行，气机窒塞不宣，寒热无汗，咳嗽气喘，难于平卧。胃有蕴热，热郁而烦躁，脉浮紧而滑数，舌苔薄腻而黄。宜疏外邪以宣肺气，化痰饮而清胃热，大青龙加减。蜜炙麻黄四分，云苓三钱，橘红八分，炙款冬钱半，川桂枝六分，象贝母三钱，半夏二钱，旋覆花钱半（包），石膏三钱，杏仁三钱，生甘草六分。"

二、以方药测病证读法

在古代医案的记述中，由于有些医案是随诊纪实，因时间仓促，记述古朴简洁，言少意赅，往往记录不十分全面。在病案中，或少脉症，或少方药，或少治法，或无病因病机分析。对于这类医案，研究起来往往给学者增加了困难。为了总结前人的经验，以更好地为今日的临床服务，对这类医案也不应轻易放弃，而应当运用中医的理论，对医案的不足加以补充和完善，并通过临床加以进一步验证，这样，就能更好地吸取前人的成功经验。这种方药、脉症、病机、治法互测的方法，也是学习研究医案的一种常用方法。古人在研究医案时已经对这种方法进行了尝试，如《柳选四家医案》中，柳宝诒在分析尤在泾的医案中就采用了这一方法。

尤在泾医案云："肝阳盛，肝阴虚，吸引及肾，肾亦伤矣。益肝体，损肝用，滋养肾阴，俾水木得荣，病当自愈。生地，白芍，小蓟，赤芍，当归，血余，丹皮，阿胶，甘草，茅根。"

此案中有病机，有治法，有方药，但缺少脉症。柳宝诒在分析此医案时，根据方药而测脉症，指出："此必因肝火而见血者，故方药如此。"盖此张处方中有小蓟、茅根、生地黄等凉血止血之品，故推断必有出血之症，这种推断有其根据，言之成理，可使我们体会到尤在泾对于肝阴不足而水亏火旺的出血症治疗的用药经验。尤氏提出"损肝用""益肝体"，而选用生地黄、白芍、赤芍、当归、阿胶、牡丹皮诸品，实则是养肝血以益肝体，清虚热以损肝用，正体现了其养肝注意养血的用药特点。且其提出"肝阴虚，吸引及肾，肾亦伤"的病机，用一派养血之品以达到滋养肾阴的目的，体现了尤氏强调肝阴有助养肾阴之功，这些理论观点对我们的临床均有一定启示。

近人在研究古代医案时，亦采用这一研究方法。如周振鸿在《回春录新诠》一书中，分析王士雄的一个病案，也是这样研讨的。

王氏医案记述："段尧卿之太夫人，患霍乱转筋，年逾七十，孟英投自制连朴饮，三啜而瘳。"

周振鸿按云："此案未载脉证，就其所用连朴饮而论，当有脉濡或脉微数，舌苔白或薄黄，胸痞烦躁，口黏腻而不甚渴，恶心呕吐，泄泻转筋等症，大多属于湿热蕴伏，气滞而痰多，《随息居重订霍乱论·热证》云：'或安享乎醇酒膏粱之奉，则湿热自内而生，宜栀豉汤、黄芩加半夏汤、连朴饮之类。'故以黄连、栀子苦寒清热,合豆豉而消痞除烦;厚朴、芦根通阳肃气去湿;配合菖蒲、半夏而蠲痰。药味不多,取苦辛微温,已概括湿热痰气四者之治。"

王氏的医案记述了病名、处方名称,而忽略了脉证及用药,周氏在分析此案时,根据王士雄的连朴饮处方用药,加以分析,补充推测该病的脉证表现。这种推断亦是立论有据而可信的,对进一步分析医案有很大帮助,有益于对医案的深入理解。可见,方药与脉证互测的方法是研究医案所不可缺少的方法。

三、根据中医理论揣度读法

按照中医理论,从案中记载的病名、病机、治法等来推测主证、主法,以揣摩医家辨证论治、处方用药的思路与经验。前人医案的写法和现在的病历记载有所不同,主要是根据现有症状,抓住辨证立法的关键,虽然记载较简略,但有理论依据可循。比如写"阳黄",便是指目黄、小便黄、皮肤色黄鲜明等一系列湿热发黄证,而有时也提到未曾表现的症状以示鉴别。如以"小便不黄"来说明没有内热,以"大便不溏"来说明脾气尚健,以舌质的淡红、胖、老来说明病情的寒热虚实,作为用药的依据。还有一些众所周知的常法,医案中也不加复述。而记录的大多数是疑难的、复杂的、较特殊的、非典型的病证,因此按语中往往只述及医者识证、立法、用药的关键之处。因此,我们可以通过医理来推测其未及言明的症状与治法。

尽管历代医家医案的书写方法不同,各自有其学术观点,在诊治疾病中又各有独到之处与个人的经脸,但均不离开中医理论作为指导。其分析病机、辨别证候、诊断疾病、选择处方、加减用药,总不离中医的理论认识。因此,《内经》《伤寒论》《金匮要略》等经典著作中的理、法、方、药内容,以及后世诸家在理论上的发明,在方药中的见解,往往均贯穿在医案中。也可以说,中医的基本理论知识,包括阴阳、五行、脏腑、经络、病因、病机、四诊、八纲、辨证、中药、方剂,以及临床各科的基本知识,在医案中均有体现。因此,我们在研究医案时,应当时时刻刻联系这些内容,运用这些知识来理解医案,才能较为深入地进行分析,这也是分析研究医案的最主要的方法。故夯实中医理论基本功十分必要,若没有扎实的理论基础,在分析研究医案时会遇到很多困难。

在《伤寒九十论·懊憹怫郁论》中记载,士人陈彦夫病伤寒八九日,身热无汗,善饮,时时谵语,因下利后,大便不通三日,非烦非躁,非寒非痛,终夜不得眠,但心没晓会处,或时发一声如叹息之状,医者不晓是何证,但以宁心宽膈等药不效。召予诊视,两手关脉长,按之有力,乃曰:懊憹怫郁证也。此胃中有燥屎,宜与承气汤,服之下燥屎二十枚,次复下溏粪,得利而解。

此为懊憹病证,在《伤寒论》中有关懊憹的条文有几条,其中以栀子豉汤证为多见。其一云:"发汗吐下后,虚烦不得眠,若剧者,必反复颠倒,心中懊憹,栀子豉汤主之。"这是由于邪热乘虚入于胸中所致。

其二云:"阳明病,脉浮而紧,咽燥口苦,腹满而喘,发热汗出,不恶寒反恶热,身重。若发汗则躁,心愦愦,反谵语……若下之,则胃中空虚,客气动膈,心中懊憹,舌上胎者,栀子豉汤主之。"这亦是无形邪热乘虚入于胸膈而致。

其三云:"阳明病,下之,其外有热,手足温,不结胸,心中懊憹,饥不能食,但头汗出者,栀子豉汤主之。"这是由于早下之后,邪热乘留于胸膈所致。以上三条,均是邪热在胸膈,故均以栀子豉汤主治。

在《伤寒论》中还有一条云:"阳明病,下之,心中懊憹而烦,胃中有燥屎者可攻,腹微满,初头硬，后必溏，不可攻之，若有燥屎者，宜大承气汤。"这一条之懊侬证不属邪热留于胸膈，而是胃中燥屎上扰之故。此外，《伤寒论》中还记有："阳明病，无汗，小便不利，心中懊侬者，身必发黄。"此又是由于湿热熏蒸而致。可见，懊侬一证之产生不仅仅是热扰胸膈，可由多种原因导致。结合本案，初见身热谵语，喜饮，且病有八九日，证属阳明无疑。下利后大便不通，而关脉长有力，更说明阳明实邪未去，热邪上扰，故见懊侬，绝非栀子豉汤证。病人又无小便不利，更非湿热熏蒸，符合"阳明病，下之，心中懊侬而烦，胃中有燥屎者可攻"的病机，故服用承气汤而愈。再结合大承气汤之主治，可知病人还可以见有腹满、痞硬、腹痛、舌苔黄燥等病症。若对《伤寒论》不甚熟悉，仅知懊侬当用栀子豉汤，则对该案难以理解。

四、类案比较读法

比较法是建立联系、鉴别差异的方法之一。读案中的比较法，即通过两个以上的同类医案在主证、治法、方药上的相互比较，从而揭示作者辨证立法用药的主要经验与学术思想。各案的具体内容是千差万别的，但是医案出于医家一人之手，医家的学术观点、治疗经验，必然反映在医案中。即便不是出于一时一人之手的同类医案，但只要是同一种疾病、同一张方剂、同一治法，其中也必然有着或多或少的联系。因而，当读案中见到个别医案记录分析欠详时，运用比较的方法，就能使散在于医案中的辨证、立法、处方、用药的点滴经验系统起来，加深认识；同时，也能比较客观地掌握某些疾病的变化规律，研究探讨名医的学术思想与用药特点。华岫云曾将比较法作为读《临证指南医案》的重要方法加以介绍，他在《临证指南医案·凡例》中说："就一门而论，当察其病情、病状、脉象各异处，则知病名虽同而源不同矣。此案查用何法，彼案另用何法；此法用何方，彼法另有何方，从其错综变化处，细心参玩……切勿草率看过，若但得其皮毛，而不得其神髓，终无益也。"

运用比较法的关键是，注意医案间的可比性。按照中医的特点，一般可从病证、症状、治法、方药以及医家等方面进行比较和分类。现以《临证指南医案》举例如下：

案例1："某，二四。病后胃气不苏，不饥少纳，姑与清养。鲜省头草三钱，白大麦仁五钱，新会皮一钱，陈半夏曲一钱，川斛三钱，乌梅五分。"

案例2："王。数年病伤不复，不饥不纳。九窍不和，都属胃病。阳土喜柔，偏恶刚燥，若四君、异功等，竟是治脾之药。腑宜通，即是补，甘濡润，胃气下行，则有效验。麦冬一钱，火麻仁一钱半（炒），水炙黑小甘草五分，生白芍二钱。临服入青甘蔗浆一杯。"

案例3："华，三八。劳怒用力，伤气动肝，当春夏天地气机皆动，病最易发，食减过半，热升冲咽，血去后，风阳皆炽。镇养胃阴，勿用清寒理嗽。生扁豆，沙参，天冬，麦冬，川斛，茯神。"

案例4："潘。不饥不食，假寐惊跳，心营热入，胃汁全亏，调摄十日可愈。鲜地黄，麦冬，知母，竹叶心，火麻仁，银花。"

案例5："郑，四三。脉濡无力，唇赤舌干，微眩，不饥不饱，此天暖气泄，而烦劳再伤阳气。夫卫外之阳，内应乎胃，胃既逆，则不纳不饥矣。炒麦冬，木瓜，乌梅肉，川斛，大麦仁。"

案例6："某。怀妊，痢滞半月，胃阴既亏，阳气上逆，咽中阻，饮水欲哕，舌尖红赤，津液已耗，燥补燥劫，恐阴愈伤，而胎元不保，议益胃和阳生津治之。熟地，乌梅，白芍，山药，建莲，茯苓，用川石斛煎汤代水。"

案例7："陶某，一六。色黄，脉小数，右空大，咳呕血溢，饮食渐减，用建中旬日，颇安。沐浴气动，血咳复至，当以静药养胃阴方。《金匮要略》麦门冬汤去半夏。"

案例8："程，二一。脉左小数，右弦，食减不肌，易于伤风，大便结燥。冬春已见血症。夫胃阳外应卫气，九窍不和，都属胃病，由冬失藏聚，发生气少，遇长夏热蒸，真气渐困故也。急宜绝欲静养，至秋分再议。参须、黄芪皮、鲜莲子、茯神、炒麦冬、生甘草。"

从以上几则胃阴虚证医案对比分析，可以略见叶天士于胃阴虚证的辨证论治经验。胃阴虚的辨证方面，以不饥少纳、内热口渴为主证，或便秘，或呕秽，或咳血，或唇赤舌干。用药以甘寒甘平为主，如麦冬、石斛、沙参、生扁豆、鲜莲子、大麦仁等。变化有四：

（1）清养法 适宜于病后胃气不苏，药取甘寒与微苦微辛之品，系湿热病后，余邪未尽而胃阴已伤，故有鲜省头草（佩兰）、陈半夏曲、新会皮以化湿和胃（案例1）。

（2）甘凉法 适宜于胃阴伤而内有燥热者，症见风温咳嗽、舌咽干燥、思凉饮、便秘、咳血等，用药纯取甘凉，如麦冬、沙参、蔗浆、石斛、知母、桑叶等（案例2～4）。

（3）酸苦法 适宜于肝胃阴伤者，症见呕恶、唇赤舌干、眩晕等，药用乌梅、麦冬、生白芍、石斛、生地黄、木瓜等，酸甘两济其阴（案例5、案例6）。

（4）甘缓法 适宜于脾气胃阴俱不足者，多见神倦、食少、咳血、易于伤风、色黄、脉空大等症，叶氏多以人参、黄芪、粳米、大枣、甘草以扶脾气，北沙参、麦冬、生扁豆以养胃阴（案例7、案例8）。

综观诸案例，屡用食物中药，如大麦仁、蔗浆、生扁豆、山药、莲子、粳米、大枣等，甘平益胃，久服无弊，于胃虚者尤为适合。

五、运用数据统计分析读法

中医药经历数千年的发展，已积累了大量数据，但这些数据因没有用现代信息手段收集、整理，而未能为中医药的科学研究提供支持。传统的线性数据库，如中草药数据库、方剂数据库等，只有查询功能，没有分析功能，不能成为真正意义上有科学研究价值的数据。而医案数据库更具特殊性和复杂性，要求数据库在架构组织方面更严谨、更周密，从而有利于大量数据的分析和挖掘，能找到其中的规律，使中医的经验成分变得客观化、规律化。

在研读医案的过程中，为进一步了解与探讨医家处方用药的规律，尚可采用数据统计分析法。如对《临证指南医案》作了统计研究，提示全书处方用药最少者1味，最多者仅1方达21味。全书3002张配制方中共用药20021次，平均每方仅6.67味药，6味方最多，共1209方（40.27%），其次为8味方，共560方（18.65%），10味及10味以上方不过174方（5.79%），可见叶天士处方唯精专是求，有经方法度。又如，痰饮门处方88张，用药80味，其中使用次数最多的前12味是：茯苓72次，桂枝46次，生姜41次，半夏40次，甘草30次，人参29次，杏仁18次，干姜18次，白术18次，白芍17次，五味子17次，附子15次。而这些药物均是仲景治痰饮常用方（如苓桂术甘汤、真武汤、小半夏汤等）的主要药物，无怪乎徐灵胎在评该门时赞曰："深得古人治法，最为卓识。"

在处方用药规律研究方面，统计法最适合统计药物出现频度、配伍规律、主治范围、方与证及药与证的对应频度，剂量变化规律等。在疾病发病规律研究方面，最适合统计性别、年龄、发病季节、脉舌、体征、症状等的分布情况。如《伤寒论方证证治准绳》一书，对1988年4月以前公开发表的国内外医案专辑、专著1080部，以及报刊、杂志中的个案共1万余则，经过统计分析，探讨了105个方证的发病规律、方证构成以及经方加减变化规律。应该说，大样本的医案统计，以全面、系统、客观的优点，将在医案的研究中占有越来越重要的位置。

近年来，有学者研制古今医案查询统计分析系统，在对医案中的词语进行词素解析的基础上，建立了查询专用主题词表；采用主题词与逻辑运算符组合的查询方式，并在正式查询前对查询表达式进行合法性检查；按症状、病机、治法、药物四个方面进行相关频次统计，并以超级链接的方式供查询者获得具体的原始信息。该系统不仅适用于查询，还便于多角度统计分析医案的特点，具备较强的实用价值。其录入的医案为江南名医何氏医案，具体包括：《清代名医何鸿舫医案》《龄山草堂医案》《何元长医案》《重古三何医案》《何嗣宗医案》《何端叔医案》《壶春丹房医案》《春熙室医案》《医效选录》。

张启明以 Visual FoxPro 6.0 为开发平台，编制中文操作界面及相关数据库，以《全国中医图书联合目录》为指导，将历代名老中医临床医案输入数据库，并进行统计分析，以期使分类、命名和诊断严重不统一的中医证候统计规范化，并为中医教学、临床和科研提供参考数据。

计算机和数学、统计方法的介入，不仅使古代医案的整理有了新的研究方向，同时也拓宽了古代医案的利用范围，提高了其利用效率。目前，运用计算机和统计方法对医案进行利用分析的成果如下：

其一，中医诊断信息提取：如张启明建立宋元明清及近代中医名家医案数据库，借助非条件 Logistic 多元逐步回归分析，总结出外感病因的证候要素，并进一步利用医案数据库从四诊信息中提取"症状单元"，以利于中医四诊信息的规范和分类。又如梁嵘从清代医案著作中，摘录记录有温病舌诊的医案，对舌色、舌质、舌苔进行统计分析，了解其在温病诊断中的运用；并进一步将外感病医案与内伤病医案中的舌象进行比较，总结二者之间的差异。

其二，方证类案分析，探讨辨证施治的规律：如张艳收集古书及有关资料中应用半夏泻心汤的个案病例进行统计分析，探索半夏泻心汤证的证治规律。

其三，医家经验总结分析：如陈传将《柳宝诒医案》一书中"肝风门"中全部医案收入数据库中进行统计分析，列出常用药物，分析病机与症状、主症与药物的关系。

其四，专病诊治规律探索。如周妍等对肺胀、历节、消渴、心悸、胸痹、虚劳、外感热病等疾病建立专病医案数据库，通过频数统计、因子分析、聚类分析等方法，探索该类病的诊治规律。

六、评注读法

评注读法，即阅读时加以批注，或标记符号，或三言两语直接写在书上。其内容为提要、钩玄、补充、引申、批驳、质疑、发挥、心得等。这种边读边画、边写边想的方法，是提高读案效率和效果，提高读案能力的有效方法。

如《杏轩医案并按·初集》载清代皖南名医程杏轩治咳血案："刘少君年近三旬，春间由都来徽，抱疾数月，食减形倦，心悸少寐，浮火上升，间或见血。医云：肝肺火盛。药投清降，屡治不效。金文舫中翰，荐延予诊。谓曰：'病由先天不足，心脾内亏所致。'丹溪云：虚火可补，实火可泻。虚以实治，宜乎无功。拟黑归脾汤合生脉散，数服稍应。复诊令照原方再进，诸恙渐平，接服丸药。次春北上，秋归晤之，状貌丰腴，前病如失。"

案后按语：肾主先天，先天不足应责之于肾。心主血脉，脾主运化，心脾内亏必然运化不良，营阴亏损。故患者"食减形倦，心悸少寐，浮火上升，间或见血。"此证虚象毕露，前医以实证论治，自难取效。须知辨证不明虚实，药饵妄投，已属误人，而虚以实治，则误人更甚。因此，孙思邈指责此种医生为"含灵巨贼"，并不为过。《内经》早已指出："邪气盛则实，精气夺则虚。"虚实概念，极为明确，今竟不辨，医之过也。程氏根据本案病情，诊为先天不足，心脾内亏，至为确切。方用黑归脾汤补其心脾，合生脉散益其气阴，药证相符，故获良效。此按语评析精当，说理透彻，可谓要言不烦。

七、学以致用读法

在选定医家医案之后，要读深读透，在充分了解医家的学术特点、诊疗风格、医案特点以后，结合临证，多实践。医案本是前人实践的记录，读案的最终目的，还是为了提高临证水平，所以，光在书斋里读案是不行的。前人医案中许多辨证立法、处方用药的特点需经自己亲自实践才能悟出。读案可以提高临证水平，而临证水平的提高又可以促进读案能力的提高。

如《张聿青医案·咳嗽》："孙（左）。咳嗽已退，然肺气一时难复，有无之间，尚带微呛，时或耳鸣头痛，咽中火冲。脉细虚软。良以金令不行，木邪易动。补其不足，此时正属机缘也，仿介宾金水六君法。炙生地（四钱），制半夏（一钱五分），川贝母（二钱），炙款冬（二钱），茯苓（四钱），白归身（二钱炒），新会红（一钱），杏仁泥（三钱），粉丹皮（二钱），桑叶（一钱）。"本案即为张聿青活学活用张介宾金水六君法的临床验案。

第四章
医案整理研究方法

扫一扫，查阅本章数字资源，含PPT、音视频、图片等

医案的整理总结是中医的传统，千百年来，医家的直接经验，即是通过医案等形式流传于世。开展医案的整理研究，可以更好地总结医家的学术思想和诊疗经验，有利于开展学术交流，为医疗、教学和科研服务。

第一节　医案整理研究的要求

无论是整理、撰写现代名医医案，还是整理、编选古代医家医案，应遵循下列基本原则。

一、记录真实

所有入选入编的医案记录，必须真实可靠。无论是有效的验案、救误之案，还是误治案例，都应当尊重原始记录。任意夸大他人误治造成的损害来抬高自己，或报告疗效掺杂水分，借整理为名，随意删改症状、体征、剂量、针灸俞穴、效果等原始记录，皆非研究之道，应予坚决制止。医案必须真实，这是整理研究的基础，离开这一点，任何整理研究都会变得毫无意义。

二、内容完整

要求医案首尾俱全，资料完整，效果明确，理法分明，方药齐全。一则完整的医案，初诊应包括就诊时间、患者姓名、性别、年龄、住址、主诉、现病史、既往史、个人史、家族史等，尤其应包括发病经过，四诊所得的症状体征，舌象，脉象，医家对病因、病机、辨证的分析，采用的治则治法，处方药物，剂量，乃至交代的煎服法。复诊还要记录治疗效果。如属中西医结合，还应附上必要的、能够说明问题的检查结果，以及简述西药应用的情况。完整的医案，对于读者学习研究会带来很大的方便，对客观地评价医家学术经验，帮助初学者学习或系统地整理历代医案都有十分重要的作用。

三、形式规范

清代以前的医案书写没有统一的格式，即使完整的医案也有多种书写形式，且繁简不一，给后世整理研究工作带来困难。民国初期名医何廉臣针对这种情况，率先倡导"新定医案程式"，登报征稿，编撰《全国名医验案类编》。何氏规定书写顺序为"一病者、二病名、三原因、四症候、五诊断、六疗法、七处方、八效果"。此八点既包括了传统医案的优点，革除了原有的过于简略或形式各一的弊病，也不影响传统医案书写习惯，因而受到全国名医的拥护，各省投稿近千种。何氏运用规范格式整理医案获得成功，说明医案整理要讲究一定的规范和形式。1991年，国家中医药管理局颁发了《中医病历书写基本规范》，规范是提高医案整理水平的极为重要的环节，目前应按《规范》所规定的急诊、门诊、住院病案各项内容的书写要求和格式进行医案的整理。

四、可读性强

整理的医案应有可读性，对医疗、教学和科研有价值。可读之义有二：一是医案事实详明，分析清楚，文字流畅，一目了然。古代医案中有的行文对仗，辞藻华丽，古文功底深厚，今人可向前贤医案学习，逐步提高书写整理水平。二是医案内容要真正反映医家的学术思想与独到的医疗经验，具有新意，能启迪后学，增进他人学识，令人喜读爱看。

第二节　医案整理研究的步骤

医案整理方法一般包括素材收集、文体加工、评注分析等过程。

一、素材收集

根据古今编撰医案等经验以及当今中医药学术发展的需要，一般可以从以下几方面重点收集素材：

1. 医家祖传的秘方或本人创新的经验方，确有效验的典型案例。
2. 医家运用辨证论治原则将古方新用的有效案例。
3. 疑难杂症中古代文献缺乏经验而运用中医药治疗获效的案例。
4. 运用超越前人的新理论、新思路、新技术、新方法、新药物而获效的案例。
5. 能反映医家学术思想和独到经验的典型案例。
6. 从中能吸取教训、提高医术的误治、失治、救误的案例。

二、文体加工

收集到的医案素材需要进行文字和体例的加工。

1. 文字加工　在保持原案真实性的前提下，修改其中的错别字、异体字，使用国家规定的繁体或简化字，运用正确的标点符号。还可删去医案中的浮夸之词及与本案无关的情节。对案中晦涩难读之处，还可作语法、修辞方面的加工，使文字简洁精练，语句通顺流畅。

2. 体例加工　凡编撰医案著作，为使眉目清晰，一般总要做出一些具体规定，抄写格式亦有一定的要求，以求全书体例一致。诸如中药剂量，有的用克，有的用钱，要统一折算为克（g）；处方药名，过于冷僻或带有地方性的，则改用全国流通的常用药名；复诊次数众多的案例，为节省篇幅，不是关键之处，则改成略写，或精简部分内容，或删除重复的医案等。

三、评注分析

评注分析是针对医案所撰写按语、眉批、评注等形式的理论分析。评注分析能阐隐发微，析疑解惑，褒贬分明，画龙点睛，帮助读者领会与掌握案中的精髓旨意。其中按语的形式最为常见，对于提高初学者的阅读水平，具有很大的帮助作用。根据前贤的经验，医案后的按语写法可归纳为以下六种。

1. 言其得失　按语对具体案例或某一类病证进行总体评价，肯定成绩，指出不足，或补充与病证有关的内容，让读者心有全局，以便进一步查阅其他相关医案。如《杏轩医案并按》记载清代皖南名医程杏轩治咳血案。

2. 引经述理　按语引经据典，阐明理论依据。如《全国名医验案类编》脑风头痛案，何廉臣按："经谓风气循风府而上，则为脑风。风从外入，令人振寒汗出头痛，治在风府。"此案头连巅痛，确是脑风头痛。方用苍耳能使清阳之气上升颠顶为君，藁本专治颠顶痛为佐，药虽简单，却合病机，故能速效。

3. 类案比较　一病一症多案或某证易与他证相混，可在按语中提出各自特点进行比较，以阐明具体立法遣方用药的理由。如《古今医案按》选朱丹溪治心脾痛二案，俞震按："二人脉象俱是虚寒，而皆以湿热治者，上条屡服热药不效，且年久饮食无碍，大便或秘或泄，知其为停饮也。后条以胸前畏热喜凉及脉沉细涩为据。所谓稍重则绝者，以细涩故也，与阔大而软之虚寒不同矣，故加黄连、滑石。遍观丹溪案，凡脉弦细涩者，俱不用温药，想其阅历多而认得真也。"

4. 注释关键　原案辨证论治之理欠详，可于按语中补充，阐明机理。对于复杂或容易混淆的病症，可以抓住主症，指出辨证要点；对于误治或经治不效的案例，要指出辨证论治得失之理；对于某医家立法处方用药经验及其他诊疗方法，要详细论述，帮助读者提高认病识证的能力，积累治疗经验。如《柳选四家医案》选尤在泾治朝食暮吐，完谷不腐案，初诊用人参、附子、川椒、茯苓、益智仁；再诊前方去川椒、益智仁，加川连（黄连）、肉桂。柳宝诒按："完谷不腐，色黑腰软，肾伤之征也；改方加桂连，是交济法。"对于辨证用药，注释贴切明晓。

5. 质疑辨误　对于原案的理法方药持有不同见解，或有难以理解的问题，明确提出，引起读者的思考与分析。对于原案中存在的错误可以辩驳，或阐述自己的正确意见。如《柳选四家医案》选曹仁伯医案："胃虚则纳食无味，脾虚则运化无常。六君子汤合治中汤，加熟地、益智仁、粳米。"柳宝诒按："脾喜温升，宜香燥；胃喜清降，宜柔润。脾阳健则能运，胃阴充则能纳。凡脾胃同治者，用药须识此意。愚意去熟地，加石斛，似与胃虚者更宜。"熟地黄味厚质腻，最能窒滞脾胃，柳按质之成理。

又如《续名医类案》虚汗门记载冯楚瞻治一产妇头汗甚多案，魏之琇按："案中正喜亡阳，与阴齐等，薛氏谓可勿药而愈。此正薛氏生平不能峻用养阴之缺处也。予尝遇此症，以重剂生熟地、白芍、杞子、麦冬、枣仁，察其有火则少加芩、连，不过二三剂愈矣。冯君论此症虽了了，而不与药，致病家属之庸手而败，亦守而未化之过也（何尝了了，不过习于温补，遇此等症便茫然无所措手耳）。"

6. 言明特点　凡案中对疾病的病因病机、诊断、治疗、用药等，有与众不同之处，或有特色，均可在按语中指出，以便引起读者的重视。如《全国名医验案类编》载有史汉泉温病案，何廉臣按："此为温病实证，治法处用寒泻，继用清润，终用清养，选药处方，层次一丝不乱，药皆极有力量，似此佳案，堪为后学之师范。"

第三节　古今医案发掘

医案专著是医案发掘的主要来源，故开展古今医案的发掘和研究，首先需从历代医案专著入手。值得注意的是，古代医案除被各种医案专著辑录外，还散见于各种医学著作或非医学文献中，应加以重视和利用。

一、从医学论著中发掘

宋金元时期，医案多杂见于医家个人医学论著之中，医案专著鲜见，如钱乙、张从正、李杲、陈自明、王执中、朱丹溪、罗谦甫等人的医案，就分别记述在《小儿药证直诀》《儒门事亲》《脾胃论》《兰室秘藏》《妇人大全良方》《针灸资生经》《格致余论》《丹溪心法》《卫生宝鉴》等医学论著中。从医家论著中直接阅读其医案，与医论互读互参，则有利于深入理解和掌握医家的学术思想和临床经验。

明清以来，虽医案专书渐多，但医学论著中附案的写法仍受推崇。如虞抟的《医学正传》、缪希雍的《先醒斋医学广笔记》、张景岳的《景岳全书》《类经》、龚廷贤的《万病回春》《寿世保元》、武之望的《济阴纲目》、李中梓的《医宗必读》《删补颐生微论》、陈实功的《外科正宗》、杨继洲的《针灸大成》、吴又可的《温疫论》、傅仁宇的《审视瑶函》、张璐的《张氏医通》、张锡纯的《医学衷中参西录》等，不胜枚举。

二、从医话著作中发掘

医话是医家用随笔或短文体裁记下的传闻典故、学医心得、临证治验，以及有关医药问题的考证讨论等，它没有固定的体例，大多短小精悍，内容广泛。医话主要有心得式、札记式、争鸣式、考证式。浏览历代的医话著作，常夹有医案的记述。

现存最早的医话著作为宋代张杲的《医说》，其是一本随笔式的有关医学文献的摘要汇编。书中内容涉及范围很广，举凡医家、医书、医史、本草、验方、诊法、治则，乃至于饮食宜忌、调养摄生，以及各科病症、疑难怪疾的诊治等，均有辑录。其中一些病案记载，对临证颇有启发。如卷四载李防御医案："绥带李防御，京师人，初为入内医官。直嫔御阁御妃苦痰嗽，终夕不寐，面浮如盘，时方有甚宠。徽宗幸其阁，见之以为虑，驰遣呼李，李事先数用药，诏令往内东门供状，若三日不效当诛。李忧挠技穷，与妻对泣，忽闻外间叫云：'咳嗽药一文一帖，吃了今夜得睡。'李使人市药十帖，其色浅碧，用淡虀水滴麻油数点调服。李疑草药性犷或使脏腑滑泄，并三为一自试之，既而无他。于是取三帖合为一，携入禁庭授妃，请分两服以饵。是夕嗽止，比晓面肿亦消。李虽幸其安，而念必宣索方书，何辞以对？殆亦死尔。命仆俟前卖药人过，邀入坐，饮以巨钟，语之曰：'我见邻里服汝药多效，意欲得方，倘以传我，此诸药为银百两，皆以相赠不吝。'曰：'一文药安得其值如此？防御要得方，便当奉告，只蚌粉一物，新瓦炒令通红，拌青黛少许尔。'叩其所从来，曰：'壮而从军，老而停汰，顷见主帅有此，故剽得之。以其易办，姑借以度余生，无他长也。'"

明代黄承昊的《折肱漫录》、冯时可的《上池杂说》，都是医话专书，其中亦有不少医案可以借鉴。黄氏记述的医案多倡用温补脾肾，反对妄投苦寒药及峻剂。有些记载的是他自己患病求医的内容，故体会更为真切。冯氏书中收录10余则各家医案，其中有好几例旨在倡明附子、大黄之功，总结了吴御医（人称吴附子）、张鹤仙（人称张大黄）善用附子、大黄的经验。

清代医话著作逐渐增多，学术价值也比前代高出不少。如《友渔斋医话》《柳洲医话》《冷庐医话》《客尘医话》《存存斋医话稿》等，都是记载较多而又比较著名的医案代表作。

清代黄凯钧所著《友渔斋医话》，内容包括《一览延龄》《橘旁杂论》《上池涓滴》《肘后偶钞》《证治指要》《药笼小品》6种。其《肘后偶钞》共收录他本人的临证医案167则，有不少是复诊医案。这些医案立法处方既有一定法度，又能灵活变化。如："陆（二十）日发寒热数次，入夜单热，口苦发渴，头目俱痛。诊脉左弦右长，胸闷背板。此正秋分以后，伏邪欲泄，为新寒束缚，似疟非疟，属三阳合病，汇而治之。柴胡一钱，葛根一钱，紫苏一钱，羌活一钱，黄芩一钱五分，橘皮一钱，甘草四分，老姜二片，大枣二枚。下汗出如蒸，诸病俱松；再服汗如前，外症尽退。尚有微热，口苦而渴，此汗泄太过。生地四钱，麦冬三钱，黄芩一钱五分，花粉一钱五分，川斛三钱，青蒿一钱，甘草四分，南枣两枚，浮小麦二钱。两服痊愈。"此案患者姓氏、年龄、主症、治则、用药及药后效果，交代得比较清楚。除《肘后偶钞》为医案专篇外，在《橘旁杂论》和《证治指要》中，也间附有前人或他自己的医案，可以参看。

清代魏之琇所著《柳洲医话》，全书共计85条按语，其后附《续名医类案》简妙愈病之方，医话虽短小，但疗效显著，如："戴人治一将军病心痛，张曰：此非心痛也，乃胃脘当心而痛也。余谓此二语，真为此证点睛。然余更有一转语曰：非胃脘痛也，乃肝木上乘于胃也。世人多用四磨、五香、六郁、逍遥等方，新病亦效，久服则杀人。又用玉桂亦效，以木得桂而枯也。屡发屡服，则肝血燥竭，少壮者多成劳病，衰弱者多发厥而死，不可不知。余自创一方，名一贯煎，用北沙参、麦冬、地黄、当归、枸杞、川楝六味，出入加减投之，应如桴鼓。口苦燥者，加酒连尤捷。可统治胁痛吞酸吐酸疝瘕一切肝病。"

清代陆以湉所著《冷庐医话》，全书共5卷。前2卷结合医案论述医德、保生、慎药、诊法、用药，以及对古今医书、医家的评述。后3卷从实际病例着手，按病症搜集历代名医治疗心法及作者的临证体验，推究原委，详析利弊，言多中肯。如："震泽泥水匠贺凤山孙二岁，泄泻两月，身热少食，面色萎黄，夜睡时惊，幼科用青蒿、扁豆、二芩、厚朴、枳壳、陈皮等药，日就危笃，求余治之，令服七味白术散（党参二钱，焦白术、茯苓二钱，炙甘草四分，木香四分，煨葛根四分，藿香七分，煨姜三分）四剂，泻止身凉。改方去葛根，加炒扁豆二钱，炒苡仁三钱，砂仁三分，桔梗四分，四剂全愈。"

清代许寿乔所著《客尘医话》，内附3卷，分杂证述略、妇科述略和产后述略，阐述作者的学术见解和诊治经验。如："产后因忿怒气逆，胸痞不舒，宜用木香生化汤。煨木香（二分），归身（三钱），川芎（一钱），炮姜（四分），陈皮（四分，炒）。"虽寥寥数语，但处方精当。

清代赵晴初所著《存存斋医话稿》，书分2卷，共载医话74则，不分门类、标题，也不拘体例，以随笔形式记述见闻，抒发心得，内容涉及医学的各个领域，也包括对前贤和自己治验的记载和评说。如卷二："偶阅孙文垣三吴治验医案，次日有一人来就诊，其病情与孙案一则相仿佛，遂用其方治之，两帖愈。于以见古人对证发药，效如桴鼓。其案曰：'倪姓右颊车浮肿而痛，直冲太阳，发寒热，两手寸关俱洪大有力，此阳明经风热交扇所致。以软石膏三钱，白芷、升麻各一钱，葛根二钱，生熟甘草一钱，薄荷、山栀、丹皮、连翘各七分，天花粉、贯众各一钱半。两帖肿痛全消。'"

近现代医话著作则书籍更加繁杂，内容更加充实，因为年代接近，更便于读者学习阅读。如由中华全国中医学会中医理论整理研究会组织编写的《燕山医话》《黄河医话》《长江医话》《北方医话》《南方医话》，每篇不过千字左右，虽尺幅之言，但临床经验、研究心得均跃然其中。

医话著作中的医案较多，不容忽视，而且大多有分析和评说，与临床实际结合紧密，故比较适合初学者阅读。

三、从方剂专著中发掘

方剂著作中医案的著录方式主要有两种：一是方后附案，用以证明此方的效验；二是将若干医案汇集成一篇，附于方前或方后。

方后附案这种形式在唐代《备急千金要方》《外台秘要》等方书中已初见端倪，宋后则逐渐普遍。如宋代有许叔微的《普济本事方》，苏轼、沈括的《苏沈良方》，张锐的《鸡峰备急方》，洪遵的《洪氏集验方》，朱佐的《类编朱氏集验医方》；金元时期有李杲的《东垣试效方》，沙图穆苏的《瑞竹堂经验方》，危亦林的《世医得效方》；明代有朱橚等编的《普济方》，董宿、方贤的《奇效良方》，吴旻的《扶寿精方》；清代有喻昌的《喻选古方试验》等。

有部分方书则将医案列为专篇，如明代医家施沛编著的《祖剂》，是方书中最早采用类方体例的代表作，方书后附有 27 例医案，称之为《云起堂诊籍》。清代华岫云辑的《种福堂公选良方》，其书卷一有《续医案》专篇，收录叶天士医案 150 余则，颇有参考价值。

四、从本草专著中发掘

历代本草书中亦记载很多有价值的医案，以突出药物的临床应用，给人以灵活用药启迪。如唐代陈藏器所著《本草拾遗》"女菱"条下和宋代寇宗奭所著《本草衍义》"桑螵蛸"条下均附有医案。这些医案多采自经史百家书籍或传闻于他人，记述比较简略。后世的一些本草书，如《本经逢原》《本草求真》等，其附录医案的方式和类型，大致与此相同。清代严西亭等人编著的《得配本草》，所载医案虽也属于传闻或转录性质，但同中有异的是，该书病例全是罕见的怪症案。如卷二"柴胡"条下载，有人"肠胃极痒难忍，扒搔不得，或伸嚏，小便之余略觉可忍。此火气郁结也。用柴胡为君，合芍药、山栀、花粉，重剂投之，自愈。"读后可广人见识。

有些本草书中的医案，为医家本人治验，更贴近临床实际。明代云南嵩明人兰茂所著《滇南本草》，约成书于明正统年间（1436—1449），是我国现存内容最为丰富的古代地方本草专著。该书收录有较多的民族药物及包括临证医案记录在内的用药经验，是研究民族药学的珍贵文献。全书附有 44 例医案，其中有 35 例是著者兰茂的治验回忆录，其余 9 例则是介绍他人的治疗验案。如"前胡"下有兰茂的一则治验："昔一人，得翻胃，吐食不安之症，得此方服效。前胡十两（打碎，忌铁器），白酒五斤。共入沙罐内，重汤煮二炷香，取出，俟冷。每用将酒炖化，热饮三杯，七日痊愈。忌鱼、羊、蛋、蒜。白酒即清烧酒。"

李时珍在《本草纲目》书中的"发明"一栏，亦每每结合自己的治验阐发药理。如在"升麻"下记载医案："一人素饮酒，因寒月哭母受冷，遂病寒中，食无姜、蒜，不能一啜。至夏酷暑，又多饮水，兼怀怫郁。因病右腰一点胀痛，牵引右胁，上至胸口，则必欲卧。发则大便里急后重，频欲登圊，小便长而数，或吞酸，或吐水，或作泻，或阳痿，或厥逆，或得酒少止，或得热稍止。但受寒食寒，或劳役，或入房，或怒或饥，即时举发。一止则诸证泯然，如无病人，甚则日发数次。服温脾胜湿、滋补消导诸药，皆微止随发。时珍思之，此乃饥饱劳逸，内伤元气，清阳陷遏，不能上升所致也。遂用升麻葛根汤合四君子汤，加柴胡、苍术、黄芪，煎服，服后仍饮酒一二杯助之。其药入腹，则觉清气上行，胸膈爽快，手足和暖，头目精明，神采迅发，诸证如扫。每发一服即止，神验无比。若减升麻、葛根，或不饮酒，则效便迟。大抵人年五十以后，其气消者多，长者少；降者多，升者少；秋冬之令多，而春夏之令少。若禀受弱而有前诸证者，并宜此药活法治之。"本案述案清晰，方药恰当，疗效明确。

清代沈金鳌、赵学敏等医家也将亲见亲闻治验记载于所著的本草专书中。如沈金鳌所著《要药分剂》在"附子"条下写道："附子禀雄壮之质，能引补气药行十二经，以追复散失之元阳；引补血药入血分，以滋养不足之真阴……一切姜、桂皆然阳俱虚，或阴虚更甚于阳者，以热药治之，原以补阳。余曾见一医治一阴虚之妇，其医不痊，且愈多枯燥象，可见人参补阳，虽有益足，若但与补阳药用之，未见其有济也。"

赵学敏在《本草纲目拾遗》"珠参"条下载："珠参本非参类，前未闻有此，近年始行，然南中用之绝少，或云来自粤西，是三七子，又云草根。大约以参名，其性必补，医每患其苦寒，友人朱秋亭客山左，闻货珠参者有制法，服之可代辽参。每五钱索价五十金，秋亭罄千金市其方，秘不轻授，予恳其弟退谷，始得其术，因录之以济贫。珠参切片，每五钱以附子三分，研末拌匀，将鸡蛋一个去黄白，每壳纳参片五钱，封口，用鸡哺，待小鸡出时取出，将笔画一圈于蛋上作记，如此七次，共成七圈，其药即成矣。每遇垂危大症，并产蓐无力吃参者，煎服五钱，力胜人参。并能起死回生，较腊狐心功力尤捷，不得少服，约人以五钱为率，每次须多做数两救人。"两例都是亲历亲见之案，使人读后能留下深刻的印象。

五、从史传文集中发掘

史传著录中最有影响和价值的医案，莫过于《史记·扁鹊仓公列传》所记载的 25 则淳于意"诊籍"。除《史记》之外，历代史书也时有为名医作传并收载其医案者。如《后汉书·华佗传》《晋书·乐广传》《宋书·范晔传》《南齐书·褚澄传》《北史·姚僧垣传》《魏书·王显传》《魏书·崔彧传》《南史·范云传》《北史·马嗣明传》《旧唐书·许胤宗传》《新唐书·张文仲传》《新唐书·甄权传》《旧五代史·段深传》《宋史·赵自化传》《宋史·许翰传》《宋史·庞安时传》《宋史·钱乙传》《宋史·王克明传》《金史·张元素传》《元史·李杲传》《明史·倪维德传》《明史·李玉传》《明史·葛乾孙传》《明史·盛寅传》《明史·凌云传》《明史·周汉卿传》《清史稿·张朝魁传》等多种史传中，均记载了传者本人或他人的医案，大多简略，属记事性质。

史传中有些病例记载是医书所罕见的。如《史记·扁鹊仓公列传》载："太仓公者，齐太仓长，临菑人也，姓淳于氏，名意……齐王太后病，召臣意入诊脉，曰：'风瘅客脬，难于大小溲，尿赤。'臣意饮以火齐汤，一饮即前后溲，再饮病已，尿如故。病得之流汗出者，去衣而汗晞也。所以知齐王太后病者，臣意诊其脉，切其太阴之口，湿然风气也。脉法曰：'沉之而大坚，浮之而大紧者，病主在肾。'肾切之而相反也，脉大而躁。大者，膀胱气也；躁者，中有热而尿赤。"

《后汉书·华佗传》载述了汉末名医华佗治疗内、外、妇科疾病数则医案，其中以激怒法治愈某郡守久病一案，与春秋时名医文挚治齐王病案类似，是我国古代医家运用心理疗法成功的案例。

历代文集中亦有关于医案的记载。这些医案多附见于文集中的医家传记。如元代学者戴良在他的文集《九灵山房集》卷十中，载有《丹溪翁传》一篇，全面介绍名医朱丹溪的一生，详细记叙他的学医经历和学术观点，并附有朱氏治验，以反映他的精湛医术。如："浦江郑义士病滞下，一夕忽昏仆，目上视，溲注而汗泄。翁诊之，脉大无伦，即告曰：'此阴虚而阳暴绝也，盖得之病后酒且内，然吾能愈之。'即命治人参膏，而且促灸其气海。顷之手动，又顷而唇动。及参膏成，三饮之苏矣。其后服参膏尽数斤，病已。"戴良于医案后说："翁之为医，皆此类也。盖其遇病施治，不胶于古方，而所疗则中；然于诸家方论，则靡所不通。他人靳靳守古，翁则操纵取舍，而卒与古合。"

清代文学家袁枚的《小仓山房诗文集》中记载了其好友徐灵胎的医案，亦不可多得。其书卷三十四《徐灵胎先生传》中全面介绍了徐氏的家世、生平、才德、风度及医学上的成就，并选录其医案 4 则，反映他善用"奇方异治"，用药如"神施鬼设"的治病特点。如："芦墟连耕石卧病，六日不食不言，目炯炯直视。先生曰：'此阴阳相搏证也。'先投一剂，须臾目瞑能言；再饮以汤，竟跃然起。啮曰：'余病危时，有红黑二人缠绕作祟，忽见黑人为雷震死，顷之，红人又为白虎衔去，是何祥也？'先生笑曰：'雷震者，余所投出附子霹雳散也；白虎者，余所投天生白虎汤也。'连惊，以为神。"

除医家传记中有病案记载外，文集中的一些议论文，如中唐刘禹锡所著《刘宾客文集》中的《鉴药》篇，北宋张耒所著《张右史文集》中的《药戒》篇等，均是借医案引发议论，阐明某种观点。如刘禹锡《鉴药》篇云："刘子闲居，有负薪之忧，食精良弗知其旨。血气交沴，炀然焚如。客有谓予："子疾病积日矣，乃今我里有方士，沦迹于医，厉者造焉而美肥，跛者造焉而善驰，矧常病邪？将子诣诸！'予然之，之医所。切脉、观色、聆声，参合而后言曰："子之病，其兴居之节舛、衣食之齐乖所由而致也。今夫藏鲜能安谷，府鲜能母气，徒为美疹之囊橐耳。我能攻之。'乃出一药丸，可兼方寸，以授曰："服是足以瀹昏烦而锄蕴结，销蛊慝而归耗气。然中有毒，须其疾瘳而止，过当则伤和，是以微其剂也。'予受药以饵，过信而腿能轻，痹能和；涉旬而苛痒绝焉，抑搔罢焉；逾月而视分纤，听察微，蹈危如平，嗜粝如精。或闻而庆予，且关言曰："子之获是药，几神乎！诚能遭己。顾医之态，多啬术以自贵，遗患以要财，盍重求之，所至益深矣。'予昧者也，泥通方而狃既效，猜至诚而惑剿说，卒行其言。逮再饵半旬，厥毒果肆，岑岑周体，如疜作焉。悟而走诸医，医大咤曰："吾固知夫子未达也！'促和蠲毒者投之，滨于殁而有喜；异日，进和药，乃复初。"

六、从笔记中发掘

全面系统地考察、研究传统医案，除了上述途径外，对历代笔记中的有关医案记载加以搜集整理，也是一个重要方面。"笔记"是中国古代记录史学的一种文体，意谓随笔记录之言，形式灵活，又无确定格式，属野史类史学体裁，有随笔、笔谈、杂识、日记、札记等异名。古代文人名士博学广识，时常留意医药之事，或与当时名医有密切交往，因此在其所著笔记中，记载了大量医案资料。下面按朝代举例，作一简述。

唐代记有医案的笔记有《大唐新语》《集异记》《独异志》《明皇杂录》等数种。如刘肃所著《大唐新语·卷九》载唐高宗"苦风眩头重，目不能视"，太医秦鸣鹤诊为风毒上攻，刺百会及脑户出血，使其目复明。说明当时刺血疗法已积累了丰富的经验。再如薛用弱所著《集异记·卷二》载少年"鼻端生赘，大如拳石、根蒂缀鼻"，痛楚难当，狄梁公即于脑袋后下针寸许，乃询病者曰："针气已达病处乎？"病人颔之。公遂抽针而疣赘应手而落。这是类似以针刺麻醉进行鼻部肿瘤摘除术的一则医案。又如李亢所著《独异志·卷上》载唐太宗苦病痢疾，众医不效，张宝藏以乳煎荜茇方进，服之立瘥。此案所记的治痢方，后被《本草图经》《证类本草》《本草纲目》等医书辗转引录，广为流传。此外，郑处海所著《明皇杂录》中有唐开元时名医纪朋诊治宫人狂疾的记载。

宋代笔记中的医案记载丰富，内容广泛，而且多为"亲见""亲历""亲闻"，学术价值高。如洪迈所著《夷坚志·再补》载："洪辑幼子佛护，病痰喘，医不能治。凡五昼夜不乳食，危甚……（用）人参胡桃方煮汤灌儿一蚬壳许，喘定；再进，遂得睡；三进而愈。此方不载于方书。盖人参定喘，而带皮胡桃则敛肺也。"再如顾文荐所著《船窗夜话》载："陆曮，奉化人，以医术行于时。新昌徐氏，为妇病产，不远二百里，舆致之。及门，妇已死，但胸膛间犹微热。陆入视之，良久曰："此血闷也，能捐红花数十斤，则可以活。'主人亟购如数。陆乃为大锅煮之。候汤沸，遂以三木桶盛汤于中，取窗格藉妇人寝其上。汤气微，又复进之。有顷，妇人指动，半日遂苏。盖以红花能活血故也。"

明代文士笔记史料中所记载医案形式更加灵活，记载更加丰富。如明代焦竑所著《焦氏笔乘·续集》卷六所载："孙琳路钤，本殿前司健儿。宁宗为郡王，病淋，日夜凡三百起，国医罔措。有荐孙者，光宗时在东宫，亟召之至。孙求二十钱，买大蒜、淡豉、蒸饼三物，烂研为丸，令以温水下三十丸。且曰：'今日进三服，病当减三分之一，明日再进如之，三日则病除。'已而果然。赏以千缗，奏官右列，或问之，曰：小儿安有淋，只是水道不通利，蒜、豉皆通利，无他巧也。"

清代是笔记集大成时期，有启迪、有价值的医案，每见载于各种笔记之中。如清代文学家李伯元在《南亭笔记·卷五》中载有乾隆皇帝戒烟的医案："北京达官嗜淡巴菰者十而八九，乾隆嗜此尤酷，至于寝馈不离。后无故患咳，太医曰：'是病在肺，遘厉者淡巴菰也'。诏内侍不复进，未几病良已。"乾隆皇帝嗜食烟草患咳嗽，听从御医的劝阻戒烟后，肺咳之疾果然痊愈，留下宫廷戒烟的一个验案。

现代学者陶御风主编的《笔记杂著医事别录》，为笔记医学资料集成之作。本书是在《历代笔记医事别录》一书基础上增补重订而成。所收资料由原来的 1925 则扩充至 2237 则。书中不仅载有医案医话，还辑录医事制度、医经训释、医学文献、医家人物、医学通论、方药论治、养生导引等，其中不少资料为医籍阙如而正史亦不载者，故在提供医史素材、著录医籍概况、补正医经旧注、记述名医事略、发挥医药理论、广传临证效验和增广医学见闻等方面具有重要价值，为了使读者更好地了解和使用本书，书前特置"论历代笔记的医学价值"一文作为导论，并在书后编制了重要词语索引，供读者参考，可作为广大中医工作者和爱好者案头常备常翻的一本读物。

总之，笔记所记的医家，多半为身怀绝技的民间医生。发掘他们的医案，总结其经验，对于继承发扬中医药学是有一定意义的。

七、从地方志中发掘

在汗牛充栋的历史文献中，地方志亦是学习医案不容忽视的重要组成部分。我国历代史书所载的人物传记，以帝王将相为中心，对于医家载录很少，而地方志恰好弥补了这一缺憾。各地的省志、府志、县志，都专设人物或方技一栏，有些地方志还分设医家类，记述本地区有史以来的名医生平事迹，其中包括这些活跃在民间、有一技之长的医家留下的医案。

地方志中的医案大多是作为医家传记的素材，而不是医家临证的实录，所以一般以奇病怪症案居多，记述亦较概括。如《光绪顺天府志》是我国保存较为完整的一套志书，该书记载了从战国到清代光绪年间 2000 多年的北京历史，汇集了官方文件、史书、碑刻等各种类型的资料，保存了不少已失传的文献和碑记的原文。该书部分内容记述了医药相关资料，涉及北京药物特产、太医院建筑、药王庙分布、公共卫生习俗、医案等诸多内容，为后世提供了较为精细的医学资料，具有重要参考价值。《光绪顺天府志》中设有"故事志"，其下"杂事"一项中记载了顺天府辖区内的奇闻异事，也包括与医药有关的故事和奇异的医学案例，如："京师法云寺僧律师，失明数年，梦中有人授一方治内外障，但瞳神水在者，皆可疗焉。蔓荆子二两，枸杞、蒺藜、甘菊、荆芥穗各一两，当归、地黄、川芎、赤芍药、防风各一两半，十一味末之，水面糊丸，桐子大，空腹食前，温水下三二十丸。僧服之，目复明，因目曰梦灵丸。"虽然故事的开头颇有些神怪的意味，言及此方源于梦中神人所授，但所使用的处方"梦灵丸"却是非常普通的方剂。"梦灵丸"原方出自北宋最大的官修方书《圣济总录》，专门治疗肝气不足导致的翳膜昏暗、久不见物。书中记载的故事为"梦灵丸"增添了神秘色彩。

另外，"故事志"还记载："甯河某甲，有典衣癖，每日检己衣服及妻拏辈衣饰、婢珥、姬簪，敛为一筐，悉如质库。所质钱置床上，十缗为垺，如黄标紫标故事，而一月子钱，记若干。预于灯下盈贯付床头，凌晨赎归。朝饔后，复质焉。自俸极俭，家不仅中人产，青鞋布袜，意趣恬如，惟一日不典衣，即疾首攒眉，如负重恙，质卷到眼，则如服对症药，通体畅然，笑容可掬矣。岁以钱十余千雇一奚奴，往来蹀躞质库中，四十年如一日。有腴田数顷，坐是化为乌有。卒之日，无以殓，子孙竟无立锥云。"这则故事讲述了一个有"典衣癖"的患者，每日必典当衣物，最终导致家道中落，子孙无立锥之地。这只是当时的一件奇闻异事，并没有被认为是一种真正的疾病，更没有得到治疗。其实，这则故事的主人公患有"强迫症"，强迫症是现代西医的病名，中医并无"强迫症"病名、病证及相关治疗的记载。这则故事真实地反映了古代"强迫症"患者的存在，为相关医案研究提供了重要证据。

除了载有医家具体的医案外，地方志还保存和著录了大批一般史书或医书所缺载的历代医案书目。这对于中医医案学的研究，无疑具有重要的文献价值。

八、从民间发掘

民间中医药作为中医药的重要组成部分，属原生态医药，是中医药的重要宝藏，具有重要的发掘和利用价值，但目前尚未被公认和传播。我国民间中医药源远流长，历经数千年形成的独特疗法，不但以"简、便、验、廉"的中医特色解决了大量民众的健康问题，而且在中医发展史上起到了重要的推动作用。如按摩、熏蒸、药浴、针灸、火罐、足疗、导引等民间特色医疗方法，对一些常见病、多发病和疑难杂症疗效独特，是中医药行业创新驱动的独特研究方向。加强民间中医药防病治病方法和技术挖掘工作，做好民间医药整理和总结利用，对于丰富中医药养生保健和诊疗技术手段，发展中医药理论与实践具有重要作用。有些民间中医药技术，已经成为中医药领域的独特创新成果，在临床上被广泛运用。故对民间中医药特色技术应进一步挖掘抢救，并加以总结利用，对提升中医药服务能力具有重要意义和实用价值。

如《孔氏医案》起初为作者孔继菼自赏自作，并不想刊行于世，后经杨黼修改、整理并资助，始得出版。孔继菼（1748—1820），字涵甫，号云湄，孔子67代孙，滕州（滕县）人，乾隆丁酉年（1777年）举人。杨黼（1759—1813），字静存，嘉庆戊辰年（1808年）进士，鲁南名士。孔氏诊病，精研病理，发幽阐微，效仿汉时仓公，详记病案，"书其原委收其得失之验"，后精选其中90篇题名《医鉴草》。孔氏与杨黼相善，书成之后，将书稿送杨黼审阅。杨氏看后认为"以韩苏之笔，发岐黄之论，警快绝伦"，实在可以与喻嘉言的《寓意草》媲美，给予极高评价，并劝他刊行于世。但孔氏家素清贫，无力付梓。杨氏便慨然相助，自出资金，亲为修改、整理并作序，于嘉庆十五年（1810年）出版，即《孔氏医案》，广为后世医家推崇。

第四节　名老中医学术经验的继承与整理

名老中医指年事已高，有独到的临床经验和技术专长，在群众中享有盛誉，得到同行公认的从事中医药专业30年以上的中医、中药、民族医药专家。他们的学术经验与技术专长是中医药理论与实践经验相结合的结晶，是中医药学的宝贵财富，故有必要系统开展名老中医学术经验的继承与整理。

一、开展继承整理工作的意义

名老中医的学术经验与技术专长，是中医理论与临床实践相结合的产物，是中医临床学科的活的精华。名老中医学术经验继承工作是继承发扬祖国医药学、培养造就高层次中医临床人才的重要途径，是实施中医药继续教育的重要形式。实践证明，开展这项工作，不仅加速了中医药人才的培养，而且推进了中医药学术的研究、继承与发扬。

为了开展继承整理名老中医学术经验这项工作，国家人事部、卫生部、国家中医药管理局制定了《全国老中医药专家学术经验继承工作管理暂行规定》，使师承教育更上一个台阶。近年来，有的老中医已经把自己的经验撰写成册，但大部分老中医，尤其是那些散在于民间又具有一技之长的老中医，其经验尚待继承整理。随着时间推移，已经出现了老中医宝贵经验失传、后继乏人、后继乏术的问题，令人憾腕痛心。因此，继承整理老中医经验工作非常重要，而且十分紧迫。

二、继承整理的方法

新中国成立以来，与名老中医学术经验继承整理有关的组织形式主要有 3 种。一为师带徒，招收适龄有志青年，举办带徒班，跟师学习一定时间，期满后参加医务工作。二为招收研究生，由老中医指导研究生开展课题研究，传授部分学术经验，毕业后从事相关医疗工作。三是选拔已从事过医疗工作的中青年医师拜师学习，系统继承名老中医的宝贵经验，并开展整理研究工作。此外，家传、学生临床实习、进修生或本单位医生为老中医抄方等形式亦可继承部分经验。其中师带徒的效果最明显。

1. 明确目标　继承整理老中医经验的工作，以往多为家传或拜师，较少有其他人参与，也缺乏有关工作的管理措施，随着大批中医由私人开业进入医疗单位及中医政策的落实，继承整理工作就由单位的领导参与或组织，因此行政管理也就成为影响继承整理工作的举足轻重的因素之一。如制订计划必须明确目标，从继承整理的内容而论，计划可分为两部分，一是继承计划，即老师传授继承人，提高学员专业知识的培养计划，这既可使老中医后有传人，造就新一代的中医，也是为整理工作的实施做好前期的酝酿、准备、奠基工作；二是整理计划，即把老中医的经验通过整理予以留存并传播的计划，这可以是一个总体计划，如著书立说，也可以是单项计划，如对某些疾病辨证施治规律的探讨或用药经验体会等，可以先进行预试验，再拟定具体的整理计划。

对老中医经验的整理必须处处注意突出中医特色，即在科研设计中要考虑老中医经验特色的发扬光大；在科研过程中要把握老中医特色的方向轨迹；在科研总结中要阐发老中医特色的成果、效应，诸如在脉诊的研究中要探讨老中医运用中医理论的脉诊内容；在经验方的研究中要注重研究老中医的辨证论治规律；在药物作用的研究中要注意探究老中医组方的中医学原理，而不是以现代药理实验结果为唯一准绳，这都关系到是否突出老中医特色的问题，应予以重视，慎重处理。

继承整理工作有大量的事情要做，其中最重要的是随师治病，记录医案，整理医案，并总结医案。名老中医的宝贵经验是通过一个个医案验证逐步积累起来的。医案是一切继承整理工作的基础，只有把个案总结好，才能进而开展大量病例验证工作，只有依靠详细而完整的病案，才能总结出有效的经验方及其加减变化；没有大量的病案作基础，继承整理工作犹如无源之水，无本之木，绝不可能结出丰硕成果。

2. 融洽情义　在继承整理老中医经验工作中，继承是整理的前提，整理是继承的发展。所谓继承，就是通过继承者向老中医学习，承接老中医的学术观点和经验，且寓有继续进行前人未竟之事业，继往开来，承前启后之意。要搞好继承，除对继承者有一定的要求外，还要创造一定的条件并掌握具体的继承方法和内容，才能真正做好继承工作。

作为继承人，业已和老中医配对，首先必须搞好师生间的关系。融洽师生感情是搞好师生人际关系的首要环节，否则就无法形成"酒逢知己千杯少"的环境，相反可能成为"话不投机半句多"。要融洽感情，最主要的是要尊敬师长，只有心悦诚服地尊重老师，才能确实地搞好关系，做好继承工作。其次，必须在日常工作生活中处处照顾老师。生活上的照顾，感情上的融洽，都是做好继承工作的铺路石。

3. 突出要点 继承工作的核心是掌握老中医的经验，然而老中医的经验究竟表现在哪些方面，如何抓住其重点内容，这是在开展继承工作中应十分注意的。

（1）了解辨证要点 老中医经验是我们继承的关键，其经验之一，就是诊病时辨证的特色，辨证论治是中医的特点，辨证是医者认识疾病的一种技能，它不仅要有丰富的理论素养和扎实的临床实践功底，更需要的是具有明察秋毫的分析能力和特有的敏锐性。临床上疾病的发生虽有一定的规律性，但时有其个体的特殊性和变异性，在症候群中又有主症、兼症、假象等不同表现，有经验的老中医常能在患者临床表现的微妙差异中进行精确的辨识，诚可谓"独具慧眼""洞察全貌"。继承者在随诊中就必须认真学习，了解老中医辨证中的独特之处，再通过施治及疗效予以验证。从而获得一般中医诊断学上所未列入或未详述的辨证知识和方法，其辨证之要点既包括四诊的内容，又侧重于辨证识证之枢机。四诊的内容既有擅长的舌诊、脉诊，又有独特的诊法，诸如面诊、耳诊、指诊、腹诊等。辨证的重点在于如何辨别不同的证型，尤其是及时识别病证变幻的有关征象。大体而论，老中医辨证一般尚不逾越中医理论中辨证的规矩，但又各自方圆变通，故继承者贵在了解其变通之奥妙，在疑难杂症的诊治中尤应细心体察和询问。

（2）掌握方药运用 辨证是施治的前提，辨证是否正确关系到施治的效果，然而，施治中法则的确立、方药的选用，又是关系治疗效果的重要因素。因此老中医在临诊中花费精力和时间较多的，就是在方药的选择运用上，诸位老中医对此则各有千秋，诸如有治则派系的不同，如金元四大家之分歧；有经方、时方选择加减之运用；对常用药物的喜恶取舍；药物配伍中有对药、组方的使用；方剂组合的原则及药味多寡之不同；有同类药物之筛选取舍之因由；缺药代用品之选择；某些药物的特殊用法或剂量；药品的炮制加工需求；药物之饮食禁忌等，名老中医对此深有讲究，如傅宗翰说："择药当有准绳，不能只知其一，不知其二；组方须顾及全身，统筹安排，若能发挥一药数用，不啻一箭双雕，且药简而效宏，岂不事半功倍！"故继承者当深切体会老中医用药的深邃含义。

（3）熟悉医理脉案 老中医在业务技术上各有特长，虽然并不一定已自成派系，但在医理治则上有自己的见解，在立法选方用药上有自己的喜恶。有的已形成文字，有的还隐藏在脉案之中，由此在继承工作之前或之初，继承者可先查阅以往的文稿或医案，对其有所了解和掌握，这样在临诊时就不会有生疏之感，相反能熟悉老师的思路和方法，听写脉案时就能更加顺畅高效。

（4）全面贯通融会 继承老中医经验，从点滴经验入手，但不能仅满足于点滴经验之荟萃，一定要力求全面融会贯通。即把老中医毕生的有益经验全面继承下来，全面继承包含两个方面的概念：一是全盘接受，继承者成为老中医的全貌接班人，这有一定的难度，也需要有较持久的时间，非一朝一夕能办到，以往庭训家传的，常是自幼习医，可形成这种方式；二是有重点的全面深入的继承，即在某一理论上，或某一病证中，或某一法则、方剂的灵活变通中出神入化的奥秘，继承者能心领神会并运用自如，甚至有所开拓深化，目前由组织上安排的继承者大都以这种方式继承，重点突破，有所得益。这对于老中医经验来说仍然是"局部"的，但对这一课题来说是"全盘"的，并能深化探研，而不浮于浅表的认识，才是符合融会贯通的要求。若继承学习像蜻蜓点水一样，杂而肤浅，不求甚解，这就是没有把握住继承的核心内容，未能达到继承的目的和要求，是应该力戒的。

三、如何编撰名老中医学术经验专著

整理、编写好名老中医学术经验专著，是名老中医学术经验继承整理工作的具体成果体现。新中国成立以来，出版了大量有关名老中医学术经验的专著，如《蒲辅周医疗经验》《刘渡舟验案精选》《岳美中医案集》等，都是继承名老中医学术经验取得的重要成果。

一本被读者喜欢的学术经验专著，通常具备以下内容：老中医生平事迹及成才经历，学术思想，被反复验证的经验方及独到的用药心得，治疗验案和误治的医案，医话或医论，技术专长及操作关键，临床病例总结资料等。其中医案是主要部分，若内容丰富，数量众多的话，可以专立一册，其他的内容合并为一册。医案除了要求完整（一般资料齐全，附有必要的化验和检查，理法方药齐备，复诊齐全，结果明确）且有特色外，必须于案后加按语，帮助读者理解案中精义。按语力求简洁精练，结合病案阐发辨证用药及学术思想。

同时，编著名老中医学术经验需要师生及门人、家属子女通力协作，才能完成。撰写的内容必须由老师亲自过目，首肯方可。

第五节　中医电子病案的建立

以往医院均采用纸质病案来记录病历，但随着计算机和网络技术的发展，医院管理模式开始发生改变，国内大型医院都在努力开发利用电子化医院信息系统，纸质病案已开始向电子病案转型。可以说，电子病案是现代医院实施数字化信息管理中不可缺少的环节。在当今社会大环境下，中医医疗机构应当积极适应时代发展的要求，促进中医医案向电子化方向发展，争取形成具有特色的中医电子病案。

一、国内中医电子病案的现状

随着电子计算机和数字化技术的发展，医疗领域信息化已成为必然趋势。作为医疗信息化建设的重要组成部分，电子病案已经广泛应用并不断完善。从20世纪70年代至今，电子病案由最初完整地记录临床的各种事件和信息的简单功能，逐步完善和提高，已具备包括医案检索、智能知识库、医疗数据和质量统计、医疗评价等综合服务功能。可以说，电子病案以其精确、快捷、实用等特性，极大地提高了临床工作效率和医疗质量。

2010年，国家中医药管理局颁布《中医电子病历基本规范》，定义电子病历是医务人员在医疗过程中，使用医疗机构信息系统生成文字、符号、图表、图形、数据、影像等数字化信息，并能实现存储、管理、传输和重现的医疗记录。并规定各级中医院，书写中医电子病历时应当按照这一规范执行，统一使用国家中医药管理局制定的项目名称、格式和内容。需要明确的是，原始的电子病历尚不算电子病案，必须经过加工整理后，才能成为符合中医思辨思维的、能够为中医科研利用的电子病案。

由于现行的中医电子病案（即经过整理后的中医电子病历）大多脱胎于西医电子病历，其结构化、模块化、模板化的特点在给临床医生带来便捷的同时，也出现了千篇一律、中医辨证不足等许多副作用，以至于有的中医专家担心，若干年后的年轻医生会忘记辨证论治这一中医最根本的核心。的确，中医的思辨模式和理论体系与西医有着巨大的差异，中医电子病案因其自身的特殊性，在知识表达与获取、知识推理、专家系统建立等方面没有成熟的经验可以借鉴。但这既是挑战也是机遇，只要我们在中医电子病案的建设中能够坚持辨证论治的中医方向，并引导中医临

床医生进行辨证论治，一定能够帮助他们积累中医临证思辨经验，提高中医诊疗水平，上述的中医专家所担心的问题一定不会成为现实。至于如何建立和完善中医电子病案系统，就是今后中医医案学需要研究的内容之一。

近年来，随着医院信息化的深入，越来越多的中医医院建立了数字化信息系统，电子病案在中医医院的医疗活动中发挥着越来越重要的作用。医务工作者在享受便捷的同时，还需要正视其存在的问题和不足。目前而言，电子病案系统存在的主要问题包括：

（1）病案的安全性和患者的隐私得不到保障　电子病案方便资源共享，便于多方查阅，也意味着安全性和患者的隐私难于被管理。因此，医院相关管理部门应提高对电子病案使用和管理的重视，首先要保证充分尊重患者的隐私权，在设定一定权限的基础上实现数据资源共享。在应用电子病案时，应当建立健全电子病案的信息保密制度，做好防护和保障措施，从信息录入到存储、传输等方面都要充分考虑保密性。

（2）拷贝现象严重　临床各科室的电子病案大量使用现成的模板，进行复制粘贴，虽然极大地减轻了临床医生的工作负荷，提高了工作效率。但却使临床医生养成惰性，复制后不根据患者实际情况进行查对、修改而造成患者信息记录错误。导致了病案的千篇一律，失去了中医个性化治疗这一最大的特点。

（3）电子病案与纸质病案共存　目前阶段，许多医院的现状都是电子病案与纸质病案共存，主要源于电子病案的法律效力尚未确立，在出现医疗纠纷时，医务人员的电子签名不具备法律效应。目前我国的电子病案应用并没有实现完全的无纸化，故而制约了电子病案的发展。在这一方面，就需要相关部门出台政策规定，以便尽快使电子病案得到普及。

（4）电子病案系统稳定性不足　电子病案系统的工作稳定性不足，容错率低，影响了医务工作者的工作效率。同时，各种电子病案系统之间的兼容性不足，不能实现资源的共享，降低了资源的利用度，制约了科研工作的开展。

二、中医电子病案的书写格式

一份规范的中医电子病案，不但要包含西医电子病历的各项要素，还应当记录完整的中医证素，体现中医诊疗上四诊合参、辨证论治的特色。原国家卫生部中医司（现国家中医药管理局）曾颁布《中医病案书写格式与要求》，其中问诊方面就载有改编的"十问歌"："问诊首当问一般，一般问清问有关，一问寒热二问汗，三问头身四问便，五问饮食六问胸，七聋八渴俱当辨，九问旧病十问因，再将诊疗经过参，个人家族当问遍，妇女经带病胎产，小儿传染接种史，痧痘惊疳嗜食偏。"可以作为书写电子病案的借鉴。

一般电子病案应当包括如下部分：

（1）详细收集患者的基础资料，包括：姓名，性别，年龄，出生日期，职业，婚育情况，身高，体重，体型，肤色，发病时间（注明发病节气），籍贯，有无不良嗜好，现住址，主诉，主症，现病史，既往史，其他史等。

（2）详细记录身体各个部位，如头面、五官、胸腹、四肢、手足以及舌脉等所具有的症状。临床还应当根据具体情况细分，如腹部还包括上腹、小腹、少腹；足部还当有足跟及足趾；腋部、肘部、髋部、臀部、踝部等处，在特定疾病的诊查时，也应详细记录病症情况。

（3）详细记录饮食、睡眠、二便、经期等项目的情况，有助于诊断及鉴别诊断。尤其是针对婴幼儿，因为患儿不能准确地描述症状情况，除了应当详细询问父母或监护人外，在诊查时应当具有一定的耐心，全面细致地进行查体，以防错漏关键性的症状及体征。

（4）详细记录身体的症状，这些症状包括：发热，出汗，畏（或恶）寒，哮，喘，咳，气短，咳痰，呃逆，恶心，腹泻，便血，尿血，吐血，衄血，心烦，善惊易恐，肢体震颤，肢体僵硬，乏力，倦怠，嗜睡，半身不遂，时冷时热，潮热，头重脚轻，梦遗，早泄，不孕等。能够有效地辅助中医辨证和鉴别诊断。

（5）详细记录患者的情绪变化，分析患者的性格，脾气秉性。情志为病是中医诊疗的特色之一，通过对患者情绪的判读，有助于把握病因病机，准确地诊断证候和病证的转归。

（6）详细记录患者既往理化检查结果，包括血常规，便常规，肝肾功能，生化检查，超声检查，X片检查，CT，磁共振，心电图等。

将以上项目中采集到的资料进行整合，运用中医思维进行辨证，做出符合实际情况的诊断，注明病因病机分析及治疗原则，开具对证的中医处方，注明使用方法和禁忌，注明预后转归情况，最终形成一份完整的中医电子病案。

三、中医电子病案的应用

以电子病案为基础的信息化建设为中医医院的发展提供了科学、长期有效的平台。为临床医学研究和文献资料收集整理提供了基础资料和临床数据。

（一）中医电子病案在科研方面的应用

通过信息网络化，中医电子病案的应用能够实现资源共享，提高资源利用度。传统的纸质病案通常是医生的私有物，有些是秘而不宣、敝帚自珍，更多的则是缺少沟通交流的平台。这就造成许多有价值的医案数据得不到应用，极大地制约了中医科研的发展。而通过建立电子病案，在网络规定的权限内，可以使得同一信息多家共享，最大程度上提升资源利用率，发掘其中蕴含的价值，有助于科研数据的收集和整合。

中医电子病案的建立，有利于临床科研一体化。当今中医学发展的一个重要方向，是运用临床流行病学的方法解决中医临床实际问题。当医院还是以纸质病案为数据载体的时期，制约中医研发的问题便是：病案数据不够准确、全面，数据量严重不足；数据的查询分析仅能停留在手工层次，极大地消耗了人力和时间；随着临床课题项目的变更，需要重新对病案进行查阅，病案重复利用率低下。这些都严重地影响了研究结论的可靠性。而随着电子病案的建立与应用，使得临床病历信息的录入与科研数据的采集融为一体。临床医生使用电子病案完成日常临床病历书写工作的同时，所记录的信息自动以科研数据方式转存，通过一系列的质量监控措施，确保了病案信息采集和保存的完整性。在进行科研活动时，这些数据可以第一时间被调用，并能保证数据的真实性、可靠性。

中医疾病种类繁多，不同的病症表现出特有的基本证候和四诊信息，因为诊断的辨证体系各不相同，难以用一个共用的标准进行多个疾病的信息采集及辨证论治。这就驱使中医研究朝着专科化，甚至专病化的方向发展。而利用电子病案系统，能够方便地建立模板，针对不同疾病构建不同的中医信息采集系统，不仅方便了专科数据的采集与分析，更有利于中医专病的理论发展与临床研究的深入。

（二）中医电子病案在医疗管理中的应用

科研对于一个学科的发展固然重要，但我们却不能忽视医本位思考。医学的最终意义还是在于临床诊疗，为患者的身体健康服务。在医院管理层面，应用电子病案，同样具有重要的作用。

一个患者的住院情况往往涉及门诊、挂号、病房、检验科室、病案室等多个部门，运用电子病案，可以避免各部门之间工作的重复，减少复杂的中间环节，使患者不必往返于各个科室，极大地缩短了患者的诊疗周期。同时，电子病案可作为媒介进行异地专家的远程会诊和研究，特别是边远地区的患者，通过网络可以向国内外著名专家咨询疑难病例的诊断意见。尤其是中医学理论体系中存在着不同的学派和学术思想，电子病案能够消除专家之间的空间距离，不同学派的专家可以集中进行病例讨论。这种讨论，不但能促进学术思想的碰撞，深化中医理论的探索，还能为患者提供多样的诊疗方案，优中选优，确保患者得到最优质的治疗。可以说，中医电子病案的应用，打破了空间阻隔，可实现地区和全球性医疗资源共享。

以往使用纸质病案，医务人员要将很多时间用在书写病历和护理记录上，而使用电子病案，能够大大地减少医务人员手工书写病案的时间，可提高工作效率。另外，通过电子病案系统的建立，医生能够便捷地查询患者的历史就诊记录，省去了调阅档案的时间。而通过比对之前的就诊记录，获得早期的检查和治疗信息，还可以避免重复检查、重复用药，为患者节省就医费用的同时，还能在一定程度上缓解医疗资源紧缺、需求大于供给的矛盾。同时，电子化的病案，体积小巧，方便随身携带。在突发事件中，电子病案可帮助医务人员迅速、直观、准确地了解病人以往所接受治疗和检查的准确资料，缩短了医生的确诊时间，可为抢救生命赢得宝贵时间。

另外，与传统纸质病案相比，电子病案还能记录 CT、MRI、超声等影像图片和声像动态、心电图、脑电图等电生理检查图形，检查数据，其他检验治疗资料。而在数据处理、网络传输、统计分析等方面的便捷，也是纸质病案无法比拟的。同时，纸质病案保存也存在一定的隐患，老化、发霉、虫蛀等都会造成病案的损毁，也可能在借阅中遗失，而电子病案不存在这些隐患。即便能解决上述问题，纸质病案体积大，需要占用大量的空间进行保存这一缺陷，也是无法避免的。而现今计算机的存储能力越来越大，价格越来越低，采用磁盘或光盘存储病案统计信息，用磁盘报表替代传统纸质报表，数据更加的全面、完整、系统。可以说，应用电子病案，占用空间小，存储时间长，能极大地节省人力、物力、开支。

四、中医电子病案的管理

规范、完善的管理模式，不但能增进中医电子病案的利用率，还能减少数据信息的泄露、滥用，保护个人隐私，提高安全性。

（一）建立中医电子病案的管理规范

建立一套科学的、完整的、严谨的管理规范是必然的，而且这一规范需要逐步形成行政的法规。

质量管理规范：涵盖电子病案生成的全过程，包括病人资料的收集要求，病案生成期间的输入制度，计算机处理、制作中各个环节完成时间的规定，数据修改的权限，系统和数据的备份方案，归档前的检查制度等。

使用管理规范主要包括：使用原则，个人使用或非个人使用时的权限；使用范围，使用中的分级保密规定，设备使用规定。同时对所有电子病案操作及使用人员加强职业道德教育，进行设备使用培训，开展网络安全知识学习，以减少和避免有意无意的人为破坏，使设备处于良好的工作状态。

规范的建立可以保证电子病案的真实、可靠、完整，避免电子病案信息错误或信息缺失而造成的信息交流和信息共享时可能引发的事端。

（二）实行电子病案的归档制度

对于已经实现信息系统的医疗单位，应建立归档病案数据库，及时将出院病人或参加临床试验研究的受试者的电子病案进行归档，归档病案数据库采用严格的防修改机制。病案管理人员则应定期整理数据库，并将归档的病案进行备份，以防止突发事件，对存档的病案数据造成损害。

另外，鉴于中医理论的博大精深，各家学说盛行，而中医诊疗又注重个体化。因此在归档时可以考虑附加标签，如"伤寒学派""易水学派""治未病""经方""验方"等，这些标签可单独应用，也可联合使用。如此，在今后科研工作需要提取数据资料时，能够依据标签选项，迅速地查找出相关资料。前文已经提及，目前中医科研有向专科专病发展的趋势，那么对于某些专科医院或科研机构，在进行中医电子病案归档时，就可以采用专病的方式进行归档，便于后续科研的开展。

（三）电子病案的安全保障

电子病案是患者诊疗过程的全部记录和总结。对患者来说，其承载着个人所有的隐私资料；对临床医生而言，则是进行正确诊断、选择治疗的科学依据；对医院或社会来讲，则是教学、科研和政府工作的重要资料。所以，电子医案的安全性至关重要。务必让管理者和使用者在各个环节都严格执行电子病案的管理规范。

（四）双轨制的病案管理

就我国医疗部门的现状来说，电子病案目前的发展目标主要是加速病人信息流通，在必要条件下使患者信息随时随地可以查阅，从而起到提高工作效率和医疗质量、实现社会医疗保障统筹等作用。从发展上看，电子病案已逐渐成为主要手段，但要完全替代纸质病案，还需要一个较长的发展过程，这是由于纸质病案的法律效力要高于电子病案。因此，在电子病案完全替代纸质病案之前，必须实行双轨制的病案管理办法。在保管纸质病案时，同步收集、管理电子病案。

双轨制管理无疑加大了病案管理工作的难度，增加了病案管理的工作量，但这是电子病案发展过程中必须经历的阶段。为此，我们需要转化传统的思维方式，更新理念，全面了解和认识这一全新的管理模式，适应新的工作对象和掌握新的工作方法。

在这一过程中，对于中医科研来说，任务更是艰巨。因为几千年的文化积淀，铸就了中医的辉煌。虽然产生了浩如烟海的医案资料，但均是以纸质的方式得以保存。中医医案学作为一门学科，在今后的工作中，如何将这些宝贵的纸质文献资料，完整、精确、科学、高效地转化为中医电子病案，是其研究的重点。

第六节　中医医案数据库及数据挖掘分析系统的构建

中医学术发展是离不开理论创新的，而理论创新又依托临床实践的积累。目前来看，中医理论的发展已经滞后于临床实践的积累。实际上，中医临床经验所积累的厚重程度已经足以促使中医理论有所突破创新，但这种局面迟迟没有出现，原因之一在于医案本身所具有的一些特性，制约了理论的升华。

中医医案数量巨大，历史跨度漫长，不同时代的医案具有不同的特点，不同医家的医案也具有不同的特色，基础资料分散，所记载的内容也复杂多样。正是由于这些特性，导致学者在研究医案时，很难做到将蕴含其中的规律性科学完整、全面地挖掘出来。因此，研究中医医案并使之能切实地为中医临床和中医学术发展服务，不仅要继续使用传统文献学的研究方法，还需要借助现代科学技术的手段。当前广泛使用的数据库技术，就是适宜中医医案集成、整理、研究、应用的一种技术。

数据库是通过管理系统来实现数据的存储、管理与使用的一种应用形式。数据库可以实现数据的集成存储、系统管理、快速查询和有效利用。鉴于中医医案数量巨大、内容丰富和情况复杂，需要采用数据库技术对其信息进行存储、管理、分析，以便于检索和利用。有观点认为，如果中医建立病案数据库，将极快提升循证医学在中医领域中的应用。此外，中医医案数据库不仅要实现医案文献的检索，更重要的是实现数据的分析，而这就需要建立与之相匹配的数据挖掘分析系统。

一、中医医案数据库的构建

中医医案数据库的构建，一般需要考虑资料来源、数据库的建设思路及技术路线、数据库的建立及注意事项。

（一）资料的来源

中医发展几千年来，积累了大量的医案，分别见载于不同的古典医籍中。而同一古典医籍又可能存在多种不同的版本，或经典医案被不同的古籍反复转录而形成多种不同的版本。同时现代中医医案的数量也逐年增加，被各种专著和期刊收录。建立中医医案数据库，就是为了整合资源，为临床科研和学术发展服务，因此，资料的覆盖面和准确性是首要考虑的问题。

其次，在收集医案资料时，要重点关注历代名医的医案。这是因为医案是反映临床实践过程的真实记录，是医家理论心得的主要载体，是中药方剂临床应用的确实例证，是中医理论发展创新的依据，是中医药新药开发研究的可靠依据。所以越是名家的医案，这些作用的体现力越强，在后续的数据挖掘中，所能获得的有价值信息也就越多。

一份完整的中医医案所包含的资料，在前文已经有过叙述。这里要说明的是，建立中医医案数据库时，所收录的医案必须要包含具体的患者及病情、具体的医家及其诊治过程和治疗的结果。在建立数据库时，一定要对这些内容有所规定，否则会影响数据库的质量和使用。

入库后的中医医案文本，则需要经过专业人员的加工。医学数据库检索方便，但如果文本加工粗糙，将会影响使用的效果。因此，入库的中医医案文本需要采用传统文献学的方法，进行原文采录、校验、分类和确认；对确认后的医案进行文字和格式的规范化处理；最后建立内容可靠、文字规范的中医电子病案文档。

作为一种客观的、极具研究价值的存在，中医医案具有来源的多样性和内容的综合性，所以在分析时必须配合一套行之有效的分析方法，才能保证得到真实可靠的规律性结果。这就需要进行中医医案文本解析。一般来说，文本解析需要有丰富的中医理论知识储备，这是因为在分析医案文本时，既需要中医工作者掌握一般性知识，还需要运用中医经典中的各种知识，否则很难发现名医医案中所承载的科学方法和实践经验。再者就是掌握一定的文献学知识，这是因为不同历史时期具有独特的文化背景，这会对名医的经验表达形式产生影响，他们可能使用带有传统文化特色的形式来表述自己的临床经验。因此在分析文献时必须要适当运用文献学的方法。目前，普遍应用的分析路径包括框架分析、个案分析、聚类分析和医家个体化经验分析。

最后，在选择资料来源时，一定要提前做好规划、制定好文献的纳入标准和排除标准，以及搜集和检索的范围。

（二）数据库的建设思路及技术路线

中医医案数据库在建设时，应当以建设容量巨大、结构开放、可实现自然语言检索、支持数据挖掘和知识发现为工作目标和基本思路。

数据库建设的大致技术路线如下。

1. 设计数据库结构及相应系统，使之能满足工作目的的需要。

2. 确定入库资料的范围，确定资料的来源。

3. 制定信息采集规范，并抽取部分典型医案予以校验。

4. 对确定入库的资料进行文本解析处理。

5. 采用计算机可识别的语言对入库资料进行解析、标记。

6. 对标记的资料进行校验，提高准确性。

7. 利用程序运行入库资料，校验工作程序并适时修正。

8. 实现资料的智能检索，为进一步的数据挖掘提供技术平台。

（三）数据库的建立及注意事项

下面以文字解说的形式，来演示中医医案数据库的建立流程及其注意事项，使读者对此能有一个清晰的认知。要明确的是，这一流程不是规范式结构，读者在实际应用中，不可拘泥于此。

1. 建立原始文献图像数据库　原始文献图像数据库的建立，目的是便于对原始文献的对照查询。采用扫描等具体形式，对原始文献进行处理，以图像格式进行存储。原始文献图像数据库建立的实质是古籍电子化、图像化。这种数据库的优势，一是便于查找；二是能够再现原始文献原貌；三是有利于更好地保存原始文献资料。

2. 建立文本对照结构数据库　此种数据库建立的目的在于统计提取原文信息，为症状、证候的规范提供资料。该数据库应遵循的原则是，在确认准确地理解和解释原文信息的基础上，最大程度上尊重原著，如原著中没有证候诊断，则不能根据临床表现给出证候诊断。根据文献中提供的信息，联系同一医案中的上下文或不同医案的同类描述，对信息进行全面而准确的解读。

在实际运作中，要及时地总结医案理解和解读中容易产生错误的信息，通过工作组内部讨论的形式，确定录入信息的规范和正确。例如："腹胀"是指由于胃肠气滞引起的胀满。而"单腹胀大"则是指由瘀血、痰饮等引起的腹部胀大如鼓的一种症状，二者不可混淆；有些医案记录中有"病位在中"，这里的"中"绝对不可认为是"中焦"；对于医案中没有明确辨证者，可以根据治则治法或方剂名称进行推断，但这种推断结论必须唯一。如"益气养阴"等于气虚证、阴虚证。六味地黄丸则表示肾阴虚证；部分医案中的药物名称的使用较为混乱，要统一标准，如新会皮等于陈皮，而酒黄芩则是酒和黄芩两味药。

（1）图像资料的文本化　将文献资料的图像格式识别转化为文本格式，方便后续的信息录入。在转化时，需要安排专人进行校对。

（2）确定资料采集的信息点　以政府颁发的文件、行业内公认的规范、全国统一的教材等为蓝本，例如《中华人民共和国药典》《中医诊断学》《中医内科学》等。确定病名、症状名、病证名和中药名。以这些名称作为文献资料录入的信息点。对于不能翻译和标记的信息，在充分理解原文内涵的基础上，可以构造新的名称予以标记。

（3）建立结构化数据库　应用专业的数据库软件，编辑设计数据录入的操作界面，建立结构化数据量，具体包含的内容涉及：病案编号、记录人员信息、医家、原始资料来源、原始资料原文、原始资料的文本处理结果、病证名、症状信息、证型形成、治则治法、方药信息等。需要指出的是，症状信息和方药信息这两项，由于信息量巨大，设立信息点输入栏的工作比较繁琐，但必须保证一一对应。例如，恶寒对应"恶寒"的输入信息点，盗汗对应"盗汗"的输入信息点，人参对应"人参"的输入信息点。

（4）质量控制 质量控制的意义在于保证数据的真实性、准确性，这样才能确保研究结果的可靠性。质量控制的流程为：首先对于初步录入的医案，指派校对员对录入的信息与原始资料进行一一比对，纠正错误，查缺补漏。逐行修正翻译的错误，并签署校对人员姓名。其次，聘请专家随机选取校对人员校对过的数据进行校验，并签署专家姓名。第三，编辑校验程序进行数字化校验。最后则是实施统计校对。

3. 建立数值化结构数据库 将结构化的医案信息转化为数字格式，便于借用统计学方法建立症状、证型和用药之间的关系。具体的操作方法，可以参照具体数据库软件的操作指南，这里不再赘述。最终的结果是，将所得医案中涉及病名、症状、证候、用药信息，都能够进行检索，并转化为取值 0 或 1 的二进制变量。而对于缺如的数据，默认应当统一赋值为 0，相当于临床医家没有辨识该项内容。

二、中医医案数据挖掘分析系统的构建

从大量中医医案中提炼出有价值的内容，进而指导临床实践，这是中医医案挖掘分析的目的，而这种研究方式则需要依托于数据挖掘来实现。数据挖掘（data mining）是指从大量的、不完整的、模糊的、随机的数据中获取有效的、新颖的、潜在有用的信息和知识的过程。其目的就是要从大量的数据当中，发现隐藏在背后的规则。目前，数据挖掘在中医医案研究中的运用较多，这其中关键的两个步骤，即结构化数据库的建立以及数学分析方法的运用并得出结论。

（一）结构化数据库的建立

数据挖掘的前提是建立符合要求的海量数据，并进一步将数据结构化，形成结构化数据库，为数学分析提供基础资料。中医医案属于纯文本、非结构化形式，与数据有所区别，需要将其转化为可以挖掘的数据形式。数据库结构的设计是对医案数据进行符合要求的合理组织，这对医案进行规范化整理、客观分析，进而探讨医家辨证论治规律及用药特色是极为重要的。数据结构化是否合理，直接影响结果的可信度。

最简单、直接的方式是对医案进行文本录入。即事先制定好符合研究需求的信息采集内容，进而制作数据采集录入程序以方便数据的采集，最终形成所需的数据库。这种直接录入的方式，适合频数的统计与关联分析等。

结构化数据库的建立，目的是为后期统计学、数学分析做准备。这些方法的运用，为中医医案的研究从单纯的领悟式分析转变为数学分析，深入到医案背后，寻找医家的诊疗辨治规律，应该说是医案研究的进步。但其仍存在不足，目前的结构化多是基于文本信息，将医案中的信息，视为同一水平的文字，忽略医家的学术思想，忽略医案信息之间的关联，最终建立的数据库，多数是概念分类特征的，如症状库、方药库等，忽略了整体观念。完全信息化的抽取单个医案的数据，可能会影响该医案的完整性。

（二）数学分析方法的运用

近年来，数学分析方法的应用取得了相当大的进展，从单一的频次统计分析过渡到多种复杂统计方法的联合应用，与中医医案研究结合越来越紧密，已经成为研究中医医案的重要途径。目前经常运用的数学分析方法如下。

1. 频数分析　该方法为早期中医个案研究的主要分析方法，仅对某一变量的出现频次进行统计分析。频数分析的方法简便易行，尤其适用于药物、证候等医药信息相对规范的分析。需要注意的是频数分析适合频次量大的数据，如果频次少的数据使用该方法，结果的可信性较差。不足之处在于，频次分析考虑的是单一因素，方剂配伍规律或症状之间的因果关联较难体现。所以，在医案分析中不能完全依赖该方法。

2. 回归分析　是一种多元统计分析方法，在考察一个因变量与多个自变量的关联时，需要测定多因素之间的相关关系，应用最多的即是回归分析。在中医医案研究中，运用回归分析的方法，可建立症状与证之间的关系、症状与处方用药之间的关系等，但结果的可信度需要进一步的评价。

3. 聚类分析　又称为集群分析，是指利用物以类聚的原理，把大量无序的数据分成数类，有助于对大量数据中规则的认知。在中医医案研究中，聚类分析能较好地避免分类过程中掺杂的一些主观因素，从中发现其内在的客观规律。目前对于药物、症状的聚类分析较多。由于该分析是对整体样本资料按照指标和相似程度进行归类，故属于探索性分析。

4. 关联分析　关联规则是指数据对象之间的相互依赖关系，该分析的任务就是从数据库中发现那些确信度和支持度都大于设定值的关联规则。因为关联规则主要是分析信息之间的相关关系，目前医案研究中常应用其对"药 – 症"关系、"药 – 药"关系进行统计分析。例如在研究名中医的临证经验时，可以用此分析总结医家的用药习惯，即"药对"。或应用某药物的临床特异性症状，即"有是症，用是药"。

目前，数据挖掘方法在中医医案的研究中，乃至中医药领域的研究中，应用较多。例如文献数据库的数据挖掘、医院信息管理系统中的数据挖掘、中药及方剂中的数据挖掘、中医证候分析、中医医案数据挖掘等。但各种研究结论的可推广性仍然有待商榷。究其原因在于，研究方法与中医理论的适应性，还需进一步思考。学者们认为，选用的研究方法应该根据中医药研究的目的等进行适度改良，才能更好地适用于中医药研究。

第七节　中医医案研究成果的验证与理论升华

中医医案是历代医家临证实践的原始资料，它不仅是中医理论的有力验证，也是中医理论不断发展的原动力。清代医家周学海对医案做出过高度的赞扬，其言："宋以后医书，唯医案最好看，不似注释古书之多穿凿也。每部医案中，必有一生最得力处，潜心研究，最能汲取众家之所长。"可见，要挖掘中医的宝库，总结前人的经验，研究其学术思想，升华新的理论，都必须重视中医医案的研究及其成果。

中医医案的研究成果大致包括：通过中医医案研究而产生的历代医家临床经验及学术思想总结、有效方药的开发利用、新的学术观点或学术理论升华等。同时，对于上述研究成果的验证，也是中医医案学所需研究的重要内容之一。中医医案研究成果的验证与理论升华，主要包括中医学术思想的临床验证、规律性诊疗方案的临床验证、有效方药的临床验证及诊疗经验的理论升华这四个方面。

一、中医学术思想的临床验证

中医医案承载着历代医家学术思想的精华，是最真实、最完整的第一手资料，唯有医案才能使其学术思想得到充分的展示和发挥。通过历代医家医案的研究所总结的学术思想，是极具价值的临床经验结晶，备受后人重视。许多名医的学术思想通过后人的临床运用，得到了不同程度的深化和提高，促使中医学术思想的争鸣，丰富和完善了中医药学理论体系。

被奉为中医经典的《伤寒杂病论》，从某种角度上看，可以称得上是一部简朴的中医医案集，后世医家从其条文中总结和提炼出各种学术观点和学术思想，在历代医家临床运用中得到不断验证和提高，从而逐渐形成了著名的伤寒学派。如桂枝汤一方，被誉为"仲景群方之首"，现代临床中，其适应证已不局限于外感一证，在明确的辨证前提下，以其为主进行适当的化裁，可以治疗内外妇儿诸科中的许多病症。这点可以通过查阅现代临床报道而得到证实。

又如姜春华医案中记载了许多诊治疾病的成功案例，突出了其在辨证论治基础上运用"截断扭转"的学术思想。通过研究其温病医案，总结出治疗急性传染病和急性感染性疾病等的"截断扭转"治疗三法，即重用清热解毒，早用苦寒泻下，及时凉血破瘀，运用于临床，其临床疗效已被不少医疗单位证实。据国内多家医疗单位和科研院所的信息反馈，对于急性肺炎、流行性出血热、乙型脑炎、肠伤寒等疾病，若分别掌握好清热解毒、苦寒泻下、凉血破瘀这三个截断环节，能加快控制感染进程，控制高热，防止昏迷，缩短病程，并降低病死率。

二、规律性诊疗方案的临床验证

总结某个病证的规律性诊疗方案，是中医医案研究的一大成果，因为这些规律性方案，是指导中医临床诊疗活动的指南和准则。但必须明确的是，这些方案毕竟来自于过去的医案，而当今社会的疾病谱已发生了变化，在过去是切实有效的方案，不一定完全适应于当下。效与不效需要临床进一步的验证，方能在临床应用中发挥其指导作用。

对于规律性诊疗方案的制定，西医学可以遵从循证医学的研究成果，而中医在此领域的研究相对较少，但中医学有大量的源于临床实践的医案作为原始资料，只要进行科学加工，就可以通过医案的研究，总结出中医规律性的诊疗方案。目前，国内已经出现许多"基于医案数据分析的某某病证治规律研究"的科研项目，这些研究的结果只要经过临床验证，就会形成适宜于临床推广的规律性诊疗方案。例如我国学者姜良铎通过研究古今医案中 700 余则"风温"病案，得到理论层面的数据结论，后通过随机对照临床试验予以验证，通过中药组与西药组的疗效比对，证实了中医药治疗风温病确实有较好的疗效，辨证分型所选药物与古今医家诊疗风温的成功经验基本相符，从而在国内首先提出了中医风温病规律性诊疗方案。

三、有效方药的临床验证

对中医医案的研究，发掘出有效的方药是十分重要的，尤其是针对一些疑难杂症及顽固性疾病的医案中，其处方用药的思考和方法，对于临床的指导意义重大。中医医案中所用的方药多为古方，然而随着时代的变迁，古今已存有许多差异之处。运用中医医案中记载的效验方药时，在遵循辨证原则的前提下，还需要根据实际病情进行化裁，方能取得预期的疗效。这也是通过研究医案，学习历代医家中医临证应用方药灵活变通的一种方式。例如有学者在整理和研究《名医类案》时，发现明代医家虞抟治燥验案中所拟定的方剂"生血润肤饮"，配伍精当，法度严谨。经过化裁后可以适用于瘙痒症、支气管炎咳嗽、糖尿病等多种疾病的治疗，证明此方疗效确切，古为今用，扩大了该方的使用范围。

四、诊疗经验的理论升华

任何学科的思辨模式都是一个归纳演绎的过程，通过总结共性问题而发现规律，经过反复验证，进而形成普适性的理论。医案是医家学术思想的具体体现，承载着其一生的诊疗经验。后人通过研习前辈的医案，学习其临证经验，从而提高自身水平，同时还能结合当时的社会环境和文化背景，融入新的发现和理论。正是通过这种代代传承的方式，中医理论和临证经验，才得以逐步发展、创新和完善。而中医医案学的研究目的，就是使这一过程科学化，进一步提升研究结论的信度和效度。

金元时期的张从正，总结自身临证经验，采用通腑的方法治疗中风病中腑而出现便秘的患者，创立三化汤，以通腑泄热为治疗大法，使得便通而热从下解，釜底抽薪，脑络得通，从而能有效地治疗中风。这是"上病下治"理论的典型应用。明代王肯堂在此基础上，提出："中风便秘，牙关紧急，粥浆不入，急以三承气汤。"及至后世的张锡纯亦有论："其人之血随气而行，气上升不已，血随之而上升不已，是以治此证者以通大便为要务。"现代学者王永炎对中风急性期患者采用化痰通腑法治疗，结果证明此法能有效地缓解发热、神志障碍的症状，缩短急性期病程，并总结自身经验创立验方成药，推广于临床，惠及广大患者。可以看出，通腑法治疗中风病，其最初仅仅是名医的诊疗经验，而正是通过其后医家的不断实践和论证，使得这一治法得到补充和完善，最终升华，形成一种理论。

第五章

现代中医门诊病历和住院病历的书写规范

中医病历书写是十分重要的临床工作。病历书写不仅能真实反映患者病情，为中医医案的研究提供完整、准确的数据资料支持，也直接反映医院医疗质量、学术水平以及科学化、规范化的管理水平。2010年，原国家卫生部、国家中医药管理局联合颁布《中医病历书写基本规范》，用于指导医务人员书写临床医疗文书。以下援引该文件中的相关内容，说明门诊病历和住院病历的书写规范。

第一节　中医门诊病历的书写规范

在《中医病历书写基本规范》中，有关门（急）诊病历书写的相关内容及要求如下。

第十二条　门（急）诊病历内容包括门（急）诊病历首页〔门（急）诊手册封面〕、病历记录、化验单（检验报告）、医学影像检查资料等。

第十三条　门（急）诊病历首页内容应当包括患者姓名、性别、出生年月日、民族、婚姻状况、职业、工作单位、住址、药物过敏史等项目。

门诊手册封面内容应当包括患者姓名、性别、年龄、工作单位或住址、药物过敏史等项目。

第十四条　门（急）诊病历记录分为初诊病历记录和复诊病历记录。

初诊病历记录书写内容应当包括就诊时间、科别、主诉、现病史、既往史，中医四诊情况，阳性体征、必要的阴性体征和辅助检查结果，诊断及治疗意见和医师签名等。

复诊病历记录书写内容应当包括就诊时间、科别、中医四诊情况，必要的体格检查和辅助检查结果、诊断、治疗处理意见和医师签名等。

急诊病历书写就诊时间应当具体到分钟。

第十五条　门（急）诊病历记录应当由接诊医师在患者就诊时及时完成。

第十六条　急诊留观记录是急诊患者因病情需要留院观察期间的记录，重点记录观察期间的病情变化和诊疗措施，记录简明扼要，并注明患者去向。实施中医治疗的，应记录中医四诊、辨证施治情况等。抢救危重患者时，应当书写抢救记录。门（急）诊抢救记录书写内容及要求按照住院病历抢救记录书写内容及要求执行。

门诊病历示范

姓名：李某　　　　　　　出生年月日：　年　月　日　　　　　性别：女		本部分为门诊病历首页
年龄：35　　　　　　　民族：汉族　　　　　　　　婚姻状况：已婚		
职业：工人　　　　　发病节气：春分		
药物过敏史：否认药物过敏史		
工作单位：		
家庭住址：本市居住		
联系电话：		
备注：		

就诊日期：　　　　　　　　　　　　　　　科别：

主诉：发热、头痛、咳嗽 2 天，伴咽痛。

现病史：患者 2 天前偶感风寒后出现发热、头痛、咳嗽，体温在 38～39℃之间波动，患者并未给予足够重视，今日出现咽痛症状，遂来我院就诊。患者并未进行任何治疗，精神尚好，食欲正常，无呕吐腹泻，小便正常。

既往史：既往健康，未婚，否认家族遗传病史，否认其他系统慢性病史，否认其他传染病史，否认手术、外伤及输血史，否认药物过敏史。

中医诊查情况：神志清楚，精神疲倦，发育正常，形体适中，血色如常，双目灵活，口唇正常，声音洪亮，气息均匀，姿势自然，步态正常，发热，咳嗽，流黄涕，舌苔薄白微黄，脉浮数。

体格检查：痛苦面容，一般状况良好，体温 38℃，咽喉充血，扁桃体轻度肿大。皮肤、巩膜未见黄染，未见肝掌、蜘蛛痣。浅表淋巴结未触及。双肺呼吸音清，未闻及病理性杂音。心率 90 次 / 分，律齐，各瓣膜区未闻及病理性杂音。腹软，无压痛、反跳痛，肝脾未触及。四肢未见异常。

辅助检查：1. 血常规
　　　　　2. 胸部正侧位片

中医辨证：由于外感风邪侵袭人体，卫阳被遏，致使营卫失和，肺气宣降失司。卫阳被遏，郁而化热，故发热；肺气宣肃功能失常而致咳嗽；风热犯于咽喉则咽喉疼痛，上扰清窍则头痛。舌苔薄白微黄，脉浮数均提示病位在表。

诊断：
中医诊断：感冒
　　　　　风热型
西医诊断：上呼吸道感染

诊疗意见：
1. 中医辨证论治：以辛凉解表为主，方以银翘散加减。
处方：金银花 15g　芦根 10g　牛蒡子 10g　荆芥 10g　葱白 10g　栀子 10g　连翘 15g　淡豆豉 10g　薄荷 10g　淡竹叶 10g　桔梗 10g　甘草 10g
三剂，日一剂，水煎 300mL，早晚空腹温服。
2. 西医治疗：金刚烷胺 1 盒，每次 50mg，日 2 次。
3. 饮食忌辛辣及生冷，避风寒，避免过劳，不适随诊。

　　　　　　　　　　　　　　　　　　　　　　　医生签名：

本部分为门诊病历诊疗记录部分

第二节 中医住院病历的书写规范

《中医病历书写基本规范》中，有关住院病历书写的相关内容如下。

第十七条 住院病历内容包括住院病案首页、入院记录、病程记录、手术同意书、麻醉同意书、输血治疗知情同意书、特殊检查（特殊治疗）同意书、病危（重）通知书、医嘱单、辅助检查报告单、体温单、医学影像检查资料、病理资料等。

第十八条 入院记录是指患者入院后，由经治医师通过望、闻、问、切及查体、辅助检查获得有关资料，并对这些资料归纳分析书写而成的记录。可分为入院记录、再次或多次入院记录、24 小时内入出院记录、24 小时内入院死亡记录。

入院记录、再次或多次入院记录应当于患者入院后 24 小时内完成；24 小时内入出院记录应当于患者出院后 24 小时内完成，24 小时内入院死亡记录应当于患者死亡后 24 小时内完成。

第十九条 入院记录的要求及内容。

（一）患者一般情况包括姓名、性别、年龄、民族、婚姻状况、出生地、职业、入院时间、记录时间、发病节气、病史陈述者。

（二）主诉是指促使患者就诊的主要症状（或体征）及持续时间。

（三）现病史是指患者本次疾病的发生、演变、诊疗等方面的详细情况，应当按时间顺序书写，并结合中医问诊，记录目前情况。内容包括发病情况、主要症状特点及其发展变化情况、伴随症状、发病后诊疗经过及结果、睡眠和饮食等一般情况的变化，以及与鉴别诊断有关的阳性或阴性资料等。

1. 发病情况 记录发病的时间、地点、起病缓急、前驱症状、可能的原因或诱因。

2. 主要症状特点及其发展变化情况 按发生的先后顺序描述主要症状的部位、性质、持续时间、程度、缓解或加剧因素，以及演变发展情况。

3. 伴随症状 记录伴随症状，描述伴随症状与主要症状之间的相互关系。

4. 发病以来诊治经过及结果 记录患者发病后到入院前，在院内、外接受检查与治疗的详细经过及效果。对患者提供的药名、诊断和手术名称需加引号（""）以示区别。

5. 发病以来一般情况 结合十问简要记录患者发病后的寒热、饮食、睡眠、情志、二便、体重等情况。

与本次疾病虽无紧密关系、但仍需治疗的其他疾病情况，可在现病史后另起一段予以记录。

（四）既往史是指患者过去的健康和疾病情况。内容包括既往一般健康状况、疾病史、传染病史、预防接种史、手术外伤史、输血史、食物或药物过敏史等。

（五）个人史，婚育史，月经史，家族史。

1. 个人史 记录出生地及长期居留地，生活习惯及有无烟、酒、药物等嗜好，职业与工作条件及有无工业毒物、粉尘、放射性物质接触史，有无冶游史。

2. 婚育史、月经史 婚姻状况、结婚年龄、配偶健康状况、有无子女等。女性患者记录经带胎产史，初潮年龄、行经期天数、间隔天数、末次月经时间（或闭经年龄），月经量、痛经及生育等情况。

3. 家族史 父母、兄弟、姐妹健康状况，有无与患者类似疾病，有无家族遗传倾向的疾病。

（六）中医望、闻、切诊应当记录神色、形态、语声、气息、舌象、脉象等。

（七）体格检查应当按照系统循序进行书写。内容包括体温、脉搏、呼吸、血压，一般情况，皮肤、黏膜，全身浅表淋巴结，头部及其器官，颈部，胸部（胸廓、肺部、心脏、血管），腹部（肝、脾等），直肠肛门，外生殖器，脊柱，四肢，神经系统等。

（八）专科情况应当根据专科需要记录专科特殊情况。

（九）辅助检查指入院前所作的与本次疾病相关的主要检查及其结果。应分类按检查时间顺序记录检查结果，如系在其他医疗机构所作检查，应当写明该机构名称及检查号。

（十）初步诊断是指经治医师根据患者入院时情况，综合分析所作出的诊断。如初步诊断为多项时，应当主次分明。对待查病例应列出可能性较大的诊断。

（十一）书写入院记录的医师签名。

第二十条 再次或多次入院记录，是指患者因同一种疾病再次或多次住入同一医疗机构时书写的记录。要求及内容基本同入院记录。主诉是记录患者本次入院的主要症状（或体征）及持续时间；现病史中要求首先对本次住院前历次有关住院诊疗经过进行小结，然后再书写本次入院的现病史。

第二十一条 患者入院不足 24 小时出院的，可以书写 24 小时内入出院记录。内容包括患者姓名、性别、年龄、职业、入院时间、出院时间、主诉、入院情况、入院诊断、诊疗经过、出院情况、出院诊断、出院医嘱，医师签名等。

第二十二条 患者入院不足 24 小时死亡的，可以书写 24 小时内入院死亡记录。内容包括患者姓名、性别、年龄、职业、入院时间、死亡时间、主诉、入院情况、入院诊断、诊疗经过（抢救经过）、死亡原因、死亡诊断，医师签名等。

第二十三条 病程记录是指继入院记录之后，对患者病情和诊疗过程所进行的连续性记录。内容包括患者的病情变化情况及证候演变情况、重要的辅助检查结果及临床意义、上级医师查房意见、会诊意见、医师分析讨论意见、所采取的诊疗措施及效果、医嘱更改及理由、向患者及其近亲属告知的重要事项等。

中医方药记录格式参照中药饮片处方相关规定执行。

（一）首次病程记录是指患者入院后由经治医师或值班医师书写的第一次病程记录，应当在患者入院 8 小时内完成。首次病程记录的内容包括病例特点、拟诊讨论（诊断依据及鉴别诊断）、诊疗计划等。

1. 病例特点 应当在对病史、四诊情况、体格检查和辅助检查进行全面分析、归纳和整理后写出本病例特征，包括阳性发现和具有鉴别诊断意义的阴性症状和体征等。

2. 拟诊讨论（诊断依据及鉴别诊断） 根据病例特点，提出初步诊断和诊断依据；对诊断不明的写出鉴别诊断并进行分析；并对下一步诊治措施进行分析。诊断依据包括中医辨病辨证依据与西医诊断依据，鉴别诊断包括中医鉴别诊断与西医鉴别诊断。

3. 诊疗计划 提出具体的检查、中西医治疗措施及中医调护等。

（二）日常病程记录是指对患者住院期间诊疗过程的经常性、连续性记录。由经治医师书写，也可以由实习医务人员或试用期医务人员书写，但应有经治医师签名。书写日常病程记录时，首先标明记录时间，另起一行记录具体内容。对病危患者应当根据病情变化随时书写病程记录，每天至少 1 次，记录时间应当具体到分钟。对病重患者，至少 2 天记录一次病程记录。对病情稳定的患者，至少 3 天记录一次病程记录。

日常病程记录应反映四诊情况及治法、方药变化及其变化依据等。

（三）上级医师查房记录是指上级医师查房时对患者病情、诊断、鉴别诊断、当前治疗措施疗效的分析及下一步诊疗意见等的记录。

主治医师首次查房记录应当于患者入院 48 小时内完成。内容包括查房医师的姓名、专业技术职务、补充的病史和体征、理法方药分析、诊断依据与鉴别诊断的分析及诊疗计划等。

主治医师日常查房记录间隔时间视病情和诊疗情况确定，内容包括查房医师的姓名、专业技术职务、对病情的分析和诊疗意见等。

科主任或具有副主任医师以上专业技术职务任职资格医师查房的记录，内容包括查房医师的姓名、专业技术职务、对病情和理法方药的分析及诊疗意见等。

（四）疑难病例讨论记录是指由科主任或具有副主任医师以上专业技术职务任职资格的医师主持、召集有关医务人员对确诊困难或疗效不确切病例讨论的记录。内容包括讨论日期、主持人、参加人员姓名及专业技术职务、具体讨论意见及主持人小结意见等。

（五）交（接）班记录是指患者经治医师发生变更之际，交班医师和接班医师分别对患者病情及诊疗情况进行简要总结的记录。交班记录应当在交班前由交班医师书写完成；接班记录应当由接班医师于接班后 24 小时内完成。交（接）班记录的内容包括入院日期、交班或接班日期、患者姓名、性别、年龄、主诉、入院情况、入院诊断、诊疗经过、目前情况、目前诊断、交班注意事项或接班诊疗计划、医师签名等。

（六）转科记录是指患者住院期间需要转科时，经转入科室医师会诊并同意接收后，由转出科室和转入科室医师分别书写的记录。包括转出记录和转入记录。转出记录由转出科室医师在患者转出科室前书写完成（紧急情况除外）；转入记录由转入科室医师于患者转入后 24 小时内完成。转科记录内容包括入院日期、转出或转入日期，转出、转入科室，患者姓名、性别、年龄、主诉、入院情况、入院诊断、诊疗经过、目前情况、目前诊断、转科目的及注意事项或转入诊疗计划、医师签名等。

（七）阶段小结是指患者住院时间较长，由经治医师每月所作病情及诊疗情况总结。阶段小结的内容包括入院日期、小结日期，患者姓名、性别、年龄、主诉、入院情况、入院诊断、诊疗经过、目前情况、目前诊断、诊疗计划、医师签名等。

交（接）班记录、转科记录可代替阶段小结。

（八）抢救记录是指患者病情危重，采取抢救措施时作的记录。因抢救急危患者，未能及时书写病历的，有关医务人员应当在抢救结束后 6 小时内据实补记，并加以注明。内容包括病情变化情况、抢救时间及措施、参加抢救的医务人员姓名及专业技术职称等。记录抢救时间应当具体到分钟。

（九）有创诊疗操作记录是指在临床诊疗活动过程中进行的各种诊断、治疗性操作（如胸腔穿刺、腹腔穿刺等）的记录。应当在操作完成后即刻书写。内容包括操作名称、操作时间、操作步骤、结果及患者一般情况，记录过程是否顺利、有无不良反应，术后注意事项及是否向患者说明，操作医师签名。

（十）会诊记录（含会诊意见）是指患者在住院期间需要其他科室或者其他医疗机构协助诊疗时，分别由申请医师和会诊医师书写的记录。会诊记录应另页书写。内容包括申请会诊记录和会诊意见记录。申请会诊记录应当简要载明患者病情及诊疗情况、申请会诊的理由和目的，申请会诊医师签名等。常规会诊意见记录应当由会诊医师在会诊申请发出后 48 小时内完成，急会诊时会诊医师应当在会诊申请发出后 10 分钟内到场，并在会诊结束后即刻完成会诊记录。会诊记录内容包括会诊意见、会诊医师所在的科别或者医疗机构名称、会诊时间及会诊医师签名等。申请会诊医师应在病程记录中记录会诊意见执行情况。

（十一）术前小结是指在患者手术前，由经治医师对患者病情所作的总结。内容包括简要病情、术前诊断、手术指征、拟施手术名称和方式、拟施麻醉方式、注意事项，并记录手术者术前查看患者相关情况等。

（十二）术前讨论记录是指因患者病情较重或手术难度较大，手术前在上级医师主持下，对拟实施手术方式和术中可能出现的问题及应对措施所作的讨论。讨论内容包括术前准备情况、手术指征、手术方案、可能出现的意外及防范措施、参加讨论者的姓名及专业技术职务、具体讨论意见及主持人小结意见、讨论日期、记录者的签名等。

（十三）麻醉术前访视记录是指在麻醉实施前，由麻醉医师对患者拟施麻醉进行风险评估的记录。麻醉术前访视可另立单页，也可在病程中记录。内容包括姓名、性别、年龄、科别、病案号，患者一般情况、简要病史、与麻醉相关的辅助检查结果、拟行手术方式、拟行麻醉方式、麻醉适应证及麻醉中需注意的问题、术前麻醉医嘱、麻醉医师签字并填写日期。

（十四）麻醉记录是指麻醉医师在麻醉实施中书写的麻醉经过及处理措施的记录。麻醉记录应当另页书写，内容包括患者一般情况、术前特殊情况、麻醉前用药、术前诊断、术中诊断、手术方式及日期、麻醉方式、麻醉诱导及各项操作开始及结束时间、麻醉期间用药名称、方式及剂量、麻醉期间特殊或突发情况及处理、手术起止时间、麻醉医师签名等。

（十五）手术记录是指手术者书写的反映手术一般情况、手术经过、术中发现及处理等情况的特殊记录，应当在术后 24 小时内完成。特殊情况下由第一助手书写时，应有手术者签名。手术记录应当另页书写，内容包括一般项目（患者姓名、性别、科别、病房、床位号、住院病历号或病案号）、手术日期、术前诊断、术中诊断、手术名称、手术者及助手姓名、麻醉方法、手术经过、术中出现的情况及处理等。

（十六）手术安全核查记录是指由手术医师、麻醉医师和巡回护士三方，在麻醉实施前、手术开始前和病人离室前，共同对患者身份、手术部位、手术方式、麻醉及手术风险、手术使用物品清点等内容进行核对的记录，输血的患者还应对血型、用血量进行核对。应有手术医师、麻醉医师和巡回护士三方核对、确认并签字。

（十七）手术清点记录是指巡回护士对手术患者术中所用血液、器械、敷料等的记录，应当在手术结束后即时完成。手术清点记录应当另页书写，内容包括患者姓名、住院病历号（或病案号）、手术日期、手术名称、术中所用各种器械和敷料数量的清点核对、巡回护士和手术器械护士签名等。

（十八）术后首次病程记录是指参加手术的医师在患者术后即时完成的病程记录。内容包括手术时间、术中诊断、麻醉方式、手术方式、手术简要经过、术后处理措施、术后应当特别注意观察的事项等。

（十九）麻醉术后访视记录是指麻醉实施后，由麻醉医师对术后患者麻醉恢复情况进行访视的记录。麻醉术后访视可另立单页，也可在病程中记录。内容包括姓名、性别、年龄、科别、病案号，患者一般情况、麻醉恢复情况、清醒时间、术后医嘱、是否拔除气管插管等，如有特殊情况应详细记录，麻醉医师签字并填写日期。

（二十）出院记录是指经治医师对患者此次住院期间诊疗情况的总结，应当在患者出院后 24 小时内完成。内容主要包括入院日期、出院日期、入院情况、入院诊断、诊疗经过、出院诊断、出院情况、出院医嘱、中医调护、医师签名等。

（二十一）死亡记录是指经治医师对死亡患者住院期间诊疗和抢救经过的记录，应当在患者死亡后 24 小时内完成。内容包括入院日期、死亡时间、入院情况、入院诊断、诊疗经过（重点记录病情演变、抢救经过）、死亡原因、死亡诊断等。记录死亡时间应当具体到分钟。

（二十二）死亡病例讨论记录是指在患者死亡一周内，由科主任或具有副主任医师以上专业技术职务任职资格的医师主持，对死亡病例进行讨论、分析的记录。内容包括讨论日期、主持人及参加人员姓名、专业技术职务、具体讨论意见及主持人小结意见、记录者的签名等。

（二十三）病重（病危）患者护理记录是指护士根据医嘱和病情对病重（病危）患者住院期间护理过程的客观记录。病重（病危）患者护理记录应当根据相应专科的护理特点书写。内容包括患者姓名、科别、住院病历号（或病案号）、床位号、页码、记录日期和时间、出入液量、体温、脉搏、呼吸、血压等病情观察、护理措施和效果、护士签名等。记录时间应当具体到分钟。

采取中医护理措施应当体现辨证施护。

第二十四条　手术同意书是指手术前，经治医师向患者告知拟施手术的相关情况，并由患者签署是否同意手术的医学文书。内容包括术前诊断、手术名称、术中或术后可能出现的并发症、手术风险、患者签署意见并签名、经治医师和术者签名等。

第二十五条　麻醉同意书是指麻醉前，麻醉医师向患者告知拟施麻醉的相关情况，并由患者签署是否同意麻醉意见的医学文书。内容包括患者姓名、性别、年龄、病案号、科别、术前诊断、拟行手术方式、拟行麻醉方式，患者基础疾病及可能对麻醉产生影响的特殊情况，麻醉中拟行的有创操作和监测，麻醉风险、可能发生的并发症及意外情况，患者签署意见并签名、麻醉医师签名并填写日期。

第二十六条　输血治疗知情同意书是指输血前，经治医师向患者告知输血的相关情况，并由患者签署是否同意输血的医学文书。输血治疗知情同意书内容包括患者姓名、性别、年龄、科别、病案号、诊断、输血指征、拟输血成分、输血前有关检查结果、输血风险及可能产生的不良后果、患者签署意见并签名、医师签名并填写日期。

第二十七条　特殊检查、特殊治疗同意书是指在实施特殊检查、特殊治疗前，经治医师向患者告知特殊检查、特殊治疗的相关情况，并由患者签署是否同意检查、治疗的医学文书。内容包括特殊检查、特殊治疗项目名称、目的、可能出现的并发症及风险、患者签名、医师签名等。

第二十八条　病危（重）通知书是指因患者病情危、重时，由经治医师或值班医师向患者家属告知病情，并由患方签名的医疗文书。内容包括患者姓名、性别、年龄、科别，目前诊断及病情危重情况，患方签名、医师签名并填写日期。一式两份，一份交患方保存，另一份归病历中保存。

第二十九条　医嘱是指医师在医疗活动中下达的医学指令。医嘱单分为长期医嘱单和临时医嘱单。

长期医嘱单内容包括患者姓名、科别、住院病历号（或病案号）、页码、起始日期和时间、长期医嘱内容、停止日期和时间、医师签名、执行时间、执行护士签名。临时医嘱单内容包括医嘱时间、临时医嘱内容、医师签名、执行时间、执行护士签名等。

医嘱内容及起始、停止时间应当由医师书写。医嘱内容应当准确、清楚，每项医嘱应当只包含一个内容，并注明下达时间，应当具体到分钟。医嘱不得涂改。需要取消时，应当使用红色墨水标注"取消"字样并签名。

一般情况下，医师不得下达口头医嘱。因抢救急危患者需要下达口头医嘱时，护士应当复诵一遍。抢救结束后，医师应当即刻据实补记医嘱。

第三十条　辅助检查报告单是指患者住院期间所做各项检验、检查结果的记录。内容包括患者姓名、性别、年龄、住院病历号（或病案号）、检查项目、检查结果、报告日期、报告人员签名或者印章等。

第三十一条 体温单为表格式，以护士填写为主。内容包括患者姓名、科室、床号、入院日期、住院病历号（或病案号）、日期、手术后天数、体温、脉搏、呼吸、血压、大便次数、出入液量、体重、住院周数等。

住院病历示范

某医院
入院记录

姓名：　　　　病案号：

姓名：李某	出生地：
性别：女	发病节气：春分
年龄：35	病史陈述者：李某
民族：汉	可靠程度：可靠
婚况：已婚	入院时间：2011 年 3 月 21 日 10 点 05 分
职业：工人	记录时间：2011 年 3 月 21 日 11 点 05 分

主诉：发热、咳嗽、咳痰 4 天。

现病史：患者 4 天前感受外邪而出现发热，咳嗽，咳痰，伴咽喉干燥、疼痛，鼻塞，流黄涕，头痛，自测体温 38.5℃，曾到我院门诊求治，给予中药（具体方药及剂量不详）对症治疗，症状未见改善，故于今日再来我院。门诊查胸片显示：双肺下肺炎；血常规分析显示：WBC 12.0×10^9/L，故门诊以"咳嗽""双肺肺炎"收入院，患者现发热，恶风，咳嗽，咳黄痰，鼻塞，流黄涕，头痛，食少纳差，睡眠尚可，二便正常。

既往史：既往健康，否认肝炎、结核等传染病史及慢性病史；否认手术史、外伤史、输血史；否认药物、食物过敏史。

个人史：出生并居住本地至今，否认地方病、传染病接触史，嗜烟，嗜酒，职业和工作条件接触情况正常，否认冶游史，否认其他不良情况。

婚育史：24 岁与一健康男子结婚，配偶健康，育有一女。

月经史：14 岁月经初潮，平素经量正常，颜色正常，无血块，不痛经，无白带。

家族史：父母健康，兄弟姐妹及女儿均健康，否认家族传染病及遗传病史。

以上病史记录已经阅读，情况属实，确认无误，病史陈述者签字：　　　与患者关系：　　　2011 年 3 月 21 日

中医诊查情况

中医诊查：神志清楚，精神倦怠，发育正常，形体适中，表情正常，面色如常，双目灵动，口唇正常，声音洪亮，气息均匀，体位自如，步态正常，发热，咳嗽伴黄痰，流黄涕，舌质淡苔薄黄，脉浮数。

体格检查

T 39.0℃，P 98 次 / 分，R 20 次 / 分，BP 110/75mmHg

续表

一般情况：神志清楚，精神可，发育正常，体态适中，营养良好，面容正常，声音洪亮，气息平稳，步入病房，查体合作。

皮肤黏膜：色泽正常，皮肤弹性正常，皮肤湿度正常，皮肤温度高，未见水肿，未见瘀点，未见皮疹，未见紫癜，未见皮下结节，无肿块，未见蜘蛛痣，未见肝掌，未见溃疡瘢痕，毛发分布正常。

淋巴结：全身浅表淋巴结无肿大，无压痛，淋巴结活动良好，无粘连，无红肿及破溃，无瘘管及瘢痕。

头颅及五官：

头颅：发育正常，前囟饱满，无肿块，无压痛，无瘢痕，头发量、色及分布正常。

眼：眉毛密度正常，无脱落和倒睫，眼睑无水肿，结膜正常，角膜正常，巩膜无黄染，眼球运动自如，双侧瞳孔等大等圆，对光反射正常，调节和辐辏反射正常。

耳：双耳廓外形正常，外耳道通畅，无异常分泌物，双鼓膜正常标志清，运动正常，乳突无压痛，双耳听力正常。

鼻：外鼻无畸形，鼻翼无扇动，鼻黏膜微红，鼻中隔居中，鼻塞，流黄涕，双咽鼓管咽口、咽隐窝对称，无压痛，嗅觉正常。

口腔：口唇红润，口气正常，牙齿排列整齐，齿龈及口腔黏膜正常，咽部黏膜无充血，腭垂居中，双扁桃体无肿大，表面无充血，咽后壁慢性充血，少量淋巴滤泡增生，喉发音正常。

颈部：无抵抗感，气管居中，无颈静脉怒张，肝颈静脉回流征阴性，颈动脉搏动正常，甲状腺质软，无肿大。

胸部：胸廓对称，肋间隙正常，无异常搏动，无静脉曲张，无皮下气肿，双乳未见异常，无压痛及肿块，无异常分泌物。

肺部：呼吸运动对称，频率 20 次 / 分，节律整齐，肋间隙正常，未见三凹征，语颤对称，未触及胸膜摩擦感，双肺叩诊清音，肺下界正常，双肺下可闻及湿啰音，肺下缘移动度 6cm，语音传导正常。

心脏：无心前区隆起，心尖搏动点距左锁骨中线第五肋间内侧约 0.5cm，搏动范围直径为 2.0cm，心尖搏动正常，心前区未见异常波动，无震颤，无心包摩擦感，心界正常，心率：98 次 / 分，心律规整，无心脏杂音，无心包摩擦音。心脏右、左音界（相对浊音界）用各肋间距正中线的距离表示，并注明左锁骨中线到前正中线的距离，如下表。

右侧（cm）	肋间	左侧（cm）
2.5	Ⅱ	3.0
2.5	Ⅲ	4.0
3.0	Ⅳ	6.0
	Ⅴ	8.5
左侧锁骨中线距前正中线 9.0cm		

血管检查：脉律规则，无水冲脉、交替脉、奇脉，左、右桡动脉脉搏正常，无血管杂音，无枪击音、毛细血管搏动征，未见脉搏短绌。

腹部：外形平坦，无局部隆起，腹式呼吸正常，无腹壁静脉曲张，无胃肠型，无蠕动波，无疝，皮肤肤色正常，腹部体毛正常，无上腹部搏动，腹壁柔软，无压痛，无反跳痛，未触及腹部包块及腹水，无液体震颤及振水声，肝脏未触及，肝浊音界存在，肝上界位于右锁骨中线第 5 肋间，胆囊未触及，墨菲征阴性，脾脏未触及，无尿管压痛，无膀胱膨胀，无肾区叩击痛，无移动性浊音，肠鸣音正常，无气过水声，无血管杂音。

肛门及直肠：未查。

生殖器：未查。

脊柱四肢：脊柱活动正常，无压痛及叩击痛，四肢活动正常，无杵状指，无匙状甲，无四肢静脉曲张，无水肿，无压痛，未见骨折，无肌肉萎缩，各关节未见异常。

神经系统：意识清楚，概测智能正常，言语功能正常，十二对颅神经查体未见异常，四肢肌力 V 级，肌张力正常，四肢深浅感觉正常，各项生理反射正常，病理反射未引出，脑膜刺激征阴性。

专科检查：鼻翼无扇动，鼻塞，流黄涕，无压痛，嗅觉正常，肺呼吸运动对称，节律整齐，肋间隙正常，未触及胸膜摩擦，双肺叩诊清音，肺下界正常，双肺下可闻及湿啰音，肺下缘移动度 6cm，语音传导正常。

辅助检查：胸片示双肺下肺炎。

血常规示：WBC12.0×10^9/L。

初步诊断：

中医诊断：咳嗽

风热犯肺证

西医诊断：双肺肺炎

住院医师：赵某

2021 年 3 月 21 日

续表

确定诊断：
中医诊断：咳嗽
风热犯肺证
西医诊断：双肺肺炎
主治医师：张某
2021 年 3 月 21 日
补充、修正诊断：
中医诊断：/
/
西医诊断：/
主治医师：张某
2021 年 3 月 21 日

第三节　病历书写需要注意的问题

病历是对患者疾病进行诊断、治疗、护理等医疗活动的真实记录，同时也是科研、教学、司法鉴定等的重要依据。2010 年，原国家卫生部、国家中医药管理局联合颁布《中医病历书写基本规范》，用于指导医务人员书写临床医疗文书。但在日常的病历书写中，仍存在一些问题需要临床医生注意。以下对病历书写中存在的问题进行分析并制定对策。

一、病历书写中存在的主要问题

作为重要的医疗文书，必须具备及时、真实、完整的特性。而目前病历书写过程中存在的主要问题也集中于此。

1. 不及时　国家有关部门对于病历记录的完成时间有着明确的规定，如入院记录须在患者入院 24 小时内完成，首次病程记录须在患者入院 8 小时内完成，手术记录、出院记录、死亡记录等要求 24 小时内完成等。然而临床工作中，却常常存在严重超时，不能在规定时限内完成的现象。

2. 不真实　病历记录中提前写出上级医师查房记录，或主任医师未进行查房，但病历记录中仍写出了主任医师查房记录，又或个人病史、查体记录等完全拷贝他人病历，最终使得整部病历严重失真。

3. 不完整　一份完整的病历应包括：能确定患者身份资料的基本信息，如姓名、年龄、病案号等资料；病历的各个组成部分，如首次病程记录、出入院记录、手术记录及各种检查化验的报告单等资料；各类记录的医师签名、患者签名等。而病历的不完整就会对临床诊疗活动造成影响。例如，某患者的病史记录为"患者高热，抽搐……"，未详细记录体温以及抽搐的持续时间、表现程度和抽搐的原因，这很可能会导致误诊，影响最终的诊疗方案。

针对上述问题应如何解决？首先要加强管理，医院应当加强病历书写的培训和质量监控；质量监控部门应将日常工作中发现的问题及时与临床科室沟通、反馈，并有针对性地定期举办专题讲座、病历展览等，加强培训。其次是加大奖惩力度，对于病历质量好的科室及个人，给予相应的表彰和奖励。最后则是加强思想教育，定期组织医务人员学习相关的法律法规，进行职业道德教育和医疗安全教育，使之能够规范自身的工作行为，以高度负责的职业精神和实事求是的工作态度完成每一份病历，对患者负责、对医院负责、对自身负责。

二、病历书写中存在的常见问题

对于一份门诊病历或住院病历，最主要组成部分包括主诉、现病史、体格检查、诊断以及治疗方案。其中主诉及现病史是经常出现错误的项目。以下就针对这两部分进行简要的分析。

1. 主诉中存在的常见错误　主诉是一份病历的主题提纲，要求用简略的文字准确表达患病特征，一般不超过 20 个字，常见的错误如下。

（1）主诉中错用体征

【举例】

主诉：腹部肿块两个月。

现病史：患者自述两个月前无明显诱因出现上腹部疼痛，同时扪及腹部肿块，起病以来体重明显下降……

【分析】主诉的一般内容应以症状为主，个别确无症状仅有体征者才可用体征为主诉。本例中，其后的现病史中记录患者自述两个月前无明显诱因出现上腹部疼痛，同时扪及腹部肿块，起病以来体重明显下降。其中明确有腹痛、消瘦的症状。因此本例的错误在于主诉用体征代替症状。正确的书写方式如下。

主诉：腹痛、消瘦两个月。

（2）主诉中使用诊断性名词

【举例】

主诉：发现乙肝 4 年，呕血、黑便 3 天。

现病史：患者自述 4 年前无明显诱因出现乏力、纳差，当地医院诊断为"乙型病毒性肝炎"，3 天前无明显诱因出现呕血、黑便……

【分析】本例中，从现病史可知，患者 4 年前出现乏力、纳差的症状，因此确诊的"乙型病毒性肝炎"只能记录在既往史中，不能将其视为症状出现在主诉中。正确的书写方式如下。

主诉：乏力、纳差 4 年，呕血、黑便 3 天。

（3）主诉中时限与现病史不符

【举例】

主诉：抽搐 3 次。

现病史：患者于昨日下午出现发热，体温持续在 39℃，抽搐 3 次……

【分析】主诉应当包括主要症状和时限，能够准确地描述病人的发病情况。就本例而言，首先未记录高热症状，其次，抽搐发作 3 次，是频率而非时限，应当于现病史中进行记录。正确的书写方式如下。

主诉：高热，间歇（或阵发性）抽搐 2 天。

（4）另一种常见问题是主诉繁杂、冗长　此类问题常见于多主诉的描述，或不知道主诉该如何处理，统统进行罗列，分不清主次及先后；或只写第一诊断主诉而忽略其他主诉。如既有脑梗死诊断，又有尿路感染和骨折诊断，常常是仅记录脑梗死主诉和现病史，而遗漏了其他两项。针对此类问题，应该视具体情况，在上级医师的指导下完成主诉和现病史的记录。

2. 现病史中存在的常见错误　现病史是病程记录的核心部分，同时也是错误最常发生的部分，常见错误如下。

（1）现病史与主诉脱节。在发病时间、主要表现、病情轻重、持续时间等方面的描述与主诉不一致，主次颠倒。

（2）主要症状描述不明确、不全面，仅凭患者对疾病的发生、发展和诊疗过程的零星描述，进行流水账式的简单记录，而不用医学术语进行概括和整理，不能体现疾病演变和诊疗过程。

（3）原发病诱因记录不当或过于简略，伴随症状和鉴别诊断描述不系统或缺乏。

（4）描述阴性症状时，无系统疾病重点，忽视与系统疾病是否有关联，机械式地记录概括了所有系统，使现病史记录繁杂、冗长。

（5）现病史完全抄录门诊病历或外院病历记录，忽视了病程发展过程。

三、中医病历书写中的常见问题

中医病历有其独特之处，除了一般的病史采集、体格检查外，还需要记录患者的中医诊查情况和四诊信息，并进行归纳和分析，从而确定疾病的中医诊断和证候诊断，制订中医治疗方案。因此，在记录中医病历时，需要注意几点常见问题：

1. 将发病节气误认为入院当日节气　发病节气是中医病历所特有的信息，指本次就诊的疾病发作时所处的节气。而许多临床医师不理解其含义，在记录病历时常常填写入院当日所属的节气，不利于中医的辨证。如某患者于12月下旬发病，于次年1月初收治入院，此时节气属于小寒，但在记录发病节气时，不能以入院时节气为准，而应以12月下旬发病日节气为准，即应当记录发病节气为冬至。

2. 中医症状描述缺乏所属特征　中医诊查所得的症状，绝不仅仅是一个症状名词，还应当包括该症状的部位、性质、程度、缓解或加重因素等要素，这些要素即症状的所属特征。这些特征常常采用典型的中医语言进行描述，通过这些所属特征的描述，就能判断疾病的性质，有助于中医证候的判断。如"肢体疼痛，痛处游走不定"，通过所属特征的描述，就很容易判断致病因素为风邪作祟；再如，描述加重或缓解因素的"痛而喜按"及"痛而拒按"，通过所属特征的描述，即可以判断是虚证疼痛还是实证疼痛，进而决定治疗原则和方法。然而现代中医病历中却很少能看到这些具有中医特色的症状描述。现代临床中医师在书写病历时，往往简单地记录症状，如头痛、发热、心悸等，而不描述该症状的所属特征，流于形式。使得中医病历失去中医特色，与西医病历无异。

3. 四诊信息套用西医模板而流于形式　四诊信息是中医病历明显区别于西医病历之处。中医中的望诊要求医师记录病人的神、色、形体和姿态；闻诊则应包括听声音和嗅气味；问诊则需要问询患者的各种症状，并包括饮食、起居、劳作、情志等多种信息；切诊则要求获得患者的脉象特征。然而现代中医病历中对于四诊信息的记录，常常是照搬西医的症状，接诊患者时不查舌象、不切脉象，仅进行简单问诊后，就套用模板来填写病历中的四诊信息，对于病历中的舌象及脉象，通常仅为了满足辨证需求而进行臆想虚拟，完全失去了中医辨证论治的特色和精髓。

产生上述问题的原因，在于现代中医医师理论功底不扎实，临证时没有系统的中医思维方式做指导，最终导致中医西化。因此，作为现代化中医师应当夯实理论基础，研读中医经典、医家论著和名医医案，进而培养中医临床思维，从根本上解决中医西化的问题。

下篇

古今医案著作介评与医案选析

第六章
合编类医案

扫一扫，查阅本章数字资源，含PPT、音视频、图片等

合编类医案即以病证为纲，收录各家医案而成的医案著作，如《名医类案》《续名医类案》《全国名医验案类编》等皆属于此类。此类医案著作常于具体病证之下收录若干理法方药有可取之处的各家医案，有助于后学总结特定病证的诊治规律，知常达变，启发临证思路。

第一节　名医类案

一、医著介评

《名医类案》为明代名医江瓘、江应宿所编集的医案专著。本书是我国第一部总结历代医案的专著，既是明以前著名医家临床经验的总结，也是中医理论与临床实践密切结合的典范，具有较高的文献价值和临床价值。

（一）医著概况

江瓘（1503—1565），字民莹，安徽歙县人，明代名医，有感于《褚氏遗书》"博涉知病，多诊识脉"之名言，遂"广辑古今名贤治法奇验之迹"，分门别类加以摘录，意在"宣明往范，昭示来学"，经二十余载探究未定稿刊刻而辞世，其子应宿继承其业，又用了19年时间加以补充，重新分类编辑，五易其稿，终得《名医类案》12卷刊行于世。后得清乾隆间名医魏之琇校阅，探本求源，补缺正误，内容更善。

《名医类案》上采扁鹊、仓公、华佗诸家，下讫元、明诸名医，凡辨证精详、治法奇验者，皆予收录，共得验案2400余首，分205门，包括内、外、妇、儿、五官各科，既忠实于原始资料，又随附评论，是我国第一部总结历代医案的专著。历代医家对其学术价值倍加推崇，《四库全书总目提要》谓其"可为法式者固十之八九"。

（二）学术思想与特点

1. 内容丰富，治法多样　《名医类案》所载医案十分丰富，涉及内、外、妇、儿、五官各科疾病，每一种病均有数则医案，如《名医类案·中风》就有许胤宗案、罗谦甫案、朱丹溪案、祝橘泉案等，这些医案各具特色，均反映了中风病因病机的多样性及灵活论治的特点。书中所选医案治法亦详，有针有灸、有汗有下、有吐有温、有七情五脏生克、有上中下三焦用药，等等，还有敷贴、熏蒸、热熨、薄贴、搐鼻、熨脐等颇有特色的外治法内容，对于启发临床思路，提高临床疗效非常重要。

2. 单验方多，简廉便验 常言道："单方一味，气死名医。"说明单验方的重要性不可忽视。《名医类案》有很多医家运用单验方效果独特的案例，如在《名医类案·咳嗽》门中有运用香橼及生姜治疗咳嗽的案例，效果神奇，耐人寻味，载："一人嗽，但用香橼去核，薄切片，以酒煮熟，用蜜拌匀，睡起服。"又载："一人事佛甚谨，适苦嗽逾月，夜梦老僧呼谓之曰：汝嗽，只是感寒，吾有方授汝，但用生姜一物，切作薄片，焙干为末，糯米糊丸芥子大，空心米饮下二十丸。觉如其言，数服而愈。"

3. 按语扼要，开启心智 《名医类案》集明代之前众家临床经验于一书，但有些医案过于简略，学习领会较为困难，故江瓘、江应宿多有按语。书中所做按语或是对医案内容的简要提示或分析，或批示于医案正文之中，具有提示导读作用，或写于医案末尾，对医案所载患者病情的病因病机、论治要点等进行分析总结，对于后学研读本书有关内容具有重要参考意义。

二、典型医案评析

【案例1】 薛立斋治鸿胪苏龙溪，患伤风，咳嗽、气喘、鼻塞流涕。用参苏饮一剂，以散寒邪，更用补中益气汤，以实腠理而愈。病因劳怒仍作，自用前饮，益甚，加黄连、枳实，腹胀不食，小便短少，服二陈、四苓，前症愈剧，小便不通。薛曰：腹胀不食，脾胃虚也，小便短少，肺肾虚也，悉因攻伐所致。投以六君，加黄芪、炮姜、五味，二剂，诸症顿退；再用补中益气，加炮姜、五味，数剂痊愈。

（《名医类案·伤风》）

评析： 本案伤风引起的咳嗽、气喘、鼻塞流涕起初乃中虚风寒侵袭，肺失宣降，腠理不固，故用参苏饮合补中益气汤以益气补中，宣肺止咳，固表散寒而愈。后来因为劳怒而再发，伤及脾肾，乃脾胃肺肾之虚，用药宜补脾益肾、温肺止咳，前方宜做调整，故原方服用益甚，加黄连、枳实苦寒泻气伤阳，使得脾胃愈虚，肾阳气化无力，故腹胀不食，小便短少；后来服二陈汤、四苓汤之药，使脾肺肾之气愈虚，故前症愈剧，小便不通。因而薛立斋曰：腹胀不食，脾胃虚也，小便短少，肺肾虚也，悉因攻伐所致。故宜用六君子汤补脾虚，黄连、炮姜寒热并用，交通心肾，五味子温阳固肾，敛肺止咳，用方切中病机，因而速效。

【案例2】 滑伯仁治一人，患消渴，众医以为肾虚水渴，津不能上升，合附子大丸服之。既服，渴甚，旧有目疾兼作。其人素丰肥，因是顿瘦损，仓惶请滑视之。曰：阴阳之道，相为损益，水不足则济之以水，未闻水不足而以火济之，不焦则枯。乃令屏去前药，更寒剂下之，荡去火毒，继以苦寒清润之剂，竟月平复。

（《名医类案·消渴》）

评析： 本案所治消渴，乃火热邪毒所致，非肾虚水渴，津不能上升，故众医用温肾之法故更加严重，滑伯仁改以苦寒泻火、清润生津之剂治愈，提示治疗消渴病当根据病情辨证治疗，方可切中肯綮，提高临床疗效。

【案例3】 丹溪治一少年，食后必吐出数口，却不尽出，膈上时作声，面色如平人，病不在脾胃，而在膈间。其得病之由，乃因大怒未止，辄食面，故有此症。想其怒甚，则死血菀于上，积在膈间，碍气升降，津液因聚，为痰为饮，与血相搏而动，故作声也。用二陈加香韭汁、萝卜子，二日，以瓜蒂散、败酱吐之。再一日，又吐，痰中见血一盏。次日复吐，见血一盅而愈。

（《名医类案·噎膈》）

评析： 本案噎膈乃怒甚所致血积，为痰饮于膈间，痰饮与血相搏而动，故膈上时作声，丹溪妙用二陈加香韭汁、萝卜子化痰降气、温中行血，使得痰化血行后，再用瓜蒂散、败酱催吐出膈间所积之瘀血之物，此正如《素问·阴阳应象大论》所云"其高者，因而越之"之意。

三、参考医案

【案例1】罗谦甫治中书右丞姚公茂，六旬有七，宿有时毒。至元戊辰春，因酒再发，头面耳肿而痛，耳前后肿尤甚，胸中烦闷，咽嗌不利，身半以下皆寒，足胫尤甚（热壅于上），由是以床相接作炕，身半以上卧于床，身半以下卧于炕，饮食减少，精神困倦而体痛。命罗治之，诊得脉浮数，按之弦细，上热下寒明矣（若以虚治则误）。《内经》云：热盛则肿。又曰：春气者，病在头。《难经》云：蓄则肿热，砭射之也，盖取其易散故也（急则治标）。遂于肿上约五十余刺，其血紫黑如露珠之状，顷时，肿痛消散（治热）。又于气海中大艾炷灸百壮（灸法佳），乃助下焦阳虚，退其阴寒，次于三里二穴，各灸三七壮，治足胫冷，亦引导热气下行故也（治下寒）。遂处一方，名曰：既济解毒汤，以热者寒之。然病有高下，治有远近，无越其制度。以黄芩、黄连苦寒，酒制炒，亦为引，用以泻其上热，以为君。桔梗、甘草辛甘温，上升佐诸苦药以治其热，柴胡、升麻，苦平，味之薄者，阴中之阳，散发上热以为臣。连翘苦辛平，以散结消肿，当归辛温，和血止痛，酒煨大黄苦寒，引苦上行至颠，驱热而下以为使。投剂之后，肿消痛减，大便利，再服减大黄，慎言语，节饮食，不旬日良愈。

（《名医类案·大头天行》）

【案例2】汪石山治一人，年四十余，溲精久之，神不守合，梦乱心跳。用清心莲子饮，罔效。取《袖珍方》治小便出髓条药服之，又服小菟丝子丸，又服四物加黄柏，亦罔效。汪诊之，一日间其脉或浮濡而驶，或沉弱而缓，曰：脉之不常，虚之故也。其症初因肾水有亏，以致心火亢极乘金，木寡于畏而侮其脾，此心脾肾三经之病也。治以补脾为主，兼滋肾养心，病可疗也。方用人参为君，白术、茯神、麦冬、酸枣仁、山栀子、生甘草为佐，莲肉、山楂、黄柏、陈皮为使，其他牡蛎、龙骨、川芎、白芍、熟地黄之类，随其变症而出入之，且曰：必待人参加至五钱，病脱。其人未信，服二十余日，人参每服三钱，溲精减半矣。又月余，人参加至五钱，寻愈。

（《名医类案·遗精》）

【案例3】东垣治一妇，白带常下久矣，诸药不效。诊得心胞尺脉极微，白带寻流而不止，叔和八里脉微，《脉经》云：崩中日久为白带，漏下多时骨亦枯，言崩中者，始病血崩不已，久下则血少，复亡其阳，故白滑之物，下流不止。是本经血海将枯，津液复亡，枯干不能滋养筋骨。以本部行经药为引，用为使，以大甘油腻之药，润其枯燥，而滋益津液，以大辛热之气味，补其阳道，生其血，以苦寒之药，泄其肺而救其上。热伤气，以人参补之，以微苦温之药为佐而益元气，名曰补经固真汤。其方柴胡根一钱，炙甘草一钱，干姜细末三钱，陈皮二钱，人参二钱，白葵花七个，剪碎，郁李仁去皮尖、另研如泥一钱，同煎，生黄芩一钱，另入。右件除黄芩外，以水二盏，煎至一盏七分，再入黄芩同煎，至一盏，空心带热服之，候少时，早膳压之，一服而愈。

（《名医类案·带下》）

第二节　续名医类案

一、医著介评

《续名医类案》为清代名医魏之琇所编，选案广泛，涉及内、外、妇、儿、五官等各科，分类明晰，条理清楚。其中魏之琇个人的临床医案大多辨证明确、思路清晰，所抄录诸家案例则附夹注和案后按语，对于后学理解应用医家医案很有帮助。

（一）医著概况

魏之琇（1722—1772），字玉璜，号柳州，清乾隆年间浙江钱塘（杭州）名医。魏之琇鉴于《名医类案》所选资料尚多缺漏，于是从先秦到清初的医书及史传、地志、文集中收集历代名医验案，凡《名医类案》遗漏者均予以补充，还收录了魏氏本人医案近百例，于1770年初步编成《续名医类案》60卷，后经王孟英删定为36卷，计345类病证。《续名医类案》集录了清初以前历代名医临证的验案，是继明代《名医类案》之后的又一部中医医案巨著。

（二）学术思想与特点

1. 博采众长，治法丰富　本书收录广泛，博采众长，治疗方法多种多样。如《续名医类案·郁症》所载先灸后服药、先灸后饮酒治疗郁症等。又如《续名医类案·卷十六·痰》中所选医家治痰之法，有理气化痰法、清气化痰法、催吐法、益气健脾法、清热除痰法、通腑下痰法、补肾利水法等。其他如许叔微、张子和等治伤寒病的经验，万密斋、吴孚先等治中寒病的经验，朱丹溪治疗妇人黄疸的经验等，均资临床借鉴。

2. 善于从肝论治　从书所收录的魏之琇本人医案可见，其善于从肝论治诸多病证。如《续名医类案·心胃痛》云："（魏之琇）乃自创一方，名一贯煎，用北沙参、麦冬、地黄、当归、杞子、川楝，六味出入加减，投之应如桴鼓。口苦燥者，加酒连尤捷。可统治胁痛、吞酸、吐酸、疝瘕一切肝病。"一贯煎体现了魏之琇重视补肝养血、疏泻肝气、肝脾肾兼顾、土金水一气贯之的学术思想。

二、典型医案评析

【**案例1**】张路玉治董司业夫人，体虽不甚丰，而恒有眩晕之疾。诊其六脉皆带微弦，而气口尤甚。盖缘性多郁怒，怒则饮食不思，而为眩晕矣。岂平常体肥多湿之痰，可比例乎。为疏六君子方，水泛为丸，服之以培中土，中土健运，当无敷化不及，留结为痰而成眩晕之虑，所谓治病必求其本也。

（《续名医类案·头晕》）

评析：张路玉即张璐，清初"三大医家"之一，崇尚温补，精于伤寒内科方脉。本案董司业夫人之眩晕乃脾虚肝郁，痰湿中阻，上扰清阳所致，故用六君子以培土化痰，理气疏肝而愈。六君子汤由人参、白术、茯苓、甘草、陈皮、半夏组成，方中人参、白术、茯苓、甘草合用益气健脾，陈皮、半夏合用理气化痰，其中陈皮兼具疏泄肝气之功，微弦之脉为肝郁之像，其性多郁怒，怒则肝木乘脾则饮食不思，脾虚内生痰湿上扰清阳而为眩晕，方以六君子丸治疗，实乃治病求本之法。

【案例2】李士材治孙潇湘夫人，下痢四十日，口干发热，饮食不进，腹中胀闷，完谷不化。尚有谓邪热不杀谷者，计用香、连、枳壳、豆蔻、厚朴等三十余剂，绝粒五日，命在须臾。诊之，脉大而数，按之豁然，询得腹痛而喜手按，小便清利，此火衰不能生土，内真寒而外假热也。亟煎服附子理中汤，冰水与服，一剂而痛止，六剂而热退食进。兼服八味丸，二十余日霍然起矣。

（《续名医类案·痢》）

评析：李士材即李中梓，乃明代名医，擅长温补。本案所治痢，乃火衰不能生土、内真寒而外假热，非邪热气滞，本当温中扶阳，前医以为邪热气滞，而用木香、黄连、枳壳、豆蔻、厚朴等理气泄热之法治疗，三十余剂后致患者阳虚气弱，脾肾阳气衰微，不能化谷，因而五谷颗粒不尽五日，生命垂危。邀李士材诊后，虽脉大而数，但腹痛而喜手按，小便清利，乃内真寒而外假热之症，舍脉从症，故以附子理中汤温中扶阳治愈，为防寒热格拒，选用冰水与服，其用意深刻，兼八味丸温肾助阳而痊愈，此案告诫我们痢病的治疗一定不能拘泥于常规，要根据病情的变化准确辨证治疗，方可转危为安。

【案例3】马元仪治陈氏妇，患痛痹，手足蠕，周身尽痛，不能转侧，口干躁烦。脉之弦数兼涩，此阳明津液不足，则生热，热极则生风。手足蠕者，风淫末疾也；口干烦躁者，火邪内炽也。惟专滋阳明，不治风而风自息，不治痛而痛自除矣。用生首乌一两，生地五钱，黄连、黄芩、秦艽、半夏曲、枳壳、桔梗各一钱，四剂症减六七，又数剂而痊。

（《续名医类案·痛痹》）

评析：马元仪为清初名医，具体身世不详，学医于李士材、喻嘉言，叶天士、尤在泾皆从其学。本案痛痹乃阳明津亏，火邪内炽，火炼痰凝，气滞阻滞，经脉不畅所致，故治疗宜生首乌、生地黄、黄连、黄芩、秦艽、半夏曲、枳壳、桔梗合用滋阴清热，理气化痰，祛风通络。此所谓因病用药，不治痛而痛自除。

三、参考医案

【案例1】万密斋治胡应龙，五月患热病，治半月未愈。脉弦数，鼻衄三四日一作，左胁痛不能侧卧。先以炒山栀一个，妇人发同烧存性，吹入鼻中而衄止。再以当归龙荟丸方作汤，一剂而胁痛即止。再诊其脉，弦而浮数，曰：当以汗解。盖卫气不共营气谐和者也，当用桂枝汤以治其阳。今乃营气不共卫气谐和，则当用黄连解毒汤，合白虎以治其阴，使营卫和则得汗而愈也。乃以二汤合煎饮之。先告之曰：当战汗，勿惊也。连进二剂，果汗而愈也。

（《续名医类案·热病》）

【案例2】杨乘六治朱氏子，年二十外，劳倦发热，上半身自汗如雨，三昼夜不止。一切敛汗方法无效。脉之，浮细沉洪，软弱无力，面白无神，舌胖而软且白滑，意此必肺气大虚，而腠理不固也。以黄芪汤加五味、附子各二钱，自子至卯，连进三剂，其汗如故。思之良久，乃用蜜炙黄芪二两，人参五钱，白术一两，蜜炙升麻、柴胡、陈皮各一钱。上半身有汗，下半身无汗，明是阳气不能内敛（按：柴胡、升麻，究竟无谓），归身、炙草、炒黑干姜各二钱，白芍、五味、附子各三钱，大枣五枚，一剂而敛。此症本以劳力，伤其脾肺，中脏之阳，陷而不升，卫外之阳，虚而不固，以致阴气不肯下降，乘虚外溢。故特用升麻以升提下陷之气，用黑姜以收固卫外之阳，使在外而为阴之卫，在内而为阳之内守，后用清金滋水等剂而愈。

（《续名医类案·汗》）

【案例3】李时珍治一宗室，年几六十，平生苦肠结病，旬日一行，甚于生产，服养血润燥药，则泥膈不快，服硝、黄通利药，则若罔知，如此三十余年矣。诊其人体肥，膏粱而多忧郁，日吐酸痰碗余乃宽，又多火病。此乃三焦之气壅滞，有升无降，津液皆化为痰饮，不能下滋肠腑，非血燥比也。润剂留滞，硝、黄徒入血分，不能通气，俱为痰阻，故无效也。乃用牵牛末、皂角膏丸与服，即便通利。自是但觉肠结，一服就顺，亦不妨食，且复精爽。盖牵牛能走气分，通三焦，气顺则痰逐饮消，上下通快矣。

（《续名医类案·大便不通》）

第三节　全国名医验案类编

一、医著介评

《全国名医验案类编》是近代著名医家何廉臣的代表著作。该书收录诸多民国名医医案，涉及四时六淫及传染病，对临床诊治外感及传染性疾病有重要的指导意义。

（一）医著概况

何廉臣（1861—1929），名炳元，号印岩，晚号越中老朽，浙江绍兴人，祖父何秀山是当地名中医。1924年，何廉臣创办《绍兴医药月报》。为传承与发扬民国时期众多医家的临床经验，何廉臣在《绍兴医药月报》上登报征集当时全国名医经验医案，并一一浏览，悉心鉴别，随选随按，随按随录，认真精选了名医周小农、丁甘仁、张锡纯、严绍岐、何拯华、陈艮山等全国90人的临床医案300多例，编纂《全国名医验案类编》，于1927年刊行面世，该书是对当时诸多民国名医治疗外感及传染性疾病经验的很好总结。

（二）学术思想与特点

1. 分类明晰，检索快捷　本书以病为纲，分四时六淫病案与传染病案两大类，每一类疾病因本证、兼证、夹证、变证之不同，各案之名称又相互不同，其纲举目张，便于检索。《全国名医验案类编·例言》云："一岁之中，时病多而杂病少。凡四时六淫，如风、寒、暑、湿、燥、火等，本证、兼证、夹证、变证，分际清晰，详悉无遗者，尚少专书，故是编首选六淫病案为初集。"全书每个病案后都注有分科，主要以内科病案为主，兼及妇科、儿科、产科等，如风淫病案中有内科的中风案、妇科的伤风兼恶阻案、儿科的冒风夹惊案等；又如暑淫病案中有内科的中暑案、妇科的肝经伏暑案、儿科的暑厥兼肺痹案等；再如燥淫病案中有内科的风燥伤卫案、妇科的燥咳咯血案、产科的孕妇燥咳案、儿科的燥痉昏厥案等。这种案例名后标注分科，有利于学习者有针对性地进行临床参考。

2. 格式统一，按语精要　本书所选医案均按病者、病名、原因、证候、诊断、疗法、处方、效果等方面进行规范，形成统一的医案程式，正如何廉臣在《全国名医验案类编·绪论》中所言："为新定医案程式：一病者、二病名、三原因、四症候、五诊断、六疗法、七处方、八效果。"另外，复诊的后面根据次数有次诊、次方、三诊、三方、四诊、四方等，这些医案著录格式统一、内容全面。而且全书每案之后都有何廉臣的按语，按语根据病情的需要，有长有短，对其每一案中疾病的病因病机、治疗方法、用药特点等均作精要按语，有重要的学术价值与临床参考价值。

二、典型医案评析

【案例1】风温火逆案（内科）荣锡九（住永川五间铺太平砦）

（病者）荣锡九，年四十八岁，时住川东永邑五间铺观音桥。

（病名）风温火逆。

（原因）是年三月，春行夏令，温度太高，继以因公赴县，往来受热，故致此病。

（症候）四月一日回家，沉睡昏迷，不省人事。延族兄诊视，以锡九素病吐血，身体极弱，误认为阴寒，进以补中汤，身灼如火。是由火逆，病势一变，幸次日发衄，衄后稍苏。

（诊断）自诊脉浮数擘指，浮为风，数为热，身灼热焦痛干燥，此风温症也。

（疗法）拟用银翘散加减，风温身灼，焦燥如火熏，非汗不解，焦燥阴伤，汗之反逆，只得养阴，听其自解。

（处方）蜜银花三钱　青连翘三钱　大力子三钱　苦桔梗二钱　薄荷三钱　淡竹叶三钱　生白芍三钱　生甘草八分

（效果）此方稳服一星期，胸腋头面，稍得汗解，得汗处肌肉便活，以外焦灼如前，将前方去大力，加真川柴胡三钱以为输转。又一星期，腰以上得汗，以下无汗，再一星期，汗至足胫，两足无汗，焦痛不敢履地。直服到四星期，全身皆得汗解，安好无恙矣。此症原误服补中汤，故缠绵不愈有如此久，然犹幸衄后人苏颇能自主，不然病久不解，未有不东扯西挪寒热杂投者，其为病不知胡底矣。

廉按：病本热厥，妄投补中，岂作中热气脱治耶？不然，何所见而率用提补耶！幸而鼻衄人苏，经治而愈，然亦险而幸矣。

（《全国名医验案类编·风淫病案》）

评析：本案风温火逆乃风温火热内盛，热蒙清窍所致，故宜用辛凉透表、凉血解毒治疗。起初误认阴寒、妄投补中使火热内盛加重，正如案中廉按所云："病本热厥，妄投补中，岂作中热气脱治耶？"后审证求因以银翘散加减而治愈。

【案例2】阴证伤寒案（内科）王经邦（住天台栅门楼）

（病者）刘铭彝，年二十八岁，天台县知县。

（病名）阴证伤寒。

（原因）腊月廿八日，去西乡白坭坦，返回即伤阴寒。

（症候）恶寒甚剧，战栗动摇，烘以烈火，顷刻不离，舌苔边白中黑而滑。

（诊断）脉沉而紧，沉紧为寒伤于里，伤寒论所谓无热恶寒者，发于阴也。

（疗法）初服麻黄汤不应，继用附子理中汤加味，温下理中以祛寒。

（处方）高丽参一钱　炒居术二钱　淡附片钱半　炒川姜一钱　炙甘草一钱　葱白九枚　生姜二钱

（效果）服一剂，即偏身大汗，寒邪悉退而愈。

廉按：阴证伤寒，多由于病者元阳素弱，不胜阴寒之侵逼，一伤寒即直入阴经，因其身不发热，故俗称阴证伤寒，其实是阴经伤寒也。麻黄汤专治寒伤阳经，宜其不效，幸而转机尚捷，改用附子理中加味，扶阳理中，辛温逐寒，一剂即汗出寒退，否则恐吐利厥逆，骤变虚脱之危候矣。

（《全国名医验案类编·寒淫病案》）

评析：本案所治阴证伤寒，乃阳虚受寒所致，本当温阳祛寒，故初服麻黄汤辛温解表而不愈，因内有真寒，故以附子理中汤温中扶阳治愈。

【案例3】温毒发斑案曾月根（住五华周潭）

（病者）张少卿，年二十二岁，法政学生，住广东五华大田。

（病名）温毒发斑。

（原因）感染温毒时行而发。

（症候）面赤唇红，一身手足壮热，血毒外渍，神烦而躁，发出红斑。

（诊断）六脉洪大，右甚于左，舌鲜红，阳明血热无疑。血为阴，气为阳，阳盛则烁血，血热则发斑矣。

（疗法）凉血解毒，以泄络热，故以生地、犀角之大寒为君，以清君火，佐以芍药、丹皮之微寒，以平相火，火息则斑黄阳毒皆净尽矣。

（处方）鲜地黄一两　犀角尖二钱　赤芍药六钱　牡丹皮二钱五分

（效果）一服热清斑透，继用清养法调理而痊。

廉按：温毒发斑，犀角地黄汤却是正治。故千金古方，平时不可不研究也。

（《全国名医验案类编·时行温疫病案》）

评析：本案温毒发斑乃温毒入血所致，故治疗宜凉血解毒泄热，药证相合，故奏效甚速。

三、参考医案

【案例1】中暑案（内科）何拯华（绍兴同善局）

（病者）薛福生，年廿三岁，住绍兴昌安门外松林。

（病名）中暑。

（原因）夏至以后，奔走于长途赤日之中，前一日自觉头目眩晕，鼻孔灼热，次日即发剧烈之病状。

（症候）身热自汗，神志昏蒙，不省人事，牙关微紧，状若中风，但无口眼㖞斜等症。

（诊断）脉弦数，舌鲜红无苔，此暑热直中脑经，即日医所谓日射病也。前一日头晕目眩，即次日病发昏厥之端倪，前哲谓直中心包者非。

（疗法）直清脑热为首要，先以诸葛行军散搐鼻取嚏，继以犀、地、紫雪为君，桑、丹、益元，引血热下行为臣，佐以银、翘，清神志以通灵，使以荷花露，消暑气以退热也。

（处方）犀角尖五分（磨汁，冲）　鲜地黄六钱　霜桑叶二钱　牡丹皮二钱　益元散三钱（鲜荷叶包，刺孔）　济银花钱半　青连翘三钱（连心）　荷花露一两（分冲）　紫雪丹五分（药汤调下）

（效果）一剂即神清，两剂霍然。

廉按：中暑为类中之一，多由卒中炎暑而得，急则忽然闷倒，缓则次日昏蒙，乃动而得之之阳症也。张洁古谓静而得之为中暑，李东垣谓避暑乘凉得之者名曰中暑，余直断之曰：否，不然。此案决定为日射之直中脑经，理由较直中心包为充足，夏令以戴凉帽为必要，防其脑卒中耳。方用犀角地黄汤加减合紫雪，似此急救之古方，当然一剂知，二剂已。

（《全国名医验案类编·暑淫病案》）

【案例2】湿痹肿喘案（内科）周小农（住无锡）

（病者）史姓，忘其年名，住泸南。

（病名）湿痹肿喘。

（原因）先由湿郁化肿，继则由肿转咳喘，屡治不应，改延予诊。

（症候）面浮足肿，腹满有形，更加喘咳痰多。

（诊断）脉濡带涩，苔白，据脉症是湿痹不宣，其所以痹而不宣者，由于气窒络瘀也。

（疗法）仿前哲五子五皮饮加减，参以通络宣气。

（处方）莱菔子三钱　苏子二钱　葶苈子钱半　瓦楞子六钱（煅研）　新绛二钱　旋覆花二钱　大腹皮三钱　橘皮络各一钱　连皮苓四钱　竹沥半夏三钱　代赭石四钱（打）

先用冬瓜皮子各　两葱须一钱煎汤代水。

（效果）叠进两剂，陡吐狂血如紫黑块甚多，喘先定，继诊通络宣痹，绛复汤合吴氏宣痹汤。新绛二钱、旋覆花二钱、拌滑石四钱（包煎）、光杏仁、竹沥半夏、焦山栀、连翘、赤小豆皮各三钱、生苡仁、晚蚕沙各四钱、汉防己钱半、葱须八分。服二三剂后，肿亦退，腹宽面浮亦平，肿满因血阻滞有如此。故治肿满病，不但宜理气也。如此重症骤愈于数日之内，即病者亦意所不料。

廉按：此肿而且满，满而转喘之实证，治法方用顺气开痰，通络宣痹，面面顾到，煞费经营，其病之去路，全在陡吐狂血如紫黑块甚多，学者宜注意之。

（《全国名医验案类编·湿淫病案》）

【案例3】急性疫痢案王经邦（住天台栅门楼）

（病者）车昌前，年二十七岁，业商，住天台南乡桃花庄。

（病名）急性疫痢。

（原因）暑秽水毒，互结肠胃，均从火化，酝酿成疫。

（症候）下痢纯红，腹痛，里急后重，昼夜百余次，溺短赤涩。

（诊断）脉六部洪数搏指，按之有神，舌红苔黄。脉证合参，此乃暑毒夹秽，蕴蓄于内，若不急治，防骤有腐肠之变端也。

（疗法）以贯众、银花、玉枢丹解毒痢为君，芩、连、柏清热为臣，荷叶、生芍消暑敛血为佐，玉泉、竹叶凉解大渴为使也。

（处方）青子芩三钱　川黄连二钱　生川柏钱半　生白芍八钱　淡竹叶三钱　鲜荷叶一钱　玉泉散二钱（鲜荷叶包）　玉枢丹五粒（研细，药汤调服）

先用生贯众一两、济银花八钱煎汤代水。

（效果）一剂病减大半，再剂大势已平。原方略减用量，加鲜地黄一两、鲜石斛五钱，清养胃阴而痊。

廉按：此时疫赤痢也，俗称烂肠瘟。前喻西昌治此证，重用生大黄四两，黄连、甘草各二两，以猛药直攻肠胃。此案但以平剂清解疫毒，方亦稳健着力，切合病情，贯众、玉枢丹，尤为解毒辟秽之要药。

（《全国名医验案类编·传染病案》）

第四节　中华历代名医医案全库

一、医著介评

《中华历代名医医案全库》是当代中医学家鲁兆麟历时二十余年收集清中晚期至中华人民共和国成立初期的名家医案整理编纂而成，是目前收录医案较多的大型工具书。

（一）医著概况

鲁兆麟（1942—　），北京市人，北京中医药大学教授，博士生导师，长期从事中医各家学说、中医医案学教学与研究。鲁兆麟收集《续名医类案》成书之后（即清代中叶）至1966年间的名家医案，并选录部分《续名医类案》成书之前未收录的医案，参阅医案专著200余部，选案15000余则，历十余年纂为《二续名医类案》；2003年在此基础上，进一步对医案进行筛选、甄别、补充，又历时十余年纂成《中华历代名医医案全库》。

《中华历代名医医案全库》分为上、中、下三册。上册包括伤寒温病卷、肺病卷、脾胃病卷，中册包括肾病卷、心病卷、肝胆病卷、血证卷、痿痹杂证卷，下册包括皮外骨科病卷、外科病卷、儿科病卷、眼耳鼻喉卷，统一编为166卷。各卷再分章、节，纲举目张。2015年由北京科学技术出版社出版。

（二）学术思想与特点

1.广收博采，出处详明　本书主要汇集晚清至1966年间中医名家医案，也收录明代部分医家以及日本医家的医案。选录医案专著多达200余部，是目前收录医案最多的近现代医案汇编。如中风病就收录秦昌遇、程茂先、李用粹、郑重光、周南、陈念祖、程文囿、齐秉慧、顾金寿、张锡纯、陈莲舫、陈良夫、萧伯章、金子久、丁泽周、冉雪峰、陆观虎、赵海仙、施今墨及日本北山友松等80位医家的医案。书中所录医案均为原文，包括部分医案原附按语、注解等，不加评注；案后标明出处，便于核查原文。需要注意的是，书虽曰全库，但重点是选取近现代医案，读者按图索骥，通过考校原文，可知本书其中所缺章节细目。

2.纲目并举，编纂精当　本书创新编纂方式，以病为纲，相关合并，按科分类，如书中心病卷包括惊悸、怔忡、心痛、胸痹、不寐、多梦、多寐、昏迷、癫狂、癫痫、烦躁、痴呆、百合病、汗证等；肝胆病卷分为黄疸、鼓胀、痉病、胁痛、眩晕、头痛、中风、颤证、肝著等。另外，书中新增伤寒温病卷、血证卷、痿痹杂证卷、皮外骨科病卷，几乎可涵盖晚清以来的全部相关医案。在具体疾病之下，又以医家为目，按所在时代历史顺序编排医案。每个医家所录某病证医案没有严格限制，学术价值高的医案多，则多录。如郑重光《素圃医案》200余案中选录伤寒医案就多达50余个。如此不仅能够满足教学、科研及临床实际需要，又可了解疾病发展源流。

二、典型医案评析

【案例1】靖邑余廷献，新夏得病，恶寒发热，医药叠更不效。迄半月，大便闭结，耳聋目眩，彻夜不寐，如醉如痴，举室惶恐，延予与治。诊毕，汪某问曰："此证大惑。察其脉强有力，明明内火炽盛，医者投以犀角、知母、枳实、桃仁、大黄、芒硝三剂，全不下泻，何也？"予曰："左关虽强，浮而不沉，右关虽强，大而不数。病在三阳之表，未入阳明之里。神识昏迷者，胸有痰也；便闭者，腹有滞也。而服凉药，阴凝极而不化也，此为夹食伤寒之证，与桃仁承气汤，渺不相涉。"予以败毒散去独活，加橘红、厚朴、神曲、楂肉，进一剂，汗出热解，体倦安眠，达旦始醒，大呼其父曰："昨夜真好睡。"复以开痰导滞之药，调治数日，便通思食，其病若失。嗟夫！药能生人，亦能杀人，惟在司命者，详审其证，曲体其脉，参透其理，庶几不致误用耳。

（《中华历代名医医案全库·伤寒温病·伤寒》）

评析：本案为方南薰医案。患者初病恶寒发热，实属外感，而治不得效，此则必有兼夹。其症大便闭结，耳聋目眩，意识障碍，颇似热入阳明之证，故前医屡用寒凉攻下，却无显效，可见病不在阳明之里。方南薰倚重脉诊，据脉断证，患者虽左右脉强，但尚浮大，沉、数象不显，表明病尚在表。而大便秘结、神识昏迷者，当复有痰湿、食滞。故治当辛温解表，佐以化痰消食导滞。方以败毒散发散解表，加橘红化痰，厚朴行气除满，神曲、楂肉消食化积。一剂汗出表解，睡眠安稳。因痰食之证尚未痊愈，故复以开痰导滞之药调治善后。

该案表里之辨，仲景多有明言，如《伤寒论》所云："脉浮者，病在表，可发汗。"又云："伤寒，不大便六七日，头痛有热者，与承气汤。其小便清者，知不在里，仍在表也，当须发汗。"方南薰表里辨别分明，师仲景之法而不用其方，可谓善学仲景者。

【案例2】汪少奶奶，海宁路，二月廿七日。风湿相搏，入于经隧之中，着于筋骸之内，腿肢疼痛，起立行动维艰，卧难转侧，经水适来，瘀黑不畅，少腹亦痛，脉弦。治以宣通。但病机仍有加剧之势，宜慎勿忽。

威灵仙二钱　鬼箭羽三钱　鹿衔草三钱　鸡血藤二钱　海桐皮三钱　秦艽钱半　白蒺藜三钱　红花八分　桑寄生三钱　独活二钱　全当归三钱　川牛膝二钱

服二诊：三月一日。右腿肢仍然疼痛，起立行动较日前略见便利，惟面容仍黑未明，经来不爽，色或淡或瘀黑，少腹作痛，脉弦。仍以通隧宣痹，兼调奇经。

威灵仙二钱　鬼箭羽三钱　鹿衔草三钱　鸡血藤二钱　秦艽钱半　川桂枝钱半　白蒺藜三钱　桑寄生三钱　红花八分　茯神木三钱　海桐皮三钱　路路通八枚（去刺）

三诊：三月五日。右腿肢痛愈，动已见便利，经来未甚爽适，今日方断，少腹仍稍作痛，脉濡弦。仍以通隧宣痹，兼调奇经。

秦艽钱半　川桂枝钱半　茯神三钱　鸡血藤二钱　白蒺藜三钱　全当归三钱　红花八分　海桐皮三钱　泽兰三钱　续断二钱（炒）　桑寄生三钱　柏子仁三钱（杵）　茺蔚子二钱

四诊：三月九日。右腿肢疼痛获愈，行步如常，日来大便有血，腹痛，带淋，经来未甚爽适，色瘀黑不正，脉濡弦滑。再以通隧养营，同调奇经。

全当归三钱　杭白芍二钱（炒）　地榆三钱（炒）　银花三钱（炒炭）　鸡血藤二钱　白蒺藜三钱　绿萼梅八分　续断二钱（炒）　柏子仁三钱（杵）　泽兰三钱　茺蔚子二钱　月季花三朵

五诊：三月十六日。少腹关元胀痛，四肢关节作酸，脉濡缓而弦。防痹痛复作。仍调奇恒，兼取阳明。

全当归三钱　小茴八分（炒）　川楝子钱半（煨）　青皮钱半（炒）　生于术二钱　茯苓三钱　川桂枝钱半　海桐皮钱半　白蒺藜三钱　桑寄生三钱　续断二钱（炒）　五灵脂二钱（炒去砂石）　缩砂仁钱半

六诊：三月十九日。少腹关元胀痛，时痛时愈，四肢关节仍然作酸，痹痛根萌未除，脉濡弦。仍取阳明。心悸、头眩则体虚之过。

生于术二钱　茯苓三钱　川桂枝钱半　海桐皮三钱　桑寄生三钱　白蒺藜三钱　续断二钱（炒）　鸡血藤二钱　红花八分　秦艽钱半　全当归三钱　小茴八分（炒）　川楝子钱半（煨）

七诊：三月廿五日。少腹关元胀痛见瘥，大便虽解弗畅，前患痹痛，根萌未除，四肢关节仍然作酸，脉弦滑。仍取阳明。

生于术二钱　茯苓三钱　川桂枝钱半　秦艽钱半　鹿衔草三钱　白蒺藜三钱　续断二钱（炒）　鸡血藤二钱　桑寄生三钱　络石藤三钱　海桐皮三钱　十大功劳二钱

八诊：四月廿日。经将及期，心觉荡漾，惟腿肢举步仍稍酸痛，脉濡滑而弦，形色较旺，带淋较减。仍以温经调营可矣。

锁阳三钱　全当归三钱　广皮二钱　怀牛膝二钱　茯神三钱　川桂枝钱半　续断二钱，炒　白蒺藜三钱　藏红花四分　泽兰三钱　鬼箭羽二钱　乌贼骨三钱　益母草三钱

九诊：四月廿七日。近数月来，经常超前，此番则愆期三日未至，少腹微觉胀痛，腿肢仍稍作酸，带淋忽多忽少，脉濡弦。再以温经调营。

秦艽钱半　川桂枝钱半　锁阳三钱　续断二钱（炒）　丹参二钱　全当归三钱　柏子仁三钱（炒）　绿萼梅八分　佛手柑一钱　乌贼骨三钱　泽兰三钱　益母草三钱

（《中华历代名医医案全库·痿痹杂证卷·痹证》）

评析： 本案为王仲奇医案。患者初起为风湿痹着于下肢关节，故不能行步，亦难转侧。恰经水适来，外受之邪亦痹阻经血，而见经血瘀黑不畅，且少腹疼痛之瘀血见症。此内外合邪，外痹筋骨，内结经血，若调治不当，恐有加剧传变趋势。故云"宜慎勿忽"，可见王仲奇之谨慎细致。其处方以威灵仙、鹿衔草、海桐皮、秦艽、白蒺藜、桑寄生、独活、川牛膝等祛风湿止痹痛，鸡血藤、鬼箭羽、红花、当归、川牛膝等逐瘀通经。其后两诊，或增损通经活络之品，或仿叶天士辛润通络之法，加桂枝、泽兰、柏子仁等以活血通经不伤阴血。下肢疼痛虽获愈，但经行未调。故后凡六诊，为防痹证反复及经带不调，或重调脾胃，以绝内湿产生之源，药如生于术、茯苓、砂仁；或养血止血，药如当归、炒白芍、炒地榆、银花炭；或活血行气，药如绿萼梅、月季花、青皮、川楝子、小茴香、泽兰、茺蔚子、五灵脂、红花等；或祛风除湿，药如桑寄生、海桐皮、桂枝、秦艽、续断等；或佐温经行血，药如锁阳、淮牛膝、续断、桂枝、益母草等，随症加减而获效。

【案例3】 杨某，年四十，右脉缓细，腹满食减，发黄。证属阴疸，药宜温通，但舌腻口麻，是湿热壅于胃口之象。议先以辛平甘淡，调中分利。胃苓汤加茵陈主之。

又：调中分利，黄疸如原，脉仍缓细，饮食亦未见加，但胸膈稍宽，亟宜温通胃阳，以祛其湿。

附子　川干姜　白术　茯苓　猪苓　泽泻　肉桂　砂仁

又：理脾阳，俾中焦健运；通膀胱，而湿邪自除。依理必黄退加餐矣。原方加丁香、白蔻、陈皮、木瓜。

又：十六日之方，连进十剂，果见饮食渐旺，身面疸黄亦退十七，是为大效，惟口略干，此湿去之征。本方去丁香、桂枝、砂仁、猪苓，再服十剂遂愈。

又附：治高成章上舍之妻阳黄证。前医用五苓散加附子无效，余诊得脉数有力，小溲短涩，以五苓，用桂枝，加栀子、茵陈，六剂而退。可见同一证也，不能辨别阴阳，虽有成方，此效彼不效也。

阳证阴证迥然各别，医者分别究治。

（《中华历代名医医案全库·肝胆病·黄疸》）

评析： 本案为李铎医案。患者脉缓细，腹满食减，发黄，为湿邪中阻之发黄，辨属阴黄。但又见舌腻口麻，为湿邪略有化热，若以通阳除湿为治，恐增热邪，故首诊治以调中分利之胃苓汤加茵陈，以仲景有茵陈五苓散之方，用于湿重于热之黄疸。李铎效其法，先分利其湿，兼去其热。二诊"黄疸如原""但胸膈稍宽"，可见尚需温通之力，方能湿去黄除，故以五苓散去桂枝加肉桂、附子、干姜、砂仁，以温阳利湿。三诊原方继进，说明药已中的，加用丁香、白蔻、陈皮、木瓜，以燥湿和胃。四诊原方连进十剂，饮食渐旺，黄疸亦消退十分之七。以患者口干，稍减温阳利水之品，再十剂而愈。案中尚附一案，同为黄疸，五苓散加附子无效，而五苓散加茵陈、栀子取效，说明疸有阴阳寒热之别，虽方中一二味之变化，则效果有霄壤之别。可见，若为医者不能明辨阴阳寒热虚实，灵活加减变通，虽有成方，难以取效。

三、参考医案

【案例1】 云间田二府封翁，久泻肉脱，少腹疼痛，欲食下咽，汩汩有声，才入贲门而魄门已渗出矣。或以汤药厚脾，或以丸散实肠，毫不见效，几濒于危，召予力救。望其色，印堂年寿夭而不泽。切其脉，气口六部细弱无神，则知清阳不升，元阴下陷，非但转输失职，将见闭藏倾败矣。盖肾者，胃之关也，脾之母也，后天之气。上能制先天之气，肾可生脾，良由坤土是离火所生，而艮木又属坎水所生耳。故饮食入胃，如水谷在釜，虽由脾土以腐熟，亦必藉少火以生气，犹之万物虽始丁土，皆从阳气而生长，彼生生化化之气，悉属十一点元阳。所谓四大一身皆属金，不知何物是阳精也。惟命门火衰，丹田气冷，使脾脏不能运行精微，肠胃不能传化水谷，三焦无出纳之权，五阳乏敷布之导，升腾精华反趋下陷。故曰：泻久亡阴，下多亡阳，阴阳根本，悉归肾中。若徒知补脾，而不能补肾，是未明隔二之治也。宜用辛热之品，缓补下焦，甘温之剂，资培中土。譬之炉中加火而丹易盛，灯内添油而燃不息，真有水中火发，雪里花开之妙，何虑寒谷之不回春耶？遂用人参、白术、炮姜、炙甘草、熟附子煎成，调赤石脂末三钱与服，渐觉平安，十剂而痛止泄减，面色润泽，饮食增进。不一月而痊愈，乃蒙赐颐缮绻竟日而去。越明年春，田公觑还，父子重逢，喜出望外，不意过食瓜果，前症复发，竟难挽回，卒于仲夏庚寅日，可见木旺凌脾之验，毫发不爽也。

（《中华历代名医医案全库·上册·脾胃病·泄泻》）

【案例2】罗左。年甫半百，阳气早亏，贼风入中经，营卫痹塞不行，陡然跌仆成中，舌强不语，神志似明似昧，嗜卧不醒，右手足不用。风性上升，痰湿随之，阻于廉泉，堵塞神明也。脉象尺部沉细，寸关弦紧而滑，苔白腻，阴霾弥漫，阳不用事，幸小溲未遗，肾气尚固，未至骤见脱象，亦云幸矣。急拟仲景小续命汤加减，助阳祛风，开其痹塞，运中涤痰，而通络道，冀望应手，始有转机。

净麻黄四分　熟附片一钱　川桂枝八分　生甘草六分　全当归三钱　川芎八分　姜半夏三钱　光杏仁三钱　生姜汁一钱（冲服）　淡竹沥一两（冲服）

另再造丸一粒，去壳研细末化服。

二诊：两进小续命汤，神志稍清，嗜寐渐减，佳兆也。而舌强不能言语，右手足不用，脉息尺部沉细，寸关弦紧稍和，苔薄腻。阳气本虚，藩篱不固，贼风中经，经腧痹塞，痰湿稽留，宗气不得分布，故右手足不用也。肾脉络舌本，脾脉络舌旁，痰阻心脾之络，故舌强不能言，灵机堵塞也。虽见小效，尚不敢有恃无恐，再拟维阳气以祛邪风，涤痰浊而通络道，努力前进，以观后效。

熟附片一钱　云茯苓三钱　川桂枝八分　姜半夏二钱　生甘草六分　枳实炭一钱　全当归二钱　光杏仁三钱　大川芎八分　炙僵蚕二钱　生姜汁一钱（冲）　淡竹沥一两（冲）

三诊：又服三剂，神志较清，嗜寐大减，略能言语，阳气有流行之机，浊痰有克化之渐，是应手也。惟右手足依然不用，腑气六七日不行。苔腻，脉弦紧渐和，尺部沉细，肾阳早亏，宗气不得分布，腑中之浊垢，须阳气通，而后能下达，经腑之邪风，必正气旺，始托之外出。仍拟助阳益气，以驱邪风，通胃涤痰，而下浊垢，腑气以下行为顺，通腑亦不可缓也。

生黄芪三钱　桂枝八分　附子一钱　生甘草五分　当归三钱　川芎八分　云茯苓三钱　风化硝五分　全栝蒌三钱　枳实炭一钱　淡苁蓉三钱　半硫丸一钱五分（吞服）

四诊：腑气已通，浊垢得以下行，神志已清，舌强，言语未能自如，右手足依然不用，脉弦紧转和，尺部沉细，阳气衰弱之体，风为百病之长，阴虚之邪风，即寒中之动气，阳气旺一分，邪风去一分。湿痰盘踞，亦藉阳气充足，始能克化。经所谓阳气者，若天与日，失其所则折寿而不彰，理有信然。仍助阳气以祛邪风，化湿痰而通络道，循序渐进，自获效果。

生黄芪五钱　生白术二钱　生甘草五分　熟附子一钱　桂枝八分　全当归三钱　川芎八

分　姜半夏三钱　西秦艽二钱　怀牛膝二钱　嫩桑枝三钱　指迷茯苓丸五钱（包）

服前方，诸恙见轻，仍守原法扩充。

生黄芪用至八钱，间日用鹿茸二分，研细末，饭为丸，陈酒吞服；大活络丹，每五日服一粒，去壳研末，陈酒化服。

共服六十余帖，舌能言，手能握，足能履。接服膏滋方，药味与煎药仿佛，以善其后。

（《中华历代名医医案全库·中册·肝胆病·中风》）

【案例3】分巡道朱一凤，幼孤而贫，读书作文，借酒陶情，湿热蕴蓄于胃中，上熏于口而糜烂，愈后每月一发，或两三日发，发必咽痛而口碎，干饭入胃，痰涎溢出口角，已经六载，不能却去病蒂。雍正三年，夏末秋初，延余诊视，面色红亮，大便燥结，不渴，畏茶汤。先以苍术、厚朴、广皮、旋覆花、石膏、枳壳、黄柏、莱菔子，汤药连进三剂，颇觉相宜，细思湿痰非汤液所能治，即以前药去旋覆，加瓜蒌实为末，用淡姜汤法丸服。半月，觉膈舒畅，大便去黏腻，痰饮不计，口内不流涎，亦不糜烂矣。

（《中华历代名医医案全库·下册·眼耳鼻喉病卷·第一百六十六章·口腔病》）

第五节　当代名老中医典型医案集

一、医著介评

《当代名老中医典型医案集》是国家"十五"科技攻关和"十一五"科技支撑计划项目"名老中医临床经验、学术思想传承研究课题"的成果之一，由贺兴东等在系统研究名老中医经验的基础上，精选了全国名老中医的典型医案和经验方剂，按学科分类编辑成册。不仅全面总结了名老中医的学术经验，又为传承、学习和推广名老中医的学术思想和临床经验提供了丰富的资料。

（一）医著概况

《当代名老中医典型医案集》第一辑8个分册，第二辑10个分册（典型医案集8册，经验方汇粹2册）。典型医案的分类，第一辑按现代临床分科分为内科上、中、下3个分册及外伤、妇科、儿科、五官、针灸推拿5个分册；第二辑按照国家颁布的中医临床诊疗术语标准，病证分为外感时令病、脑病、心病、肺病、脾胃病、肝胆病、肾病、气血津液病、躯体经络病、肿瘤病及其他，共11类。典型医案的整理体例包括标题、提要、病历摘要、按语。以病为纲，典型医案中涉及的疾病，一般均有中西医病名诊断，每案均有较完整的病情记录及检查所见。

（二）学术思想与特点

《当代名老中医典型医案集》属合编类医案，包括李辅仁、张琪、任继学、李可等全国名老中医的典型医案，是"十五""十一五"名老中医学术经验传承研究项目的重要成果，对促进中医药的传承与创新具有重要意义。其特色体现在，本系列书的出版是在开展名老中医学术思想、临床经验和辨证论治方法的总结研究的基础上，以名老中医学术经验的传承研究为重点，精选能够反映或代表名老中医的学术观点、学术思想或临证思辨特点，能够体现名老中医的诊疗经验的典型医案和经验方剂。通过名老中医典型医案和经验方的整理研究，能够了解和掌握名老中医在诊治疾病方面的学术特色、临证思辨特点和用药规律，是学习、研究当代名老中医学术思想、临床经验的范本，同时也是进行理论创新，发展中医学术的重要助力。

二、典型医案评析

【**案例 1**】陈某，男，57 岁。2006 年 2 月 24 日初诊。

患者睡眠差数日，既往也常有此症状出现，多因工作紧张而发病。

初诊：患者现症：睡眠差，表现为入睡难，睡后易醒，伴乏力，口干舌燥，食少纳呆，有时胃脘胀满不适，大便不畅，舌淡红，苔厚腻，脉沉细。既往患有糜烂性胃炎，现诊为：失眠（痰湿壅盛心神失养证）。此为痰湿壅盛，气机阻滞，郁而化火，扰动心神，心神不宁，阴不入阳则入睡难，睡后易醒；中焦湿阻，运化不利则食少纳呆，脘腹胀满，大便不畅；水湿不化，津不上承于口则口干舌燥；苔厚腻为湿邪壅盛之表现。治以化痰利湿，宁心安神。方拟安神定志丸加减。方药如下：

珍珠母 30g，首乌藤 20g，菖蒲 10g，炒远志 10g，炒白术 10g，厚朴 10g，苏梗 10g，砂仁 5g（后下），茯苓 30g，熟枣仁 20g，枳壳 10g，枸杞子 10g。7 剂，水煎服，每日 1 剂。

复诊：服药 7 剂后，睡眠好转，睡眠时间延长，脘腹胀满减轻，但仍口干，纳少，大便偏干，有时急躁，舌淡红，苔厚腻，脉细滑。经治疗后痰湿之症减轻，但心肝热象仍在，见口干、大便偏干、急躁。拟加用清肝透热、滋阴之品，方药随证而变。自拟方药如下。

白蒺藜 20g，菊花 10g，珍珠母 30g，石斛 10g，首乌藤 20g，熟枣仁 20g，天麻 15g，麦冬 15g，枳壳 10g，厚朴 10g，玄参 30g，枸杞 10g。7 剂，水煎服，每日 1 剂。

三诊：服 7 剂后，睡眠平稳。此后每于睡眠差时，即来诊，多以健脾和胃化湿或平肝安神为法，屡屡见效。

（《当代名老中医典型医案集·内科分册·不寐·李辅仁医案》）

评析：患者初诊痰湿壅盛，故以石菖蒲、远志化湿；苏梗、砂仁、枳壳、厚朴行气化滞，气行湿自化；茯苓、白术健脾益气，杜痰湿酿生之源；并酌加枣仁、珍珠母等养心安神之品。二诊痰湿减轻，而心肝热盛，故加白蒺藜、珍珠母、天麻、菊花清肝热；酌加玄参、麦冬、石斛养阴生津。

【**案例 2**】曹某，男，62 岁。1987 年 10 月 17 日初诊。

头痛、眩晕 1 天。

初诊：患者于昨晚 1 时许，睡梦中突然剧烈心跳惊醒。遂觉脐下有气上攻，呕吐痰涎不止，头痛、眩晕，不能自持，觉整座房屋如走马灯，旋转不停，心中恐惧，闭目亦无济于事。10 余分钟后稍好，移时又发作如前。天亮后请西医检查，心脏、血压正常，诊为梅尼埃病。询知患者一生嗜酒如命，痰湿内蕴，近来又有郁怒。

中医诊断：眩晕，证属痰气犯胃、凌心、上冲清窍。诊脉沉滑，舌胖苔腻。更加紫石英、生龙牡、活磁石。

处方：泽泻 90g，白术 36g，野党参、吴茱萸各 30g（开水冲洗 7 次），炙甘草 15g，生半夏、茯苓、紫石英、生龙牡（生龙骨、生牡蛎）、活磁石各 30g，鲜生姜 30g，姜汁 20mL，大枣 20 枚。浓煎，缓缓呷饮，呕止后每次 200mL，3 小时 1 次，日夜连服 2 剂。

二诊（1987 年 10 月 20 日）：已能下床活动，腻苔退净，唯觉腰困如折，予原方去吴茱萸（性燥烈，为开冰解冻圣剂，只可暂用）加肾四味，滋养肝肾，又服 3 剂而愈，追访 2 年未犯。

（《当代名老中医典型医案集（第二辑）·心脑疾病·眩晕·李可医案》）

评析：本案以泽泻汤、吴茱萸汤及小半夏加茯苓汤三方并用，治疗内耳眩晕，覆杯而愈。泽泻汤中以泽泻利水排饮，使水饮从小便而去，白术补中燥湿，以杜生痰之源，使痰饮不再复聚。

小半夏加茯苓汤降逆止呕，利水化饮。吴茱萸汤暖肝和胃，降逆补虚，温化寒饮。三方合用，使浊阴下泄，清阳上升。吴茱萸更擅解一切痉挛，内耳迷路之痉挛解，积水去，耳窍复清虚之常，其症自愈。唯吴茱萸、生半夏之用，其用量30g，皆超《中华人民共和国药典》规定之剂量，且生半夏有毒，临证用之，当慎之又慎，切不可简单照搬。

【案例3】某姓，男，67岁。

胃脘胀满，劳累后加重1年。

初诊：胃脘痞满，饭前轻饭后重，劳累后加重，舌质淡红，舌苔白腻，脉沉弦而迟。此为肝郁克脾，中焦不适而致胃脘痞满。

诊为胃脘痞胀，肝郁克脾证。

治以辛开苦降。方拟附子泻心汤。

处方：附子15g，姜黄连5g，酒元芩（黄芩）15g，酒军（大黄）3g，蜜升麻3g，半夏4g。4剂，水煎服，日1剂。

二诊，服药后胃脘不胀满，初诊辨证准确。效不更方，4剂，口服（灌服）水煎，日1剂。

（《当代名老中医典型医案集·内科分册·胃脘（痞）胀·任继学医案》）

评析： 患者肝郁克脾，中焦不适而致胃脘痞满。方中附子、半夏、升麻辛开，半夏既辛开又苦降，余药苦降。方证对应，以获痊愈。

三、参考医案

【案例1】姚某，女，32岁。2006年5月27日初诊。

头晕反复发作6个月，加重1周。

初诊：自述于半年前无明显诱因出现早上起床后头晕，无恶心呕吐，未系统诊治，近一周来症状加重，为求系统诊治前来我院就诊，现症：头晕，晨起及蹲下站立时明显，无视物旋转及恶心呕吐，伴食后胃脘胀满，月经前情绪欠佳，经色暗，眠可，二便可。舌体正常，舌质淡，舌苔薄白，脉沉细。

诊为：眩晕、气血亏虚证（低血压）。

治法：健脾益气。方拟厚朴七物汤。

处方：党参15g，白术12g，茯苓12g，枳实10g，炒麦芽15g，砂仁10g，槟榔10g。6剂，水煎服，每日1剂，分2次服。嘱避风寒，随诊。

复诊：服药6剂后，头晕、食后胃脘胀满明显好转，嘱继续医治。共进24剂，诸症消失。

（《当代名老中医典型医案集·内科分册·眩晕·于己百医案》）

【案例2】吴某，女，48岁。1992年5月11日初诊。

心悸气短4年余。

初诊：病初曾于北京某医院诊治，未见器质性病变，经服中药效果不显。现症：心悸气短，伴失眠，头晕，健忘，耳鸣，腰背酸楚不适，大便时干，月经量少，超前或错后，色黑有块。查体：面色少泽；舌红体瘦有裂纹，苔白，脉沉细弦。

诊为：阴虚火旺心悸。

治法：益阴降火，宁心安神。

处方：巨阙、膻中；双侧：心俞、大陵、内关、神门、肾俞、三阴交、太溪、太冲。手法：补法。

二诊（1992 年 5 月 19 日）：经治疗 8 次后，症状好转，心悸气短减轻。效不更方，仍守前方进行治疗。又间断巩固治疗 2 个疗程而收全功。

（《当代名老中医典型医案集·针灸推拿分册·心动悸·程莘农医案》）

【案例 3】王某，男，6 岁。1998 年 6 月 3 日初诊。

主诉：发热、恶寒、鼻塞半日。

发热半天，体温 38.5℃，恶寒，鼻塞，无汗，无吐泻，不咳，干呕，纳呆，大便调。查咽稍红，舌淡红，苔薄黄，脉浮缓。

西医诊断：上呼吸道感染。

中医诊断：感冒，证属外感风寒证。此为风寒外感，腠理郁闭，营卫不和。故见发热恶寒、鼻塞、干呕等。治以辛温解表，调和营卫，方选桂枝汤加减。

处方：桂枝 10g，杭芍 12g，生姜 2 片，大枣 5 枚，炙甘草 6g，葛根 10g，僵蚕 10g。水煎服，日 1 剂，连服 2 剂。

二诊（1998 年 6 月 5 日）：服药 1 剂后即热退身凉，稍感鼻塞，继服 1 剂，脉证平和。

（《当代名老中医典型医案集（第二辑）·儿科分册·感冒·陈宝义医案》）

附录：合编类医案课外拓展学习参考书目

1. 何时希.历代无名医家验案.上海：学林出版社，1983

2. 史宇广.单书健.当代名医临证精华.北京：中医古籍出版社，1999

3. 陈可冀.清宫医案集成（上下册）.北京：科学出版社，2009

4. 陈可冀.张京春.清宫医案精选.北京：中国中医药出版社，2013

5. 黄宫绣.太史医案初编.北京：中国中医药出版社，2015

6. 盛增秀，陈勇毅，竹剑平，王英.医案类聚.北京：人民卫生出版社，2015

7. 张伯礼，王志勇.中国中医科学院名医名家学术传薪集·医案集·综合.北京：人民卫生出版社，2015

8. 李成文，周明丽，王松慧.两宋金元名家医案.郑州：河南科学技术出版社，2016

9. 杨东方，庄文元.晚清散见宫廷医案汇编.北京：学苑出版社，2022

第七章
合刊类医案

合刊类医案即将若干医家医案合并刊行的医案著作，如《柳选四家医案》《清代名医医案精华》等皆属于此类。此类医案著作以医家为纲，以病证为目，选录著名医家医案，有助于后学整体把握特定医家的医学经验和临证特色，又可通过诸家对某一病证的治疗，掌握疾病诊治规律。

第一节　柳选四家医案

一、医著介评

《柳选四家医案》为晚清名医柳宝诒选取尤在泾、曹仁伯、王旭高、张仲华四家医案中精粹者合刊而成，四位医家时代接近、所处地域相同、环境相似，临床病种重叠性高，集中展现了当时吴地中医学的发展状态。

（一）医著概况

《静香楼医案》为清代名医尤怡医案，尤怡（？—1749），字在泾，号拙吾，又号饲鹤山人，江苏吴县人，著有《伤寒贯珠集》《金匮要略心典》《医学读书记》等。

《继志堂医案》为曹存心医案，曹存心（1767—1834），字仁伯，号乐山，江苏常熟人，著有《琉球百问》《继志堂语录》等。

《环溪草堂医案》为王泰林医案，王泰林（1798—1862），字旭高，晚号退思居士，江苏无锡人，内外科皆十分精通，其治肝三十法临床意义深远，著有《西溪书屋夜话录》《退思集类方歌注》等。

《爱庐医案》为张大曦医案，张大曦（一作大燨），字仲华，号爱庐，江苏吴县人，医名广传于当时江浙一带。

（二）学术思想与特点

1. 精选四家医案，各展所长　《柳选四家医案》精选四家医案，充分展示四家医学造诣独到之处。如书中病案所见，尤在泾治中风首责于肝，多从土虚木摇、脾饮肝风、肝肾阴虚阳亢等论治，用药兼顾清肝、柔肝、补益肝肾、健脾化痰等多方面，立方周到妥帖。曹仁伯于血证有所发挥，其自拟二方皆与此有关。曹仁伯认识到旋覆花汤治胸中脉络瘀阻之效，针对瘀血内阻化热之病机，加枇杷叶、芦根而成瘀热汤，治疗瘀热刑金之咳嗽疗效显著。温邪发痧有咳嗽出血之证，后期热退血止，但久咳不愈者有成劳之虞，曹仁伯认识到此证为余邪留于血分所致，故以四物汤引入血分，加祛风化痰之品以散血中伏邪，此二证治皆前人未曾论及。另曹仁伯对阴虚夹痰湿证尤有心得，临证时并用滋阴与化痰湿之法，在咳嗽、痿证、失眠案例中有所体现。王旭高将温病理论运用于疡科，内病、外疡一以贯之，又以"治肝三十法"闻名，治肝病以肝气、肝风、肝火三者为纲，其柔肝、疏肝通络、泄肝和胃、清肝、泻肝、养肝等法在医案中均有体现。张仲华发明痰湿眩晕一证，不从肝风立法，似补前人未备，此证眩晕虽由痰湿引发，但必有痰湿郁闭木火之病机，并非完全与肝无关。

2. 求同存异，对比发明　本书所选四家虽学术传承有异，但所处时代相近，且同处江浙一带，故学术思想有相通之处，汇集四家医案于一书，可求同存异，对比发明。如四医家所处时代地域正多温病，统观四家医案，治疗伏气温病或撤热，或补肾，伏气温病为肾虚邪藏少阴所致，故有补肾之法；至春季寒邪化热，由里达表，内热势盛，煎熬阴津，可见热陷心包之证，此证非如叶天士所谓从肺传来。张大曦治瘟疫频用下法，直至粪燥，此时有形之湿浊下尽，无形之邪不能与之搏结，退居于表，方用解表法，可与叶天士"轻法频下"相印证。

又如江浙地势低洼，多雨潮湿，民众病脾虚湿停、痰饮者多见。四家医案于脾虚湿困之证，多用四君、二陈辈，加藿香等芳香化湿行气之品。如针对脾气不足、胃湿有余之证，曹存心医案继承东垣升运脾阳之法，案中多用补中益气、升阳除湿等方；针对热病后期气阴两伤之证，张大曦继承叶天士平调气阴之法，其方不用辛温助热，不用寒凉伤脾，亦不滥补恋邪、困遏脾气，方多量小，药取轻平，务在流通气机，使中气渐复。

四家医案对肝病治法又有发挥，常用归芍六君子汤、逍遥散等化裁，泻肝以白芍、钩藤、羚羊角等，补肝以何首乌、当归等，攻补兼施。尤在泾、王旭高医案中又有肝风脾饮之证，木既伐土，脾胃不得运化，水液聚为痰饮，肝风内动，或鼓动痰涎上犯而为眩晕等证，或风痰传入经络之中而为肢麻、瘈疭等证，治之必化痰与泻肝并行。

二、典型医案评析

【**案例 1**】往昔壮年，久寓闽粤，南方阳气易泄。中年以来，内聚痰饮，交冬背冷喘嗽，必吐痰沫，胸脘始爽。年逾六旬，恶寒喜暖，阳分之虚，亦所应尔。不宜搜逐攻劫，当养少阴肾脏。仿前辈水液化痰阻气，以致喘嗽之例。

肾气丸减牛膝、肉桂，加北五味、沉香。

诒按：议论明确，立方亦极精当。

（《柳选四家医案·评选静香楼医案·痰饮门》）

评析：本案为尤怡医案。本患者年逾六旬，肾气已虚，且壮年时久寓闽粤，南方气候温热，阳气易于开泄，不能闭藏，故中年以来渐生痰涎。患者冬季背冷喘嗽、恶寒喜暖，皆阳虚见症，尤怡认为肾气丸可斡旋肾中颓堕之气，故用其养少阴命火，以化痰涎，仍减牛膝、肉桂，加北五味以酸收纳敛。且患者水液化痰阻气较甚，喘嗽、胸闷为痰阻气闭征象，若再用滋阴润燥之品则徒增痰阻之势，故加沉香理气并降气纳气。尤怡临证结合患者居处、年龄、季节推阐病原，因人因时因地制宜，立足整体，辨证精确，值得后世学习。

【**案例 2**】肾者主蛰，封藏之本，精之处也。精之所以能安其处者，全在肾气充足，封藏乃不失其职；虚者反是，增出胫酸、体倦、口苦、耳鸣、便坚等证，亦势所必然。然左尺之脉浮而不静，固由肾气下虚，而关部独弦独大独数，舌苔黄燥，厥阴肝脏又有湿热助其相火。火动乎中，必摇其精，所谓肝主疏泄也。虚则补之，未始不美；而实则泻之，亦此证最要之义。

天冬　生地黄　党参　黄柏　炙甘草　砂仁　龙胆草　山栀　柴胡

诒按：此三才封髓丹加龙胆草、栀子、柴胡，方与案若合符节。

再诊：大便畅行，口中干苦亦愈，左关之脉大者亦小。惟弦数仍然，尺亦未静。可以前方增损。

三才封髓丹加茯神、龙胆草、柏子仁。

三诊：久积之湿热，下从大便而泄。然久病之体，脾肾元气内亏，又不宜再泄，当以守中法。

异功散加白芍、荷叶蒂、秫米。

四诊：大便已和，脉形弦数，数为有火，弦主乎肝。肝经既有伏火，不但顺乘阳明，而且容易摇精。精虽四日未动，究须小心。

三才封髓丹加陈皮、白芍。

另猪肚丸（苦参、白术、牡蛎、猪肚）。

原注：此证拈定左关独大、独弦、独数，所以重用胆草、黑栀，直折其肝家郁火，俾湿热之邪从大便而出。

（《柳选四家医案·评选继志堂医案·遗精门》）

评析：本案为曹仁伯医案。曹仁伯临证善用《内经》之理阐释病机，认为遗精之症多本于肾而从于肝，本案因虚致实，表现为肾阴亏损更兼肝经湿热，故治疗上从补肾水、清利肝经湿热、潜降相火着手，且本案热重于湿，故脉象表现为关部独弦独大独数，兼有口苦、便坚、舌苔黄燥等火热征象，直以龙胆草、山栀折其热势。曹伯仁虽颇有医名，但临证谨慎，四日未遗精，虽已初获成效，但并未放松警惕，仍细心巩固，用三才封髓丹滋阴降火治本，配以清利湿热药物治标，使肾水足而自能封藏，肝热除更添水涵，则肝肾皆安宁、精无动摇。

【案例3】肝经郁火，乘犯阳明，牙龈痒痛出血，而发牙疳。舌红碎裂，头眩心烦，是营阴内亏；而纳谷气撑，又属脾气虚也。犹喜大便燥结，可用清滋法，先平其炎上之火。

羚羊角　鲜地黄　鲜石斛　玄参　麦冬　石决明　女贞子　茯苓　枣仁

诒按：立方专于养阴息肝，愚意再加广陈皮、鸡内金，以健运脾气，似更周到。

（《柳选四家医案·评选环溪草堂医案·外疡门》）

评析：本案为王旭高医案。王旭高以善治肝病而享誉医林，其认为肝病病机多为阴虚阳亢，阳亢即肝气、肝火、肝风为病，多始于情志所伤或劳逸失常。本案即是因情志抑郁，肝气郁结，肝胆风阳上冒颠顶，扰动清阳，致目昏、头痛、头眩；肝风郁火，伤及阳明胃络，火热之气迫血，可见牙龈出血；阳热之气销铄阴液，营阴内亏，虚热复生，而见心烦不寐，肠中干涩，则大便燥结，总为肝阳上亢、营阴亏损证，当用息风潜阳法。恐肝阳亢盛无制，阴液进一步消耗，阴虚风动，变生痉厥他症。方中选用女贞子、酸枣仁滋补肝肾精血；生地黄、麦冬、玄参、石斛等养阴清热，滋柔甘缓，壮水以制亢阳；石决明、羚羊角平肝潜阳息风；茯苓健脾以防诸药过凉或滋腻。王旭高虽医名颇著，但柳宝诒并不盲从，认为其用药仍未尽善尽美，故主张于方中加陈皮、鸡内金二味，针对患者纳谷气撑之症，行气消积以助脾运，更为周全。

三、参考医案

【案例1】恼怒伤肝，木火犯胃入膈，支撑胸背，呕吐血块、痰涎，不纳不便，舌白苔腻。胃为水谷之海，多气多血之腑，性喜通降，所畏倒逆。经此气火冲激，湿浊乘机错乱，倘肆其猖狂，厥势立至。若再侮脾土，胀满必增。左脉弦硬，右脉细软，谷不沾唇者已五日，胃气惫矣。而呕尚甚，中无砥柱，何恃而不恐。诸先生所进苦寒沉降，盖欲止其呕而顺其气，诚是理也。然

《内经》云：百病皆以胃气为本。苦寒性味又属伐胃；胃不能安，药力何籍？拙拟苦寒以制肝之逆，苦辛以通胃之阳，而必参以奠安中气，庶几倒逆之势得缓，幸勿拘于见血畏温之议。

人参一钱　吴茱萸二分　旋覆花一钱五分　川楝子七分　川椒二分　法半夏一钱五分　茯苓二钱　川黄连三分

另肉桂四分，酒炒龙胆草三分，两味同研，饭丸，煎约送卜。

诒按：论病颇有卓见，立方亦稳。惟丸方肉桂合龙胆，一寒一热，似不如肉桂合川连，取交济之意更佳。

再诊：呕逆已止，胀痛亦缓，左脉弦硬固平，右脉歇止渐见。土德大残，中气亦竭。急进补中立中，仍参约脾制肝之法，惟望胃纳能醒是幸。

人参一钱五分　肉桂三分　炙甘草三分　白术一钱五分　茯苓三钱　炒白芍一钱五分

诒按：此建中合四君法。

三诊：胀痛大减，呕逆未平，稍能纳粥，脉俱濡细，胃气渐有来复之机。经云：纳谷则昌。信不诬也。

人参一钱　煨肉果三分　白芍一钱五分　橘白七分　白术一钱五分　炙甘草三分　煨木香三分　茯神三钱　谷芽一两

诒按：此养胃和中，善后之方。

（《柳选四家医案·评选爱庐医案·呕逆门》）

【案例2】凡有瘀血之人，其阴已伤，其气必逆，兹吐血紫黑无多，而胸中满闷，瘀犹未尽也。而舌绛无苔，此阴之亏也。呕吐不已，则气之逆也。且头重足冷，有下虚上脱之虑。恶寒谵语，为阳弱气馁之征。此证补之不投，攻之不可，殊属棘手。

人参　茯苓　三七　吴萸　乌梅　牡蛎　川黄连　郁金

诒按：论病则层层俱透，用药亦步步着实，此为高手。

（《柳选四家医案·评选静香楼医案两卷·失血门》）

【案例3】血不养心，则心悸少寐；胃有寒饮，则呕吐清水；虚火烁金则咽痛，肝木乘中则腹胀。此时调剂，最难熨帖。盖补养心血之药，多嫌其滞；清降虚火之药，又恐其滋；欲除胃寒，虑其温燥劫液；欲平肝木，恐其克伐耗气。今仿胡洽居士法，专治其胃，以胃为气血之乡，土为万物之母，一举而三善备焉，请试服之。

党参　冬术　茯苓　半夏　枣仁　扁豆　陈皮　山药　秫米

诒按：于无可措手中，寻出养胃一法，自属扼要之图。拟再加木瓜、白芍以和肝，竹茹、麦冬以清肺，似更周匝。

（《柳选四家医案·评选环溪草堂医案·内伤杂病门》）

第二节　孟河费氏医案

一、医著介评

《孟河费氏医案》为清末孟河名医费伯雄及其孙费绳甫的医案合辑。本书选案精良，议论精辟，实用性强，对近现代中医临床有较大影响。

（一）医著概况

费伯雄（1800—1879），字晋卿，号砚云子，清代医学家，孟河医派四大家之一。费伯雄生长于世医家庭，其祖父费岳瞻、父亲费云庵皆以医名，传至伯雄已历七世。费伯雄主张"和治""缓治"，师古而不泥，临证常以平淡之法而获效。世人谓"清末江南诸医，以伯雄为最著"。主要存世医著有《医醇賸义》《医方论》《费氏食养三种》《怪疾奇方》，并审定《咽喉脉证通论》，批注《医学心悟》《医方集解》《温热经纬》三书。

费绳甫（1851—1914），名承祖，费伯雄之孙。费绳甫幼承家学，精于临证，求诊者日以百计，中年迁居上海，其治虚证别有心得，重视调和胃气，用药以"切见症，切病原，切气候，切体质"为四要，谓："轻病用轻药，药不离题；重病用重药，重不偾事。"

《孟河费氏医案》由《费伯雄先生医案》与《费绳甫先生医案》两部分组成，前者简易，后者详实。《费伯雄先生医案》计 20 门，按语简洁，议论精辟。《费绳甫先生医案》计 38 门，病案详尽，理法方药层次分明。

（二）学术思想与特点

《孟河费氏医案》属合刊医案，按疾病分门。《费伯雄先生医案》往往不载姓名，仅有病症、治法、方药，按语简洁，议论精辟，夹叙夹议，按语长则数百字，少仅数字，从中可见其治病辨证细致，善于抓主证，立法处方精当，用药灵活而法度谨严。《费绳甫先生医案》多载姓名、居住地、病症、方药，书中病案常常先叙症状，后述病机、诊断、治法、方药，医理分析丝丝入扣，理法方药层次分明，切于临床实用。孟河费氏擅治杂证、虚劳，以养阴见称，用药清润平稳，但麻桂、四逆、承气、白虎，亦经常运用，诚如费绳甫所言："有病则病当之，有此病，即须用此药，毋庸顾虑。只需辨证分明，谨慎从事，治法得当，沉疴顿起。倘畏惧猛峻，逡巡不前，坐失时机，病势深入，正不胜邪，轻则病变，重则死亡。"费氏医案兼取东垣、丹溪之长，治虚劳主清润平稳，养胃阴则主气味甘淡。

二、典型医案评析

【案例 1】一水能济五火，肾是也；一金能行诸气，肺是也。肾为下渎，肺为上源，金水相涵，方能滋长。今诊脉象，二尺虚细，左关独弦，右部浮芤，水不滋木，肝阳上升，肺金受克，呛咳漫热，甚则咯血，势将成损。姑拟壮水柔肝，清养肺肾。

天麦冬　川贝母　女贞子　南北沙参　杏仁泥　茜草根　怀牛膝　瓜蒌皮　毛燕窝　川石斛　潼沙苑　鲜藕

（《孟河费氏医案·费伯雄先生医案·虚损》）

【案例 2】一水能济五火，一金能行诸气。肾为下渎，肺为上源，金水相涵，方能滋长。今诊脉象，两尺虚细而数，左关细弦而数，右部浮芤而数。失红之后，呛咳漫热，大肉消瘦。盖肾水久亏，肝阳无制，熏灼肺金，损症已成，实非轻浅。勉拟壮水柔肝、清养肺胃之法，竭力挽救。

天门冬　麦门冬　北沙参　潼沙苑　败龟甲　旱莲草　左牡蛎　生甘草　川石斛　怀山药　女贞子　毛燕窝　川贝母　莲心

（《孟河费氏医案·费伯雄先生医案·虚损》）

评析： 费伯雄擅治虚损之病，详于脏腑辨证。费伯雄治疗虚损常遵《难经》之旨："损其肺者，益其气；损其心者，调其荣卫；损其脾者，调其饮食，适其寒温；损其肝者，缓其中；损其肾者，益其精。"费伯雄通过大量临床实践，深入研究了由于肝肾阴阳盛衰的变化所导致的种种疾患的特点，并强调调理肝肾的重要性。在103例医案中，以肝肾论治者竟达52例，其调治虚损之病的特点可见一斑。如案例1与案例2便精辟地阐述了肝肾失调导致其他脏腑产生疾病的机理，指出"一水能济五火，肾是也""肾水久亏，水不涵木，使肝阳无制""肝阳无制，熏灼肺金"等。故此，费伯雄临证十分重视补肾填精、滋水涵木、养阴增液、疏肝理气、平抑肝阳、清泻肝火、镇肝息风、柔润肝体等治法的运用，并在此基础之上随证配合养心、健脾、肃肺、和胃以及化痰、通络、分利等法。

【案例3】江宁蒋瑞生，初病胸脘觉冷，口多涎沫皆冷。医用二陈、平胃不应；用附子理中汤，其冷更甚，即饮滚水，尚不觉热。粒米不进，已经六日，势濒于危，求治于余。诊脉沉细而弦，此胃有蕴热，煎熬津液，化为痰涎，一团涎沫之中，正气流行不到，故胸脘觉冷，口多冷沫。今误认虚寒，用辛热通阳，反助火劫阴，津液尽化为痰，胃阴将涸，故粒米不能下咽。治必清胃热，养胃阴，令热去津生，胃气宣布，涎沫自消。方用：

天花粉三钱　石斛三钱　北沙参三钱　麦冬三钱　甘草四分　白芍钱半

一剂冷涎已减，饮食渐进。再剂涎沫全无，知饥能食。照方加大生地三钱。连服五剂，即康复如初。

（《孟河费氏医案·费绳甫先生医案·痰饮》）

评析：费绳甫顺应胃喜润恶燥的生理特点，临证擅用养胃阴之法。本案患者蒋瑞生胃有蕴热，煎熬津液，化而为痰，胃阴将涸，故粒米不能下咽，经清胃热、养胃阴而病去如濯。费绳甫清胃热、养胃阴、益胃气的常用药物如：北沙参、麦冬、川石斛、肥玉竹、玄参、天花粉、生地黄、山药、杭白芍、生甘草、别直参（高丽参）等，多属甘凉、甘寒或甘润之品。费绳甫认为："喻嘉言所论甘寒能培养脾胃生生之气，最合机宜。"故临证喜用甘凉、甘寒或甘润之品以养胃阴，使胃和降相应，津液内生，诚如其言："余治虚证，人视为万无生理者，胃阴虚，即养胃阴；胃阴虚，胃气亦虚，即养胃阴，兼益胃气。无不应手取效，转危为安。生平治虚证，别有心得者在此。"谆谆教导后学者："凡遇虚证，千万勿忘有顾胃救人之第一必效之法在。"

三、参考医案

【案例1】常州盛杏荪之第四女，壮热无汗，红疹满布，咽喉红肿白腐，舌绛苔黄，诊脉浮弦洪数。温热中夹秽浊，气血皆受燔灼，非用大剂生津泄邪，两清气血，令邪热外泄，秽浊下行，势必深入至脏腑腐烂而后已。此症须参照瘟疫例治，非寻常喉症可比。

生石膏三两　犀角尖一钱（磨冲）　酒炒黄芩一钱　牡丹皮三钱　牛蒡子三钱　薄荷叶钱半
银花三钱　连翘三钱　天花粉三钱　马勃八分　象贝母三钱　金汁二两　芦根四两　竹沥四两

进三剂，汗出淋漓，发热渐退。照前方加石斛五钱、桑叶三钱，进三剂，大便畅行，热势尽退。照前方去牛蒡、薄荷，加鲜地黄四两，咽喉红肿白腐皆消，惟口渴引饮，心烦不寐，改用：

天冬二钱　麦冬三钱　生地黄三钱　南沙参四钱　石斛三钱　天花粉三钱　川贝母三钱　竹茹钱半　白芍钱半　甘草五分　青皮甘蔗四两。连进五剂，遂愈。

斯时盛氏本人传染是气，亦患喉症，状与前同。照前法减轻治之，一候即瘥。行辕患此病者，共四十余人，皆用前法治愈。所不及救者，惟如夫人刘氏，邪未清而阳已越；使女兰香，正不胜邪而内陷耳。

（《孟河费氏医案·费绳甫先生医案·喉科》）

【案例2】镇江王子方茂才，得奇疾，入夜茎头发热如火燎，黎明方退。请外科治，误认下疳，敷以末药，反增肿痛。延余诊视，两尺脉来细数。此郁火，非毒火也。洗去敷药，投以养阴清火之剂。

川黄柏一钱　肥知母一钱　生地黄四钱　生龟甲四钱　女贞子三钱　牡丹皮二钱　明天冬二钱

一剂肿消痛止，二剂热退病痊。

茂才曰：阅方书无此症，先生治之，效如桴鼓，请详示起病之由，及治法之妙，以开茅塞。予答曰：君素好色，因身体孱弱，而不敢肆情纵欲，火时动而强制之，火气无从宣泄，势必移热茎头，泻其火而滋其水，火清则水精四布，疾自瘳矣。茂才曰：先生所言，丝毫不爽。

（《孟河费氏医案·费绳甫先生医案·奇病》）

【案例3】肝胃气痛，宜和营畅中。

全当归　云茯苓　焦白术　延胡索　台乌药　白蒺藜　细青皮　陈广皮　春砂仁　怀牛膝　金橘饼　生姜　广木香　佩兰叶

（《孟河费氏医案·费伯雄先生医案·诸痛》）

第三节　重古三何医案

一、医著介评

《重古三何医案》所载为清代江苏青浦重古镇（现属上海）医家何元长、何书田、何鸿舫三世医案，经陆锦燧等选录而成，初刊于1918年。其中以何书田医案叙述病源、病状较为详尽，治法切于实用，从中可以分析出"三何"的学术思想和用药特点。

（一）医著概况

上海青浦何氏医学肇始于南宋何彦猷兄弟，何彦猷官至大理寺寺丞，因力辩岳飞冤狱被劾，南宋绍兴十一年（1141）至京口（今江苏镇江）十字街行医，为江南何氏医学之肇始，至今已传二十九世，历850余年。何氏方志、家谱中有医传可考者约350余人，其中不少医家曾任太医院院使、御医等职，历代编著医论、医案、方药等医著130余种，现存88种。何氏医学声名腾耀于大江南北，尤以第六世何渊、十七世何汝阆、十九世何嗣宗、二十二世何元长、二十三世何书田、二十四世何鸿舫最为著名。

其中，何世仁（1752—1806），字元长，号澹安，晚年又自号福泉山人，为何氏二十二世传人。

何书田（1774—1837），名其伟，又字韦人，何世仁之子。精于诗文，拜娄县庄师洛和本县的王昶为师，诗风仿效陆游，主张清物自见，也正体现了他的为人品质。

何鸿舫（1821—1889），名长治，原名昌治，字补之，号鸿舫，晚号横柳病鸿、淞南医隐等，医名以鸿舫著。系何氏世医第二十四世传人，何书田之子。何氏5岁起习儒，精于古文、诗词、书画。其留于后世的著作有《重古三何医案》中的下卷，还有后裔整理的《清代名医何鸿舫医案》《何鸿舫编年药方墨迹》，并著有《还如阁诗存》等。

重古何氏对温热病、臌胀、虚劳吐血、妇科病等均有颇为系统全面而独到的见解和经验留传，对后世医学发展亦有较大影响。

《重古三何医案》由吴县陆晋燧（锦燧）、陈焕云（章）同选，同郡陆平一（培治）、陆心竹（培勋）、陆循一（培良）校字，陆锦燧作序，精心收集何元长、何书田、何鸿舫三家医案而成，1918年刊行。全书分3卷，其中上卷为何元长先生方案（原著如此称），中卷系何书田先生方案，下卷系何鸿舫先生方案。上卷何元长方案以类分，共计8类医案；中卷何书田方案，共计26案；卜卷何鸿舫方案简明扼要，共计36案。本书精选了重古镇三何诊疗的原始医案，涉及中风、肝风、虚劳、出血、心悸、遗精、喘、痢、痿、肿胀、积劳、时疾、泻痢、疝气等多种疾病。

（二）学术思想与特点

1. 擅抓主证，处方精当 《重古三何医案》上卷为何元长先生方案，以类分案，分别为：中风类、肝风类、虚劳类、咳嗽失血类、心悸遗精类、喘类、痿类、肿胀类8类医案。何元长诊病，擅长概括主证，抓主要病机，所写医案，要言不烦，往往一言而决，确定治法，给出方药，可谓精练老到。如《松江府志》记载："何氏累世名医，世仁尤神望闻之术。有金山某求诊者。曰：'尔曾溺于水乎。'其人曰：'然。'与方即愈。人问何以知其溺，曰：'色黑、脉沉，故知之。'"从中可见何元长治病辨证，善于抓主证，立法处方精当的临证特点。

2. 引经据典，叙案详备 《重古三何医案》中卷为何书田先生方案。何书田是当时吴下名医，曾受林则徐所托研制十八味戒烟方，并著有《救迷良方》，有十六种刊本，盛行于江、浙、湘、鄂、粤、桂等地。他所结交的都是当时名流，医术继承家传，精益求精，声名传于大江南北。本书所选医案，每每叙述病源病状，详尽仔细；案中引经据典，切中病因病机；用药宜忌，切于实用；案后调养食疗，每有嘱托。

3. 重视脾胃，短小精练 《重古三何医案》下卷为何鸿舫先生方案。据载，何鸿舫医业之盛，使上海东南青浦县水乡小镇重古镇病员麋集，致舟楫首尾相接，妨碍居民洗浣和汲水。本书何鸿舫医案，大多短小精练，其制方遵李东垣之学术思想，临证治疗重视"脾胃之气"，通过调补脾胃之气以补元气，在此基础上根据疾病的发病原因、病位、病性和气血阴阳不足的偏重，配伍补气、补血、补阴或补阳的药物以益气生血，调补阴阳。

二、典型医案评析

【案例1】 阳本亏而营分不充，以致左脉沉弱，右足无力，以温补元阳，营气通利。

党参 当归身 川附子 熟地黄 苁蓉 杜仲 枸杞子 川断 茯神 胡桃肉

丸方：党参 熟地黄 杜仲 巴戟 川断 当归身 胡桃 枸杞子 茯神 蒺藜 炒芝麻 桂圆膏丸

（《重古三何医案·痿类》）

评析：何元长诊病，擅长抓住主证病机，确立治法，一言而决。本案脉证只有八个字："左脉沉弱，右足无力。"何元长将病机概括为"阳本亏而营分不充"，立法"温补元阳，营气通利"。整个医案，从脉证到病机，再到治法，寥寥数语，要言不烦，却切中肯綮。全方汤、丸并用，气药、血药皆施，但以气药为主，补阳、滋阴兼顾，而以补阳药为多，充分体现了李中梓的"血气俱要，而补气在补血之先；阴阳并需，而养阳在滋阴之上"的特点。

【案例2】 浙抚李公：《经》曰：胃主纳，脾司化。一纳一化，生生之本也。今宪公祖胃虽能受，脾不能运，因思脾为思虑之所积伤，劳烦之所日耗，寒暑之所相侵，肝木之所相克，而运化之本惫矣。脾失法天健运之常，化生万物之职，由是日用饮食不能化生精微，尽酿成稠痰浊饮，阻塞饷道，妨凝饮食，升降不清，呕吐渐加，有自来也。然则调治之要，贵在扶脾，脾健则痰自安，而气乃和，且能运能化，一切结气楚逆之在胸膈间者，庶几宽舒而和矣。若专攻痰而脾胃愈伤，痰反日多，不可不察也，故《经》云：治痰不理脾胃，非其治也。又须以淡泊滋味，和脾而勿使助痰，却怒戒焦，和肝而勿使侮土。戒一切苦寒攻击之药，勿使伤胃而害正气。禁一切油腻、香燥、刚烈之品，勿使伤阴而作吐作呕，以油腻能发吐，以香性上窜而作呕，燥药能助火而生痰耗精也。养之有恒，慎勿欲速，缓缓调摄，则渐安而不成膈，所贵留神于早也，录方呈裁。

人参一钱　制于术半钱　广橘红一钱　炙甘草五分　茯苓半钱　煨姜二片　南枣二枚　枇杷叶（蜜炙）三钱

同煎食远服。

丸方：治结气。

大京参一两　橘红四两

为细末，淡姜汤泛丸，不拘时服，炒米汤送下四五钱。

第二料：大京参二两　橘红一两

后参可加至四两，橘红只用一两。

从来调理之道，最宜细细讲究。贵养真气，不在药味，故用药宜清也；贵养清气，禁养浊气，故厚味宜禁也。但得五谷以养之，五果以助之，五蔬以通之，下通则上下不隔，清气胜则浊痰自降化矣，另录其法于后。

五果汤：黑枣数枚　白果（炒）二枚　榛仁十二枚　风栗五枚　桂圆十枚　巴旦十粒

煎汤代茶。

五谷汤：小粟米　大麦糊粉　新米、粳糯各半（炒，煮粥）　酸浆粥　牛奶子粥

每作米粥时先加一调羹，渐加重，不用而纯以奶煮则脾胃大健。须以渐加入，不可骤。

五蔬汤：菠菜　野菜　白头菜　黑芝麻

《经》云：呕吐之证，得药而安，安后切不可骤用荤味厚浊之品及米饭麦饭，以仓廪未固也，犯之难治，愿留意正焉。

（《重古三何医案》）

评析： 何书田先生医案，与其父何元长医案用语简练、意赅直指不同，他的医案，每每叙述病源病状，不厌其烦，药食调养，每有嘱托。如本案治疗浙抚李公，在案首即先引用"胃主纳，脾司化，一纳一化，生生之本也"借以阐明本案病机"胃虽能受，脾不能运"。临床中也确实有病人，诊断有胃病，病人却认为"自己胃口很好，不会有胃病"，胃能受纳是一个方面，脾不能运是一个方面，脾胃可以合称，也要分治。案中又以《内经》"治痰不理脾胃，非其治也"的观点来说明调治之要，贵在扶脾，脾健则痰自安，若专攻痰则脾胃愈伤，痰反日多。于案后又引用经典："呕吐之证，得药而安，安后切不可骤用荤味厚浊之品及米饭麦饭，以仓廪未固也，犯之难治。"谆谆之语，录之以嘱托患家。其医德人品，可见于一斑。

【案例3】力伤尿血已久，脉数，当从滋化，未能即愈也。

生黄芪　细生地　牡丹皮　泽泻　赤苓　黄柏　远志　肥知母　木香　甘草梢　滑石　车前子

评析： 何鸿舫先生医案，遣方用药遵李东垣之学术思想，善用黄芪治疗血证，在调脾胃的基础上养阴止血，同时补气益中兼顾疏理气机，以防气机壅滞。如本案病因系力伤，脉证为脉数、尿血。按语不多，言简意赅。其治以李东垣劳力则脾伤论治，故以黄芪为君，配木香行气和胃，生地黄养阴，知母、黄柏、丹皮降火泄热以凉血止血，赤茯苓、车前子、泽泻、滑石利湿通淋，

甘草梢入茎中通利，远志以利心肾。

（《重古三何医案》）

三、参考医案

【案例1】中不胜湿，大腹䐜胀。

茅术　煨木香　于术　赤苓　谷芽　香附　瓜子　炒车前　泽泻　大腹皮

（《重古三何医案·肿胀类》）

【案例2】呕吐：刘塘镇王先生，赴太仓州试回，呕吐两日夜，形神顿瘁，水米不能入口，众医议进和胃止呕之法，随服随吐，几殆。其戚沈翁求往治，山人见其面容黯惨无人色，六脉细濡垂绝，此由入场辛苦受饿，胃气伤而津液竭也，非甘酸济阴法不可，急进生脉散，二剂而瘳。

（《重古三何医案》）

【案例3】齿痛：烦心，木火上炽，值秋燥内外火交灼，齿痛，脉细数，当从滋化。

原生地　麦冬　知母　牛膝　石膏　盆秋石　竹叶　生姜

（《重古三何医案》）

第四节　清代名医医案精华

一、医著介评

《清代名医医案精华》为现代名医秦伯未编著。全书选辑清代叶桂、薛雪、吴瑭、张聿青等二十多位名家医案之精华，可谓博采众家之长，全书选案多记录简要，方治切于病情，是中医药教学、科研以及临床必读的医案学著作。

（一）医著概况

秦伯未（1901—1970），名之济，号谦斋，上海市人，出身于中医世家，祖父秦笛桥、伯父秦锡田、父亲秦锡祺，均通儒精医。秦伯未学识渊博，学术造诣深邃，生平医学著作多达60余种，如《秦伯未内经学》《内经类证》《内经知要浅解》《金匮要略简释》《清代名医医案精华》《中医入门》《中医临证备要》《谦斋医学讲稿》等。

中医学发展到清代，又一次呈现出百家争鸣、阐古启今的繁荣景象。对此，秦伯未尝言："清代医家之盛，远胜于前，然宣阐古蕴，发明心得，正负可数。而所传医案，大半门人编纂，驳杂不纯。若是者，乌足光前哲而裨后学？此又所以名医是尚，而菁华是撷也。"在此基础上，秦伯未荟萃该时期之精华，辑选20多位医家约2000例医案，于1928年著成《清代名医医案精华》，实属法密而理深、学渊而验丰、实为玑珠之作。其中蕴含的治学思想与临证感悟，堪为准绳，对后学大有裨益。诚如其在自序中所言："合病理治疗于一，而融会贯通，卓然成一家言，为后世法者，厥惟医案。此医案之所由辑也。"

（二）学术思想与特点

《清代名医医案精华》精选晚清年代叶天士、薛生白、吴鞠通、尤在泾、丁甘仁、曹仁伯、王旭高、张仲华、何书田、赵海仙、马培之、王九峰、陈莲舫、张千里、秦笛桥等20多位名医的经典医案，涉及内、外、妇、儿、五官、骨伤各科。以医案为纲，以病证为目，分类清楚。全书以医家分类，每位医家下边按照病名分类，每种疾病下方首先罗列症状及背景说明，进而呈现方药，将同一医家论治同一种病的全部医案汇集一处，每位医家的治疗原则及处方用药可以相互比较，分析出各个医家的学术特点及其在各类疾病的治疗经验；所选案例多记录简要，方药切合病情，并对病理有一定阐发。全书格式统一，门张目举，便于读者参阅。

二、典型医案评析

【案例1】痢为湿蕴饮食杂感之故，气分受伤者，其色白；血分受伤者，其色赤。深秋痢疾，以能纳者为吉，不纳者为凶。若热而不化，证名疫气，较前证为尤剧，此先哲言之也。据述初来便薄，旋转便泄，日夜数十次，腹痛里急，本元先受伤，大肠不和也。已非轻侯，况又粒食不进，频频嗳恶，肝气逆而失降，恐增呃忒。脉来弦细数，舌干苔黄，阴液极亏，浊邪盛而冲扰，有正不伏邪之虑也。勉拟清浊之法，应手为吉。

左金丸　金石斛　奎白芍　金银花　条芩　猪苓　橘白　益元散　赤苓　谷芽　姜茹

（《清代名医医案精华·陈良夫医案》）

评析： 陈氏治噤口痢首重胃气，务期胃阴得复，胃气始苏，虽病情凶险，亦能出险入夷，化为坦途。本案初始为湿热毒邪蕴滞肠中，故痢下日夜数十次，腹痛里急；继因疫毒较重，湿热交阻，逆冲胃口，干扰中焦脾胃的正常升降，脾失健运，胃失和降，中枢转运失司，肝气乘虚侮之，脾胃虚弱加肝气郁结，因而粒食不进，频频嗳恶。舌干苔黄，脉来细数，为胃阴大伤之象，更难耐受祛邪之药，较为难治。虽病势险恶，证情复杂，但陈良夫谨守病机，拟辛开苦降，清热利湿，悦胃醒脾，和营养阴。方以左金丸辛开苦降；佐以姜茹和胃降逆；辅以条芩（黄芩）、猪苓、赤茯苓、益元散清热利湿；复以橘白、谷芽悦胃醒脾；再以金石斛、白芍和营养阴；用金银花清热解毒。全方熔诸法于一炉，清热力避苦寒，利湿免劫阴液，悦胃忌用香燥，养阴妨碍湿邪，标本兼顾。

【案例2】患者屡发喉证三五年，今秋眼肿出血，多服凉药及西瓜等物，遂患下痢赤白，常有干粪夹杂其中，延及百日，近见坚栗而痢更甚。

诊之：从来肺有积热者，大肠必燥……夫脾受瓜果之寒湿，下流大肠而为痢，则大肠之燥当除。今独不然，宽若燥与湿各树旗帜，相为掎角之势，岂非以脾属中土而主湿，大肠属燥金而主津，津亏则燥益坚，脾虚则湿愈甚耶？察其证当属湿燥两伤，或通或塞，均非所宜，乃施润燥兼行之法。

全瓜蒌　当归　木香　川黄连　甘草　升麻　藕　陈火腿足骨

（《清代名医医案精华·王旭高医案》）

评析： 王旭高治病，审证精细，颇善权变。其通涩兼行、润燥并用等法，虽谓治出二途，却相反相成，殊有巧思。本案选方燥以除湿，湿以润燥。润燥二法，本自互立，今随证通变，润燥并施，乃另辟新径，各奏其功。方中瓜蒌散结滑肠，木香疏肝理气、健脾益中、消积导滞，二药配伍，发挥强大的清除湿邪郁积之作用；黄连清热燥湿；当归配伍甘草养血生津。全方组合，共奏芳香化湿，滋阴润燥之功效，充分体现王旭高相反相成论治之妙义。

【案例3】长夏久热，伤损真阴，深秋天气收肃，奈身中泄越已甚，吸短精浊，消渴眩晕，见症都是肝肾，脉由阴渐损及阳明胃络，纳谷减，肢无力。越人所云：阴伤及阳，最难充复，诚治病易，治损难耳。

人参　天冬　生地黄　茯神　女贞　远志

（《清代名医医案精华·曹仁伯医案》）

评析：暑伏之时，天气炎热，地气交蒸，最易耗气伤津，若调摄不当，则气津两伤。久之损伤先后天之本，治疗应滋阴益阳。方中人参大补元气，配合天冬、生地黄以阴阳双补，生地黄同时具有清热凉血的功效，进一步消除暑热疾患；女贞子、远志滋肾固摄，茯神健脾利湿，三药合用使先后天并补。全方药味精简，君臣佐使分明，共奏协调阴阳之效。

三、参考医案

【案例1】下血后，大便燥闭不爽，继而自利，白滑胶粘，日数十行，形衰脉沉，必因久伏水谷之湿，府病宜通，以温下法。患者先前患有慢性痢疾或有结肠病变，先是大便出血，继而便秘，但有大量白色黏液排出，患者脉象沉伏，全身状况很差，此病属于寒积，采用温下燥湿法，处方为大黄附子汤加减。

辨证：以方测证，患者当有腹痛、腹胀等症状，否则不会用厚朴、大黄，而且舌苔必然厚腻，脉沉是辨证的要点，张仲景附子方无不有脉沉或脉弱、脉伏不出等。如果形体瘦弱者，可加人参，亦可加芍药、肉桂、干姜、甘草。

生茅术 制军 熟附子 厚朴

（《清代名医医案精华·尤在泾医案》）

【案例2】兰溪潘开子表弟，其夫人怀娠患痢，昼夜百余次，延余视，余以黄芩汤加减，兼养胎药饮之，利遂减，饮食得进，而每日尚数十次，服药无效，余曰：此不必治。名曰子利，非产后则不愈，但既产恐有变证耳。病家不信，更延他医，易一方则利必增剧，始守余言，止服安胎药少许，后生产果甚易，而母气大衰，虚象百出，适余从浙中来，便道过其门，复以产后法消息治之，病痊而利亦止，盖病有不必治而自愈，强求其愈，必反致害，此类甚多，不可不知也。

（《清代名医医案精华·徐灵胎医案》）

【案例3】劳怯，形色夺，肌肉消，食减便滑，兼呛痰喉痛，知医理者，再无清喉凉肺滋阴矣。病患述心事操持病加，显然内损，关系脏真，冬寒藏阳，人身之阳，升腾失交，收藏失司，岂见病治病，肤浅之见识，据说食进逾时，必有痛泄，经言，食至小肠，变化屈曲，肠间有阻，常有诸矣。凡汤药气升，宜丸剂疏补，资生丸食后服。

人参 坎炁 茯苓 黑壳建莲 五味 芡实 山药浆丸

（《清代名医医案精华·张仲华医案》）

第五节 中国现代名中医医案精华

一、医著介评

《中国现代名中医医案精华》是由现代著名中医学家董建华院士等主编的一部大型中医医案丛书。本书搜罗名家广，选材按注精，参考资料多，汇集了现代名老中医医案之精华，是现代诸家医案汇编佳作。

（一）医著概况

《中国现代名中医医案精华》分为一、二、三集和四、五、六集两部分。其中，一、二、三集共收录了全国23个省、市、自治区和中国人民解放军系统的146位名老中医的精华医案，纳入医案共计1850例。四、五、六集共收录了包括台湾在内的全国24个省、市、自治区以及中国人民解放军系统的 142 位名老中医的精华医案，纳入医案共计 1884 例。

《中国现代名中医医案精华》一书以医家为纲，每集对所涉及的名老中医均按医家所属行政区划或军队分类编排，并附小传一篇，以论述其师承渊源及学术特色。每位医家所选载的医案数目不等，但格式统一，均以姓名、主诉、诊查、辨证、治法为序，每案后均有按语及编者评注。每一集书末均附有本集医案所涉及的疾病病名、病证索引，第六集书末附有丛书总病名、病证索引，以便读者查阅。

（二）学术思想与特点

《中国现代名中医医案精华》属合刊医案，以医家为纲，疾病为目。本书所选择的名老中医在全国均有广泛影响，极具权威性。相关医案均由名老中医自己亲自选定，内容真实可靠，书中所涉及名老中医现多已作古，因此所收医案尤显珍贵。每一医案后均有按语，或为名医自己所撰，或由后人、门徒所加；每位名中医的医案后都有编者评注，该评注均系本丛书主编、副主编所撰，因他们长期从事中医临床工作，具有较高的学术水平，评注以简洁的语言，高屋建瓴地概括了该名中医的学术思想和诊疗特点，结合所选医案予以剖析，多能抓住名中医的学术精髓，要点突出，颇有价值。

二、典型医案评析

【案例 1】盖某，男，9 岁，1978 年 9 月 10 日初诊。

患儿赋性老实，半年前有受惊史。四月初，在学校上课，突然呆若木鸡，两目斜视，神志昏迷，手中铅笔失落，面色苍白，旋即昏倒在地，手足震颤，约数分钟即苏醒。醒后神疲乏力，嗜睡。从此以后，数日、十余日或月余发作一次不等，多以惊恐或学习中用脑过度为其诱因，饮食二便尚可。经休学治疗，服中西诸药效果不显，近日发作频繁，举家惶然。请我诊治。

检查：脉滑，舌苔白厚，舌质红。

诊为痫症，系痰火迷神，兼动肝风所致。

治宜清热涤痰，佐以重镇。

方用涤痰汤加减。

生龙骨、生牡蛎各 20g，节菖蒲 9g，炒远志 6g，胆南星 6g，天竺黄 6g，清半夏 6g，茯苓 9g，枳实 6g，橘红 9g，黄芩 9g，僵蚕 9g，全蝎 5g，杭菊花 9g，钩藤 9g，竹茹 6g，羚羊角粉 0.5g（冲服）。

9 月 18 日二诊：上方连服 6 剂，痫病未发作。检查：六脉滑，舌苔白微厚，舌质红。予前方继服。

9 月 30 日三诊：上方继服 10 剂，精神很好，在此期间，痫症小发作一次。仅精神呆滞，旋即恢复，亦未昏倒。检查：六脉弱滑，舌苔薄白，舌质正常。仍用上方去羚羊角粉，加朱珀散 0.5g（冲服）。

10 月 13 日四诊：上方又服 12 剂，痫病迄未发作。精神食欲均正常。检查：舌脉正常。嘱按原方继服 6 剂，以竟全功。两年后随访，病未复发，今年 3 月再次随访，一切正常。

（《中国现代名中医医案精华·第 1 集·山东名医医案·李乐园》）

【案例 2】齐某，女，4 岁，1969 年 5 月 9 日初诊。

患儿自 3 月起惊痫抽搐，日发 10～20 次，经用豁痰开窍通雍息风之剂加琥珀抱龙丸，症势大减，改投董氏定痫丸 2 料，药后有 2 个月未发痫证。近因突闻强雷声，极度震惊而痫病复作，抽搐连作，日夜数十次，神志尚清，自诉体痛，未闻痰鸣，舌净脉弦。再予董氏定痫丸 1 料，每日吞服 3g。

复诊：服定痫丸后，抽搐不减，曾去针灸、推拿，亦无寸效。其症无热无痰，发时神清，全身颤动，肢体疼痛，舌质色红，脉象弦涩。病起于突受雷惊，震动心肝；以心主血，肝主筋，惊伤心肝，则血滞而筋失濡养，故身痛而搐也。改予王清任身痛逐瘀汤，活血行滞，养筋定搐。

处方：党参、当归、怀牛膝、醋炒五灵脂各 9g，桃仁、赤芍各 6g，红花 4.5g，炒枳壳、生甘草各 3g。5 剂。

后再连服 5 剂，痫定而愈，随访数年未发。

（《中国现代名中医医案精华·第 2 集·上海名医医案·董廷瑶》）

评析：上述两案均为癫痫验案。李乐园认为必有风火罹患，故并用清火、平肝息风之品；董廷瑶认为痰瘀互生，豁痰难愈疑为血脉瘀阻，改用活血定痫，足见审察病机之娴熟，理法之灵动。

案例 1 中患儿性格老实、神经脆弱，由于学习中用脑过度，耗伤神志，情志抑郁，郁久化热生痰；或受惊恐，引动肝风而致痫症频发，故处方以涤痰汤去甘草、台参，加黄芩、天竺黄、羚羊角粉祛痰开窍，清热泻火，再加僵蚕、全蝎、杭菊花、钩藤、生龙骨、生牡蛎、炒远志平肝息风，镇静安神，药后诸症均减。此后于方中去羚羊角粉加朱珀散，前后共服药 30 余剂，诸症皆愈。李乐园将痫证概括为肝风上扰、痰火迷神，实属恰当。这与《素问·至真要大论》"诸风掉眩，皆属于肝；诸暴强直，皆属于风；诸热瞀瘛，皆属于火"和朱丹溪论痫证独主乎痰的理论相合，故屡治屡验。

案例 2 中患儿初期痫因为痰，选用豁痰逐下之法，痰去而正安。嗣后则因突遭雷惊，震动心神而引发肢搐，仍按前法给予丸剂凉心豁痰，未能获效。细审详察，见其无热无痰，经云"雷气通于心"，体痛身颤良由雷惊之震心动肝，致血滞而筋失濡养，遂使风动而搐。其脉弦涩，弦为肝亢，涩为血滞，故改用活血和营通络法，身痛逐瘀汤方原治痹症身痛，现减去风药，增入丹参、党参益气养血安神，使血行筋濡，其风自息，抽搐即平。"治病必先求因"，患儿前后发病，其病因已变，诊治也必须灵活应变，方能药证合辙而中的。

【案例 3】贾某，男，10 岁，1970 年 6 月 5 日初诊。

主诉及病史：头痛身热已数日，纳滞不展，恶心呕不出，渴欲饮。今晨起头痛转剧，嗜睡唤之不醒。

诊查：苔白黄，脉浮数，腋下体温 39.5℃。

辨证治法：此乃热盛动风。先予清解。

处方：连翘 12g，金银花 9g，淡竹叶 9g，生石膏 15g，生甘草 4.5g，知母 6g，桑叶 9g，黄芩 9g，生栀子 9g，鲜芦根 1 尺。2 剂。

二诊：6 月 7 日。高热未已（腋下 39.5℃），神志昏沉，手足抽搐，闭目扰动，大便 3 日未下。唇红而燥，脉数盛。治宜清热息风解毒。

处方：炒天虫（僵蚕）9g，大青叶 9g，全蝎 15g，连翘 12g，生石膏 30g，知母 6g，生甘草 6g，生栀子 9g，生大黄 4.5g，黄芩 9g，石菖蒲 4.5g，安宫牛黄丸 1 颗（研灌）。2 剂。

三诊：6 月 10 日。服上方药后（因购药耽误迟服 1 天半），神昏一度清醒，唤之张目，呕恶已解，大便下 1 次，稀溏臭秽，尿少而棕赤色，搐动已止。唇干舌绛，腋温 38.5℃，脉细数。续当清热解毒救阴。

处方：生石膏 15g，知母 9g，生甘草 4.5g，粳米 1 小盅，连翘 12g，生地黄 30g，玄参 9g，赤芍 9g，石菖蒲 4.5g，牡丹皮 6g，淡竹叶心 6g，大青叶 9g。3 剂。

四诊：6 月 15 日。神志转清，身热亦平，偶尚见手足颤动，倦怠溲少。舌绛苔薄脉虚。

处方：生地黄 30g，麦冬 12g，白芍 12g，炒酸枣仁 9g，火麻仁 6g，牡蛎 12g，炙鳖甲 12g，阿胶 9g，朱茯神 12g，炙甘草 9g，玄参 9g，连翘 9g。3 剂。

五诊：6 月 18 日。脉静身凉，神清，溲亦长，色转黄，渐思饮食。已入坦途矣。

处方：北沙参 12g，麦冬 9g，生甘草 6g，天花粉 6g，连翘 6g，白术 6g，茯苓 9g，牡蛎 9g，滑石 9g，白扁豆 12g。4 剂。

（《中国现代名中医医案精华·第 1 集·浙江名医医案·何任》）

评析： 案中患儿初起以高热、头痛、恶心、渴饮、嗜睡为主要症状，乃热邪逗留气分，有渐入心营的趋势，正如叶天士所说："不从外解，必致成里结。"拟方以清气分邪热立法。由于热毒壅盛、内传之机已露，故很快出现化风症状，同时气分之邪未罢。二诊时呈现气营两燔现象，何老采取两清气营、息风宣窍法，两剂而热降神清，挽狂澜于既倒。三诊以养阴清热解毒立法，既清余邪，又培本元。只缘阴液过耗，邪热虽解，而终见虚风内动之象。四诊以二甲复脉立法，阴复风止。最后转以调理而安。

三、参考医案

【案例 1】 赵某，女，37 岁。1958 年 11 月 23 日初诊。

病史：患者感冒后遗有头痛，经药物、针灸、封闭、放血等多种疗法调治两年余，毫无效果，于 1958 年冬远道前来求诊。

主诉：头痛，颠顶部尤甚，每次发作均在下午 18：00 左右，开始稍有恶心，至 21：00 痛势加剧，严重时如同刀劈，抱头卧床翻滚不已，疼痛难忍有欲自尽之念。

诊查：舌质黯，苔薄白，脉沉细。

辨证：寒湿侵袭，久病入络。

治法：散寒除湿，通络止痛。

处方：川芎 18g，羌活 10g，薄荷 3g，防风 9g，白芷 6g，桃仁 9g，辛夷 6g，蜈蚣 1 条，乌梢蛇 6g。

二诊：上方水煎服。连服 3 剂，如石投水。不仅无效，反增口干。进退维谷之际，受及门马君提示，以脉推证，按阴盛寒阻的厥阴头痛论治。

处方：高丽参 9g（冲），吴茱萸 15g，生姜 50g，大枣 10 枚。

三诊：吴茱萸汤原方水煎服，每日 1 剂，于 17：00 和 20：00 前分 2 次服用。用药 10 剂，病人来告，效果明显，头痛锐减，发作持续时间缩短，疼痛部位也局限在百会穴周围。嘱病人守前方继续服用，改为隔日 1 剂，约进 40 剂，终于彻底治愈。

（《中国现代名中医医案精华·第 4 集·山东名医医案·张志远》）

【案例 2】 刘某，男，56 岁。1983 年 3 月 24 日初诊。

主诉及病史：素有痰饮，兼感外邪。初起寒热咳嗽，经治热退而恶寒未罢，顿咳，咯痰不爽，咳则胸闷气促胁痛，口渴引饮，纳便正常。

诊查：脉浮小滑，舌尖红，苔灰黄边白。

辨证：表邪虽解未彻，热饮内阻。

治法：拟越婢加半夏汤加减。

处方：净麻黄 4.5g，生石膏 20g（先煎），炙甘草 4g，制半夏 15g，光杏仁 9g，木防己 15g，生薏苡仁、熟薏苡仁各 15g，冬瓜子 12g，桃仁泥 9g，干芦根 15g。2 剂。

二诊：3 月 28 日。顿咳夜间较减，咳痰不畅，带有血丝，左胸痛，口渴引饮，尿多，大便量少。苔黄腻而干，脉弦小滑。恶寒已减，表邪渐化，痰饮化为痰热，肺失清肃。再拟清肺化痰。

处方：桑叶、桑皮各 10g，南沙参 12g，光杏仁 10g，木防己 15g，海蛤粉 18g（包），全瓜蒌 15g，炒枳实 9g，云茯苓 12g，生薏苡仁、熟薏苡仁各 15g，冬瓜子 15g，炒黄芩 9g，桃仁泥 9g，鲜芦根 1 支。3 剂。

三诊：4 月 1 日。顿咳痰多得减，但仍痰黄带血，咳时左胸引痛，口渴多饮。苔薄，虽黄腻但左前半得化，脉弦小滑。邪痰虽减未彻，肺络震伤，再拟清肺化痰补络法。

处方：桑叶、桑皮各 9g，南沙参 15g，地骨皮 15g，云茯苓 10g，炒黄芩 9g，海蛤壳 24g，光杏仁 9g，天花粉 10g，赤芍、白芍各 9g，佛耳草 20g，冬瓜子 15g，茅根、芦根各 30g，茜草根 15g，生薏苡仁、熟薏苡仁各 15g。上方加减服药 14 剂，病愈出院。

（《中国现代名中医医案精华·第 2 集·上海名医医案·张伯臾》）

【案例 3】刘某，女，64 岁。1989 年 10 月 23 日初诊。

主诉及病史：高血压病 10 余年。平素感眩晕头痛，血压持续在 180～200/110～130mmHg，心电图亦偶发房性期前收缩，室性期前收缩呈二联律，心肌缺血。自述长期服用镇肝息风汤、天麻钩藤饮及多种降压西药，效不明显。现表现为头晕，耳鸣耳聋，心悸健忘，身倦神疲，少寐或者嗜睡不定，多梦易醒，下肢浮肿，大便难而稍干，小便不利。且言在用药稍偏于滋阴，则出现腹痛腹泻，食欲不振；用药稍偏于温阳，则出现口干咽燥，大便秘结，形体既不耐寒又不耐热。

诊查：舌淡苔白，脉沉细。

辨证：老年肾精亏虚，阴阳两虚，脏失所养。

治法：平补阴阳，化生肾气。

处方：熟地黄 15g，山茱萸 9g，山药 12g，泽泻 15g，牡丹皮 9g，肉桂 6g，炮附子 6g，车前子 15g，牛膝 12g，炒酸枣仁 18g，葛根 30g。

二诊：服上药 6 剂后，自觉症状明显减轻，但测血压未降，仍持续在 180～200/110～130mmHg。嘱其继服上方。服至 3 个月时，全身症状消失，房性期前收缩、室性期前收缩亦消失，测血压 150/95mmHg。嘱其服药半年，现随访患者血压始终维持在 140～150/85～95mmHg。

（《中国现代名中医医案精华·第 4 集·山东名医医案·周次清》）

第六节　北平四大名医医案选集

一、医著介评

《北平四大名医医案选集》由张绍重等主编，包括《萧龙友医案》《孔伯华医案》《施今墨医案》和《汪逢春医案》四部分，内、外、妇、儿均有涉及，全面展示了萧、孔、施、汪四老的临证经验和特色。书后附有《碎金录——手迹集锦》，更可一窥四老书法之风采。

（一）医著概况

《北平四大名医医案选集》内容博采精校，存医案之原貌，全面展示了萧龙友、孔伯华、施今墨和汪逢春的临证特色。

萧龙友（1870—1960），原名萧方骏，字龙友，四川省雅安县人，被称为"北平四大名医"之首。《萧龙友医案》由萧氏及弟子所辑，书中医案涉及 56 种疾病，共计 275 例病案。书中所录病案大多有多次复诊情况记载，可清晰了解疾病的变化过程和萧氏的诊治思路。

孔伯华（1884—1955），原名孔繁棣，字以行，号伯华，别号不龟手庐主人，山东省济南市人。《孔伯华医案》涉及 96 种疾病，共计 989 例病案，所录医案简洁，多在其后阐释病机，并附治疗之法。

施今墨（1881—1969），原名施毓黔，字奖生，贵州省贵阳市人。《施今墨医案》编写采用西医病名，病名下分列中医证候体例，涉及 132 种疾病，共计 279 例病案，将西医检查与中医辨证相结合。

汪逢春（1884—1949），原名汪朝甲，字凤椿，悬壶北京时改名"逢春"，江苏省吴县人。《汪逢春医案》涉及疾病 36 种，共计 140 例病案。医案中对患者病情的变化记录较详细。

（二）学术思想与特点

《萧龙友医案》选录之医案，理法方药悉备，且为屡治不愈之症，详录每次就诊情况，弥足珍贵。书中病案所述症状以问诊为重，对同一病证，在治疗上注意气候、方土、体质，对不同患者采取不同措施，又顾及同中有异，异中有同。调理虚证，多采用"育阴培本"之法；调理慢性病症，特别注意病者的"五志七情"；治虚损防其过中；治痨除着眼肺肾外，更重于脾。诊病医案上常有"法当标本兼治""仍当从本治"等标本缓急治疗原则之记载。书中所录处方用药轻灵，并且重视疾病调护，譬如"宜小心将护""勿动气，勿过劳"等。

《孔伯华医案》所录病案症状叙述简洁，四诊合参，常后附治疗之法。书中在诊断方面，强调脉神之重要。在病机方面，重视肝脾关系，主张脾胃有病必系于肝，肝病必系于脾胃，注重脾湿和肝热。在治疗上，注重整体，强调"辨证论治，全凭纲要，纲者两纲，要者六要，曰表里虚实寒热"。书中记载治疗温热病的处方中，石膏使用频次较高，孔伯华被称为"孔石膏"缘由此因。书中应用了许多鲜药，譬如鲜藿香、鲜佩兰、鲜薄荷、鲜藕、鲜荷叶等，取其芳香清轻，清灵通窍，除秽透达。

《施今墨医案》以西医病名为纲、中医证候为目进行医案记载。疾病症状叙述详细，且常有西医检查诊断作为参考，体现了施氏西医辨病、中医辨证的临床治疗特点。《施今墨医案》中处方多由古今数个方剂化裁而成，时用原方，时采其意，药味虽多而不乱，主次分明，配合巧妙，结构严谨，浑然一体。书中记载了许多"药对"相互配合，相互制约，增其疗效，防其偏胜。

《汪逢春医案》所录医案对用药后疾病的变化情况论述较为细致。治疗上注重整体观念，全局观点，立法严谨，组方灵活，用药轻灵。治内伤坚持脾胃为后天之本，着重护理脾胃；治外感坚持肺主皮毛，风寒首先犯肺的原则，着力于由皮毛宣达，使外邪早出，免内转为患。医案常用成药入汤剂同煎，以加强疗效。书中医案应用了许多鲜药，譬如鲜佩兰、鲜藿香等，认为鲜品则芳香之气较浓，化浊之力较强，且精汁丰富。

二、典型医案评析

【案例 1】鲁男，四十三岁，一九五三年十一月四日。

据述病情乃因平日用脑过度，心肾之气不足，致小腹作痛，小溲淋漓不快，肛门亦坠。肝脾血虚，兼受外寒太深太久之故。平日不受温补之药，只能以养血补精为法，疏方照服，得效再议。

北沙参四钱　抱木茯神四钱　首乌藤五钱　车前子二钱　桑寄生五钱　金狗脊四钱（去毛）盐黄柏二钱　女贞子四钱　柏子仁三钱　酸枣仁三钱（朱拌）骨碎补四钱　枸杞子三钱　生甘草二钱　带心莲子十五粒

二诊：十一月十四日。素体阴阳两虚，故不禁寒热，膀胱肾虚，曾经受损，所以精关不通，往往房事后则没有余沥而肛门坠胀。仍当依前法加减再进，小心将护为要。

潞党参四钱　抱木茯神五钱（朱拌）补骨脂四钱　骨碎补五钱　淫羊藿三钱　金狗脊四钱（去毛）肥知母三钱　盐黄柏三钱　干地黄八钱（肉桂末二分，研拌）山萸肉四钱（去核）炙甘草三钱　带心莲子十五粒

三诊：十一月二十日。药后尚安，原方加盐巴戟三钱，甘菊花四钱，女贞子五钱，盐杜仲四钱，再进。

四诊：十二月十日。据述药后尚安，惟病经二十余年，其根较深，病在脾肾两经，往往大便坠逼，时有败精少许外出，出后反觉舒适。仍依前法加减，疏方随时酌服可也。

生箭芪五钱　潞党参四钱　苍白术各二钱（土炒）骨碎补四钱　肥知母三钱　盐黄芩柏各二钱　干地黄五钱　朱茯神四钱　甘枸杞三钱　金狗脊四钱（去毛）甘菊花三钱　芡实米五钱　怀山药五钱　炙甘草三钱　干藕节五枚

（《北平四大名医医案选集·萧龙友医案·内科病案·虚劳》）

评析：当时医者治痨，多着眼于肺肾。萧龙友认为，治虚损应防其过中。虚怯之证，过中者不治，故治疗更注重脾。其补脾常用党参、山药、白术、莲肉；运中则用白扁豆、薏苡仁；纳谷不馨则用谷芽、麦芽，若须投酸甘以益胃者，则加石斛、麦冬、金樱子等。本案患者因肾阳不足，水液气化不利，故小溲淋漓不快。肝脾血虚，兼受外寒，阳气亦损，升提乏力，故肛门下坠。肾与膀胱互为表里，患者乃膀胱有热为患，热随败精外出后则反觉舒适，法当从本治。先从健脾入手，以防过中不治。此外，萧龙友调理慢性病症，特别注意患者的"五志七情"。本案患者因平日用脑过度，必耗伤心血致心神不定，故又用酸枣仁之类养心安神定志。

【案例2】梁男，九月初二日。

湿热上蒸，时邪外遇，头面肿大，寒热兼作，口渴喜饮，舌苔白腻，脉象弦滑数大，宜辛凉疏化败毒。

生石膏一两　蒲公英四钱　青连翘三钱　薄荷钱半　桃仁三钱　杏仁三钱　忍冬花五钱　龙胆草三钱　冬桑叶三钱　鲜苇根一两　白僵蚕三钱　莲子心二钱　生知母二钱　生黄柏二钱　生滑石块四钱　川牛膝三钱　全栝楼八钱　鲜荷叶一个　焦栀子三钱　地骨皮三钱　藕一两　元明粉钱半　梅花点舌丹四粒（分吞）

（《北平四大名医医案选集·孔伯华医案·内科病案·温热病》）

评析：孔伯华对四时温热病多从"伏邪"论治，清透疏解，避免辛温燥热。往往在温病初起即投生石膏、黄芩、川黄连、生知母、生黄柏、紫雪丹等重剂以清涤里热，配合桑菊饮、银翘散、甘露消毒丹等轻清宣泄。孔伯华治温热病注重舌苔、脉象。温邪初起，苔白或黄，但见舌尖红赤，或边有小红点，或舌底红，脉弦滑洪大而实数，或沉伏小而数疾，辨证为热郁在里之证，治疗以芳透清热。案中"大头瘟"来势凶猛，湿热相合为患，如油入面，难分难解，治忌辛温燥热，予以清热败毒，力在速决。本案选用鲜苇根、鲜荷叶等鲜品，取其芳香清轻、除秽透达之功效。外兼梅花点舌丹解毒消肿，孔伯华每遇此症则用之。

【案例3】满男，四十八岁。

病病已多年，铁路医院检查空腹时血糖265mg%，尿糖（+++），诊断为糖尿病。现症：

烦渴引饮，小便频数，多食善饥，日渐消瘦，身倦乏力，头晕心跳，大便微结，夜寐不安，多梦纷纭，舌苔薄白，脉数，重按不满。

生黄芪一两　野党参三钱　麦冬三钱　怀山药六钱　五味子三钱　元参四钱　乌梅肉钱半绿豆衣四钱　花粉四钱　山萸肉四钱　桑螵蛸三钱　远志三钱　何首乌五钱　云茯苓三钱　生地黄四钱

二诊：前方服七剂后，烦渴解，尿次减，饮食如常，夜寐转佳，精神舒畅。空腹时血糖已降至155mg%，尿糖（＋），效不更方，前方再服七至十剂。

（《北平四大名医医案选集·施今墨医案·内科病案·糖尿病》）

评析： 施今墨认为"阴虚燥热"是消渴病之基本病机，治疗消渴病，以虚实寒热为纲，三焦为目，分属脏腑辨证。此案患者病程较长，过服甘寒、苦寒之剂，损伤阳气，阴寒内生。患者证属气阴两虚，精血不足，不能上荣头目则头晕，不能濡养心神则心跳、夜寐不安，血脉不充则重按不满。阴虚火旺，伤津耗液，故烦渴引饮，大便微结。三消具备，五脏皆损。施今墨善于方剂化裁，本案主以《普济方》引《德生堂方》梅花取香汤及《三因方》麦门冬煎加减，以生黄芪、野党参、麦冬、怀山药益气阴，何首乌、生地黄等滋补肝肾，远志、云茯苓等补心健脾。施今墨擅用药对，方中黄芪配山药，补气升阳，益肾固精；五味子配乌梅肉，滋肾涩精，生津止渴，共奏"酸甘化阴"之效。

【案例4】 唐女士，十五岁，七月二十四日。

头痛，形寒身热，肌肤干涩，无汗，泛恶欲呕，腹部阵痛，舌苔垢厚，两脉细弦滑数。饮食内伤，暑邪外束，拟以芳香疏化，防其逆传。

陈香薷七分（后下）　制厚朴钱五（川连七分，同炒）　制半夏三钱　白蔻仁钱五　鲜佩兰钱五（后下）　大腹皮三钱（洗净）　枳壳片钱五（苦梗一钱，同炒）　姜竹茹三钱　鲜藿香钱五（后下）　新会皮钱五　鲜煨姜七分　苦杏仁三钱（去皮尖）　大豆卷三钱　焦麦芽四钱　鲜佛手三钱　太乙玉枢丹二分（研末，小胶管装好，匀两次送下）

二诊：七月二十五日。药后得汗而诸恙均减，大便已通，小溲不畅，腹痛虽缓，气坠后重不止，舌苔未化，两脉弦滑。暑邪渐解，积滞未化，再以芳香疏通，防其转痢。

鲜佩兰钱五（后下）　制厚朴钱五（川连七分，同炒）　鲜佛手三钱　焦麦芽四钱　赤苓皮四钱　鲜藿香钱五（后下）　花槟榔三钱　鲜煨姜七分　生熟赤芍各五钱　建泻片三钱　煨葛根七分　保和丸四钱（布包）　麸枳壳二钱　木香梗一钱　上上落水沉香末二分　白蔻仁末二分（两味同研，胶管装好，匀两次，药送下）

（《北平四大名医医案选集·汪逢春医案·内科病案·暑湿》）

评析： 汪逢春湿温病辨证强调脉、舌、色、症互参，以辨识湿、热之邪的轻重和所在部位，在治疗上善用三焦辨证组方用药：病在上焦，宜辛香宣透，芳化湿浊；病在中焦，宜苦寒燥湿；病在下焦，宜淡渗利湿，总以"宣畅气机"为第一法则，善用厚朴、苦杏仁、枳壳、白蒺藜等调畅气机。本案患者头痛，形寒身热，肌肤干涩，无汗，乃暑邪上犯清窍，外束肌表，灼伤津液所致，而泛恶欲呕、舌苔垢厚则为饮食内伤之征，用外疏内消之法。汪逢春治内伤着重护理脾胃，又用鲜佩兰、鲜藿香、鲜佛手类鲜品，取其芳香之气更浓，化浊之力更强。时值七月下旬，正是暑湿伤人之际，脾阳健旺至关重要，故用鲜煨姜七分温运脾阳，体现了汪逢春治暑湿不避热药的学术观点。

三、参考医案

【案例1】周女，三十五岁，一九四九年九月五日。

脉见虚弦，据述产后六月，前二月自乳，近因停乳不喂，月经亦未行，心中发慌，温度不时增高，稍一劳累则腹痛身软，精神不支。此乃虚怯之证，法当从本土治，更宜小心保养，不可劳累，至要至要。

台党参三钱　桑寄生四钱　全当归四钱　小川芎二钱　醋青蒿二钱　酥鳖甲二钱　干地黄四钱（砂仁一钱，研拌）　蕲艾梗二钱　东阿胶四钱（蛤粉炒珠）　赤芍药四钱　朱茯神四钱　炙甘草二钱　生藕节五枚

二诊：九月十日。脉尚虚弱，据述服前方两帖甚安，现当经期，心中仍发慌，温度仍高，夜不安眠，肢体倦怠，带下甚多，其色黄白相间。因平素太劳乏，又因产后血贫太甚，法当从本治，更宜小心保养。

台党参四钱　首乌藤一两　当归尾四钱　小川芎三钱　蕲艾炭二钱（存性）　醋青蒿二钱　酥鳖甲四钱　干地黄四钱（砂仁一钱，研拌）　醋香附三钱　柏子仁二钱　东阿胶二钱（蛤粉炒珠）　芡实米四钱　土炒杭芍四钱　真郁金三钱　炙甘草二钱　桑寄生五钱　干藕节五枚

三诊：九月十二日。据述服前方觉胸膈发胀，中气不舒，经行不畅，颇觉发闷。病生于产后，仍当从本治，以调经为主。

当归尾四钱　小川芎二钱　元胡索二钱（酒炒）　真郁金三钱　苏枋木二钱　醋香附三钱　沉香曲四钱（布包）　川牛膝三钱　大腹皮四钱　蕲艾梗二钱　赤白芍苓各四钱　桑寄生四钱　生桑枝四钱　单桃仁三钱（去皮尖，捣）　炙甘草二钱　生藕节五枚

四诊：九月十七日。素有胃病，胸次发闷，中气较短，经行不畅。此由肝郁太甚，病根已深，法当从本治。

老黄芪四钱　台党参二钱　桑寄生四钱　全当归三钱　小川芎三钱　土炒杭芍五钱　干生地五钱（砂仁一钱，研拌）　朱茯神四钱　金狗脊三钱（去毛）　沉香曲四钱（布包）　广陈皮三钱　真郁金三钱　生白术三钱　炒稻芽四钱　炙甘草二钱　干藕节五枚　带心莲子十五粒

（《北平四大名医医案选集·萧龙友医案·妇科病案·产后病》）

【案例2】梁妇，六月二十日。

肝阳旺，脾湿盛，中焦消化较差，气机不畅，头痛烦躁，大便不润，脉弦滑，宜清柔渗化。

鲜石斛六钱（先煎）　旋覆花四钱（布包）　莲子心二钱　知母三钱　桑寄生六钱　生赭石四钱　枳实二钱　滑石块四钱　石决明六钱（生先煎）　辛夷花三钱　木香二钱　川黄柏五钱　莱菔子四钱　川朴花三钱　栝楼六钱　荷叶一个　焦稻芽三钱　郁金三钱　焦谷芽三钱

（《北平四大名医医案选集·孔伯华医案·内科病案·头痛》）

【案例3】张女，五十四岁。

平时喜进膏腴，体态素丰。年及五旬时，经水闭止，逐渐发现头晕、耳鸣、心跳、气促。经医院检查血压为180/100～210/120mmHg。三年来屡经治疗，时轻时重，血压迄未降至正常。近数月来，除上述症状外，又添鼻衄，有时周身窜痛，胸间堵闷，性情急躁，饮食减退，大便干结，数日一次，舌苔黄垢，脉象寸关弦数有力。

条黄芩二钱　川黄连一钱　生石膏六钱　酒川军钱半　鲜地黄三钱　大生地二钱　山栀子二钱　龙胆草钱半　旋覆花二钱　代赭石四钱（同布包）　东白薇二钱　怀牛膝四钱　白蒺藜三钱　沙蒺藜三钱　代代花钱半　厚朴花钱半　川郁金二钱

二诊：前方连服三剂，大便已通畅，鼻衄未发，头晕、胸闷均已减轻，耳鸣心跳仍存。血压180/110mmHg，仍照前法略做调整。

酒黄芩二钱　灵磁石七钱　紫石英七钱（同打，布包先煎）　旋覆花二钱　代赭石四钱（同布包）　大生地黄二钱　鲜地黄二钱　炒山栀二钱　酒黄连一钱　龙胆草钱半　怀牛膝四钱　白茅根六钱　东白薇二钱　沙蒺藜三钱　厚朴花二钱　佛手花二钱　炒远志二钱　黄菊花三钱

三诊：前方连服七剂，鼻衄未发，头晕耳鸣均甚见轻，食欲渐开，胸间不闷，大便亦不干结。据检血压150/100mmHg。患者即将返乡，要求常服方。前方去白薇、白蒺藜、厚朴花、佛手花，加蝉衣钱半，菖蒲钱半。

（《北平四大名医医案选集·施今墨医案·内科病案·高血压》）

第七节　专栏医案

一、医著介评

《专栏医案》为现代医家王咪咪编纂。本书所载医案体现了众多民国时期名医的辨证特点、临证经验，反映了一个特定历史时期内的期刊专栏医案状况。

（一）医著概况

《专栏医案》为中国中医科学院中国医史文献研究所副研究员王咪咪编纂的医案类丛书《1900—1949中医期刊医案类文论类编》系列之一，共2册，收录了1900年至1949年间中医期刊以专题栏目形式固定登载的医案。《专栏医案》所收集医案涉及民国时期四十余位医家，其中多是当时的一些名中医连载自己的诊疗经验、临证体会、临床医案、方药运用等，或是由当时的名中医主持、整理、评注一些前人的优秀医案，撰论评述的多为典型医案，故这类医案多能集中体现当时一些名医的辨证特点、临证心得等多方面的经验。

（二）学术思想与特点

1. 所载医案断代明确，颇能体现民国医学特色　本书仅限于期刊专栏医案，在断代上突出了"近代"，确切讲是1900年至1949年。也正是从1900年开始，期刊才逐渐在社会上普及。这期间的医案已不同于古代医案，在病因、病理的叙述上已有了许多现代名词，也出现了一些西医的治疗方法，但又不同于现在的西医，那时还只是萌芽和初始，较之古代医案刚刚有了些突破，与社会的开放程度相适应，至今仍有参考价值，如张锡纯等医家在当时探索的中西医结合等新疗法、新思路；陆渊雷医案中使用了肺结核第二期、扁桃腺肿、急性肠炎、急性盲肠炎、卒中等西医病名。再如，当时许多传染病成了危害健康的主体，故而在医案的病种上也有所体现，如书中所选编的医案即涉及伤寒、霍乱、鼠疫、猩红热、白喉等。还有一些医案的病证和编写体例与前人的诊疗撰论有了很大的转变，通过阅读这类医案可有助于熟悉多种病证施治的常法和变法，知常达变，有利于提高临床疗效。

2. 收录广泛，形式多样　从形式上来看，期刊专栏医案具有即时、广泛、形式多样化等特点，有助于较好地体验到活泼多变的临床经验，使后学者在原有诊疗基础上提高辨证、辨病的能力。当然，有些医案难免受时代及医家本人学术观点影响，存在着一定的局限性。

二、典型医案评析

【**案例1**】病者李莫氏，忘其年，住石岗塘尾乡。虚火上升，发为喉痹。咽喉痹痛，微见白点，烦劳动怒，痹痛尤甚。脉两尺微细，余部细软滑。经曰：少阴之脉循喉咙，络舌本。夫肝为将军之官，内寄相火。今咽喉痹痛，烦劳动怒更甚者，是肾水损亏，不能涵养肝木，木来生火，火气升动，则喉中痹痛。若烦劳动怒，则阳气愈张，而痹痛更甚。脉症合参，是虚火上升之白喉症也。夫实则宜泻，虚则宜补，此治病之大法也。故治实火之症，则宜芩连苦寒之品泻之。若治虚火之症，非宗王太仆壮水之主以制阳光不可。

生龙骨八钱　生牡蛎八钱　小龟板八钱　生赭石六钱

以上四味先煎

仙半夏二钱　白芍药五钱　制牛膝三钱　元参心三钱　腊梅花钱半　干地黄五钱　旧秋石丹五分（和服）

再诊：两尺仍带微细，右寸关弦滑，喉痛未蠲，业已日久。雷龙之火，不能下潜，与加味肾气丸作汤，以潜纳雷龙之法。

炮天雄钱半　玉桂心二分（去泽后入）　大干地五钱　山萸肉三钱（去核）　南丹皮二钱　大怀山五钱　川牡蛎八钱（先下）　飞磁石五钱（先下）　云苓五钱　泽泻二钱　秋石丹六分（和服）

三诊：左关微弦，余部较前略静，喉痹已减，胸微痞结，下寒上热，兼夹毒邪，仍主前法进退而消息之。

炮天雄二钱　玉桂心三分（后入）　净萸肉五分（去核）　怀山药五分　云茯苓五分　福泽泻二钱　旋覆花二钱　田三七八分　大竹蜂十五只　大干地五钱　粉丹皮二钱　飞磁石六钱（先煎）

拟翌日方：

玉桂心三钱（后入）　石天葵钱半（后入）　大干地六钱　竹蜂廿只　白芍药三钱　田三七八分　旋覆花二钱　车前子二钱

飞磁石六钱　川牡蛎八钱

以上两味先煎

服后痊愈。

（《专栏医案·藻潜医案·白喉》）

【**案例2**】病者卫淦光之女，五岁，住茶山卫屋。湿毒内伏，菀久成疹。舌苔干白，口渴喜饮，身热日久，神迷呓语，两寸脉伏，余部细软。脉证合参，是湿毒内伏，菀久伤津，不能排泄于外，为将出白疹之候。化湿解毒，透络生津。

鲜茅根一两　半蝉蜕二钱　生石膏五钱　麦冬三钱　石天葵钱半　苓皮六钱　鲜竹芯十条　桑寄生三钱　鲜荷杆二钱　象牙丝钱半　人中黄三个

再诊：前方进退服二帖，左寸仍伏，关尺细软，右部软滑，苔微黄而底绛，午后潮热，疹出未透。阴液损亏，湿邪未净，仍主前法加减。

生牡蛎八钱　白芍二钱　生鳖甲八钱　桑寄生三钱　白薇钱半　金蝉花二钱　沙参尾三钱　怀山药三钱　生谷芽六钱　海螵蛸三钱　麦冬三钱

三诊：脉左寸尚伏，余部微细而迟，舌转寡淡，气液已虚，水不下行，故目见微肿，疹出甚艰，与扶元育阴，解毒透疹合法。

生北芪三钱　桑寄生三钱　生鳖甲四钱　怀山三钱　生牡蛎六钱　谷芽六钱　青蒿梗钱半　苓皮六钱　象牙丝钱半　丹皮钱半　苏半夏二钱　贯众二钱

四诊：前方出入，再进一帖，左脉细软，右软缓滑，舌尖白根蓝。头面尚肿，身尚微热，便亦微溏，是脾气已伤，不能散精，故尔如此。与补脾行水合法。

生北芪三钱　苓皮六钱　玉桂心三分　白术三钱　川牡蛎六钱　川朴钱半　炙甘草八分　谷芽五钱　大怀山五钱　苏半夏二钱　陈广皮三钱　泽泻一钱

五诊：脉已柔和，身热亦解，疹亦渐透。后以玉桂、怀山、北芪、鸡金、炙草、白术等补脾益气之品，调养而痊。

（《专栏医案·藻潜医案·湿毒白疹》）

【案例3】病者陈冠佳，年约二十五六，住粟边乡。湿毒久菀，阴液损亏，经络不通，发为白疹。头目眩胀，身热溲赤，舌苔微黄，底带蓝色，胸腹之间，白疹微见布点。脉弦软缓滑，沉取无力，脉证合参，是病已旧久，阴液损亏，湿毒菀于经络之间，不能排泄于外，因此发为白疹。与育阴化湿，解毒透疹合法。

生鳖甲八钱　蛤壳八钱　冬瓜仁八钱　桑寄生五钱　川朴花钱半　白芍二钱　鲜荷杆三钱　麦冬三钱　青蒿梗一钱半　牡丹皮二钱　象牙丝二钱　苓皮一两

再诊：脉左弦软缓滑，右软缓滑，舌苔微黄，溲仍黄赤，疹出亦多，仍主前法加减。

花旗参一钱　丹皮钱半　川牡蛎八钱　龟板六钱　丝瓜络二钱　鳖甲八钱　鲜荷杆四钱　谷芽六钱　象牙丝二钱　白芍三钱　桑寄生五钱　蝉花二钱

三诊：脉左细软，右滑数无力，舌苔黄白而腻，昨仍潮热，疹已渐出，色带枯白，气液甚虚，溲仍红赤，湿毒尚盛，与育阴扶元、化湿解毒合法。

花旗参一钱　苏子钱半　生北芪三钱　鳖甲八钱　川牡蛎八钱　知母钱半　人中黄三钱　桑寄生五钱　象牙丝二钱　浙贝二钱　泡海蜇五钱　旋覆花钱半

四诊：脉两寸尚带微伏，疹虽渐出，仍然未透，苔色尚黄，溲亦红赤，湿毒尚重，气液仍亏，仍主前法加减。

生北芪五钱　鳖甲八钱　川牡蛎八钱　浙贝二钱　生甘草三钱　牡丹皮二钱　大怀山六钱　泽泻二钱　象牙丝二钱　桑寄生五钱　人中黄四钱　谷芽八钱

前法进退三帖，白疹出透而愈。

（《专栏医案·藻潜医案·湿毒阴亏白疹》）

评析：以上3案均出自陈渔洲的《藻潜医案》，原连载于《神州国医学报》第5卷。案例1为治白喉案。陈渔洲认为，白喉一病，多由肝肾虚火上熏，喉间发为白点，治法大旨宜滋肾养肝，育阴潜阳为主，与治少阴温病之法相同，但白喉往往兼夹毒邪，故宜略佐轻清解毒之品，如蝉蜕、竹蜂、腊梅花、石天葵之属。白喉与喉痧之因于热毒，可用寒凉者不同，白喉忌投苦燥辛散之品。此案尚属慢性白喉，故虽病数月，投剂中肯，三剂收功。

案例2与案例3为治白疹案。白疹之名，古书罕见。叶天士《温热论》谓之"白㾦"，陈平伯《外感温病篇》始称之为"白疹"。此后温热名家多有述及，但少见专论。凡温热暑湿时病，热久不退，病人颈项胸腹，可见白色疹子，晶莹如珠，触之即消，略有水痕，称之为白疹。白疹系温热病发展过程中出现的一种症状，并非一种独立的疾病。白疹原无特殊治法，当治其本病，本病愈则白疹亦出透而收。陈渔洲临床主张以养阴清化之法治疗"白疹"，反对温补，自成一派。

三、参考医案

【案例1】积踞左胁，年久不愈，又发大疟，每作于夜。考之《内经》，肝之积曰肥气。混处于血络之间，恐延腹胀，不易图治。

醋炒青皮　姜汁炒厚朴　白芍　鳖甲　生姜　大枣　柴胡　金铃子（川楝子）

（《专栏医案·黄升阶医案·肝积肥气》）

【案例2】陈先生，劳心少动，体弱，昨偶用人参再造丸一颗，甚不适，此或本有外感得补遂剧耳。今微热而指尖微冷。

桂枝钱半　苏子二钱　炙草一钱　赤芍二钱　莱菔子三钱（炒）　小生地四钱生　姜（铜元大）三片

（《专栏医案·陆渊雷医案》）

【案例3】先是腹中膜胀，卒然吐血盈碗，血后胀消，精神饮食俱减，由思虑伤脾，抑郁伤肝所致。肝为血海，脾为血源，胀为肝脾之病。肝虚不能藏血，脾虚不能统血，血无所依，致有妄行之患。以养肝脾为主，佐以引血归经，从血脱益气例治之。

洋参　于术　熟地黄　牡丹皮　牛膝　茯苓　当归　白芍　泽泻　山药　三七　车前子

（《专栏医案·王九峰医案·吐血》）

附录：合刊类医案课外拓展学习参考书目

1. 巢崇山.孟河四家医案医话集.太原：山西科学技术出版社，2009
2. 周耀辉.近代江南四家医案医话选.北京：人民军医出版社，2013
3. 李成文.中医古籍医案辑成.北京：中国中医药出版社，2015
4. 吴少祯.大国医经典医案诠解.北京：中国医药科技出版社，2016
5. 倪士奇.两都医案.北京：中国中医药出版社，2016
6. 姜成之.龙砂八家医案.北京：中国医药科技出版社，2019
7. 裘庆元.医案秘本十五种.北京：中国中医药出版社，2019

专题类医案即围绕某一医学专题选录适宜医案而成的医案著作，如《经方实验录》《秦伯未膏方集》等皆属于此类。此类医案著作常围绕医学思想、治疗病种、方药运用、所属学术流派等医学专题，或总结某一医家医案，或选录各家医案，有助于后学根据自身情况，有针对性地学习。

第一节　医学穷源集

一、医著介评

《医学穷源集》为明代著名医家王肯堂所著，由其门人殷宅心评释。其中，王肯堂医案记载于后四卷，所载验案，燮理阴阳，殚究本原，权衡天地运气以治，不袭成方。每则医案之后附有按释，说明气运盛衰、遣药处方之理，发挥《内经》运气学说精义。

（一）医著概况

王肯堂（1552—1638），字宇泰，一字损仲，号损庵，自号念西居士，江苏金坛人。王肯堂著作世传颇多，有《证治准绳》44卷，《医论》4卷，《医辨》4卷，《胤产全书》1卷，《医镜》4卷，《医学穷源集》6卷；辑有《古代医统正脉全书》，含书44种，由吴勉学校刊；王氏所著《郁冈斋至鏖》为读书见闻札记，有十之三四为医学内容，并记述有他与利玛窦的交往。此外，还撰有《尚书要旨》《论语义府》《律例笺释》等。

《医学穷源集》成书于明崇祯元年（1628）。本书首二卷载有太虚图、阴阳图象、太虚图论、阴阳图象论、五行论、元会运世论、洛书三元九宫图、三元运气论、五运图、五运论及方月图说，附山川方隅气候不同论等二十八篇，以图配文，发挥《内经》运气精义。卷三至卷六则以木火土金水逐年中运为纲，附列证治验案百余则。门人于案后缀以释语，详明其应用运气乘侮胜复之理。

（二）学术思想与特点

1. 擅长以运气学说指导临证辨治 《医学穷源集》以运气为主，书以逐年中运分列，因"天地之数始于水，而时令之气始于木。水主闭藏，木主发荣"，所以书中医案以木运年开始，水运年终结。王肯堂擅长应用运气学说指导临证辨治，认为"圣经运气之说，为审证之捷法，疗病之秘钥"。依《内经》之运气治案，为溯其源头，将记载运气理论和验案的《医学穷源集》名以

"穷源"。在书中先记载五运、六气、运气相临、司天、在泉、天符、同天符、同岁会、司天不迁正不退位、三年化疫等理论，指出运气学说"旨深词奥"，依经准治，无毫厘差谬。

2. 透悟脉理，提倡有时舍脉从时 王氏论脉，深思透悟，认为脉理玄微，生死反掌，不可轻视。指出诊脉当"一曰会神，二曰审时，三曰宗理，四曰参究"。何谓会神？诊者当以自己之神会脉之神，以脉定神，病证方得确凿。何谓审时？但凡辨证平脉，"岁气天和，在所当审"，即要考虑斯病不应有斯脉，斯脉不应见斯时的情况。何谓宗理？脉有百端，而理尽一致，或"舍脉从证"或必须"舍脉从时"。何谓参究？强调脉诊之理难明，当"博稽诸说，参互订考"，凡扁鹊、仲景、叔和等脉学，皆当切究。全书遵"天人相应"之说，反复强调人体内在机能，当适应四时变化，所论独标心得，富有新意。

3. 医案记载详备 基本病情资料包含了患者年龄、诊病日期（尤重节气）、症状、诊治经过及脉象等；"案"中简述病机，详于方药；"释"为门人殷氏编辑，应用运气理论阐释病机、用药，并附有预后疗效。临证用药，依药物气味升降，法苦欲补泻、五行生克之理。总之，《医学穷源集》以五运六气理论为指导，治疗内、外、妇、儿、五官等各科疾病，具有重要的临床指导意义。

二、典型医案评析

【案例1】木运年壬子少阴司天，中运太角，阳明在泉，木齐金化，两尺不应

曹氏_{二十五}，产后久泻，腹痛。脉迟细，两尺虚躁。

案：此郁寒在内，而下元之气不旺也。

川郁金一钱　当归身二钱　枸杞子二钱　肉果一钱（面煨）　黑芝麻二钱　鹿角胶二钱　南天烛一钱

释：此寒露后四日方也。木齐金化之年，又值少阳间气主事，耗泄母气。故肾脏之真阴真阳皆虚，宜用枸杞、芝麻、鹿胶、南烛以培之。郁金靖少商之气，金靖而后能生水。当归苦温散寒，通行血气。佐以肉果，治病标也。南烛，气味酸淫，结实于霜雪之中，其色红润，叶似冬青，性类枸杞，服食家制为青精饭，强筋益气。盖禀坎中之真阳，而兼甲木胎养之意者也。近世人不知用，故特表之。朱雪山记。

（《医学穷源集·卷三·木运年》）

评析：本案是在壬子年寒露后四日。壬子年，是少阴君火司天之年（一甲子六十年中，凡年支上逢有子或午的年份，为少阴君火之年，可参见《素问·六元正纪大论》），丁壬合木，壬为阳，所以是强木之年，故称"木齐金化"。当日五运六气的时段是岁运为太角木，主运为少商金，客运亦为少商金，主气为阳明燥金，客气为少阳相火，在泉为阳明燥金。全局无水，强木之年又泄水，水受伤，肾主水，水受伤即肾受伤，加上客气之少阳相火当令，这样，使肾更伤，而肾为水火共居之脏，故肾之真阴真阳皆虚。故治法宜补肾泄木。故枸杞子、芝麻、鹿胶、南天烛为培肾之药，实培肾真阴真阳；郁金清靖少商金气，金能生水，寓"虚则补其母"之意；当归补血又能温散寒气。诸药皆治本之药，针对下元之气不旺也。郁寒在内为标，肉果（肉豆蔻）温散，为治病标药。本案以五运六气阐释病机，确立治则，标本同治，是运气学说临床运用的典型案例。

【案例2】火运年癸丑太阴司天，中运少徽，太阳在泉，水兼火化，右尺不应

邓翁_{六二}，腹痛烦渴，泻痢不止，医以胃苓汤治之，不效。脉两关及左尺数濡，右尺沉伏（注：右尺不应，天和也）。

案：此腠理不调耳。

红曲二钱　无名异一钱　花粉二钱　茯苓块三钱　香附一钱　莱菔子一钱　小生地二钱

释：此癸丑年清明后六日方也。天运太宫，月建辰土，客气属少阴君火主事，而本年乃火运不及，水来兼化之年，故少阴火弱，不能生太宫之土，以致阳明辰土不能散布津液，而腠理不能调适耳。明乎此理，则此方之妙，不烦言而解矣。用胃苓汤不效者何也？太宫辰土，乃阳明转输之府，胃苓专于去湿，而不能助布津液。且中焦取汁奉心化血，而后少阴乃得行其令；胃苓专走气分，何能兼顾少阴乎？此等毫厘千里之别，学者不可不详审也（无名异属阳明戊土，性能和血补血，又味甘兼入脾，故能止痛行伤，续绝生肌。胃主宗筋，脾主肌肉也。祝道山附注）。

（《医学穷源集·火运年》）

评析： 本案诊在癸丑年清明后六日。癸丑年，戊癸合火，癸为阴，所以是弱火，火弱则兼胜己之化，水胜火，故为水兼火化年。当日五运六气的时段是岁运少徵火，主运是少徵火，客运是太宫土，主气是少阴君火，客气是少阴君火，司天是太阴湿木。客运是太宫土，月令是辰土，客气是少阴君火当令。全局只有火土，火生土，因而成为火弱土强，治疗宜助火疏土，胃苓汤只能疏土去湿，不能助少阴火，所以不效。故祝道山附注曰："无名异属阳明戊土，性能和血补血，又味甘兼入脾，故能止痛行伤，续绝生肌。胃主宗筋，脾主肌肉也。"

【案例3】 土运年甲寅少阳司天，中运太宫，厥阴在泉，土齐木化，左尺不应

吴姓二十六，风邪外感日久，医汗之不解，反致胸膈不宽，腹中便硬，遍身筋骨拘挛，医又用承气法下之，不效。脉数濡。

案：湿热固结三焦，以致营气格绝而枯闷也。难矣哉！

大豆黄卷四钱　竹茹三钱　通草五钱　泽泻二钱　净银花三钱　瓜蒌仁二钱　车前三钱　枳实一钱

释：此甲寅年白露前六日方也。月建申金，天运初交少角，客气阳明主事。此时客气与月建相合，治法当以阳明为主固已，而少角为乙木，实管周身之筋脉，又前运之太羽失于滋养，则水气不能滋木，不得不急用补水之法，使太羽之水气流通无滞，而后乙木可条达，庚金可传布也。黑豆本属水，又经水浸而生芽，勾萌甲坼，得水木相生之意，仲景薯蓣丸用之治虚劳风气，理可推矣。

（《医学穷源集·土运年》）

评析： 本案在甲寅年白露前六日。甲寅年，甲己合土，甲为阳，所以是强土之年，故曰土齐木化。当日五运六气的时段是岁运太宫土，主运是少商金，客气是少角木，主气是太阴湿土，客气是阳明燥金，在泉厥阴风木，月令是在申金（七月），客运入少角之气，客气是阳明燥金当令。月份和客气金相合，故金变强，少角为木，弱木，木为筋脉，年为强土克水，阻碍水滋木，年为强土反克木。全局无水弱木，因此要留意水和木。据此，确定治法宜扶水木抑制金土，故"释"曰："水气不能滋木，不得不急用补水之法，使太羽之水气流通无滞，而后乙木可条达，庚金可传布也。"同时木得条达，则强土得疏。尤其指出，用大豆黄卷之意，是因为"黑豆本属水，又经水浸而生芽，勾萌甲坼，得水木相生之意"，深含仲景用药之旨。

三、参考医案

【案例1】 金运年乙卯阳明司天，中运少商，少阴在泉，火兼金化，两寸不应，天符

余子十五，痰喘气结。脉微细。

案：雪山朱子曰：金水少相涵之妙也。

薤白三钱 青皮一钱 大麦冬钱半 白苏子一钱 桔梗一钱 瓜蒌仁二钱 炒栀一钱 车前子二钱 黄芩钱半 降香一钱 寒食面三钱 葱白三茎

释：此乙卯年立秋后六日方也。火兼金化之年，又值申金尚未出伏，金受火刑已久，更有天运之少角助火之威，而太阳之寒水不能上通于肺，只见其标热而已，方惟有滋助庚金以降火气，开散辛金以通水气，更用青皮以平少角，使不得助火之威。盖金清水平，则肺气自畅，清肃令行，火降而痰消矣。

（《医学穷源集·金运年》）

【案例2】水运年丙辰_{太阳司天，中运太羽，太阴在泉，水齐土化，左寸不应，天符}

孔翁_{五三}，三阴疟疾，从前岁九月起，游衍逾岁。脉左寸伏，右寸浮滑，右关迟滞（注：左寸不应岁气也）。

案：水相荡而成沫，烟将尽而结灰，物理触处可通。此症盖游症也。然痰火犹逼而未解，用疏理不用攻伐，用化解不用武断也。

青蒿一钱 青木香一钱 青皮一钱 白蒺藜一钱 白茯苓一钱 白蔻仁一钱 天冬一钱 朴硝一钱 鳖甲一钱 黄芩一钱 车前子一钱 白苏子六分 白花百合二钱 鸡内金二钱 肉果一钱

服十剂。

释：此丙辰年谷雨后三日方也。病起于卯年厥阴间气之候，延至辰年阳明客气之时。方内三青及鳖甲、黄芩以解厥阴之郁，用三白及鸡内金以疏阳明金土之滞，此皆治本之味也。天冬、朴硝、车前用癸化戊，以利湿而清热。苏子、百合因庚及辛，以润燥而降痰，此皆治标之味也。然水齐土化之年，土气终弱，故加肉果以益釜底之薪，则土气旺而金气平，木气达而水气利，三阴之郁，一时通解矣。

（《医学穷源集·水运年》）

【案例3】木运年壬戌_{太阳司天，中运太角，太阴在泉，木齐金化，左寸不应}

陆女_{十九}，手足瘛疭，忽然狂叫，腹痛卒倒，不省人事。脉象结促。

案：此郁毒也。

乌药四钱 鬼箭羽三钱 郁金三钱 净银花钱半 砂仁二钱 粉甘草二钱 甘遂六分 大贝母二钱

引用马粪金汁。或不能猝辨，即用多年围砖亦可。或参用人中黄、地丁、木瓜、柽柳、蜂房、莲房。多煎多服为妙。

释：此春分后十日方也。木齐金化之年，木气本强，但以太阳寒水在上，其年又春行冬令，木气郁而未舒，节过春分，天气骤和，主客之角运倏旺，而间气乃属阳明，故强木忤金，交战于胃阳之分，此病象之所以暴也。方用辛散扶金之法，参以顺气平木之味，兼用秽浊之物以解郁毒，相反之味以攻固结。因时制宜之妙，蔑以加矣。

（《医学穷源集·木运年》）

第二节　经方实验录

一、医著介评

《经方实验录》是近代名医曹颖甫的医案专著。本书掇拾经方验案，逐案阐发，理论与实践结合紧密，为曹氏毕生临床效验的缩影和精华荟萃，是学习《伤寒杂病论》的重要经方医案著作。

（一）医著概况

曹颖甫（1866—1937），名家达，字颖甫，一字尹甫，号鹏南，晚署拙巢老人，江苏省江阴市人，我国近代史上著名的经方派医家。著作有《伤寒发微》《金匮发微》《经方实验录》等，后人称赞曹颖甫及其弟子为"善用经方的曹派"。

《经方实验录》由曹颖甫门人姜佐景整理、编按、佐以说解而成，1927年刊印。全书分上、中、下三卷，共100则医案。上、中卷以汤证论治，其中上卷记载9条汤证，35则医案；中卷收录22条汤证，40则医案；下卷以病论治，记载15种疾病，25则医案。本书保存了曹颖甫诊病的大量原始记录，既有曹颖甫亲自撰写，又有颖师讲授，姜佐景笔记，详细阐述了师生数十年运用经方治病的经验。每则案例均依"经方"为经、"实验"为纬、"理论"为纲、"临床"为目。"经方"主要讨论配伍与医疗作用，"实验"详细介绍治疗过程及其相关的病案，"理论"是结合经典来补充、完善临证时的治疗原则，"临床"则是对经方实验和理论的检验。

（二）学术思想与特点

1. 主张古为今用，衷中参西　本书不仅总结了曹颖甫运用经方的临床经验，更重要的是博采众长，常以《内经》《伤寒论》《金匮要略》为本，广泛汲取张隐庵（张志聪）、黄坤载（黄元御）、陈修园（陈念祖）等众多医家的学术精华，古为今用，同时衷中参西，在医学理论和实践方面不断发展创新。如曹颖甫用淋巴系统解释中上焦，用酸碱性来解释皂荚的药理作用，引用如"脑神经""脑膜炎""盲肠炎"等20多种西医学名词，曾在诸多病案中采用西医知识来阐明病因、病机并指导治疗。如用大承气汤治疗"脑膜炎"时指出："阳明腑实燥气上冲，多致脑中神经错乱，而见谵语头痛。"

2. 善用峻猛攻逐之剂　曹颖甫提倡大病用大药，沉疴遣重剂，善用峻猛攻逐之剂，其言："夫甘遂之破水饮，葶苈之泻痛胀，与皂荚之消胶痰，可称鼎足而三。惟近人不察，恒视若鸩毒，弃良药而不用。"并警示后人："世有畏方剂猛峻而改用轻剂者，请以是为前车之鉴。"《经方实验录》所载医案中，在疾病治疗全过程或某一阶段以攻逐法作为治则者约占全案的47%，临证所用攻逐法方剂约占全书方剂的35%，由此可见曹氏运用攻逐法之广泛。另外，《经方实验录》载有误下案，可知曹氏对攻逐之法运用很讲究分寸，常"衰其大半而止"，继用平和之味调治善后，免伤胃气及阴液下脱。对体质极虚不堪攻下者，因念"虚虚"之诫，变通地清胃肠热，缓缓图功，体现曹氏"治病用药，当观其通，墨守成方，直木偶人耳"的因人论治观。

3. 辨治不拘一格，随证变通　曹颖甫虽以善用经方著称，但书中医案可见其临证辨治不拘一格，随证变通。言："吾愿读经方者，皆当临证化裁也。"如前贤有产后禁攻宜温之说，曹氏不受其束缚，大胆将承气法施于产后阳明病，治疗产后恶露不尽，大便秘结，潮热之症。曹氏师古不泥，变通创新，总结全书对经方的化裁之法，主要有两方面：

其一为药味加减。如"葛根汤证其二"，去辛温发散的生姜，而用甘寒生津的天花粉。一加一减，暗合仲景"存津液，保胃气"之旨。曹氏笃信经方，但也善于汲取时方之长，加减药物时每用青黛、浮萍等经方未载之药。正如他所说"治危急之证，原有经方所不备，而借力于后贤之发明者，故治病贵具通识也"。

其二是剂量更变。如"桂枝汤证其三"，本证属太阳中风无疑，但兼寒饮内遏，故曹氏选桂枝汤加用桂枝一钱，生姜二片，于桂枝汤解肌祛风之中通阳化饮。

同时曹颖甫强调方剂之力能双向，削其过而益其差。其在炙甘草汤证中说："本汤证脉象数者居多，甚在百次以上，迟者较少，甚在六十至以下。服本汤之后，其数者减缓，其缓者将增速，悉渐近于标准之数。盖过犹不及，本汤能削其过而益其不及，药力伟矣。"《经方实验录》阐述某些方剂具有削过益差的双向性，并扩大其运用范围，这是本书对经方临床运用的重大贡献。

二、典型医案评析

【案例1】师曰：余尝诊一周姓少女，住小南门，年约十八九，经事三月未行，面色萎黄，少腹微胀，证似血劳初起。因嘱其吞服大黄䗪虫丸，每服三钱，日三次，尽月可愈。自是之后，遂不复来，意其差矣。越三月，忽一中年妇人扶一女子来请医。顾视此女，面颊以下几瘦不成人，背驼腹胀，两手自按，呻吟不绝。余怪而问之，病已至此，何不早治？妇泣而告曰：此吾女也，三月之前，曾就诊于先生，先生令服丸药，今腹胀加，四肢日削，背骨突出，经仍不行，故再求诊。余闻而骇然，深悔前药之误。然病已奄奄，尤不能不一尽心力。第察其情状，皮骨仅存，少腹胀硬，重按痛益甚。此瘀积内结，不攻其瘀，病焉能除？又虑其元气已伤，恐不胜攻，思先补之。然补能恋邪，尤为不可。于是决以抵当汤予之。

虻虫一钱　水蛭一钱　大黄五钱　桃仁五十粒

明日母女复偕来，知女下黑瘀甚多，胀减痛平。惟脉虚甚，不宜再下，乃以生地黄、黄芪、当归、潞党参、川芎、白芍、陈皮、茺蔚子，活血行气，导其瘀积。一剂之后，遂不复来。后六年，值于途，已生子，年四五岁矣。

（《经方实验录·第六九案》）

评析：曹颖甫善于运用经方峻剂起沉疴、愈危疾，强调诊病当以辨证为先，重视鉴别同类方剂之间的差异。本案瘀血，结聚胞宫，瘀滞经络，不通则痛，此时不及时祛除实邪非其治也。此案须辨别"几瘦不成人、皮骨仅存"是大实有羸状，真实假虚之象甚为关键，是大黄䗪虫丸不效的根本原因。书中强调虻虫、水蛭乃仲景起沉疴愈大病，有大力之神药，又不忘张仲景中病即止之诫醒，而后用补气活血养血之品善其后，实乃曹颖甫审因论治、实事求是的科学精神之体现。

【案例2】史惠甫先生。初诊：腹痛偏右，瘥而复发，便燥结，拟大黄牡丹汤（他医诊治略）……肠痈屡经攻下，病根未拔。昨由姜君用大黄牡丹汤，腹胀略减。以证情论，仍宜攻下，仍用原法加减。

生川军五钱（后入）　冬瓜仁一两　桃仁八十粒　粉丹皮一两　当归五钱　芒硝三钱（冲）　杜赤豆四两（煎汤浓后入前药）

二诊：昨用大黄牡丹汤，加当归，赤豆。服汤后，肠中有水下行，作漉漉声。所下黏腻赤色之物，非脓非血。此种恶浊久留肠中，必化为黑色之河泥状。盖此证肠中必有阻塞不通之处，故谓之痈。痈者，壅也。然则不开其壅，宁有济乎？病根未拔，仍宜前法减轻。

生川军三钱　牡丹皮五钱　桃仁五十粒　当归五钱　冬瓜仁一两　赤芍五钱　芒硝二钱

（冲）　败酱草五钱　杜赤豆四两（煎汤后入前药）

　　二剂。

　　三诊：两进加味大黄牡丹汤，肠中宿垢渐稀。惟脐右斜下近少腹处按之尚痛，则病根尚未尽去也。仍用前法减硝、黄以和之。

　　粉丹皮一两　冬瓜子一两　生薏苡仁一两　桃仁泥五钱　败酱草五钱　京赤芍六钱　生甘草二钱　当归五钱　桔梗三钱　杜赤豆四两（煎汤代水）

　　六剂。

　　四诊：肠痈近已就痊，惟每日晨起大便，患处尚觉胀满，恐系夙根未除。然下经多次，气血大亏，时时头晕，脉大，虚象也。当以补正主治，佐以利下焦水道。

　　大川芎一两　全当归五钱　大熟地四钱　春砂仁一钱　赤白芍各三钱　猪苓三钱　明天麻四钱　陈皮三钱　泽泻二钱　生白术五钱　冬葵子五钱

（《经方实验录·第七七案》）

　　评析：曹颖甫认为肠痈病位在大小肠，归咎气滞血瘀作祟，治疗当本"六腑泻而不藏""通则不痛"的特点，用通里攻下，活血祛瘀，遂收痛随利减之效。本案为湿热郁蒸、气血凝滞的肠痈实热证，史君反复患病和治疗，皆属于肠，虽屡下之，但病根未除，所以依然用大黄牡丹汤合赤小豆当归散，以清热利湿，排脓行瘀，生肌退肿，缓急止痛。加重大黄及桃仁的剂量，意欲增泄热逐瘀通便之功。二诊减其量，加败酱草化其肠中瘀血则可排脓，清热利湿。三诊肠中宿垢渐稀，故减去芒硝、大黄，另加桔梗、甘草，亦为排脓解毒之用。四诊，"吐下之余，定无完气"，患者出现头晕、腹胀、脉大等虚象，曹氏用健脾利湿、养血息风之法以善后。

　　【案例3】师曰：予尝诊江阴街肉庄吴姓妇人，病起已六七日，壮热，头汗出，脉大，便闭七日未行，身不发黄，胸不结，腹不胀满，惟满头剧痛，不言语，眼张，瞳神不能瞬，人过其前，亦不能辨，证颇危重。余曰："目中不了了，睛不和，燥热上冲，此《阳明篇》三急下证之第一证也。不速治，行见其脑膜爆裂，病不可为矣。"于是遂书大承气汤方与之。

　　大黄四钱　枳实三钱　川朴一钱　芒硝三钱

　　并嘱其家人速煎服，竟一剂而愈。

（《经方实验录·第三一案》）

　　评析：本案例与承气汤之痞满燥实表现不同，曹颖甫临床辨证论治时，抓住病因病机，认识到病所在脑，而病源在肠。且从他案中得出"右髀有筋牵掣，右膝外旁痛"亦为诊断阳明腑实及运用大承气汤的指征之一。本案为热病急症，系阳明燥热上扰元神之府，应果断地采用大承气汤以苦寒下夺，釜底抽薪，使胃热下泄，无上冲颠顶之害，则头目清明，元神自复，病遂豁然而愈。

三、参考医案

　　【案例1】顾左。产后，月事每四十日一行，饭后则心下胀痛，日来行经，腹及少腹俱痛，痛必大下，下后忽然中止，或至明日午后再痛，痛则经水又来，又中止，至明日却又来又去，两脉俱弦。此为肝胆乘脾脏之虚，宜小建中加柴胡、黄芩。

　　桂枝三钱　生白芍五钱　炙草二钱　软柴胡三钱　酒黄芩一钱　台乌药钱半　生姜五片　红枣十二枚　饴糖三两

　　一剂痛止，经停，病家因连服两剂，痊愈。

（《经方实验录·第五九案》）

【**案例2**】门人张永年述其戚陈姓一证，四明医家周某用猪胆汁导法奏效，可备参究。陈姓始病咯血，其色紫黑，经西医用止血针，血遂中止。翌日病者腹满，困顿日甚。延至半月，大便不行。始用蜜导不行，用灌肠法，又不行。复用一切通大便之西药，终不行。或告陈曰：同乡周某良医也。陈喜，使人延周，时不大便已一月矣。周至，察其脉无病，病独在肠。乃令病家觅得猪胆，倾于盂，调以醋，借西医灌肠器以灌之。甫灌入，转欠气不绝。不逾时，血大便出。凡三寸许，掷于地，有声，击以石，不稍损。乃浸以清水，半日许，盂水尽赤。乃知向日所吐之血，本为病血，因西医用针止住，反下结大肠，而为病也。越七日，又不大便，复用前法，下燥屎数枚，皆三寸许，病乃告痊。予于此悟蜜煎导法惟证情较轻者宜之。土瓜根又不易得。惟猪胆汁随时随地皆有。近世医家弃良方而不用，为可惜也。

（《经方实验录·第七十四案》）

【**案例3**】葛根汤方治取效之速，与麻黄汤略同。且此证兼有渴饮者。予近日在陕州治夏姓一妇见之。其证太阳穴剧痛，微恶寒，脉浮紧，口燥，予用：

葛根六钱　麻黄二钱　桂枝三钱　白芍三钱　生甘草一钱　天花粉四钱　红枣七枚

按：诊病时已在南归之前晚，亦未暇问其效否。及明日，其夫送至车站，谓夜得微汗，证已全愈矣。予盖因其燥渴，参用瓜蒌桂枝汤意。吾愿读经方者，皆当临证化裁也。

（《经方实验录·第一三案》）

第三节　秦伯未膏方集

一、医著介评

《秦伯未膏方集》系秦伯未所著《膏方大全》《谦斋膏方案》两部专著合编而成，内容广博，实用性强，简明扼要，通俗易懂，可为从事临床、教学、科研的中医药人员提供重要的辅助资料。

（一）医著概况

《秦伯未膏方集》包括《膏方大全》和《谦斋膏方案》。《膏方大全》分为上下两篇，上篇为通论部分，包括膏方之意义、膏方之效力、膏方之组织、膏方之用量、膏方之时期、膏方之煎熬、膏方之服食、膏方之禁忌、膏方之经验；下篇为选方部分，包含咳嗽、痰饮、吐血、遗精、眩晕、耳鸣、失眠、多寐、厥证、痞满、瘕聚、龟背、调经、白带、产后、求嗣。《谦斋膏方案》简单分为上下两册，书后附有中药计量新旧单位对照换算。《谦斋膏方案》系秦伯未临证验案之辑录，载有临床各科医案69则，以胃痛、痰喘、咳嗽、咯血、心悸、眩晕、头痛、失眠、遗精等内科杂病为主，全部采用膏方治疗。内容详实，辨证精当，善用培补之法，对研究秦伯未学术思想不乏参考价值。

（二）学术思想与特点

秦伯未，现代名医，先后师从曹颖甫、丁甘仁等中医大家，善于吸收历代各名医之精论效方，诊病精审，辨证细致，善于达变，不拘于经方、时方、民间验方，对膏方调治疾病的的研究尤为深入。尝谓："膏方者，盖煎熬药汁成脂溢而所以营养五脏六腑之枯燥衰弱者，故俗亦称膏滋药。"他认为膏方虽偏重于滋补，但也须结合病家的体质差异及病机病机而有温补、清补、涩补、平补之分类，若出现兼症则需灵活机变，观其脉证，随证治之。强调膏方当以祛邪为务，不赞同病家视膏滋为惟一补品而贸然进服，诠释了膏方更深层的临床意义。

秦伯未膏方的组方特色鲜明，既有明晰的主次划分，又可见标本同治、兼顾气血阴阳的治则思维。注重三因制宜，活用通泻之法，以通为补，补泻兼施，将五行生克、脏腑制衡的规律融入膏方组方方义之中。观所收辑病案可知，本书以总结摄生调养经验为编撰目的，重在探究患者虚损根源与病证之间的联系，根据病证特点而采用不同治法灵活施补，所拟膏方亦契合病证特点与个体特征，展现了膏滋药临证运用的特性与优势。

二、典型医案评析

【案例1】王大兄，1938年12月4日。

肾为水火之窟，脾属至阴之性。水亏于下，则为溲夹精液，腰骨酸疼；阳虚于中，则为腹内苦冷，衣薄益甚，凡此皆衰老之象也。惟肾脏之精，全赖后天之生化；脾胃之健，赖命门火之温养；盈亏互伏，消长相关，为尽揆度，推求根源，治当滋阴而兼扶其阳，培土而兼益其气，膏滋代煎，痊愈可待。

炒熟地黄90g，砂仁24g，山萸肉45g，怀山药90g，党参90g，清炙芪90g，炒白术90g，云茯苓120g，清炙草15g，炮姜炭12g，土炒当归45g，甘枸杞45g，菟丝子60g，补骨脂45g，炒杜仲90g，川断肉90g，金毛狗脊（炙）90g，金樱子45g，大芡实20g，建莲须24g，煅龙骨120g，桑螵蛸45g，锁阳45g，新会皮（陈皮）45g，大红枣120g，核桃肉120g。

上味浓煎两次，滤汁，去渣，再加驴皮胶120g，线鱼胶60g，龟甲胶120g，冰糖180g，文火收膏。

（《秦伯未膏方集·脾虚肾亏纳滞遗泄案》）

评析："见肝之病，知肝传脾，当先实脾"，临床调治肝脾，以仲景此法圭臬。推及脾肾，亦当以此为参照。肾乃先天，命火所寄，似天之大宝，温煦脏腑。脾为后天根本，气血化生之源。两脏生理上相互依存，病理上互为因果。观本案患者，当属肾水久亏于下，阴损及阳，命门火衰，无以温煦太阴坤土，使得脾阳不振，中焦虚寒。故秦伯未以脾肾同治，阴阳并补立论，拟定膏方。治脾阳不振，从仲景治太阴病法，"当温之，宜四逆辈"。取四君子、理中汤化裁，培土益气，温中散寒，使运化得权以利精气化生。补肾则方出左归，补真阴之不足，精水之枯竭，再合入杜仲、续断、补骨脂、锁阳等品，从阴引阳，法"善补阳者，必于阴中求阳"，以达阴阳并补之效。且肾元得复，命火则盛，温煦脾土，加强散寒之功，即所谓"益火之源，以消阴翳"也。全方中，熟地黄填补精血堪称要药，张景岳誉其为"精血形质中第一纯厚之药"，然药性滋腻，妨碍脾运，故以砂仁伴炒，为兼顾脾肾之计。再以芡实、莲须、桑螵蛸固涩之品，合线鱼胶、驴皮胶、龟板胶收膏，重在固精补虚，以防真元遗泄。全方体现了秦伯未阴阳并补、脾肾俱理、气血同调、精气兼治的临床思维。

【案例2】徐嫂夫人，1938年12月3日。

《内经》云："诸风掉眩，皆属于肝。"释之者曰：肝藏血，血虚则厥阳化风上扰，风性动，故为眩晕，此属内风，故治之者，又称血行则风自灭也。今头眩胀痛时作，得之产后，其为营虚可见。最近经闭，连进培养冲任而转，其为营虚更显然，脉象濡缓，舌苔融净，拟育阴养血以填其本，潜阳息风以平其标，膏滋代煎，方候明正。

潞党参90g，太子参90g，炒熟地黄90g，制首乌90g，山萸肉45g，怀山药90g，潼沙苑90g，蒸于术45g，白归身60g，炒白芍47g，甘枸杞子60g，白蒺藜90g，炒池菊45g，煅石决明 120g，天麻 30g，玳瑁片 45g，冬青子 90g，江枳 45g，稽豆衣 45g，炒杜仲 90g，鸡血藤 90g，新会白 45g，炒竹茹 45g，大川芎 24g，大红枣 120g，核桃肉 120g。

上味浓煎两次，滤汁，去渣，再加驴皮胶 120g，线鱼胶 60g，龟甲胶 120g，冰糖 250g，文火收膏。

（《秦伯未膏方集·肾虚肝旺头目眩晕案》）

评析： 本案眩晕得之于产后，兼见经闭，进培补冲任而缓，故血虚之由显而易见。因生产耗伤气血，虚而不复，一则气虚清阳不展，血虚脑失所养，故发生眩晕。患者证见眩晕，头眩胀痛，脉象濡缓，舌苔融净，当以血虚阳亢为主。故治以养血平肝，育阴滋肾，息风宁神。秦伯未补肝血常用当归身、炒白芍、驴皮胶、制首乌、潼沙苑、大红枣等；气血贵流不贵滞，补血之余不忘行血，以川芎行血活血；肝阳上亢，故用玳瑁等潜镇，用白蒺藜、炒池菊、煅石决明、天麻、冬青子清肝息风，育阴泄热；虚则补母，用熟地黄、甘枸杞、山萸肉、稽豆衣、杜仲等培补肝肾。根据阳生阴长原则，在补血方中加入潞党参、太子参、蒸于术（白术）培中益气，以增强补血功效。

【案例3】 鲍左，自幼即有哮咳，都由风寒袭肺，痰滞于肺络之中，所以隐之而数年若瘳，发之而累年不愈。今则日以益剧，每于酣睡之中突然呛咳，其咯吐之痰却不甚多。夫所谓袭肺之邪者，风与寒之类也。痰者，有质而胶黏之物也。累年而咳不止，若积痰为患，何以交结而痰生，白昼之时痰独何往哉，则知阳入于阴则卧，阴出之阳则寤。久咳损肺，病则不能生水，水亏不能含阳，致阳气预收反逆，逆射太阴，实有损乎本元之地矣。拟育阴以配其阳，使肺金无所凌犯，冀其降令得行耳。

炒黄南沙参四两　炒松麦冬一两五钱　云茯苓四两　海蛤壳五两（打）　川贝母去心二两　蜜炙款冬花一两　蜜炙橘红一两　炒香玉竹三两　蜜炙紫菀肉二两　甜杏仁三两（去皮水浸，打绞汁）　代赭石四两　川石斛三两　牛膝炭二两　杜苏子五两（水浸，打绞汁，冲入）　蜜炙百部二两

共煎浓汁。用雪梨二斤、白蜜二两同入，徐徐收膏。

（《秦伯未膏方集·肺卫气虚易感咳嗽案》）

评析： 秦伯未善于运用气血阴阳相生相长之法，其认为补气而不补火，补血而不补气，决难尽其能事，故补气同时兼补火，补血同时兼补气，使膏方充分发挥补益之力。本案患者呛咳咯痰，因其自幼哮咳，经年累月不愈而导致肺阴耗损，故针对阴虚本证拟膏，以清补为主。方中以南沙参、麦冬、玉竹、川石斛等养阴润肺清热为主；辅以海蛤壳、川贝母、款冬花、橘红、紫菀、甜杏仁、百部等润肺化痰；苏子、代赭石降气平喘。

三、参考医案

【案例1】 魏右，经事无故而不受孕，平日间亦无他恙，惟时为昏晕，或四肢灼热而酸楚，少腹时满，脉大有力。盖气郁则生热，热从内吸，则子宫枯燥，不能摄精盛则生风，风阳鼓旋，则头旋眩晕，脉络不和。养血益阴固属要图，而泄热调气尤为急务。非大剂补益，便为良法也。

大熟地五两（砂仁炙）　黑元参三两　大连翘三两　白蒺藜三两（炒，去刺）　大生地五两（姜汁炙）　稽豆衣三两　黑山栀三两　制香附四两（研）　大麦冬二两五钱　制首乌五两（切）　晚蚕沙三两（包煎）　全当归二两五钱　制洋参三两　奎党参四两　炒杞子三两　粉丹皮二两　淡天冬二两　滁菊花二两　干荷边二两　缩砂仁一两（另煎，冲）　杭白芍一两五钱　半

夏曲二两五钱（盐水炒）　松萝茶二两　桑寄生三两

上药共煎浓汁，用阿胶三两、龟板胶二两、白冰糖三两溶化冲入收膏，以滴水成珠为度。每晨服一调羹，开水冲调。

（《秦伯未膏方集·肝肾并亏月经延期案》）

【案例2】黄某，痰热有余，甲木少降，乙木过升，致痰生热，热生风，为耳鸣，为重听。

胃为中枢，凡风阳必过阳明而后上旋。阳明为十二经之总司，所以肩臂背肋不时痛，所谓下虚而上实也。拟壮水育阴，以涵肝木，而以清化痰热参之。

大生地八两　净柴胡七钱（另煎汤，收膏时冲入）　白蒺藜三两　生山药二两　西洋参四两　龟板胶四两（溶化）　冲阿胶二两（溶化，冲入）　炒枸杞子三两　橘红一两（盐水炒）　竹沥五两（滴入）　姜汁三分（冲）　茯苓一两　枳实一两　大麦冬四两　橄榄膏五两（冲入）　上绵芪二两（盐水炒）　竹沥半夏二两　稽豆衣三两　粉丹皮二两　奎党参四两　黑山栀二两　煅磁石四两　怀牛膝三两（盐水炒）　杭白芍三两（酒炒）　泽泻一两五钱　秦艽一两五钱

上药共煎浓汁，加白蜜三两，冲入收膏。每晨服一调羹，开水冲调。

（《秦伯未膏方集·肾虚血少脱发耳鸣案》）

【案例3】吴某，产育频多，木失涵养，风木上干胃土，中州不舒，胃纳因而日少，甚则涎沫上涌，有似湿从上泛之象。非湿也，正与《厥阴篇》中肝病吐涎沫之文相合。时辄不寐，所谓胃不和则卧不安也。然阳明之气不衰，风木虽从上干，胃气自能抵御，何至土为木乘乎阳明以通为用，则是通补阳明，平肝和胃为开手第一层要义。宜先用通补煎剂以治肝胃，俟胸宽，纳谷渐增，再以膏剂养肝之体，庶为得体。

人参须（另煎，冲入）　制首乌各三两　厚杜仲二两　阿胶珠一两五钱　枳实一两　制半夏一两五钱　当归身三两（酒炒）　川断肉二两　炙甘草五钱　广陈皮二两五钱　炒枸杞子二两　木瓜皮二两（炒）　牡蛎六两　煅龙齿三两　生于术一两五钱　酒炒杭白芍二两　白茯苓四两　白蒺藜三两（炒，去刺）　炒枣仁三两　奎党参二两。

上药宽水煎三次，滤去渣，加文冰三两收膏。每晨服一调羹，开水冲调。

（《秦伯未膏方集·肺脾气虚咳嗽痰饮案》）

第四节　疑难病案讨论集

一、医著介评

《疑难病案讨论集》由张启基、王辉武搜集现代疑难病案编撰而成，所载病案都经过集体会诊，资料记录完整，中西合参，辨证确切，处方精当，疗效肯定，反映了近现代中医和中西医结合研究的新进展和新水平。

（一）医著概况

《疑难病案讨论集》辑录了新中国成立以来中医期刊刊出的近代病案，由重庆出版社1982年出版发行。"疑难病"一般是指在诊疗中，病因复杂未明、诊断难以统一、医治难度较大的一类疾病。本书共收集23个病案，均甄选自《中医杂志》《新中医》《上海中医药杂志》《新医药学杂志》，涉及心悸（高血压性心脏病）、消渴（肾性糖尿病）、鼻衄（血管舒缩性鼻炎），顽症如长期发热（变应性亚败血症）、周期性出血（原发性血小板减少性紫癜）、粟疮（湿疹），怪病如肝

风（帕金森综合征）、内燥（口眼干燥综合征）、全身皮肤黧黑（阿狄森病）及其他病情复杂的疾病，共 19 个病种。编者每案之前概以提要，案例之后予讨论，讨论之后即小结。本书所辑病案，乃临床科研精选之验案，中西医临床资料完整详实，汲取近现代名家经验，理论阐述系统，辨证立法确切，对后学颇有裨益。

（二）学术思想与特点

1. 揆度详微，中西印合　本书所载病案诊查揆度详微，立法论述有度，方药增减合理，数据记录可信，疗效评核客观，且有中西医的诊断相互参合和印证。如暑温根据证候表现的多样性，既可印合西医非特异性急性心包炎，又趋于病毒性脑炎、流行性乙型脑炎、变应性亚败血症（成人斯蒂尔病）。

2. 机圆法活，通权达变　书中临证"谨守病机，各司其属"。法随证变，方以法转，明轻重，分主次，机圆法活，通权达变，始终驾驭病情，不为其变所惑。"疑难病案"顾名思义病情错综复杂，变化多端，设若按图索骥，则难免贻为"读方三年，便谓天下无病可治；及治病三年，乃知天下无方可用"的窘境。

3. 辨疑释难，精湛透彻　病案讨论发言，各家就同一患者临床资料的不同侧面，或相同问题的不同层面，展开精心探究，辨疑释难，层层深入，丝丝入扣，辨证确切，条理清晰，如对冰壶玉镜；分析全面详实，精湛透彻，综核究竟，可直窥渊海。阅读每一医案，仿佛聆听各位大家的谆谆教诲；亦知近代辨证立法用药上，有别于古代之巧妙，倘能举一反三，触类旁通，则对其他疑难病的治疗就"思过半矣"。

二、典型医案评析

【案例 1】孔某，女，32 岁，已婚，工人，1977 年 9 月 22 日入院。

主诉：发热恶寒，咳白稠痰月余，心前区疼痛半月。

现病史：一个月前患"感冒"后发热恶寒，咳吐白稠痰，时感右胸痛，曾诊断为"上感发烧"，予阿司匹林、庆大霉素等治疗，效果不佳，午后发烧较高，半月前胸痛局限在心前区，咳时加剧，透视发现"心脏中等度增大"。22 日就诊收入住院。

现在症：发热恶寒，头昏出汗，咳白稠痰，时感心前区疼痛，心悸气短，口渴喜冷，纳食不佳，大便结燥，小便黄赤，舌质红，苔薄黄，脉象细数。既往曾患甲状腺功能亢进症，心率快，达 170 次 / 分。基础代谢＋ 44%。

体格检查：体温 39.2℃，脉搏 128 次 / 分，呼吸 32 次 / 分，血压 104/70mmHg，形体消瘦，心律齐，128 次 / 分，心包摩擦音明显可闻，余（－）。化验：血常规：红细胞 $2.86×10^6$/mm³；血红蛋白 7.3g%，白细胞总数 10500/mm³，中性 88%。血沉 36mm/h。尿常规：蛋白极少，红细胞极少，上皮细胞（＋＋）。心电图示：窦性心动过速，T 波 Ⅰ、Ⅱ、Ⅲ 及 aVL、aVF、V_5 低平，aVR 倒浅。X 线胸部摄片：心脏向两侧增大，左侧较明显，搏动稍减弱，心底部增宽，食管无移位，肺门附近及双下肺纹理增多。

中医诊断：暑温。

西医诊断：①非特异性急性心包炎；②病毒性心肌炎；③甲状腺功能亢进症；④轻度贫血。

治疗经过：辨属卫气同病，风温热毒，郁结心肺，气分热盛。先以清热解毒，佐以透卫，急挫热势，用大青叶、败酱草、鱼腥草、黄芩、葎草、小蓟各 31g。日二剂，分 6 次服。连服 2 日，壮热不退，胸痛咳稠痰，口渴喜冷饮，舌苔由薄黄转为黄白，脉转浮数。

9月24日按热毒蕴结于肺胃，瘀血阻络，阳明热炽之辨证，治以清肺胃之热，用活血通络，透卫祛湿，顾护阴津之法，选银翘白虎汤加减：金银花、连翘、薏苡仁24g，生石膏46g，茅术、红花各9g，苦参15g，葛根31g。仍日进2剂，4小时服1次。

3日后壮热大减，咳嗽胸痛亦减，汗多，仍口渴喜冷饮，倦怠，体温37.8℃，苔黄白略厚，质红，脉细数。属温热余邪未清，气阴两伤之候，续上方加太子参31g，生地黄24g，益气养阴，扶正祛邪。再服2剂，至9月27日体温降至正常，心包摩擦音消失。

讨论小结：本案为一次辨证分析和论治处理相结合的病案讨论，对温病的论治，提高疗效很有意义。由于证情复杂，根据临床见证，西医诊断，结合时令等，各家分析有曰胸痹、风温、湿热、暑温、温热等的不同，见仁见智，皆言之有据。据其表现，起病有上感，发热恶寒，咳痰白稠，持续性心前区疼痛，壮热多汗，口渴喜冷，尿赤便结，苔黄质红，脉象浮数；继之表现为心悸气短、舌质红绛、脉细数等邪热耗伤气阴的见证，似较符合温病的传变和临床特点。因此，将此病归入温热病范畴似较妥当，按温热病辨证施治，见效迅速。另外，患者虽有胸痛的症状，但与"胸痹"的临床表现不够符合，与其他杂病所致的胸痛迥然不同；用温热病热灼营阴、脉络受阻来解释，且依此立方遣药，而收效良好，更佐证按此辨证施治是合理的。

（《疑难病案讨论集·温病》）

评析：本案以八纲结合脏腑来剖析病机，以卫气营血来辨证施治；参"长夏湿令，暑必兼湿"，本病月余而少传变，多因夹有湿邪，因湿乃重浊之阴邪，黏滞留恋。病发于胃而及于心，波及肺，气阴受损，热势仍盛，为虚实夹杂之候。以病邪而言，则暑热为本为主，瘀为标；以病位而言，则阳明胃为本，心肺为标；以气营而言，气分（热）为本，血分（瘀）为标。初用大剂苦寒，欲求速效，然辨证不确，方药无功，改弦易辙后，认定邪在卫、气留连，且有入营之势，换言之，即热毒蕴结于肺胃，阳明热炽兼瘀血阻络、夹湿。采取清气透卫为主，使邪外解，佐活血通络除湿。投银翘白虎汤加味，药仅两剂，则热势顿挫，沉疴立瘳。

【案例2】沈某，男，65岁，干部。1960年12月16日就诊。

主诉：全身不自主的振摇抽动，伴头痛失眠一个月。

望诊：体格中等，情绪焦急，面红，头肩不时动摇，面部肌肉及手足抽动不休，起坐不安，舌光无苔，质绛而满布裂纹。闻诊：声壮气粗，口吃吃然语言不易成句。问诊：有高血压史已十余年；两个月前始觉腿软无力，旋即感头晕，左手足稍感麻木；其后以剧烈头痛开始而致经常失眠，至11月中旬，开始出现头肩不时振摇，手足牵动不休之症，曾用中药羚羊角等以息风平肝，以及西药镇静剂等，仅见效于暂时，发病以来，过去大便经常溏薄反变艰难，小便黄赤，善饥，时欲索食。切诊：脉轻取弦劲带数，重按无力，尺部更虚。

中医诊断：肝风。

西医诊断：帕金森综合征。

治疗经过：初诊认为以平肝息风兼滋肾水为法；药用大生地31g，生白芍15g，牡蛎31g，龟板31g，天麻3g，五味子3g，钩藤12g，龙齿15g，茯神9g。

二诊时，以面赤火升、溲赤、舌光而前半有裂纹等症显著，故加重养阴，原法中加鲜石斛、天花粉、鲜芦根等味。服后症情未见改善。

三诊：前屡进平肝潜阳之剂，全身颤动，头摇手搐之症未见减轻，颔下面颊潮红，舌光裂而液少，口渴心烦不能安卧，脉浮取虚弦，沉取则弱。肾阴大虚，虚阳内动，木旺生风，引动心火，有卒中之虞。暂以滋肾阴为主，平肝安神为佐。药用大熟地24g，怀山药15g，山萸肉9g，生枣仁9g，嫩白薇9g，五味子3g，炒白芍15g，建泽泻9g，朱赤苓9g，柏子仁9g，夜交藤

12g。

至 1 月 20 日四诊时，症情略缓，乃着重注意清其心火。原方加万氏牛黄清心丸二粒，连进五帖，症状大为好转。原法踵进。

至 2 月 3 日五诊时，脉弦较缓，舌渐见苔，原方去牛黄清心丸，改用二至丸 9g 另吞，熟地改为 12g。上方连续进服，至 2 月 10 日，震颤续见减轻，夜寐亦有改善。3 个月后，全身手足振动已止，惟唇口偶尔尚有颤动；5 个月后颤动全停，未见再发。

讨论小结：此病例经过讨论后，归纳起来，在诊断方面，西医诊断可假定为帕金森综合征或舞蹈病，与高血压也有关系，属神经系统疾病。中医辨证论治方面，认为病属"肝风"，乃阴虚火旺，肝风内动之候。分析标本治疗原则的疗效。治疗步骤有治标、治本、标本同治的不同。初用平肝息风法，是治标，未见效果；后改用滋肾养阴，是治本，效果不著；其后又改用本标兼治，用滋肾养阴，平肝宁神法，以六味地黄汤加味，合万氏牛黄清心丸而逐渐好转，最后以六味地黄汤加二至丸治本，获得痊愈。至于在何种指征下应转用六味地黄汤和此方的作用是否三阴并治，温病学中的牛黄清心丸对此症的作用究属如何，以及前一阶段的平肝息风法，是否为后一阶段的治疗打下基础的见解，亦有待探讨。

（《疑难病案讨论集·肝风》）

评析：本案尊《内经》"诸风掉眩，皆属于肝"之旨，取叶天士"阳化内风"之意，认为病属"肝风"，乃阴虚火旺、肝风内动之候。情绪焦急，经常失眠，乃心肝同病，心肾不交之型，主要关系于心、肝、肾三脏。由于肾水不足，致水不涵木，使肝木失调而化火生风，并引起君相之火炽盛，故治疗方面，亦从心、肝、肾三方面着手。以滋补肝肾之阴的六味地黄汤，参用清君相之火的万氏牛黄丸为佐，借用了温病成方，使肝肾之阴足以敷布，木得水涵；火平风息，不治风而风自灭。整个治疗过程，说明了掌握"标本先后"与"标本兼施"治则运用的重要性。

【案例 3】李某，男，49 岁。1961 年 7 月 25 日初诊。

主诉：下肢疼痛发凉六月余。

现病史：今年一月，因骑车劳累，身热汗出，至夜觉左足弯相当于解溪穴处作痛，经封闭治疗而止，四五日后又觉小腿肚痛。近两个月来左大腿内侧上部亦痛，有时左足第二、三趾抽痛。一个半月前觉左上半身疼痛，约经一周而自愈，后觉两侧腿足亦同样作痛，惟右侧较重，走动略多，则痛更重，歇息后则缓解。两膝以下经常发凉麻木，不出汗。夜卧两腿有沉重感，屈伸不能自如，晨起两腿常不能自行抬起，须以手搬动后方舒服，睡眠不实多梦、易倦。近两个月来，听力较差，时或眼花，饮食如常，但不喜冷食，近一二日口较干且喜饮，二便正常。

体检：形容消瘦，步履艰难携杖而行，心肺无异常，脊柱四肢无畸形，两膝以下发凉，但无变色。足背动脉及后胫动脉均未扪得搏动，左足背痛觉较对侧迟钝，膝反射亢进。血压 120/72mmHg，舌苔白厚而润，根部微黄，舌尖二边及左舌边缘有黄豆大紫褐色三处，脉浮虚而数。

中医诊断：痹证。

西医诊断：闭塞性血栓脉管炎。

治疗经过：辨属肝胃二经瘀滞之证，血滞则气机不利，脉虽浮虚而数，当先用辛通化瘀，然后议补。

方用：薏苡仁 12g，嫩桑枝 15g，丝瓜络 6g，茜草根 9g，宣木瓜 4.5g，明没药 9g，广郁金 6g，香橼皮 3g，川佛手 3g，怀牛膝 9g，川楝子 6g，路路通 3 枚，细木通 3g。

2 剂后小腿与足部痛减，舌之青紫色亦转淡，此后在本方基础上又略予加减，又服 9 剂，腿足麻木见轻，但大腿内上方仍痛，脉虚大，乃用三痹汤补虚蠲痹，共服 16 剂，右腿痛及麻木见轻，左腿无多变化。讨论后，改用滋肾养肝法，方用全当归 9g，杭白芍 12g，川芎片 6g，熟地 12g，宣木瓜 6g，怀牛膝 9g，真阿胶 6g，淫羊藿 6g，怀山药 12g，肥玉竹 9g。

3 剂后腿足休息时已无痛，能弃杖挺腰而行，两小腿已温，足背动脉及后胫动脉仍未扪到搏动。原方加黄精、枸杞子各 15g。再进 3 剂，左腿麻木已显著减轻，颇能健步。

讨论小结：痹之为病，为临床最常见，各家方书言之甚详，古今验案亦不少，凡业医者都能掌握一些常用成方和有效药物的应用，但本病却很难治愈，只获短期疗效而复发者甚多，这是因为"大凡治疗，有效容易善后难"。关于痹证，常谓乃由风寒湿三气所致，但用疏风散寒利湿之剂有时无效，是未查明其实中可能有虚，如本例后一阶段，即因用三痹汤虚实兼顾，继又滋肾养肝，方能药善其后；久病多属虚证，在用补药之后，有时不易收到满意疗效，是未查明其虚中尚夹有实，必先加以疏导消除，乃能议补。如本例舌有紫斑，乃血有瘀滞。初诊投通络活瘀十余剂后，方进补药，乃使疾病获得速效。因此，辨病应明虚实标本，懂得先治后治，往往效如神验。

（《疑难病案讨论集·痹证》）

评析： 本案得病于寒冷及劳累以后，所谓"邪之所凑，其气必虚"。原有耳聋眼花为阴虚之体，阳气不藏而开，邪气乘之；麻木、疼痛上下行属风，乃病在经络，邪实；口不干苦而喜饮能消，系阳邪（风）伤阴，饮水自救；屈伸不利，其病在筋。舌青紫斑块苔白厚润，为邪气内滞于肝胃，二经有瘀之象。该病亦关乎厥阴、太阳，以营卫为主，营卫不调，痹证乃生。故辨属正虚邪实，治当攻补兼施，先去其瘀，方可议补。服辛通化瘀之剂后痛得减轻，再用三痹汤去乌头（恐伤阴分）；在善后方面，当滋肾养肝，补血柔筋。堪为后学治痹之典范。

三、参考医案

【案例 1】 患者男性，51 岁，技术员。1978 年 4 月 20 日入院。

主诉：心慌、气短、胸闷反复发作 9 个月，加剧 3 天。

现病史：自述"脉律不齐"已逾 12 年，未予治疗。至 1977 年 7 月 16 日因劳累而突感心慌、气短、胸闷，到医院就诊，查血压 170/110mmHg，心电图示窦房阻滞、频发房性期前收缩。用心得安（普萘洛尔）、强心苷等治疗，病情无明显缓解，并反复发作阵发性房性心动过速，心房率在房速发作时达 170～180 次/分。近 3 天来心慌、气短、胸闷加重，终日惶惶不安，激动或活动后尤甚。于 1978 年 4 月 20 日收入院治疗。

体检：体温 36.5℃，脉搏 78 次/分，不齐，促脉、结代脉及弦脉交替，舌苔薄白，质暗。血压 120/80～150/100mmHg。心律不齐，心率 86 次/分，心界不大，心音正常，$A_2 > P_2$，肺（－），肝脾未扪及。心电图示：窦性心律，多发性房性期前收缩，频发短阵房性心动过速。胸部 X 线片示两下肺野纹理增重，左上肺可见陈旧性结核性钙化灶，主动脉弓屈曲。化验：血脂：脂蛋白比浊 330mg%、三酸甘油酯 139mg%；血流变学检查：血栓长度 12mm、干重 5mg，全血黏度比 6.76，血浆黏度比 1.72，红细胞电泳 17′40″；肝功能正常。超声心动图正常。

中医诊断：心悸。

西医诊断：高血压性心脏病；阵发性房性快速性心律失常。

治疗经过：入院后经用益气养阴法、养阴活血安神法、养阴清热安神法，以及心得宁（普拉洛尔）每日 90mg 治疗，症状改善不大，每天短阵房性心动过速仍然频发。继按"血脉瘀阻"论治，于 5 月 4 日及 22 日先后以冠心Ⅱ号（丹参、赤芍、川芎、红花、降香）10g＋5% 葡萄糖液 250mL 静脉点滴，共计两个疗程（20 天），6 月 2 日结束。

点滴后症状稍有改善，但心律不齐犹存，仍心悸（夜间尤甚），胸闷，脚痛，舌苔薄白、质暗，脉弦、促、结、代交替。分析病情，证属肝失疏泄，气滞血瘀，血不养心，心神不宁，取调肝理气活血宁心法。

药用：川芎12g，赤芍12g，合欢皮12g，柏子仁9g，珍珠母24g，夜交藤30g，丹参30g，羌活12g。水煎服，一日2次。两剂后，心律失常消失。

6月8日心得宁减量为45mg/d。此后，除6月10日出现偶发房性期前收缩（15次/10分）外，每日多次听诊及心电图检查，均属正常心律。守上方继续服用40余天，心律仍正常，未再出现房性期前收缩或阵发性房性心动过速，血压亦正常。

讨论小结：心律失常的治疗，难度较大。可从中医理论角度研究探讨这方面的治法，也可以从药物性能上探索。本病例的治疗主要有两个特点。第一是应用了活血化瘀治法。中医认为，"心在体为脉""心主血脉"，不少心律失常、脉律不齐者，可以从"瘀血"论治。就药性的动静言，静药多，动药少，动药选用了羌活。羌活辛散，能入十二经，使心气畅快。但病属本虚（气虚）标实（血瘀），故不宜用过多辛散药，以防伤气耗阴。第二是体现了"心肝同治"。治肝在调肝，故未用柴胡、白芍，而用赤芍、丹参、川芎等同入心肝二经，合欢皮、夜交藤也入肝，珍珠母镇肝。活血中寓行气，调肝中兼养心。实验证明，柏子仁有减慢心率的作用。合欢皮宁心安神的作用较强，故古人有"萱草解郁，合欢蠲忿"之说。

（《疑难病案讨论集·心悸》）

【案例2】陈某，男性，39岁，绘图员。1963年10月25日入院。

主诉：右胁疼痛，腹胀，纳呆5年。

现病史：患者自1958年10月起感右胁疼痛，脘腹闷胀，恶心，胃纳减退，神倦乏力，但无发热及黄疸。即至医务室就诊，经检查有肝大，肝功能异常。诊断为"慢性肝炎"，用肝精、维生素等保肝疗法及休息，数月后肝功接近正常，恢复工作。至1959年3月再度复发，入院前谷丙转氨酶升至162单位，麝香草酚浊度试验10.3单位，血球蛋白之比为3.75/3.23，蛋白电泳：丙种球蛋白为23.4%，即来中医科求治而收入院。

现在症：右胁疼痛，固定不移，有时左胁也痛，脘腹闷胀，食后尤甚，纳少嗳气，头晕目胀，腰酸腿软，神疲乏力，平时易于紧张，性情急躁易怒，目赤，小溲短赤、混浊，大便干结，夜寐不安，易醒。

体检：面色晦滞，双眼结膜充血，满布血丝，巩膜无黄染。脉象弦细，舌苔白腻，舌质较红，心肺无特殊发现。腹平软，肝上界第6肋间，肋下3cm，剑突下4.5cm，质软，表面光滑，轻度压痛；脾肋下3cm，质坚，轻压痛。双下肢轻度凹陷性浮肿。

化验检查：红细胞452万，血红蛋白12.6g，白细胞总数4400，分类无特殊。肝功能：谷丙转氨酶193单位，麝香草酚浊度5.5单位，锌浊度9.8单位。蛋白电泳：蛋白总量7.5g，白蛋白52.5%，α_1球蛋白4.5%，α_2球蛋白8%，β球蛋白12.4%，γ球蛋白22.6%。超声波检查，较密微波1～2级，肝肋下1～2.5cm厚，3～5cm长，剑突下2cm厚，5cm长。胸部X线透视：两个肺结核，以纤维增殖性病灶为主；腹部X线摄片示右下腹肠系膜淋巴结核已钙化。

中医诊断：胁痛。

西医诊断：慢性肝炎（活动期）。

治疗经过：入院辨属肝气郁结，气滞血瘀；胃降失和，脾运不健；水湿停积，泛滥肌肤。治疗采用疏肝理气，健脾化湿，活血化瘀，清泄肝胆之法。曾用过金铃子散、苍术、黄芪、移山参、藏红花、丹参、三棱、莪术、牡丹皮、山栀、连翘、龙胆草片、沉香化气丸等。经以上治疗，胁痛腹胀，浮肿乏力，头晕目眩等症状逐渐减轻，但肝功能检查反见损害加剧，谷丙转氨酶增高至245～330单位。

于1963年11月27日举行病案讨论。讨论后，用清泄肝胆火郁，活血化瘀为主，酌加理气和胃之剂，方用龙胆草9g，生山栀9g，五灵脂9g，蒲黄9g，桂枝9g，当归6g，半夏9g，陈皮4.5g，茯苓皮15g，泽泻15g，砂仁1.5g，藏红花3g，白芍9g，白蒺藜9g，菊花9g。

服药后患者诉症状均有改善，腹胀大减，恶心已无，睡眠也安，胁痛已少，服药至12月24日，谷丙转氨酶下降至51.5单位，并连续4次稳定于正常范围。乃于1964年2月出院。出院后仍在门诊随访，偶有轻度胁痛，腹胀，头昏失眠，肝功能一直稳定在正常范围，于1964年6月开始复工，在1964年国庆前后复查，肝功能未有波动。最近于（1965年）7月及8月连续复查两次，肝功能均在正常范围。

讨论小结：本案慢性肝炎，历经5年中西医结合的治疗，仍反复发作，胁痛腹胀、浮肿乏力、头晕目眩等症状虽有改善，但肝功能检查，反见损害加重。认为在辨证中，有时须以病为主，某些患者仅有实验室检查的改变，而无临床症状可辨时，要结合辨病施治。从前人辨证施治中寻找治"病"的方药，对中医本身来说也是一种发展。龙胆草对肝炎有肯定疗效，尤其对谷丙转氨酶持续增高者更为显著。从患者用药观察中未见大的副作用。根据此患者的主要病情，明显有肝胆郁热见证，应以龙胆草为主治疗，以求得疾病主要方面的疗效为重，其附着症状即可自然缓解。如遇有恶寒阳虚患者，龙胆草可与川乌、附片、桂枝寒热并用，兼阴虚者加鳖甲、生地黄等滋阴药，此患者有恶寒，可加用些温阳药。

（《疑难病案讨论集·胁痛》）

【案例3】陆某，女，35岁，上海人，已婚，机关干部。

主诉：两面颊及额部红斑及丘疱疹3月。

现病史：今年4月间开始两面颊及额部有小片红斑及丘疱疹，作痒，影响睡眠，抓后稍有渗液，两上臂外侧有色素沉着。左额及左太阳处有黑色斑片，舌尖红，苔薄黄，脉滑数。

既往史：患者于1958年夏天，在皮肤暴露部位发生红斑及丘疹，伴有剧痒，影响睡眠，抓后出水不多，皮损与天热、日光及风吹等关系密切。1961年起，两上臂外侧亦发生红斑丘疹，同时在上唇部时有肿胀，舌尖麻痒。素有便秘史。患病期间月经正常，婚后未生育。心情较患病前急躁易怒。

中医诊断：粟疮。

西医诊断：湿疹。

治疗经过：患者自1959年开始，治疗迄今从未间断。曾应用苯海拉明、钙针、激素等，其中以激素效果最佳。一般外用药物均已用过，始终未能根治。于1961年7月至我院外科诊治。初起给服凉血清热利湿之剂，如生地黄、赤芍、牡丹皮、淡芩、蚕沙、米仁、苦参、生军、生甘草、车前等。内服20余帖，效果不显。而后加入养血镇静之品，如当归、首乌、丹参、小胡麻、磁石、牡蛎、五味子等。约进10帖后，痒稍减轻，皮损时轻时重，而舌尖麻痒、上唇肿胀依然存在，故又予导赤散加入利湿之品。连服30帖左右，两上臂症状消失，仅留色素沉着，舌尖麻痒亦接近消失，但面部皮损依然未愈，只有在天气转冷时才能稳定或消失。在发风团期间则给服散风清热化湿之剂10余帖，症状消失，至今未发。

讨论小结：通过讨论后，各位医师一致认为本病的病因是属心火湿热为患，兼以风邪日光所诱发。目前治疗措施，内服宜泻心火湿热为主，佐以平肝安神之剂，但利湿之品不宜多投，并忌用益气补肾之品，外用可涂润肤止痒药物，诊断属中医粟疮的范围。日常应减少日光和风邪的刺激，还宜调养性情，再加服药调治，方能获效。

（《疑难病案讨论集·粟疮》）

第五节　古今救误

一、医著介评

《古今救误》由现代医家徐复霖、田维君、吴仕九主编。本书集历代医林名家，尤其是晚清及近代医者所述之临床各科具有代表性的误治、失治医案的救治经验，加以选择编按而成，每于案后加按语以阐明机理，意在吸取教训，告诫后学，实用性强。

（一）医著概况

《古今救误》共分为9个部分，按误用汗法类、误用攻下类、误用温法类、误用寒凉类、误用渗消类、误用补法类、误用燥涩类、病家自误类、因误致死类进行分类编写。每个医案之后，都加有"编者按"，有的则保留了"原按"，按语精当。书末附有《医中百误歌》，以警示后来者引以为戒。本书由湖南科学技术出版社于1985年出版。"救误"意在选取古今中医临床误治案例，逐案进行评析，以资临床借鉴。其遴选标准：一是医案尽量出自中医名家；二是医案必须有对误治进行纠正，且是能够判断治疗效果的案例。

（二）学术思想与特点

1. 反面研究误诊、误治　由于历史的原因和社会的偏见，仲景之后论误治者渐寡，此书弥补了中医出版界缺乏总结反面经验专著的不足，又满足读者渴望从反面教训中提高诊疗水平的需求。

2. 分析前误之因，吸取前误之训　本书所选误治医案，多系初诊他医所误，尔后为前哲明贤所救误；其中小部分救误案是医者在初诊时自误于失辨，复诊中自审错处，自误自救而免于差谬。此书救误案旨在深究失误之因、救误之理，总结经验，分析教训，以作借鉴。

3. 列举常用治法失误　医案中列举了误用汗、下、温、凉、渗、消、补、燥、涩等法，每种治法举出多个误治医案，从多角度论述同一治法所致的不同误案，内容丰富全面，指导后世医者避免再犯此误。

4. 按语引申发挥，辩驳订正　书中每个医案后，都加有"编者按"，按语比较详尽，敢于指出前医治疗过程中的错误，体现编者对误案的认识和个人体会。有的医案还保留了"原按"，以助于读者了解医案的原始状态。

二、典型医案评析

【案例1】误用汗法类·少阴寒化案

一人于大暑中患厥冷自利，六脉弦细芤迟，按之欲绝，舌色淡白，中心黑润无苔，口鼻气息微冷，阴缩入腹，精滑如冰。问其所起之由，因由卧地昼寝受寒，是夜连走精二度，忽觉颅胀如山，坐起晕倒，便四肢厥冷，腹痛自利，胸中兀兀欲吐，口中喃喃自语。医者误用发散消导药一剂，药后胸前头项汗出如漉，背上畏寒，下体如冰，日昏聩数次。此为阴寒夹暑，入中手足少阴之候，缘肾中真阳虚极，投以四逆加人参汤。

人参30g，熟附子9g，炮姜6g，炙甘草6g。

三日进6剂，于第四日寅刻回阳，摒姜附，改用保元汤清肃膈上之虚阳。

人参15g，黄芪9g，炙甘草6g，麦冬6g，五味子3g。

4剂食进，改用六味丸加麦冬15g、熟地24g以救下焦将竭之水。

编者按：此为寒邪直中少阴，阳伤病从寒化。前医误用发汗，致恶寒甚，下肢冰冷，是为阳随汗亡，故用四逆加人参汤温补以回阳救逆。发病之初与既病之后，已数经滑泻，知其肾中阴精亦有亏损，故回阳之后，除用保元汤培补脾胃之外，又用六味地黄丸加味以填补肾阴。

（《古今救误·误用汗法类·少阴寒化案》）

评析：本案脉来欲绝，厥冷自利，此为少阴病辨证之纲要。《伤寒论·辨少阴病脉证并治》曰："少阴病，脉微，不可发汗，亡阳故也。阳已虚，尺脉弱涩者，复不可下之。"是为少阴病汗、下禁例。误汗则有大汗亡阳之虞，误下则有虚虚之虞。此患者因卧地受寒，加之走精两度，少阴精气亏虚，使得寒邪长驱直入，元阳受损。元阳既虚，火不暖土，则现腹痛自利、欲吐症。前医误用汗法，汗随阳泄，阳随汗亡，而致真阴真阳虚极矣。张氏急以四逆加人参汤，收温补脾肾、回阳救逆、益气固脱之功效。治法之妙尤在日进2剂，熟附子、炮姜皆为辛热之品，病危急则用此药，以救垂危之阳，故三日进6剂而阳回，足见学有根底。数经滑泄，阳得固而精未复，须当填阴紧随其后，故以保元汤培补后天之本，六味地黄丸之妙填充真阴，先后天并重，滋阴回阳并用，使阴平阳秘，精神乃治。

【案例2】误用攻下法类·脾虚发热案

朱监簿子，五岁，夜发热，晓即如故。众医有作伤寒者，有作热治者，以凉药解之不愈。其候多涎而喜睡，他医以铁粉丸下涎，其病益甚。次五日，大引饮。钱氏曰："不可下。"予七味白术散煎汁约两升，使任其意取足服，连服两剂稍愈。第三日，其子不渴无涎，又投阿胶散二服而愈。

编者按：此案为脾虚发热，误投凉药镇坠，重伤脾胃，以致病情有增无减，大渴引饮，津液欲竭。脾胃既虚，法当着手中土，故钱氏投以七味白术散，以健脾升津，芳香醒脾。脾升胃降，纳化复职，元气充沛，四旁得溉，则虚热不治自退。经以阿胶散调理，滋其水上之源，虽治在肺，寓有子令母实之意。

（《古今救误·误用攻下法类·脾虚发热案》）

评析：钱乙认为，小儿具有"五脏六腑，成而未全，全而未壮""易虚易实，易寒易热"等生理、病理特点，提出护脾胃之气、固胃中津液的治疗原则。根据该原则，对脾虚发热患儿可予白术散为主。钱氏白术散为健脾益气、和胃生津之剂，用于脾胃亏虚、津亏内热，至今仍有其临床意义。现代医学对脾实质的研究证明，脾胃虚损，使吸收、运化、升降功能失常，脏腑功能低下，导致体温调节功能紊乱，致久热不退。用健脾益气甘温之剂，可提高脏腑功能活动，使体温正常。对夹有实证的患儿，可以白术散为主，根据病情佐以理气化痰、消食导滞等药，可起到扶正祛邪之效。此案用方之妙在于不用散而用汤剂，中土已伤，散剂恐不易消化；迎引饮之机可解其渴。用法灵活，收效颇捷。

【案例3】误用温法类·秋燥案

吉长乃室，新秋病洒淅恶寒，寒已发热，渐生咳嗽，然病未甚，服解表药不愈，体日瘦羸，延至初冬，饮以参术补剂，转觉厌厌欲绝，食饮不思，有咳无声，泻利不止。医者议以人参15g、附子9g，加入姜桂白术之属，作一剂服，以止泻补虚，而收背水之捷。此病总由秋燥病经误治之坏证，须投以凉肺润燥之剂，兼清大肠，方用黄芩、甘草、杏仁、阿胶。初进1剂，泻即稍止，4 剂毕，而寒热俱除。再数剂，而咳嗽俱痊愈矣。

编者按：此案外感温燥，燥热已伤肺津，法当清润，前医不辨，误服表散，汗出津伤，肺津复损，肃降失司，是以咳而少痰，若此时尚能醒悟，投以凉润滋肺之品，则燥金退气，而肺乃得宁，疾病向愈矣。然一误再误，不救肺津，反投参附、姜桂白术之类，以冀补虚止泻，恰适得其反，导致壅塞燥气，热迫大肠，是以泻利无休矣。

（《古今救误·误用温法类·秋燥案》）

评析：此案"燥在上，必乘肺"，故"燥气先伤上焦华盖"。始先皮毛间洒淅恶寒发热，肺金为时令之燥所伤也，发表已为非法，再用参术补之，渐生内热伏火，肺气闭锢，而咳声不扬，胸腹饱胀，不思饮食。肺与大肠相表里，肺中之热无处可宣，急奔大肠，夹肠中污垢而出则泻利不止。此案为温燥外感，喻昌此时投以凉肺润燥之剂，方用黄芩清热，杏仁利肺气，阿胶滋阴润燥，甘草益气以"甘守津还"。方虽药少，然四药相合，共奏清泻肺火，兼清大肠，源流俱清，故四剂而安矣。

三、参考医案

【案例 1】病家自误类·臂痛案

一中年妇人，阴虚素质，经常头痛，因手臂疼痛前医按风湿治疗，祛风除湿之药更伤其阴，病情日渐加重。病者形体消瘦，头晕，脉细微数，舌质微赤而干，少苔。此臂痛乃阴虚筋失所养之故，当养血益胃。方用：杭白菊、玉竹、麦冬、旱莲草、秦当归、鲜藕、甘草、白芍、夜交藤。复诊时患者臂痛、头晕均减，改方以沙参、丹参、白芍、玉竹、石斛、夜交藤、茯神、牡蛎、甘草、桑寄生等调理而愈。

编者按：阴虚臂痛，予以养血益胃、柔肝通络当属正治，故投之辄效。"阴虚臂痛，最易误认为风湿"，勿可执祛风除湿一法以疗臂痛，临证当结合舌脉，四诊合参才是。

（《古今救误·病家自误类·臂痛案》）

【案例 2】因误致死类·室女经闭案

一室女年十七，天癸未通，发热咳嗽，饮食少思，历久不愈，欲用通经丸。此乃禀气不足，阴血未充故耳。但养气血，益津液，其经自行。前医仍用通经丸以求速效，殊不知此为剽悍之剂，大助阳火，阴血得之则妄行，脾胃得之则愈虚。后果经血妄行，饮食愈少，遂致不救。

编者按：此案室女，因禀赋不足，阴血未充，故天癸不通，久之成痨，而致发热咳嗽。治当脾、肾、肺同调，而以调脾为主，后天得充，先天得养，子令母实，自能有转机。先后天俱不足，岂能通经，舍本求末，遂致不救。

（《古今救误·因误致死类·室女经闭案》）

【案例 3】误用补法类·久泻案

郭某，女，35 岁。1973 年 5 月就诊。

去年出差某地，因饮食不惯、水土不服而患泄泻，腹胀，痛则欲泻，体重骤减，曾服真人养脏汤、四神丸、参苓白术散等补、涩之剂，病不减。近日觉倦怠乏力，腹中漉漉鸣响，每于天明泄泻必作，泻前腹中绞痛。夜寐梦多，心烦急躁，小溲短赤，阵阵汗出，多在颈上，尤嗜凉食。脉左弦滑，按之数而有力，右脉按之濡数滑，舌红苔白腻而干，根部尤厚。病缘暑湿蕴热，损及胃肠功能，发为泄泻，久则土壅木郁，多服温补，又助肝热，热灼阴分，木火更旺，故久泻不愈。法当舒调肝脾，泄其有余，调其不足。

处方：黄芩 9g，马尾连 9g，葛根 9g，白术 6g，白芍 15g，陈皮 6g，防风 6g，灶心土 30g，木瓜 9g。6 剂后晨起泄泻未发，腹中绞痛减轻，偶有腹中漉漉鸣响，仍用上法加减施治，服用 13 剂后久泻已愈。

编者按：此案乃湿热内蕴，土壅木郁所致泄泻。法当泄木调气，清肝祛湿，前医反投温补收涩，不仅助肝热而内灼阴津，且湿邪得补，必胶着不解。赵氏谓其"泄泻日久，似非皆属虚证，治疗亦未必均用补法"。若误辨、失治、误治，则易迁延不愈，少则数月，甚或经年。

（《古今救误·误用补法类·久泻案》）

第六节　中医奇证新编

一、医著介评

《中医奇证新编》由国医大师郭子光及俞涵英、段光周主编。本书集新中国成立以来奇证治验之大成，也包括少量古代及日本医案，搜罗宏富，潜心爬梳，每于案后加按语以阐明机理，实用性强，惜后无再版。

（一）医著概况

郭子光（1932—2015），男，汉族，生于四川省荣昌县郭氏中医世家，首届国医大师、著名中医教育家、理论家、临床医学家，成都中医药大学教授，曾获中华中医药学会"终身成就奖"。

《中医奇证新编》由湖南科学技术出版社于 1985 年出版。全书主要汇编了新中国成立以来有关奇证的病案 341 例，其中包括少量古代奇证，分内、妇、儿、五官肢体四类，每类又按其病位、证候特点进行编次。其中内科疾病，分列 19 类病证；妇科疾病，分列 6 类病证；儿科疾病，分列 8 类病证；五官肢体疾病，分列 7 类病证。每个医案之后，都加有"编者按"，有的则保留了"原按"，按语精当。书末附有各家医案索引，以便读者查找。

（二）学术思想与特点

1. 以"奇"为收录标准　《中医奇证新编》属汇编式医案，所选医案以"奇证"为特征。"奇证"奇特、罕见，病因病机隐晦、难辨，治疗使人难以着手。其中蕴含着很深的医理，不仅古代文献中有许多记载，近代和现代也有不少案例报道。

2. 多加按语，富有启发　书中病案，内容确定，记录完整，理法方药比较完备，富有启发性。每个医案后，都加有"编者按"，按语比较详尽，虽长短不一，多则数百字，少则也有数十字，从中可见编者的认识和个人体会。有的医案还保留了"原案"，以助于读者了解医案的原始状态。本书医案虽然属于奇证，比较罕见，但大多切于临床实用，很多医案有初诊、复诊，甚至数诊的过程和疗效记录，有助于读者了解医家施治全过程的治疗经验。

3. 治法多样，开阔思路　如《中医奇证新编·内科疾病·血箭案》载外治法："用桃花散：用石灰同大黄炒，去大黄筛细，凉水调敷。"内外同治，收效更速，并让读者体会内外同治之妙，开阔读者思路。

二、典型医案评析

【案例 1】寐则吹口哨案

阮某，女，60 岁。1979 年 10 月就诊。

患者寐则撮唇吹气如哨鸣，须唤醒方止，为时五年。兼嗜睡，食欲不振，时有腹胀便溏，脉缓，舌淡红，苔薄白滑腻。前医诸方不验，省某医院诊断为"脑动脉硬化症"。综合症情，属脾虚生湿、痰湿上扰心神。拟六君子汤加味。

党参 30g，白术 30g，茯苓 15g，石菖蒲 10g，川芎 10g，郁金 10g，陈皮 10g，法半夏 10g，甘草 3g。服 5 剂，症状好转。20 剂后诸症消失。

编者按：本案实为鼾眠证。因其嗜睡，睡中作声，无论其鼾声的状态如何，皆属此证范围。《诸病源候论·鼾眠候》云："鼾眠者眠里喉咽间有声也。人喉咙气上下也。气血若调，虽寤寐不妨宣畅，气有不和，则冲击喉咽而作声也。"主治者以理脾除痰，宣畅气机治愈，具有治病求本的意义。

（《中医奇证新编·内科疾病·睡眠异常证》）

评析：当代老中医李可认为："临证之际，不必在病名上钻牛角尖，不但不考虑西医的病名，连中医的病名也无须深究。胸中不存一丝先入为主之偏见，头脑空明灵动，据四诊八纲以识主证，析证候以明病机，按病机立法、遣方、用药，如此，则虽不能尽愈诸疾，庶几见病知源，少犯错误。"本案"寐则撮唇吹气如哨鸣，须唤醒方止，为时五年"，实属罕见，西医诊为"脑动脉硬化症"，如果拘于此病名，则莫知所以治。而不识中医鼾眠证，难道也无从着手吗？只要抓着病机"脾虚生湿、痰湿上扰心神"，治法、方药就清楚了。所以"编者按"赞曰："治者以理脾除痰，宣畅气机治愈，具有治病求本的意义。"

【案例 2】食肥肉恶寒案

叶某，男，32 岁，农民。1979 年 7 月就诊。

自诉近二三年来每次食肥肉（猪肉）后，隔一至二时许，即出现恶寒（全身颤抖，甚至不能支撑，需卧床休息，厚被盖之），微微汗出，并伴有头昏心慌，历时一小时左右，才逐渐恢复常态。曾经大小医院中西医诊治，均不见效。只好禁食肥肉，但食瘦肉无上述现象。舌脉正常，无其他疾病史。患者恶寒，微微汗出，内则脏无他病，外则无邪气所干，何其故也？《伤寒论》54 条云："病人脏无他病，时发热，自汗出而不愈者，此卫气不和也，先其时发汗则愈，宜桂枝汤。"故试投桂枝汤。

桂枝 12g，白芍 8g，生姜 10g，大枣 12g，炙甘草 6g。连进 3 剂，令食肥肉以验之，收奇效，追访两年未再见发。

编者按：此卫气虚弱，营卫不和证也。作者抛开食肥肉的诱因，紧紧抓住恶寒、微微汗出、而脏无他病进行辨证，仿《伤寒论》54 条精神施治，径投桂枝汤获效，可见经方之妙，其味无穷矣！究其病理，肥肉乃属不易运化之品，入于中焦，损及胃气，营卫之气失和，卫气弱则恶寒，表腠不固故汗出。桂枝汤资养胃气，调和营卫，故收奇效。

（《中医奇证新编·内科疾病·饮食异常证》）

评析：本案特点在于原作者能抛开"食肥肉"这一明显而又难解的诱因，而紧紧抓住"恶寒、微微汗出、而脏无他病"进行辨证，这样一来，奇证也就不奇，难证也就不难了。"编者按"指出："究其病理，肥肉乃属不易运化之品，入于中焦，损及胃气，营卫之气失和，卫气弱则恶寒，表腠不固故汗出。"奇怪之谜，令读者恍然而悟。

【案例 3】临经音哑案

彭某，36 岁，已婚，工人。

患者 15 岁月经初潮，经水一般超早，经前有胸闷胁胀、腰酸腹痛等预兆，经来量不多，色淡。更有一特殊现象，经来时声音低哑，经净后恢复声响，平时精神不舒，时有头晕目花，腰膝酸楚现象。身体矮小，面色萎黄，头发枯干，乳部萎缩，说话时声音嘶哑。据述："现小腹胀而病，腰酸特甚，咽干口燥，小便频数。"脉象沉弱而带弦，舌质淡苔少。证属肾亏肝郁，肺阴不足，治用滋润肺阴疏肝固肾法。

潞党参9g，当归6g，熟地黄9g，玄参6g，白芍6g，香附9g，川芎4.5g，巴戟肉9g，麦冬6g，茯苓9g，炒乌药9g，玉蝴蝶0.9g，金果榄9g。

服2剂后，经水已来，而声音稍响，与上次经行时大异。在第二次经来前再用上法加减施治，声音未再发哑，证明已获疗效。

编者按：本证病机相当复杂，既有肺阴之虚，又有肾气亏耗，肝气不疏，主治以滋润肺阴、疏肝固肾之法合而用之，方药虽杂，紧扣病机，故应手而愈。杂而不乱，正是老前辈在临床实践中千锤百炼的结果，也是杂病调理的常用手法，值得借鉴。

（《中医奇证新编·妇科疾病·月经病证》）

评析：本案为朱小南医案。朱小南（1901—1974），原名朱鹤鸣，江苏南通人。朱小南认为妇人以血为主，而肝为藏血之脏，与冲任血海密切相关。奇经盘踞于小腹又为经、带、胎、产之疾的病变所在，故妇人内伤杂病的治疗非深究奇经难以获效。朱小南常谓："妇人病多隐微，必须详问细查，方能确切证断，则用药无不中鹄。"如本案证情复杂，更有奇特症状"经来时声音低哑，经净后恢复声响"。朱小南四诊合参，认为既有肺阴之虚，又有肾气亏耗、肝气不疏，故治以滋润肺阴，疏肝固肾之法合而用之，方药虽杂，紧扣病机，故应手而愈。

三、参考医案

【案例1】左手虎口冒血案

病孩某，男，15岁。

1980年元月，患者自觉左手虎口上端发痒，搔揉后痒止，随即冒出血珠，揩去后数分钟，其血又冒出。外科用消毒止血药，治十余日仍不止。病孩脸色红赤，眼目发黄，舌质干白粗糙乏津，脉来洪数有力，只胃纳不佳，余无他症。心情较为紧张。此气燥血热，迫血妄行旁流之证，治以大辛凉之味平燥为主，辅以淡甘寒，凉血育阴，佐以微苦泻其血热，助以焦味，引血归经，加极少量之香窜药，引诸药之力达于病所。

生石膏25g，生地黄20g，麦冬15g，知母12g，血余炭15g，牛膝12g，藕节30g，小蓟15g，陈棕炭15g，麝香少许为引（冲服）。

服法，诸药浓煎后，取麝香约小绿豆大一粒，放齿上咀嚼，用药汁饮下，每日三服三嚼，每日服一剂。若无麝香，旁支之疾，药力很难及于病所。

服药四剂，冒血即减，原方去麝香继服四剂，冒血全止，病愈。

编者按：《诸病源候论》有"九窍四肢出血候"，《肘后方》主暴惊所致。本案为气燥血热，以凉血止血治之而愈，妙在用麝香之辛香走窜，以引药达于病所，经验可贵。

（《中医奇证新编·内科疾病·血证》）

【案例2】舌上生毛案

本科医生杨某，现已退休家居。曾治东北籍男性病人某，年约40岁，患舌上生毛。以其舌苔厚腻，方以茅苍术、厚朴等化湿为主，连服十余剂，腻苔化尽，毛亦消失。我目见之，因其少有，特为追记，以广其闻。

编者按：舌上生毛，确属罕见。以其舌苔厚腻，可能为浊湿蕴蒸而成，故用芳香运化之品，使湿浊开，腻苔化，毛亦消失。由此可见，疾病的表现可以千变万化，但其病机总有规律可循。

（《中医奇证新编·五官肢体疾病·舌咽病证》）

【案例3】脐尿案

王某，女，一月。1970年11月10日初诊。

其母代诉，小女出生后5小时，即发现脐部衣服潮湿，未知何故。24小时后下胎粪而未见小便，尿布未湿，只见脐部衣服湿润。自后每日近脐处衣服潮湿七八次，而终始未见小便，乃求治疗，查患儿面色萎黄，形体不丰，口唇淡红，舌正苔薄，指纹淡红，腹部不胀，余亦无异常。询之，为头胎足月初生，其母怀孕期间，经常多病，但未曾服任何特殊药物。此为先天不足，膀胱气化失调，通调不利，是以尿不循常道，而从脐出。拟温阳利尿之法，用五苓散加味。

白术3g，猪苓3g，泽泻4g，茯苓4g，生黄芪4g，桂枝1g。

嘱每日1剂，连服7日，并另取上方1剂研末，调滑石粉30g，装入一个小布袋内，置于脐部，绷带包扎。服两剂，尿已从前阴排出，脐部未见潮湿。嘱守原方内服外敷，用药14天，脐尿完全消失。为巩固疗效，原方再用一周。1982年随访体健如常，已上学读书。

编者按： 尿液何以由脐部而出？中医学认为："膀胱者，州都之官，津液藏焉，气化则能出焉。"膀胱气化功能失调，仅能藏尿而不能输尿下达，此其一也；再则手、足太阳经气相通，"脐为小肠之蒂"，膀胱尿液不循常道，逆渗小肠故由脐而出。本证临床罕见，投五苓散加黄芪，内服外敷，亦颇费心机，足可广人见识。

（《中医奇证新编·儿科疾病·小便异常证》）

第七节　名老中医方剂医案

一、医著介评

《名老中医方剂医案》由现代医家高秀兰主编。本书以方为纲，汇集典型临床方剂医案，展现名医临证运用古方的思路、关键点、鉴别等，是践行《方剂学》理论知识，提高临床思维和诊疗能力的重要工具书。

（一）医著概况

《名老中医方剂医案》于2015年由中国中医药出版社出版。医案按照《方剂学》分类方式编排，分为解表剂、泻下剂、和解剂、清热剂、温里剂、补益剂、固涩剂、理气剂、理血剂、祛湿剂、祛痰剂、消食剂、驱虫剂、安神剂、治风剂、治燥剂16大类，共收录80个方剂，汇集404个医案，内容涉及内、外、妇、儿、五官科等，医案后附"按语"，对该病案进行分析。每案后附有出处，以便读者查找。另有9处特殊说明，分别介绍了该方药的安全性分析、运用指南、临床思考及应用等内容。

（二）学术思想与特点

1. 以方为纲，编排有序　《名老中医方剂医案》属汇编式医案，所选医案按照《方剂学》中各类基本方、代表方、常用方选方，每方收录的医案以近现代名老中医的典型临床方剂医案为主，汇编少量清代名医医案。编排方式采用"一点对多点"模式，即方剂名下分别列举该方剂治疗的病名，再附医案。此种体例既可宏观了解该方涉及疾病谱，又可展现方剂的别致用法，拓展了方剂的运用范围。书中病案，理法方药齐备，富有启发性，内容确定，记录完整，夹叙夹议，文字记载长短不一，有的寥寥数语、言简意赅，有的医案则详尽记录初诊、复诊，甚至数诊的过程和疗效记录，长达数千字。方剂组成、用量数据清晰，记录全面，有助于读者了解医家施治全过程的治疗经验和临床使用。

2.病案新颖，疾病谱广 本书收载病案范围甚广，涉及肺系、脾胃、月经、发热、中风、眼目、水肿、头痛、脱疽、强直性脊柱炎等多学科、多种疾病，亦包括如喉源性咳嗽、灯笼病、多系统萎缩等相对少见的疾病。医案搜罗广泛，汲取众多医家学术精华，既有曹颖甫、蒲辅周这样的医学大家，又有最新文献报道的临床效案，更多展现了古方今用的临证思路。医案统计来源相对较新，大部分集中在 21 世纪，方便理解和掌握最新的方剂应用规律。值得一提的是按语分析中，既引用了最新的医学科研实验数据，又博采众长，常以《内经》《伤寒论》《金匮要略》《医方集解》《备急千金要方》《医林改错》《诸病源候论》《血证论》《脾胃论》《珍珠囊》之理论贯穿文中，真正做到古为今用，博古论今。

二、典型医案评析

【**案例 1**】高某，女，7 岁。2010 年 5 月 3 日初诊。

患儿体质素虚，易感咳嗽。此次因咳嗽 20 天就诊。家长述夜间咳嗽较重，咽痒即咳。咳嗽之初曾服用阿奇霉素、开瑞坦（氯雷他定片）等，但效果不佳。刻诊：咳嗽阵作，干咳少痰，咽稍红，两肺呼吸音稍粗，舌质淡红，苔薄白，脉弦。

处方：柴胡 8g，黄芩 6g，党参 6g，法半夏 4g，炙麻黄 6g，杏仁 6g，蝉蜕 8g，僵蚕 8g，生姜 5 片，生甘草 3g，大枣 3 枚，玄参 8g。5 剂，每日 1 剂。

二诊：咽痒明显减轻，咳嗽时作。上方去法半夏，加桔梗 5g。7 剂，每日 1 剂。咳愈。

（《名老中医方剂医案·和解剂·小柴胡汤》）

评析："喉源性咳嗽"是干祖望基于"喉为肺系"理论提出的病名，病因多为风邪作祟。风邪之所以不去的原因是正气不足，故本病反复发作具有"往来"的特点，为小柴胡汤适应证；干咳少痰，咽稍红提示风邪郁而化热。故用小柴胡汤扶正祛邪，调畅三焦，和解少阳，加蝉蜕、僵蚕、玄参祛风利咽止咳；炙麻黄、杏仁镇咳平喘。

【**案例 2**】文某，女，22 岁，农民。

妊娠 8 个月，合并目疾。诊见左眼胞红肿，肿胀如杯，白睛混赤，黑睛当中布满凝脂，黄液上冲，视物不见，伴头痛剧烈，目似针刺，潮热谵语，表情痛苦之极，腹胀痛，胎躁动，手足出汗，纳差，便秘 8 日未下，舌苔焦黄，脉滑数。曾请当地医生诊治，因顾护其胎，均在辨证处方中加益气养血安胎之品，屡不见效。刘老（湖南省湘乡市中医院眼科名老中医刘佛刚）认为，证属里热实盛，真阴将竭，阳明腑实，毒邪攻目，当以急下存阴为治，方用大承气汤。

药用：大黄 15g（后下），芒硝 6g（冲服），厚朴 10g，枳实 6g。

水煎取汁温服，服药 1 剂，大便得通，诸症减轻。服药 5 剂，诸恙已减大半。遂改用调理之药。旬余而愈。

（《名老中医方剂医案·泻下剂·大承气汤》）

评析：本案例患者怀孕 8 个月而左眼几近失明，兼有便秘。医者认为目为肝主，肝胆实热则黑睛溃烂；阳明为目下网，阳明腑实则黄液上冲；腹气不通、热邪上扰是该病之本。如单用益气养血安胎之品，则有实热不除，腹气不通之弊。故大胆使用大承气汤急下存阴，通腑泄热，上病下取，而获得不伤胎气、目疾渐愈之功。医者用大承气汤治疗瘤疾，审因论治，拓展思维。

【**案例 3**】李某，女，39 岁。2010 年 10 月 26 日初诊。

患者平素月经周期基本正常，经量中等。因忙于职称晋升，又要照顾家庭，劳心过度，月经已经 7 个月余不行，曾用西药治疗无效。诊见月经突然停闭 7 月余，伴心悸心烦易怒、失眠多梦、口干、口舌生疮，大便 3～4 天未解，舌质红，舌苔薄少津，脉细数。尿妊娠试验阴性，B 超提示子宫附件未见明显异常。中医辨证劳心过度，心阴耗损，心火上炎，胞脉闭塞。治宜滋阴泻火，调经通脉。

方用天王补心汤加减：丹参 10g，玄参 10g，天冬 10g，麦冬 15g，酸枣仁 15g，柏子仁 15g，当归 10g，生地黄 10g，茯苓 15g，五味子 10g，远志 10g，山楂 10g，莲子心 2g，甘草 5g，桔梗 5g。

水煎服，每天 1 剂，分 3 次温服。服 12 剂后症状明显改善，无新生口疮，心悸等减轻，大便 1～2 天解 1 次，睡眠好转，但月经仍未至。继续以上方减莲子心，加益母草 15g，香附子 10g。服用 14 天后月经已经来潮，量可、色红、黏稠，6 天后月经干净。后嘱其于月经干净后 3 天口服天王补心丹、逍遥散以巩固疗效。半年后随访，月经恢复正常。

（《名老中医方剂医案·安神剂·天王补心丹》）

评析：此案病因明确，乃长期劳心过度，心阴暗耗，致心火上炎，胞脉闭塞、心阴心气不得下通胞中而闭经。与平素之瘀血内结、阴虚血少之闭经辨证略显不同，病机相对复杂，强调了心阴、心血、心气，体现了虚、瘀、阻、亏。治疗如朱丹溪所说："因七情伤心，心气停结，故而血闭而不行，宜调心气，通心经，使血生而经自行矣。"用天王补心丹治疗闭经，匠心独具，方中既有酸甘养阴之酸枣仁、五味子等，又用生地黄、莲子心泻心火，香附、益母草等活血和气，远志、茯苓等宁心安神。治疗避免了单纯滋阴养血而助火，泻火宁神而过寒，活血祛瘀而损其正气等弊端，后用逍遥丸、天王补心丹巩固，月经自行。

三、参考医案

【**案例 1**】患者，女，78 岁。2009 年 11 月 24 日初诊。

患者舌左侧疼痛已持续 5～6 年，妨碍进食，食热食辣更痛，舌痛甚时表现为抽痛、不能言语。察舌无异常外观。舌淡红，苔薄，脉细弦。患者舌痛同时，还有反复发作口疮、左半牙龈肿痛连及左侧面部疼痛、鼻衄、盗汗、两膝酸软无力等多种不适。选用清胃散、泻黄散、凉膈散、增液汤、当归六黄汤、血府逐瘀汤、点舌丸、万应胶囊、一清胶囊等，或配合珍珠粉及云南白药外敷治疗，诸般症状均告消失，唯舌痛不愈。2010 年 5 月 11 日试用仙方活命饮加减：

野菊花 12g，白芷 12g，金银花 12g，连翘 12g，当归 12g，天花粉 12g，防风 12g，紫花地丁 12g，七叶一枝花 12g，蒲公英 12g，皂角刺 12g，板蓝根 30g，马齿苋 20g，茯苓 15g，茯神 15g，酸枣仁 15g。7 剂。

5 月 18 日患者来诊时主诉药效显著，服药后舌痛明显减轻。此后遂以仙方活命饮加减治疗，舌痛彻底消失；而且在此后治疗过程中，因治他症而两次停用仙方活命饮后，舌痛又起，再用舌痛又止。

（《名老中医方剂医案·清热剂·仙方活命饮》）

【**案例 2**】患者，女，30 岁。2005 年 11 月 7 日初诊。

患者口腔溃疡反复发作已数年，多发于口腔黏膜、舌边等处，劳累受凉后易发，平素不耐久立，站久腰肾区有酸胀感，无明显口干但饮水较多，面色较好，月经正常，饮食睡眠正常，舌暗红，苔黄，脉细。辨证属阴虚火炎。治以滋阴生津，清热泻火。

处方：生地黄 12g，北沙参 10g，玄参 10g，麦冬 10g，石斛 10g，川楝子 3g，地骨皮 10g，威灵仙 20g，蔷薇花 5g，生甘草 3g，牡丹皮 10g，芦根 15g，藏青果 6g，黄连 3g，黄柏 6g，诃子 6g。每日 1 剂，水煎服。

两周后复诊，药后口腔溃疡较前有明显改善，口腔黏膜溃烂、疼痛消失，但上腭黏膜处仍有溃破、肿胀、局部隆起，腰酸好转，苔薄黄，脉细。药已对证，仍从阴虚火炎治疗。

原方加：马勃 5g，制香附 10g，藿香 10g，炒黄芩 10g，木蝴蝶 5g，凤凰衣 6g。

其后复诊诉口腔溃疡未再发作，余无明显不适，继守原法，原方再进 14 剂，以巩固疗效。

（《名老中医方剂医案·补益剂·一贯煎》）

【案例 3】 孟某，女，40 岁。1997 年 10 月 21 日初诊。

患者自觉身热已有 7～8 年，触之灼手，但体温正常，入暮尤甚，且每于劳累后加重，伴有畏寒，乏力，咽部干痒，唇干，食欲不振，睡眠梦多，大便溏软，手足冷，月经如期，经量适中，经色紫暗，有血块，经前腰酸，小腹冷，双腿肿胀，舌暗淡，有齿痕，苔白，脉右沉细，左细滑。中医辨证属冲任虚寒，气虚血瘀。拟温经散寒，益气活血之法治之。

温经汤加减：吴茱萸 10g，肉桂 6g，牡丹皮 10g，姜半夏 10g，当归 12g，桃仁 20g，赤芍 15g，白芍 15g，太子参 20g，益母草 20g，柴胡 20g，桂枝 6g，甘草 20g。

患者服 7 剂后，身热即消，述精神体力转佳，月经有大血块排出，经前下肢肿胀减轻，小腹仍有凉感。经前再用本方加减服，经后以"安坤赞育丸"调之，迄今 3 个月，即使劳累亦再未作身热，纳眠，二便正常。

（《名老中医方剂医案·理血剂·温经汤》）

第八节　中医古籍医案辑成·学术流派医案系列

一、医著介评

《中医古籍医案辑成·学术流派医案系列》为现代医家李成文等主编。本书搜罗广泛，分类简明，易于查询，可为研究古代名医辨治规律，提高临床疗效提供较好的文献支撑，对拓展中医学术流派研究内涵与外延也有积极的作用。

（一）医著概况

《中医古籍医案辑成》共收录 1949 年以前历代医家编纂的 3200 余种中医古籍文献中的医案，分为学术流派医案系列、著名医家医案系列、常见疾病医案系列、名方小方医案系列四大系列。2015 年 8 月由中国中医药出版社出版。

《中医古籍医案辑成·学术流派医案系列》按中医学术流派进行历代医案整理，分为伤寒学派医案、河间学派医案、易水学派医案、温病学派医案、汇通学派医案，进而选取上述五派不同历史时期的代表性医家，以医家为纲，以病证为目，按医家生活年代顺序排列医案。本书共 20 册，其中伤寒学派医案 2 册，河间学派医案 2 册，易水学派医案 4 册，温病学派医案 8 册，汇通学派医案 4 册。其中，伤寒学派医案部分选取伤寒学派名家王叔和、孙思邈、许叔微、喻昌、张璐、徐大椿、尤怡、陈念祖、陆懋修、章楠的临床医案汇集而成；河间学派医案部分选取河间学派名家张从正、朱震亨、戴思恭、虞抟、汪机、王纶、孙一奎的临床医案汇集而成；易水学派医案部分选取易水学派名家李杲、王好古、罗天益、薛己、张介宾、赵献可、李中梓、高斗魁的临床医案汇集而成；温病学派医案部分选取温病学派名家吴有性、叶桂、薛雪、余霖、吴瑭、柳宝诒、王士雄的临床医案汇集而成；汇通学派医案部分选取汇通学派名家张锡纯、恽树珏、祝味菊、陆渊雷、施今墨的临床医案汇集而成。

（二）学术思想与特点

1. 按中医学术流派分类，以流派医家为纲，汇聚医案 中医学术流派研究是研究中医学术发展沿革的重要方法之一，对中医学术发展发挥了积极作用。而名医医案是医家学术思想和临床经验的直接和真实的反映，也是研究学术流派源流的重要参考依据，故收集中医学术流派名医的涵盖中医基础理论和临床经验的医案成为当务之急。编者按中医学术研究方向进行学术流派分类，进而以医家为纲，全面汇聚各派代表医家的医案编辑本书，正是上述观点的具体实践，有助于避免以流派为纲，片面研究中医著名医家容易以偏概全的弊端。

2. 编写体例贴近临床，便于查阅 全书依据贴近临床、同类合并、利于编排、方便查阅的原则，参考中医教材教学大纲，在各学术流派之下，以医家为纲，每位医家之下再按内、外、儿、五官及其他医案进行归类、编排。另外，妇科医案将传统外科疾病中与妇科相关的乳痈、乳癖、乳核、乳岩等医案调整至妇科，符合临床实际需要。书中每个医案均明确表明出处，可方便、快捷地查阅医案原文，避免误读或错引。

二、典型医案评析

【案例1】戊申六月初，枢判白文举年六十二，素有脾胃虚损病，目疾时作，身面目睛俱黄，小便或黄或白，大便不调，饮食减少，气短上气，怠惰嗜卧，四肢不收；至六月中，目疾复作，医以泻肝散下数行而前疾剧增。予谓大黄、牵牛虽除湿热，而不能走经络，下咽不入肝经，先入胃中。大黄苦寒重虚其胃，牵牛其味至辛能泻气，重虚肺本，嗽大作，盖标实不去，本虚愈甚；加之适当暑雨之际，素有黄证之人，所以增剧也。此当补脾胃肺之本脏，泻外经中之湿热，制清神益气汤主之而愈。

清神益气汤：茯苓、升麻以上各三分，泽泻、苍术、防风以上各三分，生姜五分，此药能走经，除湿热而不守，故不泻本脏，补肺与脾胃本中气之虚弱。青皮一分，橘皮、生甘草、白芍药、白术以上各二分，人参五分，此药皆能守本而不走经，不走经者不滋经络中邪，守者能补脏之元气。黄柏一分，麦门冬、人参以上各二分，五味子三分，此药去时令浮热湿蒸。上件锉如麻豆大，都作一服，水二盏，煎至一盏，去粗，稍热空心服。

（《中医古籍医案辑成·学术流派医案系列·易水学派医案（一）·李杲·内科医案·黄疸》）

评析： 本案患者平素脾胃气虚，湿热蕴阻外经，反误用苦泻，药过病所，外经湿热未去，脾胃更伤，肺气亦耗，故咳嗽大作；加之正逢暑湿之际，黄疸增剧。治疗当补脾胃肺之虚，泻外经中之湿热，主以清神益气汤。方中茯苓、升麻、泽泻、苍术、防风、生姜诸药，走经除湿而不守，故不泻本脏脾胃肺，并能升补中气之虚；青皮、橘皮、生甘草、白芍、白术、人参等，皆能守本而不走经，故既能补脏之元气，又不滋经络之湿热；人参、麦冬、五味子、黄柏益气养阴又祛湿热之邪。如此脾胃得健，清阳上升，肺气得补而愈。

【案例2】陈择仁，年近七十，厚味之人也。有久喘病，而作止不常，新秋患滞下，食大减，至五七日呃作，召予视。脉皆大豁，众以为难。予曰：形瘦者尚可为。以人参白术汤下大补丸以补血，至七日而安。

（《中医古籍医案辑成·学术流派医案系列·河间学派医案（一）·朱震亨·内科医案·痢疾》）

评析：本案患者久喘无常，阴精早亏于下，以致相火妄动，气逆冲上也。常进厚味，脾胃易伤；痢疾后发呃逆，饮食大减，脾胃之气大伤可知。脉大软而空虚，脾胃气伤而相火妄动也。虽众医束手，但患者形瘦，脉、证、形体相符，故朱氏不避诽谤，判断"尚可为"。朱氏认为房劳过度、饮食厚味、情志过激等均是引起相火妄动之因，"醉饱则火起于胃"，本案患者相火妄动而脾胃气伤，故治以大补丸滋阴降火，而配合人参白术煎汤送服，以补益脾胃之气。

【案例3】理藩院侍郎，奎公四令弟病疫，昏闷无声，身不大热，四肢如冰，六脉沉细而数。延一不谙者，已用回阳救急汤，中表兄富公力争其不可。及予至，诊其脉，沉细而数；察其形，唇焦而裂，因向富公曰：此阳极似阴，非阴也。此热毒伏于脾经，故四肢厥逆，乘于心肺，故昏闷无声。况一身斑疹紫赤，非大剂清瘟败毒饮不能挽回。遂用石膏八两，犀角六钱，黄连五钱，余佐以大青叶、羚羊角。连服两帖，至夜半身大热，手足温，次日脉转洪大，又一服热减而神清矣。以后因症逐日减用，八日而愈，举家狂喜，以为异传。

（《中医古籍医案辑成·学术流派医案系列·温病学派医案（五）·余霖·内科医案·神昏》）

评析：此患病疫，身不大热，四肢冷，粗看似为阴证，但若是阴证，脉必沉迟不数，唇必淡白，而患者脉沉细而数，唇焦而裂，知是热毒深伏之证。热毒阻闭，气血不达四末，故四肢冷，所谓"热深厥亦深"；热毒闭窍，故昏闷无声；热毒迫血妄行，故一身斑疹泛发。故治以大剂清瘟败毒饮，使气血两清。服后身热，四肢转温，脉转洪大，知热毒渐杀，阳气得伸矣，沿用前法加减而愈。

三、参考医案

【案例1】沈鼎甫侍郎之外姑刘病伤寒，热象上浮，医进苦寒转剧。独府君曰：此面赤戴阳也。投以真武汤，热退。然后清之，乃愈。

（《中医古籍医案辑成·学术流派医案系列·伤寒学派医案（二）·陆懋修·内科医案·伤寒》）

【案例2】当脐坚硬，上下气不通，此浊阴聚。阿魏温润，泄秽通阳，故肠中浊气频出，但结于足太阴经。炒黑川椒、茯苓、生淡干姜、葱白、炮黑附子、葫芦巴。

（《中医古籍医案辑成·学术流派医案系列·温病学派医案（五）·薛雪·儿科医案·疝气》）

【案例3】单先生。一诊：1941年9月13日。

症状：肌热已近两周，胸闷，苔腻，肢酸头痛，脉息弦细。

病理：湿蕴于中，凉风于表，中阳不足，营卫失调。

病名：湿温。

治法：当予辛温淡化。

处方：灵磁石30g（先煎），枣仁18g，川桂枝9g，附片15g（先煎），姜半夏18g，水炙麻黄4.5g，茯神12g，生茅术15g，大腹皮12g，黄郁金9g，生姜12g。

二诊：9月15日。

症状：汗出肌热已减，项强背痛，脉仍弦细。

处方：上方去麻黄、郁金，加羌、独活各9g，杏仁12g，炒薏仁18g。

三诊：9月17日。

症状：肌热平，项背强痛已瘥，下肢酸麻，舌苔白腻，脉转细缓。

病理：表和湿邪尚盛，中阳不足。

处方：灵磁石45g（先煎），桂枝9g，巴戟天24g（酒炒），附片18g（先煎），独活9g，茅术 15g，酸枣仁 18g，炒薏仁 18g，姜半夏 15g，桑枝 15g，仙灵脾 12g，宣木瓜 12g，生姜 12g。

（《中医古籍医案辑成·学术流派医案系列·汇通学派医案（三）·祝味菊·内科医案·温病》）

附录：专题类医案课外拓展学习参考书目

1. 钟洪，吴绪祥，彭康. 臧堃堂医案论. 北京：学苑出版社，2003

2. 姜德友，黄仰模. 金匮要略（案例版）. 北京：科学出版社，2008

3. 冷方南. 近代著名中医误诊挽治百案析. 北京：人民军医出版社，2009

4. 毛进军. 经方活用心法——六经辨治医案实录. 北京：学苑出版社，2010

5. 杨威，张宇鹏. 古代中医时病医案——防流感丛书. 北京：中国中医药出版社，2010

6. 张稀铭. 丸药治大病八十一医案. 广州：广东科技出版社，2011

7. 王树芬. 太医名医 300 奇难医案赏析. 北京：中国中医药出版社，2012

8. 黄福开. 民族医药名老专家典型医案集. 北京：中国中医药出版社，2013

9. 杨建宇. 国医大师治疗失眠经典医案. 郑州：中原农民出版社，2013

10. 陈景岐，鲁兆麟. 古今名医奇病证治三百种. 北京：北京科学技术出版，2014

11. 李良松. 佛陀医案. 北京：学苑出版社，2014

12. 孙伯扬. 疑难杂病医案. 北京：中国科学技术出版社，2015

13. 肖德华. 肖德华针刀医案. 北京：中国中医药出版社，2015

14. 黄素英，张利，苏丽娜. 海派中医蔡氏妇科流派医案集. 北京：人民卫生出版社，2015

15. 孙桂芝. 孙桂芝虫类药疗癌医案集要. 北京：人民卫生出版社，2017

16. 蒋希成. 毒性中药医案应用点评. 北京：中国中医药出版社，2019

17. 苏颖，王利锋.《内经》古今医案析要. 上海：上海科学技术出版社，2020

18. 王红民. 针灸与小儿经络推拿医案. 北京：中国中医药出版社，2020

19. 王付. 王付经方医案. 郑州：河南科学技术出版社，2022

20. 许建秦. 民国湿热证医案辑录. 西安：陕西科学技术出版社，2022

专科类医案即围绕某一专科汇集各家医案而成的医案著作，如《内科摘要》《外证医案汇编》等皆属于此类。此类医案著作以具体分科为纲，以病证为目，附以名家医案，有助于后学掌握专科疾病的诊治规律，有针对性地学习。

第一节　伤寒九十论

一、医著介评

《伤寒九十论》为宋代医家许叔微所著。本书医案所用经方多与《伤寒论》条文相对照，严格依照经文选用，较少有加减之处，是我国现存最早的伤寒医案专著，是后人学习《伤寒论》的重要参考书。

（一）医著概况

许叔微（1080—1154），字知可，号白沙，人称许学士。其对《伤寒论》研究颇深，治病多用《伤寒论》成方，论病见解独到，引经据典，且师古而不泥古。许叔微一生著述主要有《伤寒百证歌》《伤寒发微论》《伤寒九十论》《普济本事方》《普济本事方后集》，前三种合称《许叔微伤寒论著三种》。

《伤寒九十论》是许叔微晚年所作，书中选择90例病案，案案皆崇仲景之法，其中经方医案61则，涉及经方36首。病案真实载有患者发病过程、治疗经过及结果，以《内经》《难经》《伤寒论》等医籍为基础，结合个人临床经验加以评论，阐发病机、辨析症状、解释方义、讲授用药心得，颇似今日之病案讨论。更可贵的是书中如实记载不治或失治的医案，体现了许叔微实事求是，诚恳严谨的治学态度。

（二）学术思想与特点

1. 善用经方治病，亦能变通　《伤寒九十论》是许叔微诊治伤寒病证、运用经方案例的体现。本书共选取90则不同的医案，其中经方医案61则，涉及经方36首。书中医案记载有理有据，辨证细致，条理清晰，治病谨遵经旨，常将临床病证与《伤寒论》条文相对照，严格依据经文选方，较少加减变化，并准确无误地使用仲景方。另外，许叔微亦师古而不泥古，提倡变通，于经方谨慎加减应用，亦有仲景未说之病，加以补充，广采众方，如热入血室证第十六，仲景用小柴胡汤，许叔微用小柴胡汤加生地黄。又如小便出血证第四十二，许叔微以芍药地黄汤治疗，在唐代孙思邈《备急千金要方》中名为犀角地黄汤。

2. 八纲辨证与六经分证紧密结合 在许叔微的辨证体系中，十分重视八纲辨证的重要性，强调医者须顾其表里虚实。如伤寒表实证第七十八，治羽流病伤寒一案中，其身热，头痛，无汗，脉浮紧，辨证为伤寒表实证，方选麻黄辈，并指出调治伤寒，先要明表里虚实，能明此四字，则仲景三百九十七法，可坐而定也。同时亦不忽视六经分证的意义，如阳明可下证第六，一武弁李姓，年逾七十，脉洪大而长，大便不通，身热无汗，此乃阳明里实证，须以大承气汤。然病者年高，脏有热毒，虽衰年亦可下，遂用承气汤，诸苦遂除。由此可见，运用八纲辨证与六经分证紧密结合，方可提高辨证的准确性。

3. 方药精当，见解独特 许叔微方药运用精当，有独到见解。如论桂枝汤中桂枝、肉桂不同，认为《伤寒论》桂枝汤中"桂枝"当取"桂枝轻薄者"；论大柴胡汤治热结在里，脉洪大而实，强调若不加大黄，恐不名大柴胡汤，且大黄须酒洗生用，乃有力；论桂枝汤和芍药甘草汤中赤、白芍药不同等，此皆反映其高超的理论水平和治疗技艺。

二、典型医案评析

【案例1】何保义从王太尉军中，得伤寒，脉浮涩而紧，烦躁。予曰：若头疼、发热、恶风、无汗，则麻黄证也；烦躁，则青龙汤证也。何曰：今烦躁甚。予投以大青龙汤，三投汗解。论曰：桂枝、麻黄、青龙，皆表证发汗药。而桂枝治汗出、恶风；麻黄治无汗、恶寒；青龙治无汗而烦。三者皆欲微汗解。若汗多亡阳为虚，则烦躁不眠也。

（《伤寒九十论·大青龙汤证》）

评析：许叔微对麻黄汤、桂枝汤及大青龙汤进行鉴别，有汗用桂枝汤，无汗用麻黄汤或大青龙汤，麻黄汤与大青龙汤的鉴别关键点是烦躁。《伤寒论》38条："太阳中风，脉浮紧，发热恶寒，身疼痛，不汗出而烦躁者，大青龙汤主之。"大青龙汤适用于风寒束表，内有郁热，其中表寒为甚，阳郁不得宣泄，郁而生热发烦躁，故大青龙汤重用麻黄，其麻黄用量是麻黄汤中的两倍，为发汗峻剂，但服药后，仍需微汗而解，切不可汗出如水淋漓，病必不除。本案患者得伤寒，脉浮涩而紧，又见烦躁甚，故以大青龙汤三投微汗出而解。

【案例2】己酉夏，一时官病伤寒，身热，头疼，无汗，大便不通，已五日矣。腹不满，别无所苦。予适自外邑归城，访之，见医者治大黄、芒硝辈，将下之矣。予曰：子姑少待，予适为诊视。视之脉缓而浮，卧密室中，自称恶风。予曰：病人表证如此，虽大便闭，腹且不满，别无所苦，何遽便下？于仲景法，须表证罢方可下。不尔，邪毒乘虚而入内，不为结胸，必为协热利也。予作桂枝麻黄各半汤，继之以小柴胡汤，漐漐然汗出，大便通，数日愈。论曰：仲景云：伤寒病多从风寒得之，始表中风寒，入里则不消矣。拟欲攻之，当先解表，方可下之。若表已解，而内不消，大满大坚，实有燥屎，方可议下。若不宜下而遽攻之，诸变不可胜数，轻者必笃，重者必死。

（《伤寒九十论·先汗后下证》）

评析：《伤寒论》中有关表里同病的治法共有三种：其一，表证兼里实者，先解表后攻里；其二，表证兼里虚者，先治里后解表；其三，表里同病者，可表里同治。简而言之，实人伤寒先解表，虚人伤寒建其中。本案患者外感风寒，大便闭，腹且不满，属表证兼里实者，当先解其表。若先下之，或邪气入里化热与水相结成结胸，或误下伤及胃肠因而下利不止成协热利。治疗先予桂枝麻黄各半汤辛温解表，继以小柴胡汤。参见《伤寒论》230条："阳明病，胁下硬满，不大便而呕，舌上白苔者，可与小柴胡汤。上焦得通，津液得下，胃气因和，身濈然汗出而解。"小柴胡汤非泻剂可通便，但能疏利三焦，调达上下，宣通内外，和畅气机，服后身濈然汗出而解。

【案例3】 城南妇人，腹满身重，遗尿，言语失常。脉浮大而长。他医曰：不可治也，肾绝矣，其家惊忧无措，密召予至，则医尚在座。乃诊之曰：何谓肾绝？医家曰：仲景谓溲便遗失，狂言反目直视，此谓肾绝也。予曰：今脉浮大而长，此三阳合病也，胡为肾绝？仲景云：腹满身重，难以转侧，口不仁，谵语，遗尿，发汗则谵语，下之则额上生汗，手足厥冷，白虎证也。今病人谵语者，以不当汗而汗之，非狂言反目直视。须是肾绝脉，方可言此证。乃投以白虎加人参汤，数服而病悉除。

（《伤寒九十论·遗尿证》）

评析：《伤寒论·辨脉法》云："溲便遗失，狂言，目反直视者，此为肾绝也。"《素问·评热病论》曰："狂言者，是失志，失志者死。"本案患者腹满身重，遗尿，言语失常，他医据其症状断言为肾绝证，不可治。然许叔微虽医术精湛，仍与他医相互切磋，审慎辨治，脉证合参，认为患者脉浮大而长，乃三阳合病，非肾绝脉。《伤寒论》219条云："三阳合病，腹满身重，难以转侧，口不仁面垢，谵语遗尿。"邪热偏重阳明，阳明热盛气壅，故见身重难以转侧；胃热上扰心神，则见谵语；热盛神错，膀胱失约，故见遗尿。本案正合外感误汗，阳明热盛气津两伤，投白虎加人参汤清阳明之热以保胃津，因方证对应，故投数剂可愈。

三、参考医案

【案例1】 陈姓士人，初得病，身热，脉浮，自汗。医者麻黄汤汗之，发热愈甚，夜间不得眠，头重，烦闷，悸悸然。中风证强责汗之过也。仲景云：太阳病，发汗后，大汗出，胃中干燥，不得眠，其人欲得饮水者，少少与之，令胃气和则愈。予先与猪苓汤，次投之以当归、地黄、麦门冬、芍药、乌梅之类，为汤饮之，不汗而愈。《黄帝针经》曰：卫气者，昼行阳，夜行阴，卫气不得入于阴，常行于外，行于外则阳满，满则阳跷盛而不得入于阴，阴虚则夜不得眠也。今津液内竭，胃中干燥，独恶于阳，阴无所归，其候如此。故以当归、地黄补血，用乌梅以收之，故不汗自愈。

（《伤寒九十论·夜间不眠证》）

【案例2】 庚戌，建康徐南强得伤寒，背强，汗出，恶风。予曰：桂枝加葛根汤证。病家曰：他医用此方，尽二剂而病如旧，汗出愈加。予曰：得非仲景三方乎？曰：然。予曰：误矣。是方有麻黄，服则愈见汗多，林亿谓止于桂枝加葛根汤也。予令去而服之，微汗而解。

（《伤寒九十论·桂枝加葛根汤证第十九》）

【案例3】 乙巳六月，吉水谭商人寓城南，得伤寒八九日，心下惕惕然，以两手扪心，身体振振动摇。他医以心痛治之，不效。予曰：此汗过多之所致也。仲景云：未持脉时，病人叉手自冒心，心下悸。所以然者，以重发汗，虚故如此。又云：发汗过多，其人叉手自冒心，心下悸，欲得按者，桂枝甘草汤证。予投黄芪建中、真武及甘草桂枝，渐得平复。

（《伤寒九十论·叉手冒心证》）

第二节 内科摘要

一、医著介评

《内科摘要》为明代医家薛己所著，为我国医学史上最早以"内科"命名的医书，书中医案多载虚损类疾病，常能纠误弊，起沉疴，至今仍为中医临证的重要参考书。

（一）医著概况

薛己（1487—1559），字新甫，号立斋，江苏吴县（今江苏苏州）人，明代医学家。薛己初习外科，尔后以"殚精方书"，主疗内科、儿科，驰名当代。薛氏谓十三科要旨皆一理，主张内外合一之道，以内科方药辨证施治外科病症，效如桴鼓，名著一时。薛己著有《内科摘要》《外科枢要》《外科经验方》《外科心法》《女科撮要》《疠疡机要》《正体类要》《口齿类要》等。此外，薛氏校订有《妇人良方大全》《小儿药证直诀》《明医杂著》《外科精要》等著作，后人将上述著作辑为《薛氏医案》。

《内科摘要》刊于明嘉靖八年（1529年），主要记录了薛己内科杂病医案。本书共2卷，卷上载11种病证，卷下载10种病证，以脾肾亏损病证为主，兼及其他脏腑病证。几乎每一种病证均以"××亏损"为名，每卷末附所用方剂。

本书附有薛己所治209例医案，每案均论述病因、病机、治法、方药及预后或误治等，是一部理、法、方、药结合较好的内科医案著作。书中体现了薛己熟练运用脏腑辨证以及处方用药的经验，突出了脾、胃、肾和命门虚损证的辨治。其主张治病必求于本，临证治疗常用古方，其变化加减也多在一两味之间，但疗效甚为显著，对于疾病辨证论治有一定的独创之见。

（二）学术特色

从书中可见，薛己十分重视李杲的脾胃学说，又遥承王冰、钱乙之说而重视肾命，形成其鲜明的学术特点：

1.重调理脾胃，培后天之本 薛氏认为元气由先天之精所化，又依赖水谷精气之补充而旺盛，更主要的是水谷精微滋养和补充。水谷精微的产生，依靠脾胃运化。因此，不论内伤或外感都存有补法，重视调理脾胃、补益中气，以化生元气，如薛氏指出"设或六淫所侵，而致诸症"，也是"因真气内虚，而外邪乘袭"引发的疾病，"尤当固胃气为主，盖胃为五脏之根本"，黄柏、知母则不宜轻用，"恐复伤胃气也"；元气损伤而致的病症，也可用补中益气法，但补脾胃阳气即可愈病，即薛己所谓："审系劳伤元气，虽有百症，但用补中益气汤，其病自愈。"

2.重滋补肾命，滋先天之源 从书中医案可见薛氏十分重视先天肾命，他接受王冰之说，并以钱乙六味丸、崔氏八味丸，作为补肾水、命火的代表方剂。其认为肾中病证，不论热病寒病，总属肾虚所致，若是无水之病，以六味丸滋补肾水；若属无火之病，用八味丸益火之源。

总之，薛己在临证中灵活运用藏象、气血、阴阳及五行生克等理论，将补脾与补肾命结合起来，或补火生土，或补土生金，以治疗内伤虚损各证，其运用古方及加减非常精当，其学术对后世的李中梓、赵献可、张介宾诸家均有较深的影响，至今在临床上仍有重要的指导意义。

二、典型医案评析

【案例1】 外舅年六十余，素善饮，两臂作痛，恪服祛风治痿之药，更加麻木，发热，体软，痰涌，腿膝拘痛，口噤语涩，头目晕重，口角流涎，身如虫行，搔起白屑，始信。谓余曰：何也？余曰：臂麻体软，脾无用也；痰涎自出，脾不能摄也；口斜语涩，脾气伤也；头目晕重，脾气不能升也；痒起白屑，脾气不能营也。遂用补中益气加神曲、半夏、茯苓，三十余剂，诸症悉退，又用参术煎膏治之而愈。

《内科摘要·卷上·元气亏损内伤外感等症》

评析：《内科摘要》中的医案多以脾虚、肾虚为主，依据"虚则补之"的原则，故其治法首推补脾益肾。对于脾胃气虚、阳虚者，主张以温补之法补益脾胃阳气，多投以补中益气汤。薛己在校订《明医杂著》时认为，本方主治中气不足，或误服克伐药物导致的四肢倦怠，口干发热，饮食无味；或饮食失节，劳倦身热，脉洪大而无力；或头痛恶寒，自汗；或气高而喘，身热而烦，自汗体倦，少食，脉微细软弱；或中气虚弱而不能摄血；或饮食劳倦而患疟痢；或疟痢等症因脾胃虚而不能愈者；或元气虚弱，感冒风寒不胜发表者等。考《内科摘要》医案，补中益气汤治疗的病证非常广泛，几乎涉及内科所有系统。薛己认为，但凡脾胃虚弱、元气不足之病证，皆可应用。本案中虽然病情复杂，症状繁芜，但薛己认为该病主要病机为脾虚，故直投补中益气汤，并根据症状酌加神曲、半夏、茯苓燥湿化痰，果收良效。

【案例2】 司厅陈国华，素阴虚，患咳嗽，以自知医，误用发表化痰之剂，不应；用清热化痰等药，其症愈甚。余曰：此脾肺虚也。不信，用牛黄清心丸，更加胸腹作胀，饮食少思，足三阴虚症悉见。朝用六君、桔梗、升麻、麦门、五味，补脾土以生肺金，夕用八味丸，补命门火以生脾土，诸症渐愈。经云：不能治其虚，安问其余？此脾土虚不能生肺金而金病，复用前药而反泻其火，吾不得而知也。

《内科摘要·卷上·脾肺亏损咳嗽痰喘等症》

评析： 陈某患咳嗽，恃自己懂医，误用发表化痰剂，本想发散在表之邪，却忽视了自己阴虚的体质，正虚则驱邪亦无力，自然不能收效，理应补虚扶正为先。然陈某不思其失，竟又投清热化痰剂、牛黄清心丸等一派清热泻火药，攻伐正气。此用药思路之无稽，连薛己都感慨"吾不得而知也"。陈某不辨虚实，终致祸端。薛己治疗虚证则用补法，且以朝夕补法力补肺脾肾，朝用六君补脾土，另加桔梗、升麻、麦冬、五味子补肺金，不但取补土生金之意，另有补脾土则五脏安之妙用；夕亦用八味丸，补火生土，亦体现了虚则补其母的原则，如此资其化源，终得诸症渐愈。此案中薛己的治疗思路，既根于补脾，又补肺肾，体现了虚则补之的治则，以及资其化源的治法。

【案例3】 州同韩用之，年四十有六，时仲夏，色欲过度，烦热作渴，饮水不绝，小便淋沥，大便秘结，唾痰如涌，面目俱赤，满舌生刺，两唇燥裂，遍身发热，或时如芒刺而无定处，两足心如烙，以冰折之作痛，脉洪而无伦，此肾阴虚，阳无所附而发于外，非火也。盖大热而甚，寒之不寒是无水也。当峻补其阴，遂以加减八味丸料一斤，内肉桂一两，以水顿煎六碗，冰冷与饮，半响已用大半，睡觉而食温粥一碗，复睡至晚，乃以前药温饮一碗，乃睡至晓，食热粥二碗，诸症悉退。翌日畏寒，足冷至膝，诸症仍至，或以为伤寒。余曰：非也，大寒而甚，热之不热，是无火也。阳气亦虚矣，急以八味丸一剂，服之稍缓，四剂诸症复退。大便至十三日不通，以猪胆导之，诸症复作，急用十全大补汤数剂方应。

《内科摘要·卷上·肾虚火不归经发热等症》

评析：本案先述烦渴引饮，溺淋唾痰，面赤舌燥，而后继之以遍身发热等，其情形殊不似伤寒之先发热，而渐见烦渴溺淋舌燥，亦不可误认为是实热之证而贸然应用祛邪之法。关于这一点，薛己的辨证是非常明确的，其在医案中明言："此肾阴虚，阳无所附而发于外，非火也。"为何是虚热而非实热？首先，详察病史，患者韩某"色欲过度"说明其人肾精不足，此为导致虚热的前提；其次，韩某虽表现为"大热而甚"，貌似一派实热之象，但其"两足心如烙，以冰折之作痛，脉洪而无伦"，确为虚热！此证非实，故"以冰折之作痛"。结合病史与现症，辨为肾阴虚热无疑。薛氏用加减八味丸（即六味丸加肉桂、五味子），冰冷与饮，峻补其阴而病情缓解；翌日又复畏寒，足冷至膝，诸症仍至，此非伤寒，乃是患者色欲过度，阴阳俱损，阳气虚衰又现，前药虽曰峻补真阴，但方中有肉桂，自能温阳，本应服药之后可收阴阳俱补之效，而患者仍然出现畏寒，故说"热之不热，是无火也"，果断应用八味丸而症情缓解。

三、参考医案

【案例1】锦衣李大用，素不慎起居，吐痰，自汗，咳嗽，发热。服二陈、芩连、黄柏、知母、玄参之类，前症愈甚，更加胸腹不利，饮食益少，内热晡热；加桑皮、紫苏、杏仁、紫菀、桔梗之类，胸膈膨胀，小便短少；用猪苓、泽泻、白术、茯苓、枳壳、青皮、半夏、黄连、苏子，胸膈痞满，胁肋膨胀，小便不通；加茵陈、葶苈，喘促不卧，饮食不进。余诊之，六脉洪数，肺肾二部尤甚。余曰：脾土既不能生肺金，而心火又乘之，此肺痈之作也。当滋化源，缓则不救。不信，后唾脓痰，复求治。余曰：胸膈痞满，脾土衰败；喘促不卧，肺金败也；小便不通，肾水败也；胁肋膨胀，肝木败也；饮食不化，心火败也。此化源既绝，五脏已败。然药岂能生耶？已而果然。

（《内科摘要·卷上·脾肺亏损咳嗽痰喘等症》）

【案例2】孙都宪形体丰厚，劳神善怒，面带阳色，口渴吐痰。或头目眩晕，或热从腹起。左三脉洪而有力，右三脉洪而无力。余谓足三阴亏损，用补中益气加麦门、五味及加减八味丸而愈。若人少有老态，不耐寒暑，不胜劳役，四时迭病，皆因少时气血方长而劳心亏损，或精血未满而御女过伤，故其见症难以悉状。此精气不足，但滋化源，其病自痊。又若饮食劳役、七情失宜以致诸症，亦当治以前法。设或六淫所侵而致诸症，亦因真气内虚而外邪乘袭。尤当固胃气为主。盖胃为五脏之根本，故黄柏、知母不宜轻用，恐复伤胃气也。

（《内科摘要·卷下·脾肾亏损头眩痰气等症》）

【案例3】州判蒋大用，形体魁伟，中满吐痰，劳则头晕，所服皆清痰理气。余曰：中满者，脾气亏损也；痰盛者，脾气不能运也；头晕者，脾气不能升也；指麻者，脾气不能周也。遂以补中益气加茯苓、半夏以补脾土，用八味地黄以补土母而愈。

（《内科摘要·卷上·元气亏损内伤外感等症》）

第三节　外证医案汇编

一、医著介评

《外证医案汇编》为晚清名医余听鸿所著，本书搜罗名家广泛，参考资料丰富，汇集了晚清以前外科名医医案之精华，是当今中医外科学者进行教学、科研以及临床工作的重要中医古籍参考资料。

（一）医著概况

余景和（1847—1907），字听鸿，号少愚，又号萍踪散人，江苏宜兴县人，晚清名医，受业于孟河名医费兰泉，得其真传，精通内外各科，其著述有《诊余集》等。

《外证医案汇编》为余听鸿所辑的外科医案专著。全书分 4 卷，13 部，73 门，共辑清代名医陈学山、薛生白、缪宜亭、徐灵胎、叶天士等名家外科医案共 700 余例，间附余听鸿治验案例，并有其为各证撰论 55 条，着重论述外证的病机变化和内治方法，意在为初学外科者"开灵活之机，化拘执之弊"。

（二）学术思想与特点

1. 以"论"言要，内外合一　《外证医案汇编》按患病部位整理医案，层次清晰，便于查阅。各部之后皆有附论一篇，为余听鸿本人所作，乃其个人外科临证心得体会。余听鸿在附论中不仅从病名、病位、病性、病因、归经、治法、禁忌等方面进行外科疾病的阐述和分析，而且阐述了很多自己的独到见解。他注重实际，欲使内外合一，并指出："外证之阴阳虚实，总归内科一理；虽云外症，实从内出。内科精明而不知外科，仅得医术之半，而习外科者，亦不可不习内科。"纵观全书，医案之中涉及内证者十有七八，比例不小，这是余听鸿学习外科必当借鉴内科观点的最好体现。

2. 重视相似病名的辨析　书中相似名称的疾病很多，对此余听鸿从病位、治法、预后等方面进行辨析。如余听鸿认为猛疽（俗名结喉毒）与夹喉痈（俗名捧喉毒）虽然名称与治法相仿，但二者所表现出来的症状却大不相同。结喉毒在任脉中正之位，其脉夹肝肺之积热上升，来势凶猛，故结喉毒比捧喉毒易起易溃；而捧喉毒生于喉之两旁，在手三阳、足少阳与足阳明之位，其经过之脉太多，气血易于流散不易积聚，故捧喉毒易于平塌。又如余听鸿认为胃痈生于胃之上口或者下口，应该以保护里膜排脓达下为主，勿使其外泄；而胃脘痈生于中脘皮里膜外，应该迅速用刀针开脓外泄，勿使其内溃。两者位置不同，治疗方法也迥异。

二、典型医案评析

【案例 1】祚某，上海

发者，血之余，血不上朝，以致发落。此为秃发疮证。服补益之剂，方有裨益耳。

熟地黄　党参　麦冬　白芍　潼沙苑　女贞子　黄芪　玉竹　归头　稆豆　刺蒺藜

又膏方：

细生地一两　全当归一两　旱莲草五钱

用麻油十两，将前药入油内，熬至枯黑色，去渣，加黄蜡一两二钱，融化，收容器内，用手蘸着擦之。

又洗药方：

千脚泥二两　白头翁一两　皂荚五枚　黄连三钱　悬龙尾一团　胡葵子五钱　青龙毛一两　锈钉七枚

用阴阳水煎煮沸，布蘸药水擦之。

（《外证医案汇编·首部·秃发疮》）

评析：秃发疮又称脱发，阴血亏虚、血热风扰、腠理不固是其主要病机，余听鸿对其病机认识颇深，其多因血热之体，复感风邪，郁久化火，耗伤阴血，生风生燥，毛发失于濡养而成；或因素体脾胃虚弱，饮食不节，进食肥甘厚腻，辛辣酒醴，脾运失职，湿热内生，上蒸颠顶，阻遏肌肤而致。又因血的虚、热、瘀和头发枯荣有密切关系，故在治疗时除补益肝肾、凉血疏肝外，还应注重补血、凉血、活血。中医学认为"无风不作痒，无湿不作痒"，所以治血之时配合祛风、祛湿的药物，效果较佳。本案内服方中归头即当归的头部，功可补血活血，润燥滋阴，与熟地黄、麦冬、白芍、玉竹相合，共同滋阴养血，凉血固发；党参、黄芪益气固表，与滋阴药物配伍，气阴双补。潼沙苑、女贞子、稽豆补肾固精，清泄肝火。诸药合用，气血阴阳并补，疏肝泄热，共同发挥强身固脱生发之效。

【案例 2】孙某，青浦

痰毒，势欲作脓，胸烦口渴，须防惊厥之变，又值酷暑相侵，纤小之躯，扶持不易，姑且末药。

珍珠　牛黄　天竺黄　川贝母　辰砂

为细末，钩藤汤下。

（《外证医案汇编·项部·风痰》）

评析：本案风痰即风证兼痰。风证有内风与外风之分，外风证候多为六淫之风邪侵袭而致；内风证候多因脏腑失调，肝风内动所致。痰因气而生，痰随气而行；风因气而成，气动而风生，故风与痰常常相因为患。有风必有痰，有痰易生风，无论外风还是内风，常常与痰相兼为患。本案患者痰毒将欲作脓，有惊厥之虞，且感暑邪，外风、内风皆具，故治疗当祛风化痰镇惊。本方以牛黄为主药，清心化痰，祛风镇惊；天竺黄清热豁痰，凉心定惊；川贝母散结化痰；二药相合，共奏清热化痰之功。辰砂（朱砂）与珍珠相须为用，重镇安神，潜降息风。全方层次分明，配伍谨严，共奏祛风除痰之佳效。

【案例 3】刘女

年十六，天癸不至，颈项瘰疬，入夏寒热咳嗽，乃先天禀赋薄弱，生气不来，夏令发泄致病，阳气不肯收藏，病属劳怯，不治。

戊己汤去白术。

（《外证医案汇编·项部·风痰》）

评析：余听鸿认为颈项结核，不外乎风邪入络，肝郁气滞，气血失于流通，凝滞于经络。病在阳明少阳部位，选择贝母、半夏、茯苓、天南星、天竺黄、竹沥、僵蚕、夏枯草、厚朴燥湿化痰；柴胡、钩藤、陈皮、香附、橘红等药物行气疏肝；天麻、僵蚕等息风止痉；牡蛎等软坚散结；茯苓、当归、神曲等补益中焦，养血益气。诸药合理搭配，共奏行气化痰，软坚散结之效。

三、参考医案

【案例 1】施某，横川

不堪痛痒，次见发落，未老头痛，岂仅血亏？亦属风燥，宜养血祛风。

羌活　菟丝子　归身　干桑椹　枸杞子　川芎　宣木瓜　熟地黄　明天麻　白芍

（《外证医案汇编·首部·秃发疮》）

【案例 2】王某，十四

脉左数右长，颈项结核，时有出血表现。

生地黄　牡丹皮　犀角（水牛角代）　生夏枯草　钩藤　山栀　土贝母　薄荷

又因愤怒失血，致颈项左右筋肿，痛连背部，此郁伤气血，经脉流行失司，已经百日不愈，竟有流注溃脓，治在太阳少阳。

生香附　夏枯草　薄荷梗　钩藤　牡丹皮　黑山栀　鲜橘叶　郁金

（《外证医案汇编·项部·风痰》）

【案例3】 李某，木渎

因剃发而成疮，此因腠理不固，外风袭入，渐渐毛发脱落，血不朝宗，理气补散并进。

熟首乌　白芍　党参　归身　佩兰叶　白蒺藜　荆芥　黄芩　甘草　钩藤根

（《外证医案汇编·首部·秃发疮》）

第四节　现代针灸医案选

一、医著介评

《现代针灸医案选》由现代针灸名医刘冠军主编，是新中国成立后针灸医案的代表性专辑。该书突出现代临床疾病的诊疗过程，针灸治法内容丰富，不仅切合实际应用，更可从中求医理、考古训，可供针灸临床与理论研究参考。

（一）医著概况

刘冠军（1929—2001），男，吉林辉南人，国家级名老中医，长春中医药大学终身教授，著有《脉诊》《针灸明理与临证》《中医针法集锦》《子午流注易通》《急证针灸备要》《现代针灸医案选》等。

《现代针灸医案选》择优选录新中国成立后各地 120 余名针灸医生治疗临床各科疾病已发表或未发表的医案。全书以临床分科为纲，以病症名称为目，分类列述相关针灸医案。每案先注明单位、原作者姓名、职务（重复出现者，仅注姓名），以便联系查考，再按现代病历格式，分患者姓名、性别、年龄、初诊日期、自诉（病史）、查体、施治等项目，凡复诊变化均予标明。每案后附有按语，解析理法。

（二）学术思想与特点

1. 收录医案朴实，独具特色　中医医案自古至今屡见不鲜，而针灸医案专辑却很少见。《现代针灸医案选》搜集了 1949 年至 1985 年国内的针灸医案，多数集中在 20 世纪 50 年代到 70 年代。此时正是新中国成立以后中医药事业发展和针灸学人才培养承前启后的关键阶段，中医学界普遍认同这一时期学风淳厚，医案记述朴实。本书所选医案是当时全国各地临床应用针灸治疗疾病的客观记录，叙述个案诊治过程完整，能够反映这一时期医生运用针灸治疗疾病的特色和规律。例如书中所载史奇治疗肝病医案，必用主穴是足三里、肝炎穴（三阴交下 2 寸）、中封，适用于各型肝炎。

2. 按科分类，切合现代临床　《现代针灸医案选》属汇编式医案，切合现代临床，涵盖疾病广泛，汇辑案例丰富，内容分类明晰，诊治记录详细，文字浅显易懂，按语解释紧密联系诊治方法，有利于现代学者的学习研究。本书择优选辑约 200 种现代临床病症、300 篇医案，包括内、外、妇、儿、五官各科的常见病和疑难病。由于原始文献记述内容有限，尤其是不少疑难病的症状特殊，因此对不同医生分散庞杂的医案进行统一分类与命名的难度确实相当大，中医、西医疾病名称混杂，有的仅是症状，未能规范统一。例如外科疾病中的腹痛（结核性腹膜炎合并不全肠梗阻）、少腹冷痛、虚寒腹胀、奔豚腹痛，皆遵照原作者医案中的记述命名。医案的价值主要体现于真实的诊治记录，因此瑕不掩瑜，若按目录分科查找，亦可方便参阅。

3. 记述完整，理法并重 书中选录医案记载完整，有助于全面了解相关疾病的疗程和效果。除首诊详细记述病情、实验室检查与治疗外，凡针灸治疗后，疾病变化，症状进退，必标明又诊或二诊、三诊直至末诊，阐明变化原委，有的还包括日后随访，能使现代医务人员易于获得临床运用针灸治疗相关疾病的启发。每案之后的按语介绍了相关疾病或症状病因病机的认识、诊治思路、理论依据，重点阐述选穴原理及针法、灸法的运用要点，体现出"理法并重"的特点。

二、典型医案评析

【案例 1】周某，男，55 岁。1961 年 10 月 5 日初诊。

自诉：6 日前突然右侧头痛，有跳动感，牵及耳根及颈部，遇风加重。查体：两脉弦缓，症属外风侵袭，入客少阳经脉。

治以祛风止痛法，均针患侧：丝竹空透率谷、风池、合谷、列缺、翳风、听会，用泻法，留针 20 分钟。

二诊：10 月 17 日，针后头痛显著好转，仅于傍晚稍痛，肩颈尚觉不适，予前方加右绝骨（悬钟），手法同前。再针痊愈。

编者按：治疗偏头痛，以通经活络，疏风止痛为主法。常选用丝竹空透率谷、合谷、列缺、足临泣，配风池、曲池、绝骨等穴，有宣通手足少阳，疏风止痛的作用。丝竹空是足少阳脉气所发之处，也是本经终止穴，能治偏头痛，再加沿皮透至率谷，更能加强疏通手足少阳经的作用。率谷是足少阳、足太阳二经的交会穴，具有疏散少阳风热，使其循太阳经脉达表的作用。因此，作者认为丝竹空透率谷这一针是宣散少阳经脉风热的主穴，是治疗一切偏头痛的有效腧穴。合谷是手阳明经的原穴，具有镇静止痛的特性，其五输五行属木，能疏通少阳经气。列缺属手太阴肺经络穴，据《马丹阳天星十二穴治杂病歌》记载："列缺……善疗偏头患。"与合谷相配，有原络配穴的意义。

（《现代针灸医案选·内科疾病·偏头痛》）

评析：本案为贺普仁医案。贺普仁（1926—2015），字师牛，号空水，河北省涞水县人，针法巧妙，医理圆通，取穴精当，创立了"病多气滞，法用三通"的中医病机学说和针灸治疗体系"贺氏针灸三通法"。

偏头痛是现代临床常见病之一，本案属外感型的偏头痛。贺普仁治疗虚弱型、实热型偏头痛，常用上述配方，并根据脉症配以健脾化痰、平肝泻火的穴位。如虚弱型常配颔厌、中脘、足三里、丰隆、气海等，实热型常配内迎香（放血）、四神聪、行间等。其强调补泻手法，偏头痛只针患侧，如用泻法，头部诸穴用捻转泻法，其他部位用提插泻法，远端诸穴则用重的手法，使针感沿经放散到肢端或上行到躯干，少数可直达病所。

【案例 2】张某，男，51 岁。

自诉：于 6 月 7 日因做左肾切除术，回病房后当日下午有轻度腹胀，伤口痛，无胸闷，但呼吸困难，不思饮食。查：脉弦，舌苔白腻、湿润。

治取阳陵泉、支沟，泻法；太溪、足三里，补法；天枢，平补平泻法。留针 15 分钟。针后 1 小时，腹内矢气频转，肛门已能排气，腹胀开始缓解。6 月 9 日腹胀基本消失，6 月 10 日依原方处理后，腹胀完全消失。

编者按：手术后腹胀，参之症状舌脉，属木逆犯土、脾胃健运失常。足少阳肾经原穴太溪，为肾经经气流注之处，古人曾讲"五脏六腑有病，当取十二原"，所以本经虚实证均可用，补该穴能使肾水得以恢复。阳陵泉是足少阳胆经合穴，肝胆相表里，循经取穴能治疗肝木为病引起的胁胀痛症。配三焦经支沟穴，是治胁痛、胁胀的有效穴位；再加胃经合穴足三里、大肠经募穴天枢，健运脾土，使胃肠气机得以正常，肾气足，脾气健，腹胀自消。

（《现代针灸医案选·外科疾病·腹胀（手术后）》）

评析：本案为杨甲三医案。杨甲三（1919—2001），倡导"三边""三间"取穴法，三边即骨边、筋边、肉边，三间即骨间、筋间、肉间，进针与补泻手法独特，临床注意五输穴的配合应用。

腹胀是腹部手术后的常见病，杨甲三将辨病与辨证结合，取穴少而理法明。病本伤于肾，补之原穴太溪，令其藏精气而不泄。证属肝木犯脾土，宜泻肝扶脾，选穴不在脏而在腑，正合六腑主传化物而不藏的特性，足三里、天枢属足阳明胃经，阳陵泉属足少阳胆经，支沟属手少阳三焦经的经穴。本案选穴思路明确，符合中医理论，便捷有效地解决了术后并发症的常见问题，对于开展现代中西医结合临床工作具有示范价值。

【案例3】周某，男，37岁。

自诉：因冬天下井掏泥受寒，左侧腰腿疼多年，阴冷天痛即加重，伏天极热时痛处无汗。查：上身向左后方倾斜不能正立，舌湿无苔，脉沉紧。第三、四腰椎向内凹陷，左侧腰臀及腿肌肉明显萎缩。左肾俞、大肠俞、环跳穴有压痛。

诊断：寒痹。

处方：一方，命门、左肾俞、环跳、阳陵泉。二方，腰阳关、左大肠俞、环跳、阳辅。平补平泻，两方交替，每日一次，六次为一疗程。

第一疗程针后痛减，但瞬即如前，针感差。第二疗程第一天，增用一次"泻复溜、补合谷"，针后每夜必汗自出，次晨方敛，痛亦随汗出而减。因见每夜必汗，便不再用汗法。此后二、三疗程仍按前两方交替，28天病愈。

编者按：寒闭毛窍，邪无出路，初期疗效不能巩固。"泻复溜"开发毛窍，"补合谷"疏通邪出之路，令汗出邪渐去，正气续复。复溜是肾之经穴，有代肾司开阖的作用。合谷是大肠经原穴，大肠与肺相表里，肺通毛窍，大肠经气亦通行于毛窍。合谷有清气、行气、开关利窍的功能，与复溜配合，有发汗、止汗两种不同作用。如古法所云："泻复溜补合谷可发汗，泻合谷补复溜可止汗。"

（《现代针灸医案选·内科疾病·寒痹》）

评析：本案为李全治医案。李全治，原山东菏泽地区第二医院中医科主任，擅长针灸。寒痹是临床常见病。本案治疗取穴少而精，远近相配，尤其是运用"泻复溜、补合谷"之后病情有转机。腰为肾之府，腰腿痛也与寒邪稽留于足太阳膀胱经有关。肾与三焦膀胱合，其应在腠理毫毛，泻复溜振奋卫外之阳气驱邪外出，邪去正自安。诚如《素问·阴阳别论》曰："阳加于阴谓之汗。"肺与大肠合，其应在皮，补合谷与桂枝汤中的桂、芍配伍相似。

三、参考医案

【案例1】梁某，男，43岁。1963年1月4日初诊。

自诉：左侧头痛11年，经治未愈，时轻时重，近1月来因工作劳累，病势加剧，连及左目胀痛，伴有耳鸣，眩晕，左侧半身麻木，知觉迟钝，纳食尚佳，因头痛寐欠。查：舌苔薄白，脉沉细。

证系劳心过度，气血暗耗，以致水不涵木，风邪乘虚入客少阳，引动肝风，上扰清窍。治以疏风祛邪，通经止痛，余症缓图。

针取丝竹空透率谷、风池、合谷、列缺、足临泣、翳风，均针刺患侧，俱用泻法，留针 20 分钟。

二诊：1 月 6 日，针后偏头痛未作，再以原方针两次，而易调气血之法，再针两次获痊愈。

（《现代针灸医案选·内科疾病·偏头痛》）

【案例 2】王某，女，34 岁。1960 年 5 月 27 日入院。

自诉：1960 年 6 月 10 日因"葡萄胎、妊娠中毒症"行子宫切除术。6 月 13 日腹胀厉害，腹部隆起，曾给 3 次灌肠，肛管排气均无效。

取三阴交、足三里、天枢、建里，平补平泻，留针 15 分钟。针后约半小时即排便，腹胀缓解。6 月 15 日腹胀消失。

（《现代针灸医案选·外科疾病·腹胀（手术后）》）

【案例 3】王某，男，48 岁，木工。1979 年 2 月 28 日初诊。

自诉：左侧腰腿持续性针刺样疼痛 1 天。因昨晚感寒，晨起突然疼痛发作，不能忍受。上午单位派车送到市内四家医院先后就医，均诊为坐骨神经痛，对症治疗痛势不减，下午 4 时来我科就诊。查：痛苦面容，左侧臀部针刺样疼痛并向大腿后侧放散，呻吟不已，下肢不敢活动，被抬入诊室。秩边、殷门、委中等穴压痛，直腿抬高试验阳性。舌淡苔薄白，脉沉缓。

取左大肠俞、秩边、殷门、委中，用泻法，秩边、殷门加 701 电麻仪电治疗，留针 30 分钟。针到痛止，起针后患者自行上车回家。

二诊：次日，自诉昨夜未痛，走路时左腿较沉重，腰臀部酸重，走路稍远需蹲下休息。针穴同前，加中极温针灸。共治 10 次，诸症悉平。1 年后随访未复发。

（《现代针灸医案选·内科疾病·痛痹（坐骨神经痛）》）

第五节　中医内科急症医案辑要

一、医著介评

《中医内科急症医案辑要》由现代著名中医学家董建华主编。此书集古今急症验案精粹之大成，内容丰富，科学实用，对中医内科急症诊疗具有较大的指导意义。

（一）医著概况

董建华（1918—2001），上海市青浦县人，出身于中医世家，对脾胃病的辨证论治提出了"通降论""气血论""虚实论"的学术观点，补充和完善了中医学脾胃病论治理论；在温热病的治疗上，提出"轻宣透达，疏通气血"的辨治方法，对温热病的深入研究起到了促进作用。1994 年当选为中国工程院院士。

《中医内科急症医案辑要》系董建华联合杜怀棠、石国璧、王其飞、李士懋、花金方等近二十位知名医家编撰的大型中医内科急症医案专著。本书广泛搜集古今中医内科急症医案，从中筛选出在病机、识证、遣方、用药诸方面具有特色的医案加以整理，于 1988 年 2 月由山西科学教育出版社出版发行。全书达 71 万字之多，计有 35 章，每章之前有概述，每案列有标题，并附西医诊断，案后加有按语，涉及 35 类急症，831 则案例，特别收录了奎宁、鼠药、鱼胆、大仑丁（苯妥英钠）、水银、毒覃、中毒、毒蛇咬伤、蜈蚣咬伤、误吞水蛭等急性中毒及救治案例，对现今临床多有启迪。

（二）学术思想与特点

1. 所载医案广泛完整　纵观全书，所举医案广泛完整，上溯金元，下迄近代，达官显贵，藜藿庶民，均有涉及。案例经严格筛选，具有代表性，如伤寒一节共有 34 个病例，包括伤寒六经各种病证，无一重复，证多复杂，不细推敲钻研，极易被某些表面现象所蒙蔽；又如脱证一节，亦有 34 个选案，病情广泛，包括阳脱、阴脱、内闭外脱、久病虚脱、暴病致脱、年老体衰而脱等，契合现代医学所述的急性心肌梗死、中毒性休克、心源性休克、肺心病、房颤等具有心衰、肾衰、呼吸衰竭等症状的多种病症。

2. 治疗皆以中医诊治为主　本书所录医案皆以中医诊治为主，即使是中西医结合案例，亦须是中药起主要治疗作用者方予收录，务求以医案形式体现中医防治急症之诊疗规律和曲直变化之巧妙所在。其特色不但体现在运用中医传统理论分析病机、辨证诊断，而且采取中药内服外用、针灸、推拿、刮痧、拔罐等多法施治，就连民间简易效方及某些应急方法也予以搜集，意在突出中医药防治急症之特色。

3. 按辨治体系加以归类　本书虽冠以"医案"之名，但并非急症医案简单罗列，而是按照中医病证之辨治体系加以归类。每章均分作概述与选案两大部分，概述部分首先简要介绍了该类病证之概念定义、病因病机及证治用药规律，其次对本章所列案例依据相同或相似病机归类加以介绍，最后用简捷按文提示读者。特别是于案例之后酌加按语，短则十余字，长则数百字之多，对该案病机、遣方用药条分缕析，并能指摘古今医家临证得失，提出精辟见解，便于学者从中领悟案例精华所在。

二、典型医案评析

【案例 1】 瑞昌王孙毅斋，年五十二。素乐酒色。癸酉九月初，夜起小解，忽倒地，昏不知人，若中风状。目闭气粗，手足厥冷，身体强硬，牙关紧闭。诸医有以为中风者，有以为中气中痰者。用乌药顺气散等药俱不效。又有作阴治者，用附子理中汤，愈加痰响。五日后，召予诊治，六脉沉细紧滑，愈按愈有力。其兄宏道问曰："此何病？"曰："寒湿相搏，痉证也。痉属膀胱，当用羌活胜湿汤主之。"先用稀涎散一匕，吐痰一二碗，昏瞆即醒，随进胜湿汤，六剂痉愈。以八味丸调理一月，精气复常。

（《中医内科急症医案辑要·痉证·寒湿致痉》）

评析：本案选自明代易大艮所著《易氏医案》。案例充分展现易氏"治病贵先识病性"之灼见，识病性重在识证、辨脉，按其"每证必据脉求因"之思。本案以脉沉细紧滑，且无掉眩之象，力辟中风、中气、中痰之非；脉沉属里，细为湿，紧为寒，中又有力而滑，此寒湿有余而相搏也。因年过五十，素乐酒色，癸酉九月初发病，故易氏曰："运气所为体虚者得之。"且以运气阐其寒湿为痉之理，寒湿中阻，致阳气不布，阴精不敷，筋失濡养而为痉。治当据其用乌药、附子之误，合致痉之因，要在祛除寒湿，遣羌活胜湿汤，不治痉而痉自止，此即"治病必求于本"之谓。本案意在提示痉为筋病，明辨致痉之因，不可囿于平肝息风之俗套，务使辨证活泼，立法处方才能左右逢源。

【案例2】张某，男，26岁，吉林人。

1975年8月患肾炎，住当地医院治疗，未见好转。同年11月转入上海某医院，诊为肾炎尿毒症，经用激素、利尿剂等治疗，症状未见改善，后加入环磷酰胺等仍无效。全身浮肿、腹水、少尿（100mL/d）血非蛋白氮140mg%，尿蛋白（+++），血沉60mm/h。神志恍惚，烦躁不安，进入浅昏迷状态。1976年2月邀孙式庵中医治疗。

初诊：患者全身浮肿，满月脸，面色灰滞带黑，皮肤粗糙，呼吸浅急，腹部膨大，小便短少，鼻衄，口腔黏膜及舌边有多处溃疡，舌质光红，舌根黄腻，脉细数，烦躁不宁，神志昏迷。脉证合参，此乃水毒之邪凌心、蒙蔽清窍。拟以利尿泄浊为主，稍佐益气。

处方：泽泻15g，冬葵子30g，葶苈子15g，鸭跖草30g，车前草30g，泽兰30g，薏仁根30g，冬瓜皮30g，白参9g（另煎，冲），黄芪30g，沙参30g，白术15g，抗热牛黄散0.6g（冲）。

二诊：上方鼻饲两剂，尿量增多，大便1次，杂有少量黑便。连续服用原方，神志渐清，尿量增至1000mL/d以上，诸症好转，病趋稳定，但全身浮肿仍较明显，表情淡漠，大便秘结，舌苔薄黄，口渴欲饮，当防反复，原方去白参、黄芪，加黄连4.5g（另煎，冲），鲜地黄30g，石斛15g。煎汤代饮，每日1剂。另予生大黄15g，金钱草60g，六月雪60g，煎取药液200mL，保留灌肠，3剂。

三诊：病情稳定，神志清晰，知饥思食，二便调顺，但全身浮肿消退不明显，咳嗽粘痰，舌质红，苔根腻，脉弦数。治仍以驱邪为主。

处方：金钱草30g，葶苈子15g，泽兰30g，车前子草各30g，西瓜皮（干）30g，太子参30g，黄芪15g，生地黄15g，沙参30g，生大黄10g（后入），2剂。服药后连续得大便8次，尿量明显增多，每日2000mL左右，全身浮肿开始消退，症状持续改善。继之守原方去大黄，加石斛15g，煎汤代饮，连进10剂。后再以泄热利尿，益气养阴之剂进行调治。3月下旬，全身浮肿已退，略呈消瘦，食欲旺盛，每日能食1kg左右。病情稳定，尿常规、肾功能检查均在正常范围。随访半年，眠食如常，精神良好，尿常规、肾功能检查已趋稳定。

（《中医内科急症医案辑要·昏迷·水毒凌心》）

评析：本案选自《孙式庵医案》。患者屡经通利，遂得痊愈，可见治疗危重病症，逐邪仍可为第一要务，不可因其危而因循苟且，怯于攻逐。亦即尊张从正治病"先论攻其邪，邪去而元气自复""损有余乃所以补不足"之旨，达以攻为补、邪去正安的目的。患者舌光红、脉细数，为水蓄阴伤之证，故烦躁神迷，口舌糜烂，当滋养阴液；舌根黄腻，乃浊邪停积于下，水蓄而腹膨身肿，泌别失司而溲少，当洁净府，去菀陈莝，逐其浊邪。初诊重于利而失于滋养，至三诊始加大黄、生地黄，后加石斛，渐臻于妥帖，其效始著，邪去正安，神明乃复。

【案例3】一男子病小便不通，医治以利药益甚。丹溪诊之，脉右寸颇弦滑。曰此积痰病也，积痰在肺，肺为上焦而膀胱为下焦，上焦闭则下焦塞。譬如滴水之器，必上窍通而后下窍之水出焉。乃以药大吐之，吐已病如失。

按：丹溪曰："水道不通，属气虚，血虚，有实热，有痰气闭塞，皆宜吐。以提其气，气升则水自降，益气承载其水也。"吐法治癃闭乃丹溪独创之见，他认为吐法可提气开闭。然吐法必痰实气闭用之为宜，若属气虚，血虚之癃闭又当为禁。凡虚者上窍未闭，未闭者又何以用吐法。本案脉右寸颇弦滑，是积痰壅闭于肺而致小便不通，故以药吐之病愈。吐法治癃闭，现在少用，然用之得当，确有捷效。大吐之药不外常山、瓜蒂、藜芦之属，尤以常山为宜，常山有引吐行水，祛老痰积饮的作用。

（《中医内科急症医案辑要·癃闭·积痰壅肺》）

评析： 本案选自戴良所著《九灵山房集·丹溪翁传》。用吐法治癃闭乃丹溪独创之见，故王纶所著《明医杂著》有"杂病用丹溪"之说。本案小便不通，医治以利药益甚，结合脉右寸颇弦滑，乃痰浊闭肺，肺失通调，气化不行，膀胱不利而致癃闭。积痰在肺为本，小便不通为标，故治以"提壶揭盖"法。根据升降相因之理，用药吐之，宣通肺气为主；吐法可提气开闭，肺气升降正常，气化功能恢复，则小便自通，充分展现了丹溪杂病治验的精妙捷效。

三、参考医案

【案例1】何君汉生，性至豪爽，无怍伪态，惟肝木素亢，语多质直，加以心营久亏，疑虑过多，乃至阳气升多降少，头痛如劈，遂服西药以平其脑。熟知忽于春间晨起，头痛至甚，大汗如雨，竟至昏厥，来邀余诊。见其状果甚危迫，即以羚羊角、石决明、牡丹皮、甘菊、磁石、天麻、竹沥、半夏等使煎服之，渐见苏醒。病虽得缓，而终不能全愈，缘告以摄养法，宜从静入手。静则阴生，劳则阳张，伊颇信之，病即豁然。从可知摄养非无助于药力也。

按语：经云："阳气者，烦劳则张，精绝，辟积于夏，使人煎厥。"该患肝木素亢，复加劳神，精耗阳张。肝阳上冲，头痛如劈；阳失固护，汗泄如雨。精明之府不治，致昏厥不知人。平肝潜阳，渐见苏醒，继当滋水涵木，养血安神。只降未滋，其本未复，故尔终不能全愈。辅以静养，使元气渐复，阴气渐生，亦颇有助。俗云"三分治病七分养"，确有道理，摄养之道不可忽。

（《中医内科急症医案辑要·厥证·肝阳亢盛》）

【案例2】薛某，女，75岁。心前区绞痛突然发作历1小时，头晕随即昏倒，面色苍白，神志不清，小便自遗，冷汗湿衣，四肢厥冷。血压70/60mmHg，心电图示：急性下壁心肌梗塞。脉细欲绝，舌淡苔薄白。心阳不振，血行失畅，厥脱重证，危在旦夕，急拟参附龙牡汤回阳救逆，配合西药共同抢救。红参15g（另煎代茶），熟附片15g（先煎），山萸肉18g，全瓜蒌12g，薤白头6g，当归18g，红花6g，降香4.5g，煅龙牡30g。每日1剂。

二诊：左胸痛暂止，胸闷，肢冷汗多，脉小不匀，苔白，血压仍低。再守原方，慎防突变。原方1剂。

三诊：原方再服1剂，胸痛已除，血压未稳定，汗出减少，四肢转温，胃脘痞满不舒，脉细，舌质暗，苔灰腻。高龄心阳心气两亏，湿瘀痹阻，再拟温通心阳而化湿瘀。红参15g（另煎代茶），熟附片15g（先煎），山萸肉18g，川朴6g，枳实15g，制半夏9g，当归18g，红花6g，焦楂曲各9g，稍加减服4剂。

四诊：昨起停用阿拉明、氢化考的松，血压已稳定，汗止，四肢转温，胸痛已瘥，脉小滑苔薄腻带灰。心阳渐复，湿瘀稍化，再拟扶正活血化瘀。红参15g（另煎代茶），熟附片9g（先煎），炒当归15g，山萸肉18g，红花6g，茯苓9g，制半夏9g，枳壳9g，焦山楂、焦神曲各9g。3剂。

五诊：口干咽痛，虚烦不得眠。心电图示：下壁心肌埂塞恢复期。脉细舌红。阳损及阴，心脏阴阳两亏，拟养心安神佐以活血化瘀。党参15g，麦冬15g，五味子4.5g，丹参15g，当归15g，朱茯苓9g，炒枣仁9g，淮小麦30g，炙甘草6g，茺蔚子9g。稍加减服30余剂。

六诊：左胸稍闷无痛，寐安，纳增，二便如常，脉细舌转淡红。心脏损伤渐复，血行仍未通畅，再拟养心活血。党参15g，麦冬15g，五味子4.5g，全瓜蒌9g，薤白头6g，丹参15g，当归15g，炒枣仁9g，郁金9g，茺蔚子9g。稍加减服20余剂出院。

按语：阳脱固宜回阳，阳气式微，不能鼓荡血脉，时常伴有血脉瘀阻现象，故回阳益气固脱之时，佐以通脉活血之品，当更臻完备，对救脱不无裨益。此类病症往往刻不容缓，稍纵即逝，故改进剂型,在所必须。

(《中医内科急症医案辑要·脱证·阳气式微》)

【案例3】秦商张某,感寒咳嗽,变成哮喘,口张不闭,语言不续,呀呷有声。投以二陈、枳、桔,毫不稍减。延余救之,诊其右手,寸关俱见浮紧,重取带滑。断为新寒外束,旧痰内搏,闭结清道,鼓动肺金。当以三拗汤宣发外邪,涌吐痰涎为要;若畏首畏尾,漫投肤浅之药,则风寒闭固,顽痰何由解释。况经曰:辛甘发散为阳。麻黄者甘辛之物,察天地轻清之气,轻可去实,清可利肺,肺道通而痰行,痰气行而哮喘愈矣。乃煎前方与服,果终剂而汗出津津,一日夜约吐痰斗许,哮喘遂平。二年,因小忌口。复起前症而殁。

按:此患者外感寒邪,旧痰内搏,导致肺气郁闭,清肃失调而为咳喘。前医以二陈汤加味燥湿化痰,未予宣肺平喘,所以无效;后医根据脉象,断为新寒外束,抓住了宣肺这个关键,肺气得宣,则痰气行而喘愈。

(《中医内科急症医案辑要·哮喘·风寒闭肺》)

第六节 男科医案

一、医著介评

《男科医案》是现代男科名医曹开镛主编的中医男科丛书之一。书中辨证论治的思想、人性化的治疗方法、低廉的费用及灵活运用现代科学技术辅助诊断皆对现代男科临床诊疗有重要参考作用。

(一)医著概况

《男科医案》由曹开镛主编,1991年1月出版发行。时任卫生部部长崔月犁为该书作序,赞赏曹开镛为整理、继承和发展我国历史悠久的中医男科学术做出了可贵的贡献,预示其必将对中医男科学这一新兴学科的建立与发展,起到积极的推动作用。

本书分上下两篇,上篇为男性不育,下篇为男科杂病,计24节,共载358例医案,记录完整详实,后加按语释病名、归证型、谈体会,自制方药,随症加减,效如桴鼓,有很好的参考价值。

(二)学术思想与特点

1.辨证辨病,因人施药 综合全书,可见曹开镛在男科临证时多先据病人的症状体征,辨出不同证型,如脾肾阳虚自拟"回春壮阳汤、回春壮阳灵1号",温肾壮阳;肾阴不足拟"回春壮阳汤、回春壮阳灵2号",滋阴补肾;情志不舒拟"回春壮阳汤、回春壮阳灵3号",疏肝理气;湿热下蕴拟"回春壮阳汤、回春壮阳灵4号",清利湿热。再结合病种配方施药,阳痿拟"回春壮阳灵1号";早泄拟"固精汤、固精灵";前列腺炎拟"消炎汤、消炎灵"等,辨证与辨病相结合,处方灵变,疗效切实。本书可贵之处在于,所载男科疾病方药不仅疗效可靠,而且副作用小,符合自然、健康的要求,是中医药治疗男科疾病的优势所在。另外,对某些男科病种,曹开镛认为精神因素是其致病关键,应辅以心理疏导,减轻心理压力,帮助患者树立信心,并指出有时咨询胜于用药,往往起到事半功倍的效果,充分契合了中医情志致病观和形神一体的思维观。

2.标本兼顾,整体调理 书中可见,曹开镛多将患者体质强弱、致病因素、生活环境、饮食特点、工作强度、气候变化等诸多方面考虑。如精子活动度低症,曹开镛体会多由肾气不充为主因，或兼湿热下注，或兼郁怒伤肝，或因寒袭精络，故治标先除兼症，治本归于益肾强精。常用鹿角胶、巴戟天、韭菜子、肉桂温肾兴阳，资以活力；用熟地黄、菟丝子、山药、紫河车益肾强精，资以化源；或以黄芪、当归补气血，以党参、云茯苓助脾阳，使肾气充，精气强，则精子活动度提高而孕育可望。

二、典型医案评析

【案例1】叶某，男，33岁，工人。初诊：1989年5月31日。

现症：结婚五年半未育。曾多方治疗，各医家说法不一，因此夫妇间互相指责，而不抱怀孕希望。检验精液：总量：2mL；液化：极差；精子密度：240×10^5/mL；存活度：70%；活动率：50%；活动度：Ⅱ°20%，Ⅲ°30%；畸形率：10%。

辨证：诊脉象弦数，舌质绛红，舌苔薄黄。证属肝郁化火，下注烁精，致精液不化，是不能生育的主要原因。法当舒郁解热为首治。

方药：茵陈15g，栀子10g，黄柏10g，知母10g，柴胡10g，黄芩12g，郁金12g，麦冬15g，元参15g，竹叶10g，生牡蛎30g，丹参15g，丹皮10g。每日1剂，服3周。

二诊：情绪好转，烦躁减轻。诊脉象沉数，舌质红，舌苔白。继续治以养阴清热。

方药：生地黄20g，牡丹皮10g，夏枯草15g，黄柏15g，知母15g，元参15g，旱莲草15g，女贞子15g，川楝子10g，郁金10g，枸杞子20g，竹叶10g，麦冬、门冬各15g，生牡蛎30g，龟甲15g。每日1剂，服4周。

三诊：自述无不适，惟关心精液质量转变情况。检验精液：总量：2mL；液化：稍差；精子密度：320×10^5/mL；存活度：90%；活动率：50%；活动度：Ⅱ°20%，Ⅲ°30%；畸形率：10%。疗效明显，本人信心增强，继守前法。

方药：原方去川楝子、郁金，加菟丝子20g。每日1剂，服4周。未尽剂携妻子来诊，闭经43天，妊娠试验阳性，欢喜雀跃而去。

（《男科医案·不育·精液不液化症》）

评析：曹开镛根据临床体会，认为治疗精液不液化症，必须树立整体观念，以滋阴清热为纲，综观全局，纠其偏盛，以期阴平阳秘，精室得充，达到治疗目的。本案据脉症辨属肝郁化火，郁火烁精。乃情志不舒，肝郁化火，肝肾同源，下烁精室，引起精不液化。此类亦常伴有肾阴不足之证，当先舒肝郁、清郁热，用川楝子、郁金、龙胆草、黄柏、丹参为先导，继以生地黄、二冬（天冬、麦冬）、枸杞子、菟丝子等以滋阴养精，共奏液化之功。

【案例2】石某，男，28岁，干部。初诊：1989年6月24日。

现症：结婚3年未育。夫妇各处求诊一年多。经外院检查，女方大致正常，本人精子密度低。自我无明显不适感觉，惟工作耐力差，易疲劳。检验精液：总量：2mL；液化：可；精子密度：280×10^5/mL；存活度：90%；活动率：60%；活动度：Ⅱ°20%，Ⅲ°40%；畸形率：10%。

辨证：诊脉象沉，舌质红，舌苔薄白。证属肾气不足，生精乏术。法当益肾精阴阳双补。

方药：生地黄、熟地黄各15g，鹿角片10g，巴戟天10g，韭菜子15g，枸杞子20g，菟丝子20g，赤芍15g，牛膝10g，山药20g，云苓15g，牡丹皮10g，王不留行20g，黄芩10g。每日1剂，服3周。

二诊：自觉精神好转，余无异常。诊脉象略沉，舌质红，舌苔薄黄。继服前方加味。

方药：鱼鳔20g，二地各20g，巴戟天10g，枸杞子20g，菟丝子20g，赤芍15g，牡丹皮10g，牛膝10g，云苓10g，山药20g，韭菜子15g，益智仁15g，王不留行20g，黄芩10g，鹿角胶 8g。每日 1 剂，服 4 周。

三诊：近日感纳呆，其余感觉均好。诊脉象沉缓有力，舌质红，舌苔白。检验精液：总量：2mL；液化：可；精子密度：640×10^5/mL；存活度：90%；活动率：50%；活动度：Ⅱ°20%，Ⅲ°40%；畸形率：10%。精子密度明显上升，宜再接再厉。前方去生地黄、熟地黄，加制首乌30g，砂仁 10g，焦曲 15g。嘱掌握性交时机。每日 1 剂，服 4 周。尽剂未见来诊，又月余来报，其妻妊娠已六周。

（《男科医案·不育·精子低密度症》）

评析：本案属肾气不足，生精乏术。临床根据阴阳偏盛，虚损程度辨证施治，自拟活力生精汤加减，方中鹿角、韭菜子、巴戟天益肾阳而壮肾气，鱼鳔、熟地黄、枸杞子、菟丝子益肾精，二者相得益彰；以山药、云茯苓健脾益后天，丹皮、牛膝清相火益下元；以黄柏、知母坚其阴，丹参、赤芍活血通络，共奏活力生精之功。精血同源，瘀去新生，所以治疗中活血化瘀，益气养血不容忽视。另可据肝郁、湿热、心肾不交等症，随辨证而加减，务使阴清阳秘，二天同厚，而每获良效。

【案例 3】王某，男，48 岁，干部。初诊时间：1988 年 3 月 2 日。

患者 30 岁结婚，一年后生一女孩，双方性生活很满意，每周行房 2～3 次而无倦意。爱人年轻貌美，近一年来调某公司任职，交际日渐广泛，经常早出晚归，性生活有些疏懒。患者不予体谅反而怀疑抱怨，以致口角反目。男方几次求欢遭到拒绝而郁怒不休，过后再行房事萎而不起。现症：阳痿，性欲淡漠，忧愁恼怒，情绪极不稳定，胸胁满闷，时欲怒叫，食差便干，夜寐不安，多怪梦，舌红苔白，脉弦细数。

辨证：忧思恼怒，五志化火，郁火扰动精室，宗筋失养而不用，遂成阳痿。治法：理气疏肝，清心安神，兴阳起萎。

方药：四磨饮方合"回春汤 3 号"加减。沉香 10g，槟榔 10g，乌药 10g，党参 10g，丹皮10g，栀子 10g，仙灵脾 20g，柴胡 10g，郁金 10g，丹参 20g，牛膝 10g，巴戟天 15g，香附 10g，陈皮 10g，蜈蚣 4 条。水煎服，7 剂。配服"回春壮阳灵 3 号"。

3 月 9 日二诊：近日与妻子吵架频繁，服药后不见效果，脉证如前。与患者谈心 15 分钟，方开导。原方不变，14 剂再服。

3 月 23 日三诊：近半年家庭尚安静，有药后自觉不错，不再心烦意乱，睡眠也好，脉弦细，舌红苔白，原方不变更，14 剂。嘱其自我修养，搞好家庭关系。

4 月 7 日四诊：一周前与妻子彻夜长谈，消除前嫌，感情重温，性生活美好。目前已无自觉症状，只是轻微疲劳。祝贺患者家庭美满，给"回春壮阳灵 3 号"4 袋收功。

（《男科医案·杂病·阳痿病》）

评析：肝经绕阴器，对宗筋的弛纵与收缩有调节作用，肝主疏泄，对精室的贮精与排精有调节功能，直接影响着阴茎的营养。肝藏血，对阴茎的充血也有调节作用。当肝气不舒、肝火炽盛、肝胆湿热时，可致宗筋不展而见阳痿。"焦虑"是本病的主要精神刺激因素，应多做思想工作，咨询重于用药。配服"回春壮阳灵 3 号"，既可疏肝理气调节病人心理，解除病人精神因素，又可补肾壮阳。方中柴胡、乌药、郁金、香附疏肝理气和胃，丹参、牛膝活血通络，与柴胡相伍直达宗筋；佐以栀子、牡丹皮清心泻火；仙灵脾、巴戟天、沉香温肾壮阳；蜈蚣入肝，走窜通络，解除挛缩，且与槟榔配伍用更能健脾行气通络，以充养宗筋，肝调脾健肾充，宗筋得养，阳痿自然得愈。

三、参考医案

【案例1】王某，男，25岁。初诊：1988年6月15日。

现症：自1987年10月结婚以来，虽多次性交，但从未有射精现象。阴茎勃起坚而不久，于性交中不射精而萎软。而在梦中可有遗精。婚前有手淫史。兼有口干、烦躁。查体：身体发育良好，外生殖器无异常。

辨证：脉弦、细、数，舌质红，舌苔少。证属阴精亏耗，阴阳失调，不能射精外出，治以滋阴为先。

方药：生地黄15g，牡丹皮12g，山萸肉19g，女贞子20g，旱莲草20g，淮牛膝12g，赤芍12g，竹叶8g，车前子15g，路路通20g。每日1剂，服2周。

二诊：服药后口干、烦躁大为好转，仍不能射精，脉证大致同前，肾阴已见恢复，法当滋阴通阳。

方药：生地黄15g，牡丹皮10g，王不留行20g，急性子15g，车前子15g，牛膝10g，仙灵脾20g，路路通20g，麻黄4g。继服二周喜告能够射精，但射精感仍不强。守原方加葛根10g。继服二周，已能正常进行性生活。

于1988年8月27日化验精液：总量：3mL；液化：欠佳；密度：$392×10^5$/mL；存活度：80%；活动率：40%；活动度：Ⅱ°30%，Ⅲ°10%；畸形率：55%。继服滋阴益肾之品，后告知其妻已怀孕。

（《男科医案·不育·不射精症》）

【案例2】陶某，男，31岁。初诊：1989年11月23日。

现症：结婚1年未育，因结婚较晚，求嗣心切来诊。自言其爱人已做各种检查，未见异常。本人无明显不适感，眠食俱可，性生活正常。检验精液：总量：2mL；液化：可；精子密度：$380×10^5$/mL；存活度：60%；活动率：30%；活动度：Ⅰ°10%，Ⅱ°20%；畸形率：10%。

辨证：诊脉象沉、细，舌质红，舌苔白。证属肾气不足，施化无力，致使精子活动率低下，密度亦偏低。法当益肾强精，以提高精子活力，并增加密度。

方药：熟地黄20g，当归10g，黄芪20g，山甲12g，鹿角片10g，仙灵脾15g，山药20g，五味子15g，牛膝10g，韭菜子15g，小茴香10g，丹参15g，王不留行15g。每日1剂，服3周。

二诊：诊脉象沉，舌质红，舌苔薄白。自述略有口干，其余正常。当继前法，佐以滋阴。

方药：生地黄、熟地黄各20g，麦冬、门冬各15g，鹿角片10g，淡苁蓉20g，丹参15g，赤芍10g，牛膝10g，黄芪20g，当归10g，菟丝子20g，韭菜子15g，穿山甲10g，王不留行20g，云苓15g，山药20g，黄芩6g。每日1剂，服4周。

三诊：自述无不适，且感精力充沛。诊脉象平缓有力，舌质红，舌苔薄白。检验精液：总量：2mL；液化：可；精子密度：$460×10^5$/mL；存活度：70%；活动率：50%；活动度：Ⅱ°30%，Ⅲ°20%；畸形率：10%。情况明显好转，继续治以前方加减。

方药：生地黄、熟地黄各20g，天冬15g，鹿角片10g，淡苁蓉20g，丹参15g，赤芍10g，牛膝10g，黄芪20g，当归10g，韭菜子15g，穿山甲10g，王不留行20g，红藤（大血藤）15g，山药20g，黄芩6g。每日1剂，服4周。后由其爱人代取药一次，原方二周量。尽剂后夫妻双双来诊，云闭经42日，即时妊娠试验：阳性。

（《男科医案·不育·精子活动率低症》）

【案例3】杨某，男，78岁，干部。初诊时间：1989年8月18日。

患前列腺肥大症是一年前发现的，当时以尿闭为主症住院半个月缓解，尔后尿频、小便淋沥一直未得改善。7月上旬又因尿闭而住院，每日靠导尿维持。患者年迈神志蒙昧，不能保留导尿管，多次刺破尿道，已出现尿血。因体质太差，不能手术，请我去医院会诊。现症：神志呆滞，面目浮肿，尿频而淋沥不尽，尿痛、尿血，会阴及小腹憋胀冷痛，纳差恶心，呻吟不止，脉弦数，舌淡苔白润。有高血压、冠心病史。

辨证：中气不足，清而下陷，脾病及肾，肾虚而气化不利，水道滞壅，为之阻塞而成癃闭。治法：补益升提，温肾化气，宣癃导闭。

方药：补中益气汤合真武汤加减。黄芪 20g，白术 10g，陈皮 9g，当归 10g，升麻 9g，柴胡 9g，葛根 9g，沉香 9g，车前子 10g，夏枯草 20g，王不留行 15g，路路通 10g，丹皮 9g，黑附子 6g，干姜 6g，肉桂 6g，海金沙 10g，琥珀 5g（冲）。水煎服，7 剂。加服消炎灵 1 号、消炎灵 3 号。

8月25日复诊：服药第二天便可自行排尿，但尿频等症不缓解，尿不成线，偶有血滴，原方加竹叶 10g，栀子仁 10g，白花蛇舌草 15g。再服 7 剂。

9月3日三诊：大见好转，已无肉眼血尿，每次尿量可达 200mL，尿频症状减轻，原方不变，仍服 7 剂。

9月11日四诊：家属代述，症情稳定，要求继续服药，仍以原方 7 剂。配服消炎灵 3 号。

（《男科医案·杂病·前列腺肥大》）

第七节　钱伯煊妇科医案

一、医著介评

《钱伯煊妇科医案》为现代名医钱伯煊的妇科医案专著。本书所载医案多为妇产科疑难重症，经钱伯煊亲自审阅、修改而成，辨证精准，治必效验，具有很强的临床指导性。

（一）医著概况

钱伯煊（1895—1987），江苏苏州市人，现代著名中医临床家，代表著作有《钱伯煊妇科医案》《女科证治》《女科方萃》，其中《女科证治》与《钱伯煊妇科医案》，堪称姊妹篇，二书合参，能较全面地领会和理解钱伯煊老先生在妇产科临床方面的学术思想。

《钱伯煊妇科医案》为中国中医研究院西苑医院（现中国中医科学院西苑医院）编辑，收集病案 84 例，分属于 25 个病症，分列月经病、妊娠病、产后病、妇科杂病四部分进行整理，每个病案下附有小结。

（二）学术思想与特点

1. 治妇科病以调经为基础 钱伯煊临床长于妇科，尤其善于保胎和治疗不孕症，认为妇科疾病治疗当以调理月经为基础。从书中可见，调理月经注重心、脾、肝、肾及冲、任脉的作用，治疗中采取调脾胃、补肝肾之法，多获显效。肝为藏血之脏，藏血充盈则血海满而下溢；肾藏精以施化，与任脉相系，肾强则任脉强。当肝肾精血充沛，冲任二脉得滋，月经即可按期而至。另外，脾胃是气血生化之源。气血旺盛，阴阳调和，冲任血海充盛，月事才可适时而下。因此，虽然月经与气血精直接相关，但治疗关键在于调理脏腑，尤其是肝、脾、肾三脏。

2. 辨证重舌诊 由本书可见，钱伯煊临证重舌诊。其认为，查舌要点包括部位、性质和颜色。

（1）部位 如舌边尖红刺，且有溲短赤少寐者，用降心火，清肺热，利小便之法；若见舌苔中黄垢，属中焦有滞、滋腻之药有碍胃气；舌根黄腻，属滞在下焦，若值经后期则需养阴血，用生地黄、玉竹等，勿碍于胃。

（2）性质 观察舌苔垢腻，以此决定用药，指出："患者胃纳尚健，舌苔虽腻而不垢，则养阴之品可酌加。"又如舌苔白腻中垢，虽有肾阴不足之症，若夹痰滞，用药"只宜清补而不宜滋腻"。

（3）颜色 舌的色、泽反映了寒热。如舌苔薄白可用肉桂、细辛等药；若需用黄芩而见舌苔白，以黄芩炭易之。

3. 深谙药性，组方严谨 钱伯煊深谙药性，组方注重药对的使用，主张用药"精""少"，所处药味多平正和缓，时时注意顾护阴血。另外，其重视药物炮制和煎法，善用单味粉剂，如紫河车粉、三七粉、沉香粉、羚羊角粉、琥珀粉等。

二、典型医案评析

【案例 1】郭某，女，成人，已婚。初诊：1959 年 6 月 18 日。

现妊娠一个半月，停经 30 天即有泛恶呕吐。近 4 天加重，不能饮水进食，呕吐黄水，头晕，大便干燥，舌苔薄腻、根微黄垢，脉软滑微数。证属肝胃气逆，痰浊不降。治以和肝胃，降痰浊。

处方：北秫米 12g，清半夏 9g。

2 剂。

二诊：6 月 20 日。入院后，服药仍吐，心中烦热，口干且苦，但喜热饮，胃脘作痛，少腹坠胀，舌苔淡黄腻、根微垢，脉左细弦数、右滑数。病因痰湿中阻，胃浊不得下降。治以益气温中，化痰降浊。

处方：党参 3g，干姜 3g，清半夏 3g。

3 味研末，早晚各服 1.5g，服前再加生姜汁 4 滴，调和徐服。

服上药后，呕吐止，诸恙渐安，以后未再服药。

【小结】此症由于痰湿中阻，阳气失宣，故用补气温中化浊之法，方剂采用《金匮要略》的干姜人参半夏丸，改为散剂，药后呕吐得止。

（《钱伯煊妇科医案·妊娠恶阻》）

评析：本案初诊为肝胃气逆，痰浊不降，治以和肝胃，降痰浊，服用秫米半夏汤，药后仍呕吐。改用干姜人参半夏丸为散，补气温中化浊，取阳气升则阴霾散之意。该方以干姜去寒，半夏止呕；恶阻之人，日日呕吐，必伤胃气，故又佐人参，半夏得人参，不惟不碍胎，且能固胎。

【案例 2】翁某，女，31 岁，已婚。初诊：1976 年 3 月 11 日。

结婚 5 年未孕。月经后期，量少，色黑红有血块，经期少腹胀痛颇剧，胀甚于痛，腰痛，经前乳胀。于 1974 年取子宫内膜检查，诊为晚期分泌期子宫内膜分泌欠佳，输卵管通液通畅，舌苔淡黄腻、边尖刺，脉细。病由血虚气滞，兼有瘀积。治以养血调气，活血化瘀。

处方：熟地黄 15g，当归 12g，川芎 3g，赤芍、白芍各 9g，桃仁 9g，制香附 6g，川楝子 9g，乌药 6g，鸡血藤 15g，莪术 6g。6 剂。

二诊：4 月 19 日。服上方 12 剂，月经延期 15 天，于 4 月 4 日来潮，两天净，量少，色黑有块，少腹胀痛颇剧，腰痛，舌质红、边微黄尖刺，脉左沉滑、右沉弦。仍守前法，更进一筹。

处方：熟地黄 15g，当归 12g，赤芍 9g，川芎 6g，桃仁 9g，牡丹皮 9g，三棱 6g，莪术 6g，川断 12g，制香附 6g。9 剂。

三诊：5 月 14 日。月经逾期 10 天，有时乳房作胀，间有腹痛，舌苔薄腻、前半微剥尖刺，脉细。治法仍以养血调气。

处方：熟地黄 12g，当归 9g，白芍 9g，川芎 3g，制香附 6g，黄芩 6g，木香 6g，旋覆花 6g（包），佛手 6g，橘皮 6g。9 剂。

四诊：5 月 28 日。末次月经 4 月 4 日来潮，两天净，至今逾期 24 天，腰痛，口腔又发溃疡，舌苔黄腻、前半微剥、边尖刺，脉象沉细。治以养阴清热。

处方：熟地黄 12g，白芍 9g，玄参 9g，麦冬 6g，黄芩 6g，川断 12g，桑寄生 15g，芦根 15g，生甘草 6g。3 剂。

五诊：7 月 5 日。服上方 3 剂后，查尿妊娠试验阳性，腹胀腰痛，心烦咽痛，有痰，舌苔黄腻、前半微剥有刺，脉左滑、右细。现已怀孕，治以养阴益肾，清热理气。

处方：麦冬 9g，玄参 9g，知母 9g，木香 6g，黄芩 6g，竹茹 9g，山药 12g，川断 12g，桑寄生 15g，升麻 3g。9 剂。

【小结】此例属于月经不调，兼之痛经，以致五年不孕。主要原因是由于血虚气滞，兼有瘀积，故治法以养血调气，活血化瘀。继后出现热象，遂于上法中，佐以清热之品。五诊之后，得到怀孕，改用养阴益肾为主，清热理气为辅，使胎元得固，达到安然分娩。

（《钱伯煊妇科医案·不孕症》）

评析：本案由于血虚气滞，虚、滞共同导致血瘀。治以养血，理气，活血化瘀，以四物汤为主方，合以理气活血化瘀之桃仁、制香附、川楝子、乌药、鸡血藤、莪术等。随病情变化，灵活治疗，待怀孕后改用养阴益肾之法进行保胎。三诊后，患者月经逾期未至，此时用药已转平和，将行气破血之三棱、莪术、桃仁换成了理气调血之香附、木香、旋覆花、佛手、橘皮等，以免在妊娠早期尚未能确诊之时误伤胎元。妇科临床用药时要时刻注意女性患者有妊娠可能。

【案例 3】赵某，女，成人，已婚。初诊：1959 年 3 月 1 日。

婚后 21 年，先后流产、早产 11 次，均在妊娠 2～7 个月时发生，虽屡次积极进行治疗，但仍不能避免流产，现尚无子女，今又妊娠两月余，仍恐流产，于 2 月 13 日入院保胎。近感坐久腰酸，汗多，口干不喜饮，小溲频数，胃纳尚佳，舌苔淡黄腻，脉左寸关细滑、尺弱，右沉细滑。由于屡次早产及流产，遂致肾阴受伤，胎系于肾，肾虚则胞胎不固，酿成滑胎。治法当以补肾为主，以固胎元。

处方：熟地黄 12g，山萸肉 9g，山药 9g，当归 9g，生杜仲 12g，川断 12g，菟丝子 9g，龙骨 12g，生牡蛎 15g，阿胶珠 12g。4 剂。

二诊：3 月 6 日。服药后，腰酸溲频得减，时有头晕目眩，心烦易怒，汗多，舌苔边白腻、中黄，脉细微弦、左尺尤弱。病由肝肾阴虚，脾胃气弱。治以补气以健脾胃，养阴以滋肝肾。方拟补中益气汤合千金保孕丸。

处方：党参 9g，黄芪 12g，白术 9g，升麻 2.4g，柴胡 2.4g，炙甘草 3g，当归 9g，橘皮 3g，山药 9g，川断 12g，生杜仲 12g。3 剂。

三诊：3 月 16 日。又按上方续服数剂，诸恙均减，现时有腰痛，少腹觉冷，白带多，舌苔黄，脉左沉微滑、右细弱。治以补脾强肾。

处方：黄芪 15g，白术 9g，山药 9g，升麻 3g，二仙胶 12g，生杜仲 12g，川断 9g，菟丝子 9g，熟地黄 12g。4 剂。又服上方 10 余剂，腰酸腹冷均减，于 4 月 1 日出院。

四诊：6月29日。再次住院，患者已妊娠28周，因前数胎早产时间均在6~7个月间，故来住院保胎，现无不适，腰部不酸，腹部尚舒，眠食二便均正常，舌苔黄腻微垢，脉象沉滑。治以补气血，固胎元。方拟泰山磐石饮合千金保孕丸加减。

处方：黄芪12g，党参6g，白术9g，山药9g，熟地黄12g，当归9g，白芍9g，川断12g，生杜仲12g，砂仁1.8g，黄芩6g。4剂。

【小结】此例由于屡次流产及早产，气阴损伤，故采用补气健脾、养阴强肾之法治疗，已妊娠37周，估计胎儿可以存活，在9月1日用药物及剥膜引产，分娩一女孩。

（《钱伯煊妇科医案·保胎》）

评析：肾主生殖，多次流产、早产导致肾精受损。肾为先天之本，胚胎在母体的营养主要来自肾精，肾精充足，胚胎着床稳固，尤如房屋之根基，但同时胎元的发育又需要脾胃运化水谷精微的维系，胎位需要脾气的提升，故补肾固胎，不忘健脾养胎摄胎，方的稳固。《傅青主女科》有云："肾为先天，脾非先天之气不能化，肾非后天之气不能生，补肾而不补脾，则肾之精何以遽生也，是补后天之脾，正所以补先天之肾也；补先后二天之脾与肾，正所以固胞胎之气与血。"本案流产、早产导致肾阴受损，首当滋补肝肾。症状得缓，需以养血安胎，兼补肝肾，方用补中益气汤合千金保孕丸。综观保胎37周，分别采用益脾肝肾、养血安胎之法，方用补肝肾之加减六味丸，健脾之补中益气汤，养气血安胎之泰山磐石饮、千金保孕丸，大获全功。

三、参考医案

【案例1】阚某，女，成人，已婚。初诊：1956年6月29日。

初产妇，产后9天，自产后起即小便不利，经多次努力后，始能排出，腹胀腰痛，大便干结，眠差，舌苔白腻，脉象细弦。三焦为决渎之官，膀胱为州都之府，今三焦膀胱同病，于是气化失宣，水道不利。治以疏利三焦，温通膀胱。

处方：当归9g，柴胡4.5g，川芎4.5g，白术9g，茯苓9g，炙甘草3g，制香附6g，小茴香3g，橘皮3g。3剂。

另：肉桂末2.7g，沉香末1.8g，琥珀末6g。3味相和，分6包，每日2次，每次1包。

二诊：7月1日。服药后小便较通，下腹尚胀，腰酸，便干，恶露多色红，自汗少寐，乳汁不多，胃纳不振，舌苔薄白中微黄，脉象细弦。治以养血疏肝，通利膀胱。

处方：当归9g，川芎6g，炙甘草3g，制香附6g，小茴香3g，橘皮3g，茯苓9g，桃仁6g，姜黄3g，泽泻9g，木通3g，小麦9g。2剂。

另：肉桂末2.4g，琥珀末3.6g。2味相和，分4包，早晚各服1包。

服上药2剂后，小便得到畅通。

【小结】此例由于三焦气化失宣，以致水道不利。故治法以疏利三焦，温通膀胱。用琥珀、肉桂、沉香、小茴香、制香附以温通膀胱，再以逍遥散加减疏利三焦，因此能迅速得到痊愈。

（《钱伯煊妇科医案·产后癃闭》）

【案例2】刘某，女，26岁，未婚。初诊：1961年5月22日。

闭经5年。平素月经量多，质稀，周期30~60天，7天净，5年前因生活环境改变而停经，经闭后身体显著发胖，血压增高，伴有糖尿病，记忆力减退，毛发脱落。去年在首都医院内分泌科检查，诊断为柯兴综合征（库欣综合征），今年三四月间，又在该院进行垂体放射治疗。刻诊：头晕目眩，耳鸣心悸，胸闷腹胀，腰腿酸痛，面色微赤，舌苔薄白、前半花剥，脉象沉细。病属肾虚肝旺，气失条达，冲任失养，血海空虚。治以养血调气，方用四物汤合柏子仁丸加减。

处方：熟地黄 12g，白芍 9g，全当归 9g，川芎 6g，龟甲 15g，制香附 6g，柏子仁 12g，川断 12g，牛膝 9g，橘皮 6g，郁金 6g，泽兰 9g。6 剂。

另：舒肝丸 14 丸，早晚各服 1 丸。

二诊：6 月 8 日。月经未至，倦怠乏力，白带稍多，喉间有痰，舌苔薄白腻、根微黄，舌前半有裂纹、边有齿痕，脉左细弱、右细，重按略滑。此乃血虚气滞，兼夹痰湿。治以养血调气，兼化痰湿。

处方：熟地黄 12g，当归 9g，白芍 9g，川芎 4.5g，制香附 6g，苍术 6g，橘皮 4.5g，制半夏 6g，牛膝 9g，桑寄生 12g，鸡血藤 12g，泽兰 9g。12 剂。

三诊：7 月 21 日。月经于 7 月 6 日来潮，量多，色红，腰腹痛不甚明显，头晕得止，腹部微胀，经前关节酸痛，舌苔薄白，脉象细弦。再从前法化裁。

处方：柏子仁 12g，泽兰 9g，卷柏 9g，白芍 9g，制首乌 6g，牛膝 9g，川断 12g，生地黄 12g，当归 9g。6 剂。

四诊：7 月 25 日。月经虽通，仍有血虚肝旺之象，头晕间作，倦怠无力，口渴思饮，小溲色黄，舌苔薄腻、中裂，脉左沉细、右细微滑。治以养血柔肝。

处方：制首乌 12g，熟地黄 12g，白芍 9g，枸杞子 9g，菊花 6g，丹参 9g，牛膝 9g，车前子 12g，橘皮 3g，清半夏 9g。6 剂。

月经又于 8 月 10 日来潮，量中等，4 天净，除经前稍有腹痛外，余无不适，月经已经如期而至，故未再服药。

【小结】此例由于血虚，肝失所养，疏泄不利，致气滞血凝，故月经久闭，采用养血理气调经之法为治，后再兼化痰湿，使气血调和，血海渐充，月经应期来潮。

（《钱伯煊妇科医案·闭经》）

【案例 3】金某，女，21 岁，未婚。初诊：1973 年 1 月 23 日。

痛经 6 年。月经周期尚准，量多少不等，经前即下腹疼痛，脘部亦痛，腹冷喜按，痛甚时不能工作，末次月经于 1 月 3 日来潮，舌苔薄白，脉象细滑。曾因伤于寒湿，寒凝气滞，肝胃不和。治以温经散寒，调和肝胃。

处方：当归 9g，川芎 4.5g，赤芍、白芍各 9g，肉桂 3g，吴茱萸 3g，狗脊 12g，桑寄生 15g，乌药 6g，青橘皮各 6g，制半夏 6g，木瓜 9g，木香 6g。12 剂。

二诊：2 月 28 日。月经于 2 月 21 日至，5 天净，量中等，色红有血块，脘腹痛均有所减轻，舌苔薄白、边有齿痕，脉沉细滑。再以温经调气化瘀为治。

处方：620 丸。30 丸，早晚各服 1 丸。

【小结】患者痛经发于经前和行经期间，属于实证。其生活于寒冷环境之中，起居不慎，寒邪客于下焦，血为寒凝，气失运行之常，因此作痛。采用温经散寒之法，使寒邪散，气血通，痛亦渐愈。

附：620 丸

组成：当归 150g　白芍 120g　柴胡 30g　益母草 120g　楂炭 120g　羌活 24g　桂枝 30g　橘皮 90g　官桂皮 240g　川芎 30g　五灵脂 60g　蒲黄 30g　天仙藤 90g　延胡索 90g　小茴香 15g　香附 45g　高良姜 15g　南星 15g。

上药研末，炼蜜为丸，丸重 9g。

（《钱伯煊妇科医案·痛经》）

第八节　历代儿科医案集成

一、医著介评

《历代儿科医案集成》由何世英、侯美玉、职延广主编。本书系统整理历代儿科医案，具有分类合理、便于查阅、切于实用的特点，便于研究历代医家对儿科的临床经验和教训，具有较高的参考价值。

（一）医著概况

何世英（1912—1990），祖籍江苏，生于天津，现代著名中医临床家、中医理论教育家、中医脑病学科创始人、中国新医药学理论奠基人之一，代表著作有《何世英医学荟萃》《历代儿科医案集成》《何世英儿科医案》《儿科疾病》《增订幼科类萃》《中医脑病学》等。

《历代儿科医案集成》将汉代至民国期间历代名医的儿科医案进行系统整理，分成初生儿疾病、时行疾病、小儿杂病、眼耳鼻喉疾病和外伤及鲠刺 5 大类，共计 113 种病证，书后附录主要参考书目和现存儿科书目。

（二）学术思想与特点

1. 以病类案，调治结合　该书突出中医特色，将 2154 则儿科医案归统于 5 大类疾病之中。各类之前均有概述，对本类疾病进行简明介绍，便于读者入门。另外，书中第三章《小儿杂病》下专门列有"调养"专篇，收录包括小儿保健调养及病中和病后调养的养生医案范例。该篇的设置突出了小儿养生保健的重要性，具有重要的现实意义。

2. 收录详尽，切于实用　该书所收医案不仅来源于儿科专著，还有《黄帝内经》、医案专著、名医专著、方书选摘、正史资料等文献，可谓收录详尽，具有较高的文献学和史料学价值。按年代先后编排医案，便于对照比较；部分医案之下可见按语以供参考，其中除"编者按"之外，均为原书内容，"炳按"系曹炳章之按语，"章按"为章巨膺之按语。书中偶见两类疾病互相重叠的情况，宜根据病因、病机和辨证论治的原则互相参阅。

二、典型医案评析

【案例1】余尝告于陈敬之：若小儿病，缓急无药，不如不用庸医。但恐妻妾怪其不医，宜汤浸蒸饼令软，丸作白丸，给其妻妾，以为真药，使儿服之，以听天命，最为上药。忽岁在丙戌，群儿皆病泄泻，但用药者皆死，盖医者不达湿热之理，以温燥行之，故皆死。惟陈敬之不与药，用余之言，病儿独存。噫！呜呼！班固真良史，尝曰：有病不治得中医。除暴得大疾病服药者，当谨熟阴阳，无与众谋。若未病之前，从予奉养之法，亦复不生病。纵有微疾，虽不服药可也。

（《历代儿科医案集成·小儿杂病·调养·张从正〈儒门事亲〉》）

评析：本案出自《儒门事亲·过爱小儿反害小儿说》。张从正论述小儿病因多为"大暖""伤于饱"，认为"此二者，乃百病之源"；食乳小儿素体纯阳，多湿热相兼。本案小儿泄泻病机，过暖火乘肝与大肠，伤乳过多反从湿化，湿热相兼做泻。庸医不知小儿素体阳热，平素反以温燥热毒之药服之，留毒在内，久必变生，则用药者发病后皆死。其遵《黄帝内经》"正气存内，邪不可干"之旨，对于无病小儿，主张加强奉养之法，不宜妄行药石，提出了"薄衣淡食，少欲寡怒；无财少药，不为庸医热药所攻"等调养方法，使小儿适应外界环境的变化，则不生病，或"纵有微疾，虽不服药可也"。

【案例2】朱监簿子，五岁，夜发热，晓即如故。众医有作伤寒者，有作热治者。以凉药解之，不愈。其候多涎而喜唾，他医以铁粉丸下涎，其病益甚。至五日，大引饮。钱氏曰：不可下之。乃取白术散末一两，煎汁三升，使任其意取足服。朱生曰：饮多不作泻否？钱曰：无生水不能作泻，纵泻不足怪也，但不可下耳。朱生曰：先治何病？钱曰：止渴治痰，退热清里，皆此药也，至晚服尽。钱看之曰：更可服三升。又煎白术散三升，服尽得稍愈；第三日又服白术散三升，其子不渴无涎；又投阿胶散二服而愈。

（《历代儿科医案集成·小儿杂病·发热·钱乙〈小儿药证直诀〉》）

评析：本案小儿发热，前医以解表、清热治之，皆不愈，证见夜间发热，晨起则安，为阴虚发热。阴虚者不可下，下则重伤津液。他医见多涎而喜唾，以为肺热之候，以铁粉丸下之，胃虚液亏而大引饮，母病及子，其肺益虚而嗽甚。钱氏用白术散调补胃气、运脾化津，治疗伤寒下后余热，脾胃虚弱，津亏内热之证。方中四君子益气生津，藿香、木香芳香醒脾，葛根退热生津。全方融补、运、升、降为一体，补而不滞，深得《素问·经脉别论》"饮入于胃，游溢精气，上输于脾。脾气散精，上归于肺，通调水道，下输膀胱。水精四布，五经并行"之真意，使得气行而湿化，津布而脏安，热止而病除。后见不渴无涎，提示肺虚液亏，用阿胶散实肺，体现钱乙"盛即下之，久即补之，更量虚实，以意增损"之治嗽大法。

【案例3】监生胡笃庵滋，元溪翁之子也。辛丑方四岁，二月间患咳嗽，因与吾不合，请医张鹏素，所用者，以葶苈治之，随止随作。四月间咳甚，又请医甘大用，治以五拗汤，渐止复作，更迭用药，咳不得止，秋益甚，咳百十声，痰血并来，至九月加重，事急矣。不得已，欲请予治。乃筮之，得蹇之渐，其辞曰：大蹇朋来，遂请予往。予以活人为心，不记宿怨。视其外候，两颊微赤，山根赤，准头红；视其内证，果咳声连至百十，气促面赤，痰先出而血随之，痰血既来，其咳方定。问其所起之时，曰自二月有之。问其所服之药，曰某用葶苈丸，某用五拗汤。予细思之，此病起于春初，春多上升之气，木旺金衰，法当抑肝补脾，以资肺之化源，以葶苈泻肺，此一逆也；夏多火热，火旺金败，法当清心养肺，治以寒凉，反以五拗汤甘热之药，犯用热远热之戒，此再逆也。今秋气宜降矣，而上气急者，春升之令未退也，气宜敛矣；而痰血并出者，夏火之气未退也，必与清金降火润肺凉血，非三五十剂不效也。乃告之曰：令郎之病肺有虚火，幸过秋深，金旺可治，吾能愈之，假以一月成功。元溪曰：何太迟也。曰：病经八月无效，公不曰迟，而以一月为迟何哉？又思予虽用心，彼终不安，乃语元溪云：请置一簿，自初服药日起，某日服某药，某日加减某药。彼闻之喜，终有疑心。因制一方，天麦门冬、知贝母、桔梗、生甘草、陈皮（去白）、枳壳、阿胶、片芩、苏叶水煎，取茅根自然汁和饮之。五剂后，咳减十之七，口鼻之血止矣。元溪终不释疑，又请医万绍治之。或谓予曰：他不要尔，尔可去矣。予曰：彼只一子，非吾不能治也，吾去彼再不复请也，误了此儿，非吾杀之，亦吾过也。虽然，且看万绍用何方，用之有理吾去之，如又误，必力阻之，阻之不得，去未迟也。乃语元溪云：令郎之病，吾今治之，将好一半矣，如何又请他人？彼云：有病众人医，恐一人之见有限也。予曰：然。绍立一方，以防风、百部、杏仁、桑白皮之类。予谓绍曰：王好古《汤液本草》，风升生例，防风居先，此儿肺升不降，肺散不收，防风百部，岂可并用耶？绍云：防风百部，治咳嗽之神药也。元溪从旁和之云：他是秘方。予曰：吾为此子忧，非相妒也。故抚其子之头曰：且少吃些，可怜疾之复作奈何？嘱毕不辞而退。元溪略不介意，是日服绍药，才一小杯，咳复作，气复促，血复来如初。其子泣曰：吾吃万先生药好些，爷请这人来，要毒杀我。其妻且怒且骂，元溪始悔。亲至大用之家，予被酒困，坐待夜半方醒，元溪拜谢，祈请之心甚切。予叹曰：早听吾言，不有此悔，要我调治，必去嫌疑之心，专付托之任，以一月为期。至家，邓夫人取白金五两，权作利市，小儿好时，再补五两，不敢少，望先生用心。予曰：只要专信我用我，使我治好了，不在谢之多少也。至此专心听信，依旧照日立方，血止后，去黄芩、栀子，加款冬花、五味；咳止后，以参苓白术散调之。凡十七日而安如旧。谢归。因名其方曰：润肺降火茅根汤。今吾子等用之皆效。

（《历代儿科医案集成·小儿杂病·咳嗽·万全〈幼科发挥〉》）

评析：本案中万氏与患儿家长元溪翁有宿怨，但万氏不计前嫌，全力诊治，体现了大医之德。本案以四时气机升降之理论治小儿咳嗽，颇具特色。如病起于春初，春多上升之气，木旺金衰，法当抑肝补脾，以资肺之化源；夏多火热，火旺金败，法当清心养肺，治以寒凉；秋气宜降，而上气急者，春升之令、夏火之气未退也，可与清金降火、润肺凉血之药以治之。此即《内经》所言"五脏六腑皆令人咳，非独肺也"的临床体现。

三、参考医案

【案例1】郑鹤琴之侄，丙寅二月初八日招诊（与张伯倩君同诊）。正痧未透，咳嗽气急痰多，喉关有声，咽痛而碎，此即《麻疹阐注》所谓痰闭也。商用宣痹通血，化痰透达法。郁金、牛蒡子、象贝母、射干、丹参、光杏、连翘、赤芍、薄荷、元参、僵蚕、枇杷叶、茅根，另用西月石、雄精、猴枣研末，冲服。其痧即透足而安。

（《历代儿科医案集成·时行疾病·麻疹·周镇〈周小农医案〉》）

【案例2】一小儿伤食，发热面赤，抽搐呕吐，气喘唾痰，此饮食伤脾，肺气虚弱所致，用六君子汤、炒黑黄连、山栀各二分，一剂顿愈。

（《历代儿科医案集成·小儿杂病·呕吐·薛铠〈保婴撮要〉》）

【案例3】吴孚先治一小儿，咽喉忽肿胀，痛甚，米饮汤水不下，危甚。吴曰：此名锁喉风。以银针刺少商、然谷二穴出血，其喉即宽，与之茶即下，咽无苦，饮食遂进。

（《历代儿科医案集成·眼耳鼻喉疾病·咽喉病·魏之琇〈续名医类案〉》）

第九节　中医心血管疾病医案荟萃

一、医著介评

《中医心血管疾病医案荟萃》为现代医家王阶主编，反映了当今中医、中西医结合心血管疾病临床诊治的思路、方法和经验，对中医和中西医结合心血管病临床均有较高的参考价值。

（一）医著概况

《中医心血管疾病医案荟萃》由中华中医药学会心病分会诸位委员编著，于2012年由人民卫生出版社出版。本书共分8章，收录了93位医家的169个医案。医案按心血管疾病谱的常见病、多发病分类，分为冠心病医案（28篇）、经皮冠状动脉介入治疗（PCI）和搭桥术后医案（11篇）、高血压病医案（31篇）、心律失常医案（39篇）、心力衰竭医案（27篇）、心肌病医案（11篇）、心肌炎医案（11篇）及其他相关疾病医案（11篇）。本书每个医案之后，附有"编者按"，按语精当，体现了现代中医药对心血管疾病临床研究领域的成就。

（二）学术思想与特点

1. 中西医结合，时代特色鲜明　本书病例皆源于临床，内容真实且中西医结合，时代特色鲜明。重视病情的诊断分析，将诊病、辨证、随症化裁的思路和治疗技艺融为一体，理论联系实际，有利于提高中医辨证思维和临床诊疗水平。如对心肌炎的治疗，基于标准治疗的基础上，采用益气解表、抗毒方法，在缓解临床症状、改善心电图异常、恢复患者机体功能等方面，取得了较好的疗效。

2. 西医辨病与中医辨证结合　在心血管系统疾病中，将西医诊断、中医辨证、辨病与辨证相结合，中西药合用、西药中用、中药西用等方法合理运用，可明显提高临床疗效。如对急性心肌梗死的治疗，在常规运用西药治疗的同时，加入中药辨证论治，通过早期降浊化痰、活血化瘀，中期益气活血、晚期益气养阴及补肾活血，有利于急性心肌梗死的早日康复，对于提高生存质量及预后也有所帮助。

3. 勤求古训，博采众方　全书病案"审证卓识绝伦，处方简洁明净，洞悉原委，立起沉疴"，每则验案分述辨证、治法、处方、辨治要点，并附按语。按语比较详尽，采据既多，常汲取众多医家学术精华，博采众家之长，以《素问》《灵枢》《难经》《伤寒论》《金匮要略》《诸病源候论》《备急千金要方》《圣济总录》《景岳全书》《医林改错》《医学心悟》等论述贯穿其中。

二、典型医案评析

【案例1】冠心病心绞痛胸阳不振、痰瘀互结证医案

患者巩某，男性，50岁，主因"胸闷、胸痛1年余，加重1个月"于2010年2月8日初诊。

患者1年前因胸闷，胸痛，遂就诊于山大二院，行CT血管造影（CTA）检查示：右侧冠状动脉中远端闭塞，左前降支近端及左边缘支中远端软斑块及混合斑块形成，诊为"冠心病"。1个月前患者胸闷、胸痛无明显诱因加重，遂来就诊。

症见：胸闷，胸部刺痛，憋气，痛有定处，平素痰多色白，易咳，畏寒，偶有乏力，纳可，眠差，二便调，舌淡红，苔薄白，脉弦。

西医诊断：冠心病，心绞痛。

中医诊断：胸痹。辨证为胸阳不振，痰瘀互结。

治法：健脾化痰，温阳活血通络。

处方：丹参饮合二陈汤、桂枝甘草汤加减。

药用：丹参30g，檀香9g，砂仁9g，赤芍30g，白芍30g，当归12g，甘草15g，陈皮12g，半夏9g，茯苓12g，桂枝12g，炒白术12g。水煎服，20剂。

二诊：患者诉服药后咳痰症状消失，仍有胸闷、憋气、胸部刺痛、畏寒，时有眠差，多梦，小便调，大便干，舌淡红，苔薄白，脉细。前方去茯苓，加三七粉3g（冲服），肉苁蓉30g。继用20剂。

三诊：患者诉服药后胸闷、憋气及胸部刺痛基本告愈，未再发作，精神体力均佳，舌淡红，苔薄白，脉细。患者目前虽无明显不适，但为进一步巩固疗效，原方加用水蛭9g以活血祛瘀。继用20剂。

四诊：患者诉服药后仅偶感体虚乏力，纳眠可，二便调，舌淡红，苔薄白，脉细。患者体虚乏力，考虑其久病耗气，拟加用补脾益气之品。故上方加用党参30g。继用20剂。

编者按：本案患者症见胸部刺痛，胸闷憋气，平素多痰，再合舌脉，当属胸痹，胸阳不振，

痰瘀互结，心脉不畅。其本在胸中阳气虚衰，治病当求本，故应以补虚为要，然患者痰瘀之标实之症亦不可忽视，故当标本同治，予以健脾化痰，温阳活血通络。

（《中医心血管疾病医案荟萃·冠心病医案·冠心病心绞痛胸阳不振、痰瘀互结证医案》）

评析：《金匮要略》认为胸痹心痛属于本虚标实之病，由于上焦心气虚衰，胸阳失旷，此时阴邪乘其空虚而侵入上焦，阴乘阳位，导致心脉受阻。此处的阴性实邪即是瘀血、痰浊等内邪；心阳不振，气虚无力运血，血脉瘀滞则产生瘀血；痰浊之性重浊黏滞，易阻气机，"不通则痛"；反之，心主血脉，亦靠血脉所濡养，瘀血、痰浊内阻，无法荣养心脏，"不荣则痛"，故治当通补结合。柯韵伯在《伤寒附翼》中称桂枝甘草汤为"补心之峻剂"，可使心阳得复。丹参饮具有调气活血之效，二陈汤可燥湿健脾化痰。全方温阳、活血、化痰兼顾，疾病自可向愈。

【案例2】原发性高血压病肝肾亏虚证医案

白某，女，87岁。主因"头晕7年，加重1周"于2011年8月9日初诊。

患者7年前无明显原因出现头晕，血压最高为220/110mmHg，诊断为"高血压3级，极高危组"，予倍他乐克（美托洛尔）、安内真（苯磺酸氨氯地平）降压。1周前不慎感冒发热，咳嗽。

症见：头晕，行走不稳，疲倦乏力，咳嗽无痰，时胸痛，呈闪电样、针刺样感，夜尿频，舌黯红，少苔，脉沉细。检查：血压170/100mmHg，心肺腹均无阳性体征。既往有脂肪肝、2型糖尿病、慢性萎缩性胃炎病史。

西医诊断：①高血压病3级，极高危组；②冠心病；③2型糖尿病；④脂肪肝；⑤慢性萎缩性胃炎。

中医诊断：眩晕。辨证为肝肾亏虚。

治法：滋补肝肾，育阴助阳。

处方：黄芪15g，黄精15g，桑寄生30g，女贞子15g，仙灵脾15g，杜仲15g，川芎12g，桔梗15g，牛膝15g，泽泻30g，当归10g，地龙10g，紫菀15g，百部15g。7剂。

另以邓铁涛老中医经验沐足方平肝潜阳，引阳入阴：川芎30g，白芷30g，牛膝30g，钩藤30g，夏枯草30g，吴茱萸30g，肉桂30g。连用5剂，温水沐足。

二诊：患者疲倦乏力好转，晨起稍有头晕，咳嗽少痰，口干，纳眠可，夜尿频，大便调，舌黯红，少苔，脉沉细。血压150/90mmHg，考虑年老肾虚，肝肾阴虚，虚阳上扰，故上方加五味子6g，纳气归肾，加莲子、芡实、桑螵蛸各15g以补肾固涩。邓老沐足方同前。

三诊：患者疲倦乏力好转，头晕减轻，夜尿好转，咳嗽少，口干，舌暗红，舌苔薄，脉细，血压138/86mmHg。上方续服5剂以巩固疗效。邓老沐足方同前。

编者按：中医学认为高血压属于中医眩晕、头痛等范畴。《灵枢·海论》曰："髓海不足，则脑转耳鸣，胫酸眩冒。"其说明眩晕的发病与肾脏密切相关。"久病及肾"，加之人至老年，元气渐衰，五脏不荣，肾气亏虚，精血日涸，气虚血少，脉络瘀阻，常出现肾虚血瘀之象。据此，笔者认为，肾虚血瘀为原发性高血压肾损害的发病关键。肾虚血瘀，髓海空虚，脑络失养，血脉闭阻，则眩晕、失眠，同时肾络瘀阻，肾失固摄，故夜尿次数增多，肾虚血瘀尚可致心悸、疲乏、水肿、尿血等诸多变症。

（《中医心血管疾病医案荟萃·高血压病医案·原发性高血压病肝肾亏虚证医案二》）

评析：肾为肝之母，肾主藏精，精虚则髓海空虚，加之肾阴虚势必导致肝阴虚，阴虚则阳亢，则出现头晕、行走不稳、疲倦乏力之象，故须补肾填精。在肾虚的基础上并发血瘀是高血压性肾损害发展的必然趋势，清代王清任指出："人行生转动，全仗元气。"元气乃肾气也。"元气既虚，必不能达于血管，血管无气，必停留而瘀"，肾虚血瘀，脑络失养，亦可见眩晕；瘀血留于肾脉，致肾失固摄，精关不固，夜尿增多，精微外溢，而致肾损害，在补肾之时须活血化瘀，补肾固涩。在治疗过程中尚可采用多种治疗方法，浴足方具有简便效廉的优点，患者乐于接受，是眩晕病治疗中的一大特色。本病方中黄芪对血压有双向调节作用，黄精、桑寄生、女贞子、仙灵脾、杜仲等具有补肾填精之效，川芎、牛膝、当归、地龙等具有活血化瘀之效。二诊患者头晕减轻，可证明补肾活血法对本证有效，在上方基础上加莲子、五味子、芡实、桑螵蛸固本截流，防止精微物质下泄，全方标本兼治，固本清源，从而取得较好疗效。

【案例3】扩张型心肌病阳虚水泛、痰瘀交阻证医案

患者王某，男，62岁，主因"反复胸闷，气喘，双下肢水肿3年余，加重半个月"于2011年5月11日初诊。

患者自述于3年前劳累及情绪波动后易诱发胸闷，气喘，渐至双下肢水肿，全身乏力，不能平卧，以右卧位为舒，夜失眠，纳差，小便短少，诊断为"扩张型心肌病"。半个月前在劳累后出现胸闷，气喘，双下肢水肿，休息后未缓解。

症见：胸闷，气喘，尤以劳累易诱发，全身乏力，不能平卧，以右卧位为舒，夜寐欠安，纳差，小便短少，双下肢水肿，舌体胖大，边有齿印，舌质淡紫黯，苔白腻，脉涩。

西医诊断：扩张型心肌病，心力衰竭，心功能Ⅲ级。

中医诊断：喘证。辨证为阳虚水泛，痰瘀交阻。

治法：温阳利水，化痰祛瘀。

处方：真武汤合五苓散加减。

药用：制附子10g，桂枝10g，茯苓30g，猪苓10g，泽泻10g，白术10g，葶苈子20g，五加皮15g，炙黄芪30g，益母草20g，泽兰10g，红景天6g，大枣6枚，生姜5片。水煎服，7剂。

二诊：患者胸闷、胸痛、气喘有好转，纳可，二便平，不寐情况改善，双下肢水肿已渐消退，舌质淡黯红，苔薄白，脉细。治当益气温阳，利水化瘀，调养气血。守上方减去猪苓、泽泻，加红参10g，当归10g，三七粉6g，以益气生血活血。水煎服，7剂。

三诊：患者情况稳定，继守上方调养。水煎服，15剂。

四诊：患者情况稳定，精神状态良好，予以金匮肾气丸合芪参益气滴丸补肾益气活血调养，注意休息，巩固疗效。

编者按：胸痹的主要病机为气虚血瘀、心脉闭阻，其病位以心为主，然其发病多与肝、脾、肾三脏功能失调有关。病理变化主要表现为本虚标实，虚实夹杂。其本虚可有气虚、阳虚、阴虚、血虚，且可阴损及阳，阳损及阴，互相兼夹出现，而表现为气阴两虚、气血两亏、阴阳两虚，甚至阳微阴竭，心阳外越；标实为气滞、血瘀、痰浊、寒凝，且又可相互为病，兼杂出现，如常见痰瘀交阻、气滞血瘀等；临床上常表现为虚实夹杂，如气虚血瘀、阳虚水泛等。发作期以标实表现为主，并以血瘀痰凝水泛为突出，缓解期以正虚表现为主。

（《中医心血管疾病医案荟萃·心肌病医案·扩张型心肌病阳虚水泛、痰瘀交阻证医案》）

评析：长期的劳累导致患者气血亏虚，气机阻滞运行不畅故胸闷，气虚则无力推动血液运行，不通则痛故胸痛；气虚引起肺气亏虚，宣降失权，气逆于上故咳喘，劳累及情绪焦虑则耗气更甚，导致胸闷、胸痛、喘咳益甚；心血不足，心失所养，心动异常故见心悸，心律不齐；血不养心，心神不安则见失眠。治以益气温阳，利水化瘀，调养气血。故方用真武汤合五苓散加减。本案患者二诊胸闷、胸痛、气喘有好转，不寐情况改善，双下肢仍有水肿，舌质淡黯红，苔薄白，脉细。守上方减去猪苓、泽泻，加红参、当归、三七粉，加强益气生血活血之功。三诊、四诊时患者情况稳定，无水肿，胸闷、胸痛、气喘好转，夜寐安，纳可，二便平，予以金匮肾气丸合芪参益气滴丸补肾益气活血调养。

三、参考医案

【案例 1】心肌桥痰热内蕴证医案

马某，男，39 岁。因"心前区疼痛、头晕 1 个月"于 2010 年 3 月 24 日初诊。

患者 1 月前因劳累后出现心前区烦热、疼痛，疼痛可放射至后背及左上肢，伴头晕，左手麻木，汗出较多，纳差，大便黏，舌红苔黄，脉滑数。冠脉 CTA 示：前降支段心肌桥。经西医治疗后症状未见好转，就诊时症状同前。

西医诊断：心肌桥。

中医诊断：胸痹，眩晕。

辨证为痰热壅盛证，治以清热化痰，方用黄连温胆汤合术泽汤加减。

黄连 6g，姜半夏 6g，瓜蒌 15g，橘络 10g，地龙 10g，泽兰 15g，泽泻 15g，炒白术 10g，石菖蒲 10g，郁金 15g，炒僵蚕 6g，煅牡蛎 15g（先煎）。

共 14 剂，患者诸症减轻，故按原方在治法不变前提下适当调整药物，改服先煎颗粒，患者续服 28 剂后述心前区烦热疼痛未再犯。

编者按： 本案思维不受西医病名限制，从患者全身整体状况结合舌脉进行辨证分析，知痰热乃其疾病发作之主因，运用黄连温胆汤合术泽汤灵活化裁，在临床中取得了良好的效果。

（《中医心血管疾病医案荟萃·其他相关疾病医案·心肌桥痰热内蕴证医案》）

【案例 2】甲状腺功能减退并大量心包积液阳虚水饮证医案

孔某，女，55 岁。因"反复心悸、气促 1 月余"于 1996 年 6 月 3 日初诊。

患者 1 月前无明显诱因出现心悸、气促，尤以活动后明显，腹胀不适，心脏彩超示：心包积液（大量），轻度三尖瓣返流，心功能正常。

就诊时症：心悸、气促，尤以活动后明显，腹胀，纳果，口干口苦，神疲乏力，四肢欠温，大便硬，舌质淡暗，苔白浊，脉弦细。既往有甲亢病史 23 年，曾行放射性碘治疗。我院行内分泌系列检查示甲减。

西医诊断：甲状腺功能减退症，大量心包积液。

中医诊断：支饮。

辨证为心肾阳虚、水饮凌心证。以温补心肾、逐饮利水为法，方用苓桂术甘汤合真武汤合葶苈大枣泻肺汤加味。

茯苓 30g，桂枝 15g，白术 10g，炙甘草 6g，熟附子 15g，白芍 15g，干姜 6g，葶苈子 30g，大枣 6 枚，巴戟天 12g，淫羊藿 15g，黄芪 30g。

上方案治疗 32 天，心悸气促症状明显好转，心脏彩超提示：少量至中量心包积液，守上方加服金匮肾气丸治疗 3 个月，再改间服上方两剂 1 周，半年后心脏彩超未见心包积液，甲状腺功能恢复正常。

编者按： 心包积液归属于"支饮"辨治，病位在心，累及脾肾。中医学认为多属阳虚内寒，治疗多"以温药和之"，以温补心肾、逐饮利水法可获得较好效果。

（《中医心血管疾病医案荟萃·其他相关疾病医案·甲状腺功能减退并大量心包积液阳虚水饮证医案》）

【案例 3】PCI 术后心绞痛痰阻气滞证医案

倪某，男，72 岁。主因"反复胸闷胸痛 6 个月，加重伴气短 2 周"于 2010 年 4 月初诊。

患者 1 年前无明显诱因出现胸闷、胸痛，伴心悸，行冠脉造影示 LAD 和 LCX 多处狭窄，在 LAD 和 LCX 目标血管分别植入支架各一枚后症状消失。术后半年，患者无明显诱因再次出现胸闷、胸痛。

现症见：胸闷、胸痛，一日 1～2 次，每次 5～8 分钟，伴心悸，疲倦，眠差，纳可，二便调。舌淡红，苔黄厚腻，脉滑。

西医诊断：冠心病，支架植入术后，不稳定型心绞痛。

中医诊断：胸痹心痛。

辨证为痰浊中阻证，以理气化痰为法，方用温胆汤加减。

茯苓 20g，法半夏 15g，枳壳 15g，竹茹 15g，陈皮 9g，葛根 30g，瓜蒌皮 15g，郁金 15g，赤芍 12g，丹参 15g，延胡索 15g，木香 9g，素馨花 15g，炙甘草 10g。

以上方加减服药 21 天后胸闷、胸痛明显减少，本周发作 1 次，余诸症明显好转。予以本院制剂温胆片治疗。后电话随访，症状稳定。

编者按：胸痹的基本病机为本虚标实，本虚是发病的基础。其本虚可有气虚、阳虚、阴虚、血虚，且可阴损及阳，阳损及阴，而表现为气阴两虚、气血两亏、阴阳两虚，甚至阳微阴竭，心阳外越；标实有气滞、血瘀、痰浊、寒凝之不同，同时又有兼寒、兼热的区别。痰既可是机体代谢的病理产物，也可是致病因素，痰瘀两者同源，常胶着为患，痰瘀阻胸，可为胸痹。

（《中医心血管疾病医案荟萃·PCI 和搭桥术后医案·PCI 术后心绞痛痰阻气滞证医案》）

第十节　名家推拿医案集锦

一、医著介评

《名家推拿医案集锦》系统整理了古今名家推拿医案，内容纵横广泛，资料详实，集历代名家推拿医案之大成，为推拿专科研究的重要参考著作。

（一）医著概况

《名家推拿医案集锦》由郭长青、殷振瑾主编，由中国盲文出版社于 2012 年 8 月出版发行。本书共收录了古今 51 位医家的推拿医案，分为头面躯体痛证、内科、妇儿男科、皮外骨伤科、五官科、急症、其他病证医案 7 类，共 7 章，纳入医案共计 243 例，所列举疾病涉及范围广，治疗简便有效。

（二）学术思想与特点

中医医案自古至今屡见不鲜，而推拿医案专辑却很少见。本书以疾病为纲，医家为目，广泛收录古今推拿医案。书中所载医案涉及各科疾病的诊疗经验，为推拿名家医案精华之总汇。本书挖掘整理了古今推拿学的理论与实践经验，所载录的医案中辨证思路、立法、选穴、施术手法等内容，可使学习者触类旁通，开拓思路，帮助其掌握诊治疾病之规律，提高推拿临床之疗效，还可使学习者站在整体的角度研究推拿医案，对医案有全局意识，综合各家之所长，正确地取舍，从而推动推拿医学的发展。

二、典型医案评析

【案例1】陆某，女，40岁。

主诉及病史：头痛，烦躁易怒，经临及气候变化尤甚。舌尖绛，脉弦紧。证属血虚肝旺。姑拟用推、摩两法，取督、任、胆、肝诸经穴，辅以膀胱经穴。

取穴：百会、风池、中脘、气海、关元、肾俞、关元俞、中膂俞、太冲。

操作

（1）患者坐位。医者取斜"丁八式"步站在其身后。先以右一指禅偏峰推法，施于头顶百会穴，要求轻柔、深透，约5分钟。然后以双手一指禅指峰推法，施于两侧风池穴，双手呈散手状，犹如蝴蝶，故亦称"蝴蝶双飞势"。要求双手同步进行，力透经穴，约5分钟。

（2）患者仰卧位，宽衣解带，暴露腹部，以治疗巾覆其上。医者取坐势，位于患者右侧。以一指禅推摩法，从中脘到关元穴，沿任脉，紧推慢移，循经而下。在中脘、气海、关元3穴，推而留之约10分钟。然后，以脐为中心，顺时针摩法约5分钟，以腑气通利、腹部自觉温暖为度。

（3）患者俯卧位，在背部覆以治疗巾。医者仍取坐势，以一指禅指峰推法，施于肾俞、关元俞、中膂俞、太冲穴，先左后右，要求深沉有力，以患者自觉酸、胀、重着为度。各穴约3分钟。疗程10次，间日而施。

（《名家推拿医案集锦·第1章·头面躯体痛症案例·头痛》）

评析：本案为朱春霆医案。朱春霆（1906—1990），字维震，江苏省嘉定市人，1959年创立新中国第一所推拿学校——上海中医学院附属推拿学校。其临床善用一指禅推法，"以指代针""内病外治""循经诊治"，并在"达摩一指禅"十大手法中融合推、摩二法，形成独特的"推摩法"，用于治疗各种内科疾病。朱春霆创立的"朱氏一指禅"推拿疗法入选国家级非物质文化遗产保护名录。

本案患者诊断为"头痛"，辨证分析属肝血不足，血虚肝旺，风阳上扰。所选取治疗部位重视腹部与背部的配合，腹部为阴，背部为阳，阴阳相配，结合运用，可以达到阴平阳秘、气血同调之功。百会穴属督脉，位于颠顶人身最高之处，为督脉与足厥阴、足太阳交会之处，取之可平肝潜阳息风，治疗头痛。风池既可疏散外风，又可缓解内风，为祛风之要穴。百会、风池穴两穴合用以祛风镇痛，调畅气机。摩中脘、气海、关元穴以健脾固本而充营阴之不足。推肾俞、关元俞、中膂俞以益肾气、调经血。太冲为肝经之原穴，足厥阴肝经上出额，与督脉会于巅，具有清肝息风功能，推之可平肝泄热，清利头目。诸穴合用，配以一指禅推法、摩法，共奏调和阴阳气血、调节脏腑经络之效。

【案例2】冉某，男，48岁。2005年11月2日初诊。

主诉及病史：患者半年前出现颈部疼痛症状，逐渐出现步态笨拙，下肢麻木无力。经多家医院检查，确诊为脊髓型颈椎病，并排除其他系统疾病，为进一步治疗而来我科就诊。

现症见：颈部僵直疼痛，下肢麻木无力，舌红，苔薄白，脉滑数。检查：颈3～6棘突旁压痛，颈后伸、侧弯受限，膝腱反射亢进，霍夫曼征（＋）、巴宾斯基征（－）。X线片提示：颈椎曲度变直，颈3～7椎间隙狭窄，椎后缘骨质增生、钩椎关节增生、项韧带钙化。椎管狭窄。MRI提示：可在T_2加权见到第4～5颈椎椎间盘低信号，突向椎管，压迫硬膜囊和脊髓。

中医诊断为痹证、气滞血瘀型；西医诊断为脊髓型颈椎病。予以手法治疗。

操作

（1）予揉捻法、擦法等预备手法松解痉挛的肌肉。

（2）予不定点旋转扳法治疗。患者取正坐位，术者立于患者身后，稍微侧身。用手置于患者颌下，左手托住枕部，轻提并且做颈部旋转运动2～3次。然后上提，牵引颈部，并使其保持中立位，牵引的同时将患者的头颈右旋至有固定感时，右手快速发力旋转颈部，此时即可听到一连串的弹响声，一般响声清脆者疗效为佳。之后以同样手法向左侧旋复1次。

（3）予劈法、散法、拿法、叩合法等善后手法捋顺颈部肌肉组织。

复诊：经手法治疗后，颈肩痛症状明显好转，踏棉感减轻，颈部活动自如。继续手法治疗。6诊后临床症状好转。嘱其注意休息及适当做颈部练功，如以头书风字，回头望月等。

（《名家推拿医案集锦·第1章·头面躯体痛症案例·颈椎病》）

评析：本案为孙树椿医案。孙树椿（1939— ），河北省蠡县人，现代著名推拿专家，师承当代骨伤科名医刘寿山先生。其临床诊治筋伤独具特色，主张"首重查体，手摸心会""影像为辅，病证合参""轻柔结合，以痛为腧""气血辨证，以血为先"。孙树椿创立的"不定点旋转手法治疗颈椎病"在国内中医界独树一帜，被国家中医药管理局列入中医临床实用技术推广项目。

本案西医诊断为脊髓型颈椎病，一般认为脊髓型颈椎病在中医疾病分类中属于痿证和痹证的范畴，痿证多因肝肾不足、脾肾虚寒或瘀血阻络，四肢筋肉失于荣养，筋骨痿弱而致肢体痿废。痹证多是由于风寒湿邪侵袭、气滞血瘀或体虚感邪，周身气血不畅，气血凝滞，闭阻经脉，深入骨节而致病。本案四诊合参诊为痹证，证属气滞血瘀。推拿手法是治疗颈椎病的较好方法之一，患者接受度高，它不仅可以缓解肌肉紧张及痉挛，恢复颈椎活动度，而且可以松解神经根及软组织粘连，加快周围炎症、水肿的吸收和消散。通过揉捻法、滚法、独具特色的"不定点旋转扳法"及一系列善后手法，可以直接作用于项颈部以达到舒筋活络、行气活血、疏通经脉、调和营卫的作用。

【案例3】周某，女，4岁。1995年5月7日初诊。

患儿出生后，其母因病无乳，而人工喂养。半岁后饮食极其单调，只以奶粉、稀饭喂养。稍大后，肉、蛋、鱼、蔬菜和水果几乎不沾唇，只以稀饭、面条充饥。现患儿面黄肌瘦，个矮，腹部胀大，头发稀疏焦黄，无精打采，查舌质淡尖赤。其母述，患儿近3个月来大便日行3～4次，稀不成形。夜睡磨牙，多汗，不愿进食。曾多方治疗，效果不显。观其症情，诊为"疳积"，缘于喂养不当，后天失养，脾胃虚弱，食积日久成疳。治当调补脾胃、消食导滞，兼以清热。即以推脊柱法配合小儿按摩法治疗。

操作

（1）清天河水200次，推补脾土穴350次，推补肾水穴350次，推清板门穴300次，推四横纹穴200次，点揉足三里150次。

（2）推脊柱法200次，后以空掌拍击患儿背部由上至下共36次收功。隔日治疗1次，并嘱其改变单一饮食习惯，食物应多样化。

经5次治疗，患儿大便基本成形，食欲有所好转。效不更法，继续以上述手法治疗15次（隔日1次）后，患儿饮食增加，大便日行1次成形，腹已不胀大，精神明显好转，毛发润泽，体重增加。嘱其家人千万培养良好的饮食习惯，尤其注意食物蔬菜的多样化，万不可偏食。半年后随访，患儿饮食正常，二便调顺，腹不胀大，毛发润泽，精神饱满。

（《名家推拿医案集锦·第3章·妇儿男科病证案例·疳证》）

评析：本案为赵钢民医案。赵钢民，生卒年不详，山东省曲阜市人，现代小儿推拿专家，在治疗儿科常见病、多发病及软组织损伤等方面经验丰富。其临床治疗主张推脊柱法配合小儿按摩，强调施术中的刺激量，以调整阴阳平衡，提高患儿免疫力。

本案中患儿疳积由偏食、饮食失调、脾胃受伤所致，"疳者，干也"，一般泛指患病小儿全身消瘦、肌肤干瘪无光泽的征象。在辨证施治基础上，该套手法中推脾土以补后天之本，稳固中央，以灌四旁；推肾水以治先天之不足，滋养元气，调和阴阳；清天河水以清积热利小便；清板门以滋阴生津，并治烦躁后虚热；推四横纹、点揉足三里以健脾和中、消积化食；推脊柱法以益阳气助运化。全套手法共达补阳益阴、健脾和胃、消积化食、清热之功效，加之以培养良好的饮食习惯，因此该患儿较快痊愈。

三、参考医案

【**案例1**】张某，女，59岁。2005年2月28日初诊。

病史：因"突发右侧肢体活动障碍"在外院就诊，予以头部CT检查，确诊为脑梗死、高血压病Ⅲ期，给予脱水、降颅压、扩血管等方法治疗半月后，病情稳定，来我院就诊。

诊查：患者右侧上、下肢肌力Ⅰ级，患者伴有头昏、头胀、健忘、腰酸，舌红少苔，脉弦，辨证为肝肾阴虚之中风中经络。

取穴：大椎、肩井、曲池、手三里、合谷、居髎、环跳、殷门、承扶、委中、承山、昆仑、血海、足三里、阳陵泉、风市、梁丘、肾俞、大肠俞、命门等穴。

操作

（1）患肢取俯卧位。医者先施𢵧法于背部脊柱两侧约5～8分钟，在𢵧腰骶部的同时，配合腰后伸被动运动，接着𢵧臀部及下肢后侧及跟腱，为时3分钟，在𢵧臀部的同时，配合髋外展被动运动，然后𢵧大椎、肾俞、大肠俞、命门、环跳、殷门、承扶、委中、承山，诸穴以酸胀为度。

（2）患者取侧卧位。医者施𢵧法于居髎、风市、阳陵泉3分钟，并按揉上述穴位，以酸胀为度。

（3）患者取仰卧位。医者施𢵧法于大腿前侧、小腿前外侧至足部，然后按揉伏兔、梁丘、膝眼、足三里、丘墟、解溪、太冲诸穴，以酸胀为度；拿委中、承山、太溪，以酸胀为度。

（4）患者取坐位。医者施𢵧法于肩井和肩关节周围到上肢掌指部5分钟，在𢵧肩前缘时结合肩关节上举、外展的被动运动，按揉肩内陵以酸胀为度，拿曲池、合谷穴以酸胀为度，摇掌指关节，捻指关节，最后搓肩部及上肢。

（5）患者取坐位或仰卧位。医者施一指禅法于下关、颊车、地仓、人中、承浆穴5～8分钟。

推拿治疗隔日1次，10次为1个疗程。在治疗的同时，嘱患者进行坐位平衡、从坐到站、站立平衡及步态训练等运动训练。

经过两个疗程的推拿治疗以及嘱患者基本的运动训练以后，患者上、下肢肌力恢复到Ⅳ级，基本能独立生活，临床痊愈。

（《名家推拿医案集锦·第2章·内科病证案例·中风》）

【**案例2**】苏某，男，33岁。1962年6月20日初诊。

主诉：几天前因过度劳累又与人口角生气，在夜间突然发生抽搐，右侧头部剧烈疼痛，同时发生左侧口眼歪斜，颜面神经麻痹。

检查：口眼歪斜，舌苔黄厚，颜面潮红，情绪不安，语言謇涩不利，哭泣悲观。神志尚清，主诉病史清楚，脉象弦，右半身麻木，反应迟钝。

诊断：颜面神经麻痹症。

操作

（1）让患者赤背俯卧，先施内科基础疗法，重泻脊背经络，刮擦肌肉皮表，至出现红紫色而止。

（2）患者仰卧，术者两手从患者两眼下向上颏部用力推、摩3～5下，点、擦十数下。

（3）在地仓穴掐点3～5下。

（4）用拇、食二指揪提地仓穴，见有红紫，其色不退。

（5）在颊车穴掐点3～5下，揪提十数下。

（6）在承浆穴掐点3～5下。

（7）让患者坐起，取百会、风池、太阳等穴掐擦。每日1～2次，共治疗20次，逐渐痊愈。

（《名家推拿医案集锦·第2章·内科病证案例·面瘫》）

【案例3】陈某，女，53岁。1993年3月25日初诊。

主诉：腰痛3天。患者曾在半月前搬物不慎扭伤腰部，经贴伤膏后症状缓解。前天弯腰洗头后腰痛复发，下蹲后起立不便，卧床翻身困难，咳嗽时腰痛加重。检查：脊柱居中，腰生理曲度变直，腰活动度：前屈20°、后伸10°、左侧屈5°、右侧屈10°。左侧第3腰椎横突处压痛，无放射痛，左腰部骶髂肌张力增高，腰后伸被动运动较僵硬。舌淡，苔薄白，脉沉细。

该患者腰部扭伤，气血瘀滞，导致经络不通。治以舒筋活血，和络止痛。给该患者左侧骶髂部施㨰法、按法配合腰后伸被动运动，最后搓腰骶部结束治疗。经首次治疗，腰痛即见减轻，活动好转。两次治疗后，症状消失。

（《名家推拿医案集锦·第4章·皮外骨伤科病证案例·外伤》）

附录：专科类医案课外拓展学习参考书目

1. 马培之. 马培之外科医案. 范凤源，校订. 北京：人民卫生出版社，2008

2. 牛阳，周波. 精选温病医案解析110例. 银川：宁夏人民出版社，2009

3. 徐振纲. 何世英儿科医案. 北京：人民军医出版社，2012

4. 陆瘦燕，朱汝功. 陆瘦燕朱汝功针灸医案. 上海：上海科学技术出版社，2014

5. 哈荔田. 哈荔田妇科医案医论选. 北京：中国医药科技出版社，2014

6. 孙其新. 李可肿瘤医案. 北京：人民军医出版社，2014

7. 罗和古. 中华名医医案集成·内科医案. 北京：中国医药科技出版社，2015

8. 罗和古. 中华名医医案集成·女科医案. 北京：中国医药科技出版社，2015

9. 高秉钧. 高氏医案谦益斋外科医案. 李政，王培荣，校注. 北京：中国中医药出版社，2015

10. 李柳宁. 肿瘤专科中西医结合医案. 北京：人民卫生出版社，2015

11. 王纶. 节斋公胎产医案. 中国中医药出版社，2015

12. 王咪咪. 外科·骨伤·皮肤·五官医案（1900—1949期刊医案类编精华）. 北京：学苑出版社，2015

13. 王咪咪，康小梅. 儿科医案（1900—1949期刊医案类编精华）. 北京：学苑出版社，2015

14. 王咪咪，谭美英. 内科医案（1900—1949期刊医案类编精华）. 北京：学苑出版社，2015

15. 王咪咪，侯酉娟. 妇科医案（1900—1949期刊医案类编精华）. 北京：学苑出版社，2015

16. 庄田畋. 中医心理治疗医案汇编. 北京：中医古籍出版社，2015

17. 陈国丰，徐轩，干千. 干祖望耳鼻喉科医案选粹. 北京：人民卫生出版社，2015

18. 张伯礼，王志勇. 中国中医科学院名医名家学术传薪集·医案集·内科. 北京：人民卫生出版社，2015

19. 季光，高月求，邢练军. 海派中医肝病名家医案集. 上海：上海科学技术出版社，2018

20. 柳宝诒. 惜余医案. 北京：中国医药科技出版社，2019

21. 盛增秀，江凌圳. 古代名家危急重症医案选评. 北京：中医古籍出版社，2021

22. 秦竹，马凤丽. 睡眠障碍古今医案撷要. 昆明：云南科学技术出版社，2021

23. 李家庚，樊讯，王彦春. 伤寒名医医案赏析. 北京：科学出版社，2021

24 王俊阁. 燕京医学流派中医耳鼻咽喉科古今医案. 北京：中国中医药出版社，2022

25. 秦微，王彩霞. 历代名家脾胃病医论医案集萃. 北京：人民卫生出版社，2022

名医医案即名医个人医案著作，如《临证指南医案》《章次公医案》等皆属于此类。此类医案著作多为名医个人亲撰或后人整理，所载医案或寥寥数语，却能画龙点睛，或记载详细，充分展示治疗过程，均为医家临床经验之精华。

第一节　石山医案

一、医著介评

《石山医案》是明代名医汪机的医案著作，由汪氏弟子陈桷等汇辑。该书内容详细，语言精练，案例病种涉及内、外、妇、儿等科，既是汪机部分临床诊疗案例的记录，也是汪机学术思想的主要体现。

（一）医著概况

汪机（1463—1540），字省之，号石山居士，世称汪石山，明代徽州祁门（今安徽省祁门县）人，其生活在医学世家，从小耳濡目染，加之潜心研究经典著作，"巅已垂白，手不停批"，结合临床实践，医术日进，声名远播。汪机一生著作甚丰，著有《读素问钞》《脉诀刊误补注》《运气易览》《针灸问对》《外科理例》《痘治理辨》《推求师意》《本草会编》《医读》《伤寒选录》《医学原理》《石山医案》《内经补注》等。

《石山医案》于嘉靖十年（1531）刊行，分为上、中、下三卷，另有附录一卷。共收医案128例，按病种分类，涉及内伤、外感及临床各科。书中医案多为回顾式记录，有详有略，不少医案有透彻的病机分析，有利于读者理解领会。

（二）学术思想与特点

汪机对朱丹溪和李东垣的学术思想十分推崇，并继承发展了朱丹溪、李东垣的学说，其在朱丹溪"阳有余阴不足"的基础上提出"营卫论"，并为其倡用甘温益气助阳的参芪提供理论依据，提出："丹溪以补阴为主，固为补营；东垣以补气为主，亦补营也。以营兼血气而然也。"汪机将朱丹溪的阴阳与营卫联系起来，指出朱丹溪"阳有余"指卫气而言，"阴不足"指营气而言。认为天地万物，阴阳两者同为一气，阴中有阳，阳中有阴，从阴阳营卫气血之间的关系为出发点，确立"营卫一气"论。根据《内经》中"阴不足者，补之以味；阳不足者，温之以气"的理论，李东垣认为参芪味甘，甘能生血，参芪气温，又能补阳，故提出参芪不惟补阳亦能补阴、不惟补气亦能补血的观点。这样，汪机就用营卫说贯串了朱丹溪的滋阴观和李东垣的补气观，阴、阳、营、卫、气、血归根结底都成了"气"，补气就成了最基本的原则。所以，《石山医案》病例虽然不多，但汪机倡用参芪、喜用甘温益气健脾之法及临证重视脉诊、重视三因制宜等思想，在医案中均得到了充分体现。

二、典型医案评析

【案例1】罗某，年五十余，形瘦而黑，理疏而涩，忽病腹痛，午后愈甚。医曰：此气痛也。治以快气之药，痛益加。又曰：午后血行阴分，加痛者血滞于阴也。煎以四物汤加乳、没，服之亦不减。诣居士诊之，脉浮细而结，或五、七至一止，或十四五至一止。经论止脉渐退者生，渐进者死。今止脉频则反轻，疏则反重，与《脉经》实相矛盾。居士熟思少顷，曰得之矣。止脉疏而痛甚者，以热动而脉速，频则反轻者，以热退而脉迟故耳，病属阴虚火动无疑。且察其病，起于劳欲。劳则伤心而火动，欲则伤肾而水亏。以人参、白芍补脾为君，熟地黄、当归身滋肾为臣，黄柏、知母、麦冬清心为佐，山楂、陈皮行滞为使，人乳、童便或出或入，惟人参渐加至四钱或五钱，遇痛进之即愈。或曰：诸痛与瘦黑人及阴虚火动，参、芪并在所禁，今用之固效，谓何？居士曰：药无常性，以血药引之则从血，以气药引之则从气，佐之以热则热，佐之以寒则寒，在人善用之耳。况人参不特补气，亦能补血。故曰血虚气弱，当从长沙而用人参是也。所谓诸痛不可用参芪者，以暴病形实者言耳。罗君年逾五十，气血向虚矣，不用补法，气何由行，痛何由止？经曰壮者气行则愈是也。或者唯唯。

（《石山医案·附录》）

评析： 患者年逾五十，脏腑气血渐衰，劳欲不节，致心肾两脏阴血亏虚，虚火灼伤津液肌肉，故见形瘦而黑。前医辨为气病，投以快气之药，痛益加。后诊为血滞于阴，用四物汤加乳香、没药，服之不效。汪机见脉浮细而结，或五、七至一止，或十四五至一止，辨为阴虚火动之证。汪机所著《营卫论》提出："是知人参、黄芪补气，亦补营之气，补营之气即补营也，补营即补阴也。"把阴、阳、营、卫、气、血都归结到"气"，补营即补气。在辨证用药方面从补气入手，方用人参、白芍补脾益气，熟地黄、归身滋肾阴养血，黄柏、知母、麦门冬清心养阴，山楂、陈皮化瘀行气，用人乳、童便增加滋阴降火的疗效，果愈。对于参芪用于气血虚弱所致痛症的解释为"血药引之则从血，气药引之则从气"。人参既补气亦补血，用于血虚气弱证。对于暴病实证引起的痛症禁用参芪，但对于气血虚衰引起的痛症，应当补益气血，气血行则痛止。本案是汪机营卫论阐述"营卫一气"观点的典型案例，意在表明补气亦可达到补营血之目的。

【案例2】一人形瘦色脆，年三十余。八月因劳病疟。寒少热多，自汗体倦，头痛胸痞，略咳而渴，恶食，大便或秘或溏，发于寅申巳亥夜。医议欲从丹溪，用血药引出阳分之例治之。予诊其脉，濡弱近驶稍弦。曰：察形观色参脉，乃属气血两虚，疟已深入厥阴矣。专用血药，不免损胃又损肺也。淹延岁月，久疟成痨，何也？自汗嗽渴，而苍术、白芷岂宜例用？恶食胸痞，而血药岂能独理？古人用药立例，指引迷途耳。因例达变，在后人推广之也。遂以补中益气汤，加川芎、黄柏、枳实、神曲、麦冬，倍用人参、黄芪、白术。煎服三十余帖，诸症稍除，疟犹未止。乃语之曰：今当冬气沉潜，疟气亦因之以沉潜，难使浮达，况汗孔亦因以闭塞。经曰疟以汗解。当此闭藏之时，安得违天时以汗之乎？且以人参、白术、枳实、陈皮、当归身、黄芩丸服。胃气既壮，来年二月，疟当随其春气而发泄矣。果如期而安。

（《石山医案·上卷》）

评析：本案劳疟，乃病程长，因劳而发。汪机认为病疟久深，气血两虚，治疗不能见疟治疟，当审因论治，托里散邪，但若单纯投以血药，恐损胃损肺。因患者有脾虚之象，故从调理脾胃入手，投以补中益气汤，加川芎行气止痛，黄柏清热燥湿，枳实行气消积散痞，神曲健脾和胃，麦门冬养阴生津，倍用人参、黄芪、白术补气健脾，煎服数剂，脾虚之证有所改善，但疟仍未止。汪机认为时令为冬季，为闭藏之时，疟气沉潜，加之汗孔闭塞，汗法难以浮达，用之是违背天时，故继续在人参、白术、枳实、陈皮健脾基础上加归身补血，黄芩燥湿清热，丸剂缓图。终使胃气渐壮，正气渐复，次年疟果随春气而泄，如期而安。本案汪机用补法治疟，是扶正祛邪思想的恰当运用。又根据疾病的特点，使疟随春气而发泄，充分体现了汪机灵活运用标本缓急和因时顺势治疗的思想。

【案例3】一妇身瘦面黄，旧有白带，产后忧劳，经水不止五十余日，间或带下，心前热，上身麻，下身冷，背心胀，口鼻干，额角冷，小便频而多，大便溏而少，食则呕吐，素厌肉味，遣书示病如此。予曰：虽未见脉，详其所示，多属脾胃不足。令服四君子汤加黄芩、陈皮、神曲、归身二帖，红止白减。复以书示曰：药其神乎！继服十余帖，诸症悉除。

（《石山医案·中卷》）

评析：脾为气血生化之源、后天之本，脾又为太阴湿土之脏，喜燥恶湿。汪机在用药时，多用人参、黄芪、白术之类健脾。本案患者月经五十余日不止，便溏呕吐，小便频数，并有带下。汪机仍辨为脾胃不足，方用四君子汤益气健脾，陈皮、神曲健脾和胃燥湿、消食化积，黄芩清血中之热，归身补血调经，果收红止白减（即经水止白带减）之效。可见汪机取法东垣，重视脾胃。

三、参考医案

【案例1】一人年三十，六月因劳取凉，梦遗，遂觉恶寒，连日惨惨而不爽，三日后头痛躁闷。家人诊之，惊曰脉绝矣。议作阴症，欲进附子汤。未决，邀予往治。曰：阴症无头痛。今病如是，恐风暑乘虚入于阴分，故脉伏耳，非脉绝也。若进附子汤，是以火济火，安能复生？姑待以观其变，然后议药。次日，未末申初果病。寒少热多，头痛躁渴，痞闷呕食，自汗，大便或泻或结，脉皆濡小而驶，脾部兼弦。此非寻常驱疟燥烈劫剂所能治。遂用清暑益气汤减苍术、升麻，加柴胡、知母、厚朴、川芎，以人参加作二钱，黄芪钱半，白术、当归各一钱，煎服二十余帖而愈。

（《石山医案·上卷》）

【案例2】一妇或时遍身麻痹，则懵不省人事，良久乃苏。医作风治，用乌药顺气散，又用小续命汤，病益甚。邀余诊之，脉皆浮濡缓弱。曰：此气虚也。麻者，气馁行迟，不能接续也。如人久坐膝屈，气道不利，故伸足起立而麻者是也。心之所养者血，所藏者神。气运不利，血亦罕来，由心失所养而昏懵也。遂用人参、黄芪各二钱，当归身、茯苓、门冬各一钱，黄芩、陈皮各七分，甘草五分，煎服而愈。

（《石山医案·上卷》）

【案例3】黄某，年三十余。病水肿，面光如胞，腹大如箕，脚肿如槌，饮食减少。居士诊之，脉浮缓而濡，两尺尤弱。曰：此得之酒色，宜补肾水。家人骇曰：水势如此，视者不曰通利，则曰渗泄，先生乃欲补之水，不益剧耶？曰：经云水极似土，正此病也。水极者，本病也；似土者，虚象也。今用通利渗泄而治其虚象，则下多亡阴，渗泄耗肾，是愈伤其本病而增土湿之势矣。岂知亢则害、承乃制之旨乎？遂令空腹服六味地黄丸，再以四物汤加黄柏、木通、厚朴、陈皮、参、术。煎服十余帖，肿遂减半，三十帖痊愈。

（《石山医案·附录》）

第二节 孙文垣医案

一、医著介评

《孙文垣医案》为明代名医孙一奎的医案专著。本书涉及各科，论病详实，记录完整，辨证遣方用药极具特色，案中多夹议论以阐发医理，是学习研究孙一奎学术思想和临床经验的重要资料。

（一）医著概况

孙一奎（1522—1619），字文垣，号东宿，别号生生子，明代著名医家，安徽休宁人，师从汪石山弟子黄古潭，为汪石山的再传弟子。孙一奎治学反对"徒以方书为捷径"而重视理论研究，经三十年，学验俱丰，名噪当时。孙一奎尤其对命门、三焦有独到见解，先后撰写了《赤水玄珠》《医旨绪余》《孙文垣医案》，合称为《赤水玄珠全集》。

《孙文垣医案》由孙一奎之子孙泰来、孙朋来及其门人余煌共同编著而成，首次刊行于明万历十二年（1584）。全书分5卷，以行医地名命集，以诊治时间为序，计《三吴治验》2卷、《新都治验》2卷、《宜兴治验》1卷，收载医案398例。所载医案以内科杂证、妇女胎前产后诸病为主，每案详细记载诊治过程，精辟阐述理法方药。并对许多奇疾异证治之有法，疗效突出，颇有参考价值。

（二）学术思想与特点

1. 论病详实，博采众长 本书医案记叙详细，详于脉证，明于理法，巧于用方。医案多具典型性，因此后世医案荟萃之书常选录之，如魏之琇的《续名医类案》中，几乎收载了孙一奎医案总例数之半，可见其医案对后世影响之深。本书是孙一奎数十年临床经验的总结，从中可见孙一奎博采众长，不拘门户，其中朱丹溪、汪机、薛己、李东垣对其影响甚大。从书中用药特点看，效法朱丹溪辨治心法最多，尤其是湿热、痰火等证的治疗上，辨证治疗大多未离朱丹溪之套路。

2. 重视固本培元 孙一奎在继承前贤学术思想的基础上，不仅提出了"命门为肾间动气说"和"三焦相火说"，更重要的是身体力行，临证主张通过培补肾与命门元气从而达到"固本培元"的目的。其认为疾病的发生多由于下元不足，因此，本书医案多采用益气药与温阳药共用。其创制温补下元的名方"壮元汤"，就是以人参、白术等益气健脾药与附子、桂心、干姜等温肾助阳药同用，温阳在肾，益气在脾，先后天并重，为治疗三焦元气不足之主方。孙一奎临证施治的特点，与其命门、三焦理论相印证，突出表现在注重保护三焦元气。既反对滥用寒凉，认为纯阴苦寒之剂不但可致脾胃虚弱，而且损耗元气，又指出过用辛热、疏导及渗利之剂的危害。

二、典型医案评析

【案例1】张某，每早晨肠鸣泻一二度，晚间泻一度，年四十二，且未有子。予诊之，尺寸短弱，右关滑大。予谓此中焦有湿痰，君相二火皆不足，故有此症。以六君子汤加破故纸、桂心、益智仁、肉豆蔻煎服，泻遂减半。又以前药加杜仲为丸，服之而愈，次年生子。

（《孙一奎医案·张怀赤公早晨泄泻下元虚寒》）

评析：孙一奎命门动气说落实到临床上则体现为重视温补下元，并脾肾兼顾。临证治泄，实者多责之痰湿、食积，虚者多属脾虚、下元不足。本案患者早晨和晚间肠鸣泄泻，加之不惑之年尚未有子，结合脉象尺寸短弱，右关滑大，乃本虚标实、虚实夹杂之证，心肾二火不足为本，中焦痰湿阻滞为标。故以破故纸、桂心、益智仁温心肾之火，合以六君子汤健脾化痰湿，肉蔻行气止泻。待症状缓解后再以上法制丸，久久服之而效。

【案例2】一书办年过五十，糟酒纵欲无惮，忽患下消之症，一日夜小便二十余度，清白而长，味且甜，少顷凝结如脂，色有油光。治半年不验，腰膝以下皆软弱，载身不起，饮食减半，神色大瘁，脉之六部大而无力。书云：脉至而从，按之不鼓，诸阳皆然，法当温补下焦。以熟地黄六两为君，鹿角霜、山茱萸各四两，桑螵蛸、鹿角胶、人参、白茯苓、枸杞子、远志、菟丝子、怀山药各三两为臣，益智仁一两为佐，大附子、桂心各七钱为使，炼蜜为丸，梧桐子大，每早晚淡盐汤送下七八十丸，不终剂而愈。或曰：凡云消者皆热症也。始公具方，人多议之，今果以温补成功，此何故哉？予曰：病由下元不足，无气升腾于上，故渴而多饮，以饮多，小便亦多也。今大补下元，使阳气充盛，熏蒸于上，口自不干。譬之釜盖，釜虽有水，若底下无火，则水气不得上升，釜盖干而不润，必釜底有火，则釜中水气升腾，熏蒸于上，盖才湿润不干也。予已详着《医旨绪余》中，兹不多赘。

（《孙一奎医案·二卷·一书办下消》）

评析：本案患者一日夜小便二十余度，清白而长，加之腰膝软弱，载身不起，饮食减半，神色大瘁，再结合脉象六部大而无力，为典型的下消（肾消）。孙一奎提出下元不足，无气升腾于上是肾消的病机，只有大补下元，使阳气充盛，水液精气蒸腾于上，口自不渴。其治法不用一般的滋阴降火，而用温补下元之法，选用熟地黄、山茱萸、山药、茯苓、枸杞子配合鹿角霜、鹿角胶温肾填精；附子、桂心少少用之以"微微生火"；人参大补元气；益智仁、桑螵蛸、远志固精缩尿；炼蜜为丸，用淡盐汤送服，使诸药直达下焦，果然收效甚捷。

【案例3】马某，五月患咳嗽，内热，额上多汗，恶风，脉左弦数，右滑数。予曰：据弦数为阴虚，滑为有痰。不亟调治，恐成虚怯。取白芍、川归、茯苓、五味子、白术、甘草、陈皮、贝母、天花粉、酒芩、麦冬、知母、桑白皮。十帖，诸症皆瘳。七月复疟，间日一发，寒热相半，寒热亦俱极，渴甚，上身汗多。石膏五钱，人参、黄芪、白芍、麦冬、知母各二钱，柴胡三钱，桂枝、甘草、陈皮、贝母各一钱，竹叶三十片。一帖而愈。

（《孙一奎医案·马凤阳咳嗽内热》）

评析：孙一奎提出："抑火有三法，有泻，有降，有滋阴。黄芩、黄连、栀子，泻火之药，泻其有余。黄柏、知母，降火之药，补其不足。天冬、麦冬、生地黄、熟地黄、当归，助阴生血滋阴之药。"同时孙一奎还提出选用青皮、陈皮、白术、甘草、五味子、阿胶、白芍、天花粉、柴胡等药性较平和的药物来治疗阴虚火旺证，从而达到治疗的效果。本案咳嗽，脉左弦数，右滑数，乃阴虚夹痰之证。阴虚生热，肺气不清，气机上逆，发为咳嗽，并见有痰，虚实夹杂，遂以清肺润燥化痰立法，方用清金化痰汤加减而收佳效，体现了清、润与化痰的结合。后又患疟疾，乃以和解少阳与清热益气养阴之法结合治疗，一剂即愈。

三、参考医案

【案例1】万历龙飞二年小春月，予始游苕之东双林。于时，族兄吉泉之友吴小峰与其弟小川俱病目，专科者愈治愈重。其目始红肿，次加太阳痛，继则白星翳叠出。予不以目科名，而识者称予大方，因谋于吉泉曰：医以通变为良，昔秦越人过邯郸，闻贵妇人，则为带下医；过洛阳，闻周人爱老人，则为耳目痹医。闻东宿君国手也，必能随俗为变，愿一言去吾兄弟目疾。吉泉邀予，余曰：嘉靖间论医者，必首西吴，如周仲仁氏，凌汉章氏，王宾湖氏者，皆擅一时名，其家世必有传也，何需于予？吉泉曰：渠家慕弟久矣，且其尊人受博士易，为西吴名家，弟好易，幸一往，藉此为谈易地，毋逊。诊其脉，小峰之脉，濡而缓大，两目血缕直贯瞳人，薄暮则疼。小川之脉，皆洪大鼓指，黑珠有浮翳瘼，隐涩难开，大小便皆不利。故于小峰用补，先以清肝散与之。

夏枯草五钱，香附四钱，甘草一钱五分，细茶五分，以彻其痛。药两进而痛止。继用人参、白茯苓、熟地黄、枸杞子、桂心、牛膝、破故纸、白蒺藜、牡丹皮。服八日而愈。

于小川用泻，内用泻肝汤及当归龙荟丸。外用象牙、冰片为末点之，七日痊愈。

其尊君我峰翁喜诣余曰：二目均病，年同齿，染同时，诸医同治而同不愈，先生一补一泻，而二病均愈，何哉？余曰：此阴阳虚实之辨也。经云：实者正治，虚者从治。令侄之症，惟厥阴肝火炽盛，肝常有余，有余者泻之，正治也。郎君下虚，又为怒所激，怒则火起于肝，肝为藏血之地，故血丝贯瞳人，而薄暮作痛，方用夏枯草、香附为君，疏其肝气。经云：肝苦急，急食甘以缓之，故用甘草为臣。茶能清头目，用以为使，先为去此痛。经又云：水流湿，火就燥，故复用甘温补其下元之虚，俾火得归元，此从治也。若用苦寒降火之剂，不惟血凝而痛加，抑且激其火而使愈炽矣。我峰闻之，语人曰：孙君本阴阳而治寒热，是用《易》为医也。故补者补效，攻者攻效。语曰：不知《易》者，不可以为太医。孙君神于《易》而于医乎何有，愿于吾茗悬一壶也。余哂之，谓：昔韩伯休且不欲人间知其名，余又何壶之可悬哉。

（《孙一奎医案·一卷·万历龙飞二年吴小峰小川目疾》）

【案例2】一吴氏妇，有隐疾，其夫访予，三造门而三不言，忸怩而去。后又至，未言而面先赪。予因诘之曰：诸来诣余者，皆谓予能为人决疑疗急也。今子来者四，必有疑于中，疑而不露一语，虽百来而疑终不可决，疾终不可去矣。且盈天地间怪事甚多，非圣智所能尽识，然亦非圣智不能通疗也。彼《折肱灵》《医说》《医鉴》等集，怪症猬毛，假非明哲决而治之，何以扩后人之闻见也。其夫乃俛首徐应曰：言之无任主臣，先生长者，即言之，谅无哂。山妇子户中突生一物，初长可三寸，今则五寸许矣。状如坚筋，色赤，大可拱把，胀而且痛，不便起止，憎寒壮热，寝食俱减。羞涩于言，每求自尽。闻先生能为人决疑疗怪，不啻扁、华，特相访而祈一决。予曰：疾成几年？对曰：将百日。予曰：盖凡所谓怪者，耳目无所闻睹，书籍无所注载。今所言者，乃阴挺症也。书有所征，奚足言怪？夫曰：阴挺何自而生？何法而治？几何月日而可愈也？可无妨于生育否？予曰：子户属厥阴肝经，肝属木。肝有湿热，故生阴挺，犹木有湿热而生蕈然。法当以龙胆泻肝汤及猬皮散，当归、黄芩、牡蛎、猬皮、赤芍药为末，每用二钱，空心米饮调下。即而治之，大计月余可消释也。奚生育之有妨哉？其夫合手顶礼于地曰：愿如药王言，敢微一料。随按法措剂，界之而去。甫三月，来报云前疾果如所言，消释无痕。兹为汛期一月不至，敢问。予曰：此有身也。夫曰：疾才愈，未必即能受身，恐防他疾。予曰：前恙乃肝经有余之疾，肝为血海。书云：女人血盛则怀胎。据血盛行当先期，今汛逾期，实孕耳，匪病也。后果足月而产一子。

（《孙一奎医案·二卷·吴氏妇隐疾》）

【案例3】沈某，左膝肿痛，不能起止者年半，大便泻，一日三次。诊其脉弦紧。予曰：此脾胃有湿热凝于经络，流于下部也。古谓肿属湿，痛属火。用苍术、黄柏、薏苡仁为君，泽泻、猪苓、五加皮为臣，炙甘草、防风、桂枝为佐，木通为使，四帖痛减肿消，泄泻亦止。改用苍术、苍耳子、五加皮、薏苡仁、当归、枸杞子、杜仲、丹参、黄柏、乌药叶，酒糊为丸，调理月余，步履如故。

（《孙一奎医案·一卷·沈大官左膝肿痛不能起止》）

第三节　杏轩医案

一、医著介评

《杏轩医案》为清代名医程杏轩所著，为程杏轩一生学术思想和临床经验的集中反映。该书选案精严，记载病案诊治过程真实完整，且夹叙夹议，具有很强的可读性。

（一）医著概况

程杏轩（1761—1833），名文囿，字观泉，号杏轩，安徽歙县人，出身中医世家，对《内经》《伤寒论》及历代医著均有研究，尤其对张仲景、李东垣、朱丹溪、张景岳、孙文垣、赵献可、叶天士等医家的学术思想和临床经验研究深入，终成一代名医。

《杏轩医案》分初集、续录、辑录3集，其中初集、续录为本人所写，辑录为其弟子所辑。全书共载案192例，其中初集77案，续录50案，辑录65案。全书不分门类，辑录作者历年所治疑难病症验案，涉及内、外、妇、儿诸科，尤以内科医案辑录最多。本书文笔生动，审证细致，分析透彻，医理清晰，尤对真假寒热、实证类虚、阴极似阳等复杂病证剖析深入，既记载成功案例，也收录疗效不佳或无效案例，故而尤其难能可贵。

（二）学术思想与特点

1. 效法仲景，博采众长　程杏轩对经方运用准确，如重用清下治疗妇人产后感邪，用大青龙汤治"许姬伤寒疑难证治"案，用附子理中汤治疗"蒋某阴暑"案，用通脉四逆汤治疗方氏妇人目疾因误治而致厥逆亡阳案均取得良好疗效。此外，程杏轩广泛学习和运用历代医家学术思想和经验，如采朱丹溪郁证理论，用越鞠丸加味治疗室女肝郁气厥证。根据吴又可所著《温疫论》有关论述，用承气汤急下治陈某子外感"体脉俱厥"证，使腑气通，厥回脉出。根据喻昌"秋燥"说，治疗"王氏妇妊娠，二便闭塞"案，以肺与大肠为表里，施以"清肺之热，救肺之燥"之法，用喻昌清燥救肺汤，遂至小便通利。可见程杏轩学术来源广泛，临床应用灵活自如。

2. 善用温补，尤推景岳　《杏轩医案》的主要特色，在于其善用温补之法，全书192案中，用温补治法约有80余案，占了近一半。其温补之用，既重视补脾，更重视补肾，也重视补益气血；所采医家之说，有李东垣、张景岳、孙文垣、赵献可等；所用温补之方，有归脾汤、两仪煎、理阴煎、附子理阴煎、镇阴煎、补中益气汤、附子理中汤、大补元煎、补阴益气煎、左归丸（饮）、右归丸（饮）等，以上诸方，大多出自《景岳全书·新方八阵》，可见程杏轩对张景岳的温补思想及其方药的推崇。

二、典型医案评析

【案例1】某，夏月患感证，自用白虎汤治愈后，因饮食不节，病复发热腹胀，服消导药不效，再服白虎汤亦不效。热盛口渴，舌黄便闭。予曰："此食复也。"投以枳实栀豉汤，加大黄，一剂和，二剂已。仲景祖方，用之对证，无不桴鼓相应。

（《杏轩医案初集·曹近轩翁感后食复》）

评析：程杏轩根据患者"夏月患感证"，认为其是伤寒化热内传阳明之经，用白虎汤对症治疗，本已治愈。"因饮食不节，病复发热腹胀"，遂形成"食复"之证。消导药适用于食滞证，继服白虎汤和消导药二者均无效，说明病证已变。"舌黄便闭"已不符合白虎汤证。程杏轩认为此时属于胸膈郁热而又兼阳明燥热。投以枳实栀豉汤加大黄煎服，其中枳实宽中理气，栀子清热除烦，豆豉宣透邪气，大黄解除肠胃热结，故"一剂和，二剂已"。

【案例2】郑某，冬月适患伤寒，初起寒热身痛，不以为意。延挨数日，陡然肢冷脉伏，肌肉青紫，面赤烦躁，呃逆频频。请同道曹肖岩翁诊视，询知系欲事后起病，以为少阴下亏，寒邪乘之，逼其真阳外越，与六味回阳饮，服之不应。势已濒危，邀予商酌。予曰："景岳回阳二方，皆能救急，其中尚有分别。夫寒中阴经，审其阴阳俱伤，而病尚缓者，则从阴阳两回之法。苟真阳飞越，重阴用事，须取单骑突入重围，搴旗树帜，使既散之阳，望帜争趋。若加合阴药，反牵制其雄入之势。"定方单用姜、附、参、草四味，煎令冷服。外用葱艾炒热熨脐，老姜附子皮煮汁蒸洗手足，于是一昼夜厥始回，脉始出。惟呃未止，每呃必至百声，知为肾气上冲，于前药中参以熟地黄、枸杞子、五味、丁香，摄纳真元，诸恙渐减。改用右归饮，与服二日，口辣舌燥。投六味地黄汤，浮阳顿平。复为调理脾胃及脾肾双补而起。

（《杏轩医案初集·郑鹤鸣夹阴伤寒》）

评析：程杏轩所说的夹阴伤寒即通常所说的夹阴伤寒。夹阴伤寒系指伤寒病人在肾阳亏虚的情况下复感寒邪致病。患者"初起寒热身痛""延挨数日，陡然肢冷脉伏"，为寒邪侵袭阳经后转袭阴经的症状。而"肢冷脉伏，肌肉青紫，面赤烦躁"有真阳外越之象。程杏轩分析景岳回阳二方分别用于阴阳俱伤、病势尚缓和真阳飞越两种情况，病缓者可施阴阳两回之法；若真阳飞越，阴寒内盛，阴药的使用会反过来牵制而影响疗效，当用驱阴聚阳之法。遂去六味回阳饮中滋阴黏腻之药当归、熟地黄，用纯阳力专的附子、干姜，变为四味回阳饮（人参、制附子、炙甘草、炮姜），热药冷服，兼以温药葱艾炒热熨脐，老姜、附子皮煎汁蒸洗手足，患者"一昼夜厥始回，脉始出"，终使虚衰之残阳恢复，阴寒内盛之证得以逆转。

但患者仍有呃逆连连不止的征象，程杏轩认为是肾气冲逆的缘故，故加熟地黄填补真阴，枸杞子滋补肝肾、益阴精，五味子酸敛纳气，丁香温中降逆，人参入温阳药之中，以达到摄纳真元的目的，使呃逆症状改善。程杏轩根据景岳阴阳互根之思想，继用右归饮温补肾阳，填补精血。服后患者出现口辣舌燥，此为药偏温燥，出现助阳伤阴之象。继投六味地黄汤补阴配阳，最终以"调脾胃以安五脏"及脾肾双补之法收功。此案为程杏轩尊崇张景岳，善用温补之法的充分体现。

【案例3】许某，童年曾患头昏，诸药不愈。予作肝风治，疏归芍地黄汤。金谓头昏是有风寒，童子不可轻服熟地。翁排众议，依方多服而瘳。次春又患腹痛，呕吐便泻。延诊，药用温中调气，两服未愈。家人着急，令更他医，日请数人，或以为虫，或以为血，或以为火，治总不验，淹缠旬余，痛甚不止，呕泻不停，寝食俱废。复邀诊视，脉细面青，呻吟疲惫。予思病势增剧，玉翁固虽相信，然旁议纷纷，难与着手，转荐同道余朗亭先生诊治。初投五苓散，续进真武汤，亦俱不应。玉翁坚嘱想法。予曰："非不欲为借筹，奈令郎病久，胃气必空，轻剂谅不济事，若背城借一，尊公爱孙如珍，见方骇然，焉肯与服。"翁沉吟云："有一善策，今早友人谈及邻村有扶鸾治病者。家人欲往求方，予呵止之，祈拟一方，予持语家人云：是乩仙所开，自必信服。"予曰："策固善矣，治法尚难，令郎之病，起初不过寒凝气滞，本无大害，因求速效，诸治庞杂，痛久伤气，吐多伤胃，泻多伤脾，故困顿若此，倘仍见病疗病，必至土败气脱，计惟扶阳益气，以拯其急。"爰议附子理中汤，米水煎饮，气固胃安，庶堪保守。诘朝玉翁来舍，喜云："曩服他药，如水投石，昨服尊方，不但病减，并可啜粥。家人信为神丹，相烦往视，恳为加减。"予曰：

"药已对证，勿轻易辙，今日照方仍服一剂，明日再为斟酌。"次早往诊，病势大转，因其体素阴虚，方内除去附子，又服两日，更用参苓白术散调理而瘳。是役也，非玉翁平素信心，兼施权变，安能图成。志此以见医家临证，不特病情之难窥，而人情之难处尤甚也。

（《杏轩医案续录·许玉书翁大郎·腹痛吐泻危证·拯治之奇》）

评析：此案病情较急。患者患腹痛吐泻，遍治不效。程杏轩把握关键，认为"吐多伤胃，泻多伤脾"，脾胃俱伤，此必致"土败气脱"，病位仍在脾胃，为寒凝气滞所致。且许某病久，胃气已空，轻剂不效，遂采取调养脾胃兼扶阳益气，用附子理中汤温中祛寒，补气健脾，果然收效明显。效不更方，再进一剂，"病势大转"，但因患者素体阴虚，恐附子过用，辛热助阳伤阴，故去之，说明治病不仅要辨证，而且要兼顾体质。再服两日，改用参苓白术散益气健脾，渗湿止泻，终获佳效。此案乃程杏轩着眼脾胃，以轻剂治大病之典型案例。

三、参考医案

【案例1】某，与予弟善，抱其幼孙，恳为诊治。视其体热面黄，肢细腹大，发焦目暗，颈起结核。予曰此为疳疾。疳者干也。小儿肠胃柔脆，乳食失调运化不及，停积发热，热久津干，故名曰疳。又谓之丁奚哺露。丁奚者，言奚童枯瘠如丁。哺露者言愈补骨愈露。但是疾，每多生虫，虫蜃日滋，侵蚀脏腑，非寻常药饵所能去病。古方有布袋丸，治此证多验。药用人参、白术、茯苓、使君子肉各一两，芦荟、夜明砂、芜荑、甘草各五钱，共为末，蒸饼糊丸，每粒约重三钱，日用一丸，以夏布袋盛之。另切精猪肉二两，同煮汁服，肉亦可食。如法制就，服完一料而愈。

（《杏轩医案续录·王策勋先生幼孙疳疾》）

【案例2】壬午冬，萃翁患外证甚重，因往候之。翁卧于床，谓予曰："背偶生毒，已经旬矣，知子不专疡科，故请潘日章兄看视，溃脓无多，并不痛楚，惟形疲食少，烦为诊之。"切脉沉细而奚，观其毒形平塌，乃告之曰："此疽也，其病在阴，治须温补内托，由阴转阳，焮肿作痛，毒化成脓，庶几无虑。"嘱邀潘日章兄同议。方订十全大补汤，加白芷、穿山甲。薄暮使来促云：刻病甚剧，祈速往。入室，见翁靠坐于地，众皆仓皇，予惊问故。乃弟子桥先生言："家兄因起身更衣，站立不住，忽然跌仆，遂作昏晕，故此不能动移。"按脉迟细欲伏，面青肢冷，呕恶频频。予曰："此中寒也，病上加病，切防脱。变计惟参附汤以济其急，呕多胃逆，更以干姜佐之，古有霹雳散之名，形其迅速也。"适日兄亦至，意见相符，于是用高丽参五钱，附子、干姜各二钱五分，令先扶掖上床，药熟倾服。予与日兄同坐室中，俟其消息。时届三鼓，渐见呕定肢温，神苏脉出。予喜曰："可无忧矣！"令煎二渣与服。次早复召。谓日兄曰："昨夕中寒急暴，幸赖参附汤挽回，今视其疽形仍平塌，尚不知痛，昨同议之方，犹恐不济。"商以大剂养荣汤加附子。再诊更增枸杞子、菟丝子、巴戟天及紫河车、鹿茸血肉之属，日渐知痛，肿起脓稠，腐化新生，治疗月余，疮口始敛。

（《杏轩医案续录·又翁自患阴·复中寒阳脱·救急治法》）

【案例3】某，病起偶然眩仆，医谓急虚身中，猛进甘温峻补，转增胸胀呕吐，不饥不便。有时浮阳上腾，面赤唇口干燥。然脉尚和平，寝尚安稳，言语尚觉明白，求其所因，良由肾元下虚，水不生木，肝风鸱张，以致发时，状如中厥。经谓：诸风掉眩，皆属于肝。温补药重，激动肝阳，其胸胀呕吐，不饥不便者，无非肝风扰胃，阻胃之降而然。使果真阳飞越，雷龙不藏，则脉必浮大无根，证必烦躁，无暂安时。且前服温补诸方，岂有不效，而反病增之理。所定制肝安胃，尚有商者。盖肝阳冲逆，非介不足潜其威；木火沸腾，舍酸无可敛其焰。拟于方内加牡蛎、乌梅二味，更觉相宜。痰涎频吐，胃液必伤，再加石斛、蔗汁，益阴保液，尤为符合。

（《杏轩医案辑录·洪庭光兄肝风眩晕证类猝中》）

第四节　寓意草

一、医著介评

《寓意草》为明末清初名医喻昌所著。本书选案典型，记载详尽，辨证准确，见解独到，在医案著作中具有一定的影响力。

（一）医著概况

喻昌（1585—1664），字嘉言，号西昌老人，江西新建（今江西南昌）人，清代著名医学家，著有《寓意草》《尚论篇》《尚论后篇》《医门法律》《伤寒抉疑》等。

《寓意草》全书不分卷，卷首以两篇医论开篇，提出"先议病后用药"，并对医案格式做出详细的规定。书中记载 60 余则医案，病种多样，审证用药，议论纵横，治多奇中。多数医案之后，有胡卣臣撰写的评按，或数语点睛，或侃侃而论，将喻昌临证辨治关键深入阐释。

（二）学术思想与特点

1. 强调先识病，后议药　本书开篇强调"治病必先识病，识病然后议药"，提出只有识病准确，才能做到"药可以胜病"。针对时弊"议药不议病"，强烈呼吁医者不应对"一切有方之书，奉为灵宝"，而应该全面考究《灵枢》《素问》《针灸甲乙经》《难经》，如此才能"议病精详"，按照"病千变，药亦千变"，做到有是病，用是药。

2. 议病应有固定格式　喻昌指出议病应有一定的格式，即"议病式"，这也是中医病案标准化的雏形。书中明确提出医案应该遵循辨证论治的过程和特点，结合"四时五脏阴阳"的整体观念，进行详实记录。胡卣臣评价，如此记录医案，则"条理始终，然智圣之事已备"。

3. 议病用药悉本经典　本书在议病时，引经据典，为后学做出了示范。如《推原陆中尊疟患病机及善后法》篇中论述病机明确引用《素问·阳明脉解》和《素问·刺疟》，并应用《素问·阴阳应象大论》中天地云雨的阴阳升降运动深入阐释病机。喻昌研究和应用《伤寒论》深得仲景之旨，全书记载医案中伤寒案例约占 10 个，应用经方 20 余首。在《金道宾后案》篇中应用《易经》中坎卦形象阐释了真阳与肾水失调的病机。

4. 重视大气及秋燥致病　"大气论"和"秋燥论"虽未在《寓意草》中明确提出，但在医案中可窥一二。喻昌以天之大气引申到人体内的大气，认为大气居于胸中，能统摄营卫、经络及各脏腑之气，肺之宣降、心肾相交、肝之疏泄、脾胃之升降均依赖于大气的统摄。故治病时要顾护大气，慎用辛香行气或苦寒泻气之品。又喻昌指出燥邪伤人，病位在肺，病机为肺燥失宣，发为喘、咳、痿、痹等证，主张以清润之剂润肺，创清燥救肺汤，药用阿胶、麦冬、生地黄、梨汁、竹沥等复肺胃之津，书中医案皆有体现。

二、典型医案评析

【案例 1】吉长乃室，新秋病洒淅恶寒，寒已发热，渐生咳嗽，然病未甚也。服表散药不愈，体日尪羸。延至初冬，饮以人参、白术补剂，转觉厌厌欲绝，食饮不思，有咳无声，泻利不止，危在旦暮。医者议以人参五钱，附子三钱，加入干姜、桂枝、白术之属，作一剂服，以止泻补虚，而收背水之捷。吉长彷徨无措，延仆诊毕，未及交语，前医自外呃至，见仆在坐，即令疏方，仆飘然而出。盖以渠见既讹，难与语至理耳。吉长辞去前医，坚请用药。仆因谓曰：是病总由误药所致。始先皮毛间洒淅恶寒发热，肺金为时令之燥所伤也。用表散已为非法，至用参术补之，则肺气闭锢，而咳嗽之声不扬，胸腹饱胀，不思饮食，肺中之热无处可宣，急奔入肠，食入则不待运化而直出。食不入，则肠中之垢污，亦随气奔而出，是以泻利无休也。今以润肺之药兼润其肠，则源流俱清，寒热、咳嗽、泄泻一齐俱止矣。但取药四剂，服之必安，不足虑也。方用黄芩、地骨皮、甘草、杏仁、阿胶。初进一剂，泻即少止。四剂毕，而寒热俱除。再数剂而咳嗽俱痊愈矣。设当日与时辈商之，彼方执参、附为是，能从我乎！

胡卣臣先生曰：毫厘有差，千里悬绝，案中治法，似乎与症相反，究竟不爽，大难大难！

（《寓意草·论吴吉长乃室及王氏妇误药之治验》）

评析： 本案为秋燥伤肺误治后出现的坏证。患者秋季当令燥邪伤肺，状若表证，应用表散之法，误发其汗，使肺再伤。再以参、附、姜、桂、白术为治，使肺失宣发，肺气闭锢，燥而化火，下迫大肠，大肠传导失司，则泻利不止。因此，喻昌临床时主张"先议病后议药"，抓住病之根本，润肺清肺，兼润其肠，诸症皆愈。

【案例2】 张令施乃弟伤寒坏证，两腰偻废，卧床彻夜痛叫，百治不效，求诊于余。其脉亦平顺无患，其痛则比前大减。余曰：病非死症，但恐成废人矣。此症之可以转移处，全在痛如刀刺，尚有邪正相争之象；若全然不痛，则邪正混为一家，相安于无事矣。今痛觉大减，实有可虑，宜速治之。病者曰：此身既废，命安从活，不如速死！余蹙额欲为救全，而无治法。谛思良久，谓热邪深入两腰，血脉久闭不能复出，止有攻散一法。而邪入既久，正气全虚，攻之必不应，乃以桃仁承气汤，多加肉桂、附子，二大剂与服，服后即能强起，再仿前意为丸，服至旬余全安。此非昔人之已试，乃一时之权宜也，然有自来矣。仲景于结胸证，有附子泻心汤一法，原是附子与大黄同用，但在上之症气多，故以此法泻心，然则在下之证血多，独不可仿其意，而合桃仁、肉桂以散腰间之血结乎！后江古生乃弟，伤寒两腰偻废痛楚，不劳思索，径用此法，二剂而愈。

胡卣臣先生曰：金针虽度，要解铸古熔今，始能措手。

（《寓意草·治伤寒坏证两腰偻废奇验》）

评析： 本案彻夜腰痛，痛如刀刺，故非虚痛，乃瘀血所致。在腰痛之前，患者有伤寒坏证病史，部位为两腰，故为实邪入太阳，正邪交争而痛。然喻昌施治之时，腰虽偻废，但痛觉大减，实属邪入已久，正气已虚，病重的表现，当急治，以攻邪为主，而正气不足，恐攻邪不应，取仲景桃核承气汤加肉桂、附子，亦有附子、大黄寒热补泻同用之义，攻邪扶正，虚实兼顾。可见，喻昌宗于仲景之法，灵活运用，多有发挥。

【案例3】 周信川年七十三岁，平素体坚，不觉其老，秋月病痢，久而不愈。至冬月成休息痢，一昼夜十余行，面目浮肿，肌肤晦黑，求治于余。诊其脉沉数有力，谓曰：此阳邪陷入于阴之证也。吾当以法治之，尚可痊愈，明日吾自袖药来面治。于是以人参败毒散本方煎好，用厚被围椅上坐定，置火其下，更以布条卷成鹅蛋状，置椅褥上，殿定肛门，使内气不得下走，然后以前药滚热与服，良久又进前药，遂觉皮间有津津微润，再溉以滚汤，教令努力忍便，不得移身。如此约二时之久，皮间津润总未干，病者心躁畏热，忍不可忍，始令连被卧于床上。是晚止下痢二次，已后改用补中益气汤，一昼夜止下三次，不旬日而痊愈。盖内陷之邪，欲提之转从表出，不以急流挽舟之法施之，其趋下之势，何所底哉！闻王星宰世兄患久痢，诸药不效，苏郡老医进以人参败毒散，其势差减，大有生机，但少此一段干旋之法，竟无成功。故凡遇阳邪陷入阴分，如久疟、久痢、久热等，皆当识此意，使其缓缓久久透出表外，方为合法。若急而速，则恐才出又入，徒伤其正耳。

（《寓意草·辨痢疾种种受症不同随证治验》）

评析： 本案患者为年高之人，又患久痢，正气虚衰，无力驱邪外出，阳邪陷入阴分。方用人参败毒散，以人参大力扶正，用羌活、独活、柴胡、桔梗引阳上行，由里出表，逆流挽舟，使邪气提之转从表出而收止痢之功。后改用补中益气汤，亦有补助元气，驱除余邪之意，也符合喻昌"先解其外，后调其内"的主张。

三、参考医案

【案例1】 袁继明素有房劳内伤，偶因小感，自煎姜葱汤表汗，因而发热，三日变成疟疾。余诊其脉豁大空虚，且寒不成寒，热不成热，气急神扬，知为元阳衰脱之候。因谓其父曰：令郎光景，窃虑来日疟至，大汗不止，难于就药。倘信吾言，今晚急用人参二两，煎浓汤预服防危。渠父不以为意。次日五鼓时，病者精神便觉恍惚，扣门请救，及觅参至，疟已先发矣！余甚彷徨，恐以人参补住疟邪，虽救急无益也。只得姑俟疟势稍退，方与服之，服时已汗出黏濡，顷之果然大汗不止，昏不知人，口流白沫，灌药难入，直至日暮，白沫转从大孔遗出。余喜曰：白沫下行可无恐矣，但内虚肠滑，独参不能胜任。急以附子理中汤，连进四小剂，人事方苏能言，但对面谈事不清。门外有探病客至，渠忽先知，家人惊以为祟。余曰：此正神魂之离舍耳！吾以独参及附子理中驷马之力追之，尚在半返未返之界，以故能知宅外之事。再与前药二剂而安。

胡卣臣先生曰：病情上看得委息周至，大开生面。

（《寓意草·论内伤转疟宜防虚脱并治验》）

【案例2】 徐国祯伤寒六七日，身热目赤，索水到前复置不饮，异常大躁，将门牖洞启，身卧地上，展转不快，更求入井。一医汹汹，急以承气与服。余诊其脉，洪大无伦，重按无力。谓曰：此用人参、附子、干姜之症，奈何认为下症耶？医曰：身热目赤，有余之邪躁急若此，再以人参、附子、干姜服之，逾垣上屋矣。余曰：阳欲暴脱，外显假热，内有真寒，以姜、附投之，尚恐不胜回阳之任，况敢纯阴之药重劫其阳乎？观其得水不欲咽，情已大露，岂水尚不欲咽，而反可咽大黄、芒硝乎？天气燠蒸，必有大雨，此症顷刻一身大汗，不可救矣。且既认大热为阳证，则下之必成结胸，更可虑也。惟用干姜、附子，所谓补中有发，并可以散邪退热，一举两得，至稳至当之法，何可致疑？吾在此久坐，如有差误，吾任其咎。于是以附子、干姜各五钱，人参三钱，甘草二钱，煎成冷服，服后寒战，戛齿有声。以重绵和头覆之，缩手不肯与诊，阳微之状始著。再与前药一剂，微汗热退而安。

胡卣臣先生曰：雄辩可谓当仁。

（《寓意草·辨徐国祯伤寒疑难急证治验》）

【案例3】 陈彦质患肠风下血近三十年，体肥身健，零星去血，旋亦生长，不为害也。旧冬忽然下血数斗，盖谋虑忧郁，过伤肝脾，肝主血，脾统血，血无主统，故出之暴耳，彼时即宜大补急固。延至春月，则木旺土衰，脾气益加下溜矣，肝木之风，与肠风交煽，血尽而下尘水，水尽而去肠垢，垢尽而吸取胃中所纳之食，汩汩下行，总不停留变化，直出如箭，以致肛门脱出三五寸，无气可收，每以热汤浴之，睁叫托入，顷之去后，其肛复脱，一昼夜下痢二十余行，苦不可言，面色浮肿，夭然不泽，唇焦口干，鼻孔黑煤，种种不治，所共睹矣。仆诊其脉，察其证，因为借箸筹之，得五可治焉。若果阴血脱尽，则目盲无所视，今双眸尚炯，是所脱者下焦之阴，而上焦之阴犹存也，一也；若果阳气脱尽，当魄汗淋漓，目前无非鬼像，今汗出不过偶有，而见鬼亦止二次，是所脱者脾中之阳，而他脏之阳犹存也，二也；胃中尚能容谷些少，未显呕吐哕逆之证，则相连脏腑，未至交绝，三也；夜间虽艰于睡，然交睫时亦多，更不见有发热之候，四也；脉已虚软无力，而激之间亦鼓指，是禀受原丰，不易摧朽，五也。但脾脏大伤，兼以失治旷日，其气去绝不远耳。《内经》云："阳气者如大之与日，失其所，则折寿而不彰。"今阳气陷入阴中，大股热气，从肛门泄出，如火之烙，不但失所已也，所以犹存一线生意者，以他脏中未易动摇，如辅车唇齿，相为倚藉，供其绝乏耳。夫他脏何可恃也，生死大关，全于脾中之阳气，复与不复定之，阳气微复，则食饮微化，便泄微止，肛门微收，阳气全复，则食饮全化，便泄全止，肛门全收矣。然阴阳两竭之余，偏驳之药，既不可用，所藉者必参术之无陂，复气之中，即寓生血，始克有济。但人参力未易办，况才入胃中，即从肠出，不得不广服以继之，此则存乎自裁耳。于是以人参汤调赤石脂末，服之稍安，次以人参、白术、赤石脂、禹余粮为丸服之，全愈。其后李萍槎先生之病，视此尚轻数倍，乃见石脂余粮之药，骇而不用，奈之何哉！

胡卣臣先生曰："似此死里求生，谁不乐从，其他拂情处，不无太直，然明道之与行术，则径庭矣。"

（《寓意草·面议陈彦质临危之证有五可治》）

第五节　韩氏医通

一、医著介评

《韩氏医通》为明代名医韩懋所著。韩氏以易理解医，讨论深入浅出；其论证，善于抓住关键，言简意赅；其用药处方，看似平淡却疗效显著。为明代医著中独具特色者。另外，韩氏提出诊病应填写医案，并发展了淳于意的医案程式，是中医病案的一种创新。

（一）医著概况

韩懋（1441—1522），字天爵，号白飞霞、飞霞子，四川泸州人，为明代著名医家。晚年撰成《韩氏医通》，该书风格平实，不尚空谈，学有精专，语多肯綮，具有较高的学术价值。

韩氏自幼体极弱，赖方药以生，后因父病始留心医学，自是由儒入医，其所得于医之理者良深矣。后变易姓名为白自虚，号飞霞子，游走半天下，悬壶济世，且不亟于名利，医术医道颇为驰名。《韩氏医通》是韩氏的代表作，全书共有九章，分述绪论、六法兼施、脉诀、处方、家庭医案、悬壶医案、药性裁成、方诀无隐、同类勿药等专论。全篇文字不多，仅一万八千多字，但新意无穷，是一部少而精的佳作。

（二）学术思想与特点

《韩氏医通》根于经典著作，发挥金元诸大家之说，加入民间成就，再结合自己的临床实践，从多个方面阐述了韩氏的中医论病观点及临床用药用方经验。

1. 精通易理，擅长以易解医　《韩氏医通》之"绪论"一章，是韩氏学术思想的主旨所在。韩氏指出医理与易理相通，神化莫测，是一门大学问，医者应该注意研究易道，而不可自小医道。韩氏强调天地万物，气成形。人应善于养气践形而致中和，才是最好的养生方式。韩氏在

《周易》"勿药有喜"的思想指导下，注重食疗，善用血肉有情之品。另外，他强调五运六气之说，"虽准节令"，但"久之岁差"。今天"善识天时"之人，应知道"一时有一时之运气"，不能徒拘于天符岁会的推断，而总之是一气流行而已。否则会导致气失其平，疾病丛生。这些内容，都是其学术思想中关键之处，书中绪论即言明之，可谓言简意赅，提纲挈领。

2. 四诊合参，重视脉诊　韩式诊病四诊合参，以脉为重。《韩氏医通》之"脉诀"部分，对平脉进行了描述，还对几本较有代表性的诊脉著作进行了简单明了的归纳与评价，对后学有较好的借鉴。其较推崇滑寿之《诊家枢要》，以浮、沉、迟、数、滑、涩为提纲，认为再加有力无力，便臻全面。另外，对于一些重大疾病或难治之证的脉象特点进行了描写，可供今日临床所用。

3. 提出中医病案基本记录格式　《韩氏医通》之"六法兼施"章，即用望、闻、问、切加上论病原、治方术共六法，作为基本的病案记录格式，一方面可作为病人再诊时的备案，也可供医者总结成败之用。此法继承了淳于意的"诊籍"，又对喻嘉言的"议病式"不无影响，为极具中医特色的病案格式。在文中韩氏还强调作此医案的初衷，是因为"医药人之司命，为谋弗忠，非仁术矣"，故而一定要认真做好医案的记录。

4. 立法用药，适中肯綮　《韩氏医通》之"处方章"，文字极为简略，却是处处言及关键。如其指出四十、五十即中寿之年，惟宜补剂。而壮年色劳者，惟退热，不必补。至于孀尼之疾，因怨旷多情，故多郁证，应以解郁为主治之法。而凡病久者，必"循行经络，反从其邪，然后对症"。这些虽寥寥数言，均是治疗疾病的基本原则，可谓为"病情之肯綮，处方之心印也"。韩懋指出辨病还需再辨兼经、专经、错经、伏经等，病情更有宾主，更须分清标本以论治处方。另外，韩懋指出，处方当遵古法，如仲景外感、河间攻击、东垣内伤、丹溪之大成均是治疗的规范所在，可谓为后学指明准绳所在。韩懋还强调用古方，曰："必如亲见其人禀赋，与当时运气风土，始可以得作者之意，有可为典要者。"他主张处方宜如仲景之方，简捷有效，不必多品。在君臣佐使之外，再加引经药，效便极好。

二、典型医案评析

【案例1】三弟丧，予哭之哀，成疾，饮食全绝，筋骨百节皮肤无一处不痛，而腰为甚。一医云肾虚宜补，一医云风寒宜散。四弟告吾妻曰：兄亦危矣。其脉涩，正东垣先生所谓非十二经中正疾，乃经络奇邪之疾，必多忧愁抑郁而成。若痰上，殆矣！补则滞其气，散则耗其气，兄决不保，小子专主清燥汤，惟嫂张主。吾妻誓曰：叔非误兄者。遂连进三瓯，不以告予也。予遂困睡，至五鼓，无痰，觉少解，自恐不保，讴诗留别。弟闻声，请曰何如？予曰似解，脉之，果去十之三。专主清燥汤而加减之，十剂而愈。

（《韩氏医通·家庭医案章第五·直说》）

评析：本案由弟丧而过哀成疾，韩懋重视脉诊，据其兄脉涩，由李东垣理论指出此病是因忧愁抑郁导致。肝失疏泄，木郁土虚，则见饮食全绝；脾虚失于运化，而生痰湿，加之肝失疏泄，致全身气机不通，而见筋骨百节皮肤无一处不痛。案中并对失治后的危险预后进行了说明："若痰上殆矣！"幸得韩懋力主，加上其嫂的充分信任，以源于《脾胃论》之清燥汤后，患者得愈。方中柴胡疏肝解郁，佐以黄连、黄柏以制肝火；人参、炙甘草、茯苓、白术可健脾益气，升麻升发脾阳，配伍泽泻、苍术、猪苓、橘皮、黄芪、建曲以祛除痰湿；利湿易伤阴，故佐以麦冬、当归、生地黄、五味子以防阴伤。此案中可见韩氏学术思想深受李东垣学说影响。

【案例2】山妻年三十余，十八胎，九殰八夭。会先君松藩难作，贱兄弟皆西奔，妻惊忧过甚，遂昏昏不省人事，口唇舌皆疮，或至封喉，下部虚脱，白带如注。如此四十余日，或时少醒，至欲自缢，自悲不能堪。医或投凉剂解其上，则下部疾愈甚，或投热剂及以汤药熏蒸其下，则热晕欲绝。

四弟还，脉之，始知为亡阳证也。大哭曰：宗嗣未立，几误杀余嫂。急以盐煮大附子九钱为君，制以薄荷、防风，佐以姜桂芎归之属，水煎入井，冰冷与之。未尽剂，鼾鼻熟睡通宵，觉即能识人。时止一嗣于__女，相抱痛哭，疏戚皆悲。

执友赵宪长惊曰：君何术也？弟曰：方书有之，假对假、真对真尔。上乃假热，故以假冷之药从之，下乃真冷，故以直热之药反之。

（《韩氏医通·家庭医案章第五·直说》）

评析：此案中韩氏诊断之精确、用药之大胆与操作之奇思妙想为亮点。案中患者病情危重而复杂。幸得韩懋返回，参以脉象，判明病情之肯綮，诊断其疾为亡阳证。亡阳后，阳亡于下，一方面阴胜于下，水湿泛滥，故有下部虚脱、白带如注。另一方面，阳气极度衰微，虚阳上浮，故而有昏昏不省人事，口唇生疮，几致封喉的严重情况。此时需大剂回阳，以救亡阳之证，再加温阳补血之剂。方中附子乃大热之品，可回阳救逆，佐以辛温之干姜、肉桂、川芎、当归以助其回阳，兼以补血和血，制以薄荷、防风以防大热之品而助温邪之虞，热药冷投，即所谓"假对假、真对真"，从而达到上下和而病得解。

【案例3】三士人求治其亲，高年咳嗽，气逆痰痞，甚切。予不欲以病例，精思一汤，以为甘旨，名三子养亲汤，传梓四方。有太史氏为之赞曰："夫三子者，出自老圃，其性度和平芬畅，善佐饮食奉养，使人亲有勿药之喜，是以仁者取焉。老吾老，以及人之老，其利博矣。"《诗》曰："孝子不匮，永锡尔类。此之谓也。"

（《韩氏医通·悬壶医案章第六》）

评析：三子养亲汤见于《韩氏医通·方诀无隐章》，是韩懋所创名方。本案痰浊阻滞，肺失宣降，故见咳嗽，气逆痰痞。韩氏注重食疗，方中三药出自菜园，性度和平。白芥子温肺化痰，配伍苏子、莱菔子共达消食导滞，降气祛痰之功。韩氏由儒转医，行医中，主张弘扬孝道，重视老弱妇幼。文中太史氏之赞，亦是要方特色。养亲之方，名副其实。此方得以传于后世，不仅因其性度和平，更得之于用药精简、疗效确切。

三、参考医案

【案例1】朝贵有东南人，素畏热，病痰辄云火痰，加芩、连。一日，冬雪寒冽，眩呕以死。予以黑附子一片，砒一分，舂入姜汁劫之，大吐，又服暖药一剂而愈。此盖地气束人，岂可拘执自误？况痰生于湿，湿生于寒乎。

（《韩氏医通·悬壶医案章》）

【案例2】两在北方，遇夏秋久雨，天行咳嗽头痛，用古方益元散滑石六两，甘草一两，姜葱汤调服，应手效，日发数十斤，经以彻夜。此盖甲己土运湿令，痰壅肺气上窍，但泄其膀胱下窍而已，不在咳嗽例也。

（《韩氏医通·悬壶医案章》）

【案例3】一士人肥形白色，因《明医杂著》所载补阴丸，以为人皆阴不足，服至数年，胖至短气。予反之，以霞天膏入辛热剂，决去滞余，而燥其重阴，然后和平无恙。此则未达方书而往往自误，不可不戒也！

（《韩氏医通·悬壶医案章》）

第六节 洄溪医案

一、医著介评

《洄溪医案》是清代名医徐灵胎的医案专集，病案行文生动流畅，辨证清晰，治疗手法平实，不尚奇方，具有重要的临床参考意义。

（一）医著概况

徐大椿（1693—1772），字灵胎，晚号洄溪老人，江苏吴江人，长于思辨，辨治奇症痼疾，皆获良效，著有《医学源流论》《慎疾刍言》《兰台轨范》《洄溪医案》《难经经释》《神农本草经百种录》《伤寒类方》《医贯砭》《徐批叶氏临证指南医案》《徐评外科正宗》等十余种。

《洄溪医案》系 1855 年始由王孟英编次附按后刊刻，当时由衍芬草堂初刻。两年后，衍芬草堂又对其进行了校刻。本书内容虽未明确分类，但涉及内、外、妇、儿各科，治疗过程记载具体写实，说理简明扼要，生动流畅，治疗方法独特，轻灵老到，效果显著。

（二）学术思想与特点

1. 医案文理兼备，内容广泛 《洄溪医案》所载医案文理俱佳，内容涵盖内、外、妇、儿各科，治法灵活，疗效显著。如内科疾病中，徐大椿既记载常见病症如痢、疟、痰、怔忡、翻胃等，亦有"中风""吐血""痰血冲厥""痰喘亡阴"等急症的救治。

2. 善用古方，内外合治 在治疗时，徐大椿多用承气汤、小续命汤、至宝丹、真武汤、泻心汤、地黄饮子、苇茎汤、紫金锭、竹叶石膏汤、二陈汤、六君子汤等方药，可见徐大椿尊经崇古、善用古方的学术特色。又如书中外科医案治疗除内服药物外，还常辅以多种外治之法，深入病所，提邪外出。如"周痹"案中，以气厚力重之药，敷、拓、蒸、熏之法，以治经络筋结之疾，如在"瘀留经络"案中，用针、灸、熨、溻、煎、丸之法，无所不备。

3. 诊治妇人病有所创见 对于妇产科，所列医案亦较有特色，如对于妇科崩证之治疗，书中强调以填阴补血之法为主，纠正临床常见的以温热峻补而使气愈旺而阴愈耗之误。

二、典型医案评析

【**案例 1**】淮安巨商程某母，患怔忡，日服参术峻补，病益甚，闻声即晕。持厚聘邀余。余以老母有恙，坚持不往。不得已，来就医，诊视见二女仆从背后抱持，二女仆遍体敲摩，呼太太无恐，吾侪俱在也，犹惊惕不已。

余以消痰之药去其涎，以安神之药养其血，以重坠补精之药纳其气，稍得寝。半月余，惊恐全失，开船放炮，亦不为动，船挤喧嚷，欢然不厌。盖心为火脏，肾为水脏，肾气夹痰以冲心，水能克火，则心振荡不能自主，使各安其位，则不但不相克，而且相济，自然之理也。

长兴赵某，以经营过劳其心，患怔忡证，医者议论不一，远来就余。余以消痰补心之品治其上，滋肾纳气之药治其下，数日而安。

此与程母病同，而法稍异。一则气体多痰，误服补剂，水溢而火受克之证；一则心血虚耗，相火不宁，侵犯天君之证，不得混淆也。

（《洄溪医案·怔忡》）

评析：本案两例患者均为怔忡，但病同证异故，治疗亦有不同。巨商之母为肾气夹痰冲心，故以消痰之药去其涎，以安神之药养其血，以重坠补精之药纳其气，使心火与肾水各安其位，复其水火既济之势。治疗得法，故效果显著。

赵某因经营思虑过度，暗耗心血。心血不足，虚火上扰心神而有怔忡。故治疗时一方面如前者需以化痰及滋肾纳气之药，还需用补心之品。此即为二者不同之处：富商之母无心血亏虚，之所以有怔忡之心神振荡之感，是因肾气夹痰上扰心神导致，故在化痰、补肾纳气之时，是以"安神之药养其血"。即非直接补血，是以安神之药以治标，通过安神而间接达到养血的效果。故而徐灵胎强调说"不得混淆"。

【案例2】洞庭吴伦宗夫人，席翁士俊女也，向患血证，每发，余以清和之药调之，相安者数年。

郡中名医有与席翁相好者，因他姓延请至山，适遇病发，邀之诊视，见余前方，谓翁曰：此阳虚失血，此公自命通博，乃阴阳不辨耶！立温补方加鹿茸二钱，连服六剂，血上冒，连吐十余碗，一身之血尽脱，脉微目闭，面青唇白，奄奄待毙。

急延余治。余曰：今脏腑经络俱空，非可以轻剂治。亟以鲜地黄十斤，绞汁煎浓，略加人参末，徐徐进之。历一昼夜尽生地汁，稍知人事，手足得展动，唇与面红白稍分，更进阿胶、三七诸养阴之品，调摄月余，血气渐复。

夫血脱补阳，乃指大脱之后，阴尽而阳无所附，肢冷汗出，则先用参附以回其阳，而后补其阴。或现种种虚寒之证，亦当气血兼补。岂有素体阴虚之人，又遇气升火旺之时，偶尔见红，反用大热升发之剂，以扰其阳而烁其阴乎！此乃道听途说之人，闻有此法，而不能深思其理，误人不浅也。

（《洄溪医案·吐血》）

评析：案中席翁之女，患血证多年，每发均得徐灵胎"清和"之药调之而安。但因故受他医之药，误辨为阳虚失血，险酿大错！患者吐血十余碗，命悬一线！幸得徐灵胎重用生地清润，稍加人参益气固脱，方化险为夷。此案提示医者坚持辨证论治的重要性，有是证方可用是药，勿犯"虚虚实实"之戒。

【案例3】西塘倪福征，患时证，神昏脉数，不食不寝。医者谓其虚，投以六味等药。此方乃浙中医家不论何病必用之方也。遂粒米不得下咽，而烦热益甚，诸人束手。

余诊之曰：热邪留于胃也。凡外感之邪，久必归阳明。邪重而有食，则结成燥矢，三承气主之；邪轻而无食，则凝为热痰，三泻心汤主之。乃以泻心汤加减，及消痰开胃之药，两剂而安。

诸人以为神奇，不知此乃浅近之理，《伤寒论》具在，细读自明也。若更误治，则无生理矣。

（《洄溪医案·时证》）

评析：此案初看病人病情较重，"神昏脉数，不食不寝"，但徐灵胎仅以"泻心汤加减，及消痰开胃之药"，两剂而安，体现了中医辨证论治的优势。患者病重除本身所患为时证外，与浙中医家不论何病，六味为"必用之方"是分不开的。另外，案中徐灵胎对伤寒传于阳明的两种转归的特色及治疗总结极为精练，值得重视。

三、参考医案

【案例1】张由巷刘松岑，素好饮，后结酒友数人，终年聚饮，余戒之不止。时年才四十，除夕向店沽酒，秤银手振，秤坠而身亦仆地，口噤不知人，急扶归。岁朝，遣人邀余。与以至宝丹数粒，嘱其勿服他药，恐医者知其酒客，又新纳宠，必用温补也。初五至其家，竟未服药。诊其脉弦滑洪大，半身不遂，口强流涎。

乃湿痰注经传腑之证。余用豁痰驱湿之品调之。月余而起。一手一足，不能如旧，言语始终艰涩。初无子，病愈后，连举子女皆成立，至七十三岁而卒。

谁谓中风之人不能永年耶？凡病在经络筋骨，此为形体之病，能延岁月，不能除根。若求痊愈，过用重剂，必至伤生。富贵之人闻此等说，不但不信，且触其怒，于是谄谀之人，群进温补，无不死者，终无一人悔悟也。

（《洄溪医案·中风》）

【案例 2】 常熟汪东山夫人，患消证，夜尤甚，每夜必以米二升，煮薄粥二十碗，而溲便不异常人，此乃为火所烁也。先延郡中叶天士，治以乌梅、木瓜等药，敛其胃气，消证少瘥。而烦闷羸瘦，饮食无味，余谓此热痰凝结，未有出路耳。以清火消痰，兼和中开胃调之，病情屡易，随症易方，半年而愈。

（《洄溪医案·消》）

【案例 3】 嘉善许阁学竹君夫人抱疾，医过用散剂以虚其表，继用补剂以固其邪，风入营中，畏风如矢，闭户深藏者数月，与天光不相接，见微风则发寒热而晕，延余视。余至卧室，见窗槅皆重布遮蔽，又张帷于床前，暖帐之外，周以擅单。诊其脉微软无阳。余曰：先为药误而避风太过，阳气不接，卫气不闭，非照以阳光不可，且晒日中，药乃效。阁学谓见日必有风，奈何？曰：姑去其瓦，令日光下射晒之何如？如法行之，三日而能启窗户，十日可见风，诸病渐愈。明年阁学挈眷赴都，舟停河下，邀余定常服方。是日大风，临水窗候脉，余甚畏风，而夫人不觉也。盖卫气固，则反乐于见风，此自然而然，不可勉强也。

雄按：论证论治，可与戴人颉颃。

（《洄溪医案·消》）

第七节　素圃医案

一、医著介评

《素圃医案》为清代名医郑重光晚年所著。全书医案以温补见长，但并无偏执，辨证真而用药准，诊治疾病颇有胆识，对指导临床具有重要意义。

（一）医著概况

郑重光（1638—1716），字在辛，号素圃，晚号完夫，安徽歙县人，清初名医。其治学，源自经典，临证于伤寒、温病多有建树，著作颇丰，撰《伤寒论条辨续注》《温疫论补注》《伤寒论证辨》，参校柯琴《伤寒论翼》等著作，并曾重刊先世之作《集验简便诸方》。后世将包括《素圃医案》在内的以上五书合刊为《郑素圃医书五种》行世。

《素圃医案》著于清康熙四十六年（1707），全书共 4 卷，收录 184 案，其中卷一伤寒治效53 案，卷二包括暑证治效 11 案、疟疾治效 14 案、痢疾治效 8 案，卷三诸中证治效 12 案、男病治效 31 案，卷四女病治效 34 案、胎产治效 21 案。本书按照疾病分类，每类所属病案依次排列，大量保留郑氏原始记录，原书并未编号，亦无按语，后世为了方便研读，遂加按语和编号。

（二）学术思想与特点

1. 论伤寒证以"阴证"为多，重视阳气 伤寒治效 53 案中全无三阳热实治例，郑氏认为，"三阳证显明易见，诸道中治无遗病，即光所治亦无异于诸公"，而三阴"亢害之证，似是而非，令儿辈录存，以示诸门人，非略三阳也。"郑氏还旗帜鲜明地否定了朱丹溪的"阳常有余，阴常不足"，他指出"人身阳不尽不死，阴不盛不病"，强调阳气的生理作用。在伤寒治效第 22 案仙柯族侄案中自命"留热医也"，又说："余所以留热，以存阳也。"足可见其对阳气的重视。在医案选取方面，郑氏多选温法效应，以"补专事苦寒之偏"。虽然案帙繁多，却简洁明了，如："用先圣成法与治合丹溪，后人不尽眩惑之证，束而废之，独摘其亢害疑似之证，汇成四卷，用示门人。"可谓用心良苦。

2. 用药以温补见长，善用姜附参 敢用姜附参体现在"广、专、重"三个方面。广用：经不完全统计，本书 184 个医案中共用附子约 130 次，干姜约 101 次，人参约 143 次。又如暑证治效 11 案中，用姜附者达 5 例。专用：郑氏用阳药图之，讲究专用扶阳，单刀直入，慎夹阴药，防其恋阴。重用：各案中附子常见 1 两，更多者为"日进三剂"或"三日九剂"，甚者"一夜三剂"或"日进四剂"，平剂频服，无疑重用。

3. 治病必以脉为准 《素圃医案·许序》亦载："吾观医案中，凭脉者十之八九，三指不明，误人七尺，先生之脉精矣。"郑氏审证候绳之于脉，主要体现在：

其一，诊治分歧断于脉。如伤寒治效第 36 案吴南皋兄家人伤寒狂躁，众药陈几：有用白虎汤者、承气汤者、柴胡凉膈散者，而郑氏以脉之散大无伦，独识为亡阳即脱，以真武易干姜，生附子回阳救逆而愈。

其二，虚实疑似断于脉。如痢疾治效第 2 案林邑黄益之患痢，其邻医反对郑氏之辨证立法，其认为："痢脉忌洪大，而又有血，反用参附，殊为不合。"而郑氏认定气虚非热的证据则是"脉大而不数，重取无力"。

其三，同病异治决于脉。如诸中证治效第 6 案镇江巡江营王守戎之媳与第 7 案吴翰臣兄令眷，均是卒然昏仆不语，前者芳香开窍以治"中恶"，诊其脉"或大或小，或迟或数，全无一定"，而后者温补为治，因其脉虚大无力，所谓"即或中恶，亦因其虚"。

其四，病情预测据于脉。如暑证治效第 4 案袁调寰内人，患痰喘呕逆兼大小便秘，历医数人不效，惟治棺卧侧，郑氏以脉弦滑而重按有力，独辨为暑痰，曰："何至于死。"

其五，证脉不符，舍证从脉。如伤寒治效第 52 案汪静夫兄，症见汗多而热不退，头疼身痛，烦躁欲冷饮，脉则沉紧，两尺如丝，此《伤寒论》之阳证阴脉，脉证不符，郑氏主张"应以脉为主"。

二、典型医案评析

【**案例 1**】仙柯族侄，秋杪内伤生冷，外感寒邪，形盛气虚，中宫素冷，即腹痛作泻，呕吐发热，里证多而表微热。余初作太阴治，用苍术、炮姜、桂枝、二陈、香砂之剂。畏余药热，易医用柴苓汤，至十日，寒邪直入少阴，渐变神昏不语，默默但寐，肠鸣下利，足冷自汗，筋惕肉瞤。复召治疗，病势已危，主用真武汤加人参、干姜，回阳固脱。众医议论不合，惟秦邮孙医，以予不谬。令祖晓斋先生主持，坚托余医。遂以真武汤本方，加人参三钱，干姜二钱，附子三钱，日投三剂，汗泻稍宁。其时令岳母曰：药则效矣，耐热不退何？余曰：此证以身热为可治，若不热则厥冷下利不止矣，故余留热医也。照上药服至三十剂，历一旬始省人事，筋惕下利方止。询其前事，全然不知，后服理中汤匝月方起。

（《素圃医案·伤寒治效第 32 案》）

评析：郑重光认为："人身阳不尽不死，阴不盛不病。"在此思想指导下，郑氏指出重视阳气之扶阳乃治疗大法。一句"余留热医也"最显其重视阳气的观点。本案外感寒邪，内伤生冷，以腹痛作泻、呕吐发热为主症，此乃仲景之太阴里虚寒，经医误治后，寒邪直入少阴，导致神昏不语，默默但寐，肠鸣下利，足冷自汗，用真武汤当以"筋惕肉润"为眼目，可见盖少阴病以热为主，热乃可治。

【案例 2】方哲先兄在室令爱，夏月恣食瓜果，伏暑霍乱，泻止而呕吐不止已三日矣。他医用薷藿二香汤，皆吐不纳。第四日延余，而脉细紧无伦，他医以紧为数，将用黄连，乞余决之。余曰：若暑霍乱一经吐泻，邪解即愈。今泻止而吐逆更甚，此中寒厥逆于上也。紧寒数热，相去天渊。今阴阳格拒，药不能下，失之不温，发呃烦躁厥冷，即不可治矣。先以来复丹以开格拒而止吐，继用四逆汤去甘草加半夏、茯苓以温里，嘱煎成冷饮。仍令质之前医，再行与服，恐召谤也。及余甫出门，病者即发呃，少顷即欲下床卧地，方以余言不谬。先化服来复丹，果吐定，再服四逆汤，片刻稍宁，继服二煎，呕止得卧。次日再诊，紧脉下移两尺，乃寒注下焦，反增腹痛。仍用前剂加肉桂、甘草，服三日而愈。

（《素圃医案·暑证治效第 11 案》）

评析：郑重光认为："夫均一人也，同一病也，前后治之各别而皆效者，凭脉故也。"即辨证论治依靠脉，诊治分歧断于脉。因夏月恣食瓜果，症见伏暑霍乱，泻止而呕吐不止，看似薷藿二香汤对症，却见皆吐不纳。此阴阳难辨之候，要点在于识脉，紧寒数热，中寒厥逆，不可不辨。

【案例 3】李子立兄令眷，年三十外，频次半产，产后未及满月，便乘凉食瓜果，中秋夜乘凉，外感风寒，即咳嗽恶寒，呕吐痰水，又当经水大行之后，前医不辨外感风寒，犹用调经养血补剂。见咳嗽益甚，又疑去血过多，阴虚咳嗽，再用麦冬、贝母，以致表邪不解，里冷益深。恶寒发热，汗出咳嗽，坐不能卧，吐不能食，腹胀作泻，遍身麻木，筋骨冷痛。自疑必死，促备终事。急迎救疗，脉浮细而紧，余曰：风寒积冷，表里皆邪，须重剂方解，无足虑也。以小青龙汤加减，用桂枝、细辛、防风、赤芍、附子、干姜、半夏、茯苓、杏仁、厚朴。两剂得冷汗一身，遂喘定得平卧。如斯八剂，表邪解后，咳喘身痛甫退，旋即里冷发作，腹痛下痢白脓。转用附子、干姜、肉桂，和胃苓汤八剂，冷积消。胃气本厚，故易效也。

（《素圃医案·女病治效第 23 案》）

评析：本为外感风寒，误用养血清润，以致表邪不解，里寒益甚。表里俱寒，故以小青龙汤加附子等味温阳散寒；后表寒去，而里寒仍甚，改专以附子、干姜、肉桂温里体现郑重光"附子乃扶阳第一要药"观点，合以胃苓汤温中化湿而效。

三、参考医案

【案例 1】王用明兄，新正登金山，日中痛饮，攀缘山巅，劳而汗出，归卧火箱，夜又梦遗，次日四肢清冷，面惨不光，肌肤似麻非麻，似痒非痒，惟皮外不欲沾衣，觉衣之硬也。夜卧被席亦如之，脉浮而濡。医初用疏邪实表驱风剂不效。予曰：此肉苛也。虽正月犹属冬令，阳气在里，劳而汗出则卫虚，又值梦遗而营弱，所以不胜衣而肉苛也。以黄芪建中汤加白术、当归，姜枣为引，三剂而愈。

（《素圃医案·男病治效第 10 案》）

【案例 2】休邑黄益之，时寓瓜镇，年七十四岁。秋初患痢疾，六脉虽大，而尚有力，赤白相间。初以平胃散加归芍香砂，四剂积滞已行，而痢不止，下迫益甚，小便难出，六脉更大而无力。余议用参附，其邻医曰：痢脉忌洪大，而又有血，反用参附，殊为不合。余曰：老人脉大为虚，今脉大而不数，重取无力，此气虚非热也，乃中气虚寒，逼阳于外，致脉亦浮于外也。痢疾属肾，肾主二便，开窍于二阴。今小便秘而大便不禁，乃元气下脱，宜扶阳温肾，非桂附不可。遂用人参三钱，黄芪、白术、桂枝、附子、炮姜、当归、茯苓各钱半，升麻、甘草各五分。四五剂后，小便即通，脉亦敛小，不十剂而痢止矣。后用八味地黄丸加破故纸、五味子，调理一月，计服人参半斤而瘥。此治痢变法，因其年迈也。

(《素圃医案·痢疾治效》)

【案例 3】瓜镇曹实甫令眷，年将三十。产后二日，忽恶寒发热，头痛身疼，医认作伤寒，断食三日，汗大出而热不退，更增烦躁。实甫具病状，问治于镇江何似充先生。何答云：产后以大补气血为主，虽有他疾，以末治之。药用人参、黄芪、当归、白术、茯苓、炮姜、麦冬、五味、甘草。实甫复呈方于前治之医，斥之曰：老朽已聋瞀失时，此等伤寒热证，岂堪补耶？又任其专治七日，则愈热愈躁，而脉愈大。暮夜相招，脉散大，呻吟狂躁热渴，扬手掷足，几不欲生。予曰：产后虚烦，急须温补。发药加参，实甫以何药见示，药竟相同，遂放心与服。服毕即安卧，次日脉敛热退。嘱其仍要加参，实甫惜费不用，逾一日夜，复热躁欲脱，通夜服人参七钱始安。如前参芪归术，调补匝月而起。

(《素圃医案·胎产治效》)

第八节　临证指南医案

一、医著介评

《临证指南医案》为清代名医叶天士的医案专著。本书搜罗宏富，旁征博引，按语精当，实用性强，充分反映了叶天士融汇古今、独创新说的学术特点，被后世奉为临证医案之范本。

（一）医著概况

叶桂（1667—1746），名天士，号香岩，晚号上津老人，清代杰出医学家，温病学派主要代表人物。其著作被后世医家视为圭臬。现公认的叶天士著作有《温热论》《幼科要略》《临证指南医案》《叶氏医案存真》《未刻本叶氏医案》《叶天士晚年方案真本》等。

《临证指南医案》由华岫云等根据叶天士临证医案整理而成，1764 年刊行。全书分 10 卷，其中内科医案 8 卷，分类 75 门；妇科医案 1 卷，分类 7 门；儿科医案 1 卷，分类 7 门。每门后均载有门人按语，总述病证机要及诊治大法。并附徐灵胎评论八十多条，并有眉批 264 条，行批 3600 多处，对叶天士医案进行中肯评价，并多有发挥。本书保存了叶天士诊病的大量原始记录，共记载病案 2576 则，涉及中风、眩晕、咳嗽、脾胃、痰饮、温热、痹、痢、虚劳、郁等多种疾病。

（二）学术思想与特点

1. 善于因时论治　叶天士善于结合节令气候辨治，常参合四时阴阳变化，择时选药。如叶天士指出："春令温舒，辛温宜少用，阳经表药，最忌混乱。"风温"当与辛凉轻剂"；温燥"当以辛凉清润"；春天痹证寒从热化，叶氏指出："不晓病随时变之理，羌、防、葛根再泄其阳，必致增剧矣。"又言："大寒节，真气少藏，阳夹内风旋动，以致痱中……忌投攻风劫痰，益肾凉肝治本为法。"

叶天士治疗虚损、痹证等，遵《内经》"春夏养阳，秋冬养阴"之理。对阳虚者，于冬至一阳初生之时，"急护其阳"；对阴虚者，于夏至一阴初生之时，"补三阴脏阴"。此外，叶天士对昼夜变化也非常重视，认为大致午前病甚，多属阳虚或阳盛；入夜病甚，多属阴虚或阴盛；子丑阴阳交替之时病甚，多属虚象。

2. 主张脾胃分治，治胃分别胃阴、胃阳　叶天士认为"脾喜刚燥，胃喜柔润"，故治疗脾胃病当分脾、胃而治之。针对脾阳不足，叶天士多宗李东垣甘温补脾升阳之法治之。叶天士治胃注重分别胃阴、胃阳。胃腑宜通宜降，胃阳虚可导致胃气不能通降，临床可见呕吐、呃逆、不欲食、胃痛、脘痞胀满、舌淡等，"胃腑以通为补"，以大半夏汤为基础方，通补胃阳。若胃阴亏虚，亦可导致胃气不能通降，临床可见不饥不纳、便不通爽、舌红、咽干、口燥、肌热等，宜甘凉通降，由此创立甘凉濡润以养胃阴之法，治方多从《金匮要略》麦门冬汤化裁，其后吴鞠通据此拟定沙参麦冬汤、益胃汤等养胃阴名方。

3. 重视奇经八脉辨治　叶天士认为奇经八脉之病须分虚实。虚者，八脉多起于下焦，隶于肝肾，肝肾亏虚则八脉充养乏源，是奇经八脉虚证之主因。另外，奇经经络气血亦受脾胃水谷精微充养。故叶天士常从治肝肾脾胃以治奇经八脉之病。虚者补之，其理固然，然叶天士认为滋腻之品有碍气机运化，须用通补之法，除用鹿茸、菟丝子、杜仲、补骨脂、肉苁蓉、巴戟天等温养之品填补奇经外，常加辛润之当归、柏子仁宣通络脉，或用小茴香、大茴香芳香通络，开窍除湿；或加茯苓淡渗流走，引领诸药归就奇经；或以人参、茯苓通补胃阳作为辅助。对于奇经八脉之实证，多因奇经气血痹阻所致，常见于疝、月经不调、痛经、产后腹痛、恶露淋漓等病证，叶天士治疗多用苦辛芳香，以缓通脉络，疏达宣痹。

4. 倡导治络　叶天士认为络病是血分疾病的一部分，"其初在经在气，其久入络入血""久痛必入络，气血不行""久发频发之恙，必伤及络"，并明确指出络病多为病位深在、邪气隐伏之病证。综观《临证指南医案》全书，叶天士将络病分为络实和络虚两方面分别论治。对于络实证，叶天士认为："积伤入络，气血皆瘀，则流行失司，所谓痛则不通也。久病当以缓攻，不致重损。"他提出辛温通络、辛香通络、辛润通络、辛咸通络诸法。对于络虚证，叶天士提出"络虚则痛""通补最宜"，用药当取"柔剂通药"，如络虚寒则用"柔温辛补"，络虚热则用"凉润辛补"。

5. 重药物性味合化　无论治疗外感或内伤，《临证指南医案》全书立法用药皆重药物性味合化。如以辛凉或辛温疏透表邪、轻苦微辛宣泄郁热、辛寒清气泄热、苦寒泻火解毒、芳香透络开窍、甘寒滋阴生津、甘苦合化阴气、咸寒滋阴息风、酸甘辛苦化阴通降、苦辛开泄湿热、苦辛淡宣清导浊、苦寒辛淡轻下湿热、苦辛温淡宣利湿热、辛香温燥寒湿、辛甘温通阳利湿、温润辛香通补奇经等，对后世有重要影响。

二、典型医案评析

【**案例1**】某，阴阳二气不振，春初进八味，减桂之辛，益以味、芍之酸，从阳引阴，兼以归脾守补其营，方得效验。兹当春升夏令，里虚藏聚未固，升泄主令，必加烦倦。古人谓寒则伤形，热则伤气。是当以益气为主，通摄下焦兼之，仿《内经》春夏养阳，秋冬养阴为法，非治病也，乃论体耳。

夏季早服青囊斑龙丸方法：

鹿茸　鹿角霜　鹿角胶　赤、白茯苓　熟地黄　苁蓉　补骨脂　五味子

晚服归脾，去木香，加枸杞子。

（《临证指南医案·虚劳》）

评析：虚劳久病，以肾气丸、归脾汤补益，已得效验。当此春夏阳升之时，"春夏养阳"，叶天士善于因时论治，故以大力温肾扶阳为主。服药方法亦堪师法：午前阳升，故早服斑龙丸养阳以应天时；午后阳气敛降，故晚服归脾汤以养阴血以配阳。

【案例2】吴，三九。下焦痿躄，先有遗泄湿疡，频进渗利，阴阳更伤，虽有参、芪、术养脾肺以益气，未能救下，即如畏冷阳微，几日饭后吐食，乃胃阳顿衰，应乎外卫失职，但下焦之病，多属精血受伤，两投柔剂温通之补，以肾脏恶燥，久病宜通任督，通摄兼施，亦与古贤四斤、金刚、健步诸法互参，至于胃药，必须另用。夫胃腑主乎气，气得下行为顺，东垣有升阳益胃之条，似乎相悖，然芩、连非苦降之气味乎，凡吐后一二日，暂停下焦血分药，即用扶阳理胃二日，俾中下两固，经旨谓阳明之脉，束筋骨以利机关，谅本病必有合矣。

鹿茸　淡苁蓉　当归　枸杞子　补骨脂　巴戟天　牛膝　柏子仁　茯苓　川斛

吐后间服大半夏汤加淡干姜、姜汁。

（《临证指南医案·痿》）

评析：下肢痿躄，肾元亏虚，胃阳不足，论理当补肾、胃。叶天士重视奇经八脉辨治，主张温润通补奇经，旁参古方四斤丸、金刚丸、健步汤诸法；胃阳不足，失于通降，叶天士强调脾胃论治，治胃分别胃阴胃阳，遵《内经》"阳明主束筋骨而利机关"之论，自出机杼，以大半夏汤加味通补胃阳。由本案可窥叶天士融汇古今，活泼圆通之学风，颇堪师法。

【案例3】卢，嗔怒动阳，恰值春木司升，厥阴内风乘阳明脉络之虚，上凌咽喉，环绕耳后清空之地，升腾太过，脂液无以营养四末，而指节为之麻木，是皆痹中根萌，所谓下虚上实，多致颠顶之疾。夫情志变蒸之热，阅方书无芩连苦降，羌防辛散之理，肝为刚脏，非柔润不能调和也。

鲜地黄　元参心　桑叶　牡丹皮　羚羊角　连翘心

又：生地黄　阿胶　牡蛎　川斛　知母

（上乘已虚之阳明络脉《临证指南医案·中风》）

评析：情志内伤，又逢春季阳气升发，导致阳亢化热生风，故以辛咸寒之羚羊角、桑叶、牡丹皮、连翘平肝息风清热。阳亢于上，多伴阴虚于下，故加生地黄、元参（玄参）心滋阴。二诊可能肝风见减，故改以咸寒滋补肝肾为主，参以平肝，为叶天士立法用药皆重药物性味合化之典型医案。

三、参考医案

【案例1】王，数年病伤不复，不饥不纳，九窍不和，都属胃病，阳土喜柔，偏恶刚燥，若四君异功等，竟是治脾之药，腑宜通即是补，甘濡润，胃气下行，则有效验。

麦冬一钱　火麻仁一钱半（炒）　水炙黑小甘草五分　生白芍二钱

临服入青甘蔗浆一杯。

（《临证指南医案·脾胃》）

【案例2】吴，二四。久疮不愈，已有湿热，知识太早，阴未生成早泄，致阳光易升易降，牙宣龈血，为浊为遗。欲固其阴，先和其阳，仿丹溪大补阴丸合水陆二仙丹，加牡蛎金樱膏丸。

（《临证指南医案·淋浊》）

【案例3】吕氏，季胁之傍，是虚里穴，今跳跃如梭，乃阳明络空也。况冲脉即血海，亦属阳明所管，经行后而病忽变，前案申说已著，兹不复赘。大凡络虚，通补最宜，身前冲气欲胀，冲脉所主病，内经所谓男子内结七疝，女子带下瘕聚，今也痛无形象，谅无结聚，只以冷汗跗寒，食入恶心，鼻准明，环口色青，肝胃相对，一胜必一负，今日议理阳明之阳，佐以宣通奇脉，仲景于动气一篇，都从阳微起见，仿以为法。

人参　茯苓　淡熟附子　生蕲艾　桂枝木　炒黑大茴　紫石英　生杜仲

（《临证指南医案·木乘土》）

第九节　吴鞠通医案

一、医著介评

《吴鞠通医案》为清代名医吴鞠通的医案专著，是其一生临床诊病的客观记录。书中多数案例不仅诊疗过程记录完整，而且治法、方药、剂量、煎法、服法、疗效评价等内容齐备，充分反映吴鞠通临床的辨治规律，对现代临床具有重要的指导意义，值得后人学习和研究。

（一）医著概况

吴鞠通，名瑭，字佩珩，号鞠通，江苏淮阴人，清代著名温病学家。其生卒年代在文献中记载不一，一般认为其生于乾隆二十三年（1758），殁于道光十六年（1836），亦有认为其生于1752年，有的认为其殁于1820年。吴鞠通著作主要有《温病条辨》《吴鞠通医案》《医医病书》。

《吴鞠通医案》系后人根据以抄本形式流传的吴鞠通生前医案整理而成。《吴鞠通医案》虽为后人整理，却是其本人临证的实录，因而直接反映着吴鞠通的学术思想。《吴鞠通医案》按疾病分为四卷，卷一为温病、伤寒，计10个病症，143个医案。卷二、卷三为杂病（包括附病），计35个病证，235个医案。卷四为妇人、小儿疾病，计12个病证，79个医案。本书记述的各案，充分反映了吴鞠通的证治规律，而且许多医案都有连续记录，从而可以看出吴鞠通根据病情变化而法变药变的技巧。本书和《温病条辨》相互印证，对于后人研究吴鞠通学说颇有裨益。

（二）学术思想与特点

1. 治疗温热病重视顾护阴津　本书外感疾病医案在温热病治疗中处处顾护阴津。如病在上焦，书中除伏暑、湿温门病邪夹湿，暑温门初起邪热盛外，其余各门温病案，吴鞠通多用银翘散加减。具体变化如汤案出汗去荆芥加杏仁；赵案表证为甚，头痛自汗者加人中黄、郁金；另一赵案项强痉为主，舌伸者加僵蚕、人中黄；姚案误治谵语、烦躁或神呆加牛黄清心丸（首案）；温疫赵案，老年下虚，邪踞血分，用辛凉合芳香法去荆芥、竹叶、甘草、桔梗，合增液汤加桑叶、丹皮治之。从以上诸案可见，吴鞠通治上焦温病主要用银翘散等为第一方加减变通，为治上焦温病之一大法门。温热病"法宜辛凉解肌""切忌辛温发表，甘热温里和通阳发汗"，于此可得印证。

2. 辨治精细，应变灵活，见解独到　《吴鞠通医案》记载了温病、内科杂病、妇科、儿科和伤寒等疾病的治验，这些内容是吴鞠通一生临证的经验记录。吴鞠通以《温病条辨》之理论指导实践，又以实践验证理论，理论联系实际，密切结合，两相印证，故《吴鞠通医案》是研究吴鞠通学术思想不可多得的好书。

书中所载内科医案涉及中风、胁痛、血证、水肿、头痛、胃痛、失音、痰饮等病，其病位关乎五脏六腑各个方面，其病因则有气郁、痰、火、风、寒、血瘀等，其治法有从脏腑辨治，有从经络辨治，用药细心大胆，应变灵活，不效不更方，非术精之至，辨证确切，差无分毫，不敢为也。如胁痛、肝厥、肝痛、吐血、积聚、淋浊等病种，凡具有"肝郁气滞、胁肋胀痛、癥瘕积聚、脉络瘀着"或"血证久不止""吐瘀血"等络脉痹阻的证候，皆用新绛旋覆化汤（新绛纱、桃仁、当归须、旋覆花、牡丹皮、广陈皮、制半夏）加减治疗，从络化瘀论治。又如，在治疗血证中，重视肝郁血滞的机理，用降气活络以止血，指出肝气郁结，则血行瘀滞，血不归经，容易造成吐血、咳血或逆血的病理机制，治疗十分重视活肝络以止血。吴鞠通认为："血滞者调其气而血自通，血外溢者降其气而血自下。"

妇儿医案中，吴鞠通尤其对月经病的论治，有其独到之处。他认为："驱脏中之浊阴，即所以通下焦之阳气，不唯通下焦之阳，亦且大通胃阳，胃阳得开而健食，健食而生血。"所以通阳泄浊即所以护胃，胃旺则月经病焉有不愈之理。择药多用半夏、干姜、当归、陈皮、茯苓、小茴香等和胃通络、燥湿、渗湿之味。

二、典型医案评析

【案例1】己丑正月初七日。舒氏，四十一岁。痰饮喘咳夜甚，胁痛，少腹亦痛，溺浊，水在肝也，经谓之悬饮。悬饮者，十枣汤主之。恐其太峻，宗其法而不用其方。

姜半夏五钱　生薏仁六钱　旋覆花三钱（包）　香附三钱　云苓皮六钱　小枳实三钱　降香末二钱　广皮三钱　苏子霜三钱

煮三盃，分三次服，二剂。

（《吴鞠通医案·痰饮》）

评析：悬饮咳嗽，悬饮病位在肝，饮邪流注胁间，络道被阻，气机升降不利而见胁痛，现又加少腹痛一症，可知病势又深一层。吴鞠通恐十枣汤药性太过峻猛，宗其法而不用其方，以香附旋覆花汤化裁治疗。方中香附、旋覆花通肝络而逐胁下饮邪，紫苏子降肺气而化水饮，茯苓、薏苡仁、半夏、广陈皮淡渗湿邪而消痰饮。全方苦辛淡合芳香开络，顾及肝、脾、肺三脏，共奏疏肝理肺，运脾化湿，降气通络之功。

【案例2】毛，四十四岁，病起肝郁，木郁则克土，克阳土则不寐，克阴土则胀，自郁则胁痛。肝主疏泄，肝病则不能疏泄，故二便亦不宣通。肝主血，络亦主血，故治肝者必治络。

新绛纱三钱　半夏八钱　香附三钱　旋覆花三钱　青皮三钱　小茴香三钱　归须三钱　降香末三钱　广郁金三钱　苏子霜三钱

头煎两杯，二煎一杯，分三次服。三剂。

初七日，服肝络药，胀满、胁痛、不寐少减，惟觉胸痛。

按：肝脉络胸，亦是肝郁之故。再小便赤浊，气湿也。

桂枝嫩尖三钱　晚蚕沙三钱　当归须二钱　川楝子三钱　半夏六钱　降香末三钱　白通草三钱　青橘皮三钱　茯苓皮三钱　旋覆花三钱（新绛纱包）　小茴香三钱（炒黑）　两头尖三钱

服两剂。

（《吴鞠通医案·单腹胀》）

评析：患者肝郁气滞，失于疏泄，病发胁痛；木横乘土，克阳土则胃失和降，胃不和则卧不安，症见不寐，克阴土则脾失升清，症见胸腹胀满；肝失疏泄，大肠传导不通，小肠泌别清浊失职，则见二便不通；肝脉络胸，肝郁气滞，经气不通，则见胸痛。吴鞠通提出"肝主血，络亦主血，故治肝者必治络"，治当疏肝解郁，理气通络。

【案例3】焕氏，三十八岁，丙寅正月。痰饮法当恶水，反喜水者，饮在肺也。喜水法当甘润，今反用温燥者，以其为饮也。既喜水，曷以知其为饮？以得水不行，心悸短气，喘满眩冒，咳嗽多痰，呕恶，诸饮证毕具也。既为饮证，何以反喜水？以水停心下，格拒心火，不得下通于肾，反来上烁华盖，又格拒肾中真水，不得上潮于喉，故嗌干而喜水以救之也，是之为反燥。

反燥者，用辛能润法。

半夏一两　茯苓块一两　小枳实八钱　广陈皮五钱　杏仁泥六钱　生姜一两

甘澜水八碗，煮取三碗，渣再煮一碗，分四次服。

（《吴鞠通医案·痰饮》）

评析：心下有饮，格拒心火，不得下通于肾，反来上烁华盖，又格拒肾中真水，不得上潮于喉，故而喜水。在用药方面，吴鞠通重流通而忌凝滞，重辛温通达忌苦寒滋腻，补中寓通意。故以小半夏加茯苓汤加味化饮燥湿兼理气，饮去气畅，则水液得以上承下达，渴而喜水的症状自能解除，此即吴鞠通所谓"用辛能润"之法。

三、参考医案

【案例1】李，少阳头痛，本有损一目之弊。无奈盲医不识，混用辛温，反助少阳之火，甚至有用附子雄烈者，无奈乎医者盲，致令病者亦盲矣。况此病由于伏暑发疟，疟久不愈，抑郁而起肝之郁勃难伸，肝愈郁而胆愈热矣。现下仍然少阳头痛未罢，议仍从少阳胆络论治。

桑叶三钱　茶菊三钱　羚羊角三钱　青葙子二钱　钩藤二钱　牡丹皮三钱　麦冬五钱（连心）　麻仁三钱　桔梗三钱　生甘草钱半　刺蒺藜五钱　苦丁茶一钱

（《吴鞠通医案·头痛》）

【案例2】杨，四十六岁。先因微有痰饮咳嗽，误补于前，误下于后，津液受伤，又因肝郁性急，致成噎食，不食而大便燥，六脉弦数，治在阴衰。

炙甘草三钱　大生地六钱　生阿胶三钱（化）　牡丹皮三钱　麦冬三钱　麻仁三钱　郁金八分。服七剂而效。又于前方加鳖甲四钱　枸杞子三钱。服十七八剂而大效，进食如常。

（《吴鞠通医案·噎》）

【案例3】王氏，二十六岁。肝厥犯胃，浊阴上攻，万不能出通阳泄浊法外，但分轻重耳。前三方之所以不大效者，病重药轻故也，兹重用之。

十一月初四日

川椒炭五钱　良姜五钱　小枳实三钱　川朴三钱　半夏五钱　乌药三钱　淡吴萸五钱　云连一钱　两头尖三钱（圆者不用）　降香末三钱

甘澜水八碗，煮取三碗，分六次。两剂。

初六日，重刚劫浊阴，业已见效，当小其制。

川椒炭三钱　良姜三钱　乌药二钱　半夏三钱　小枳实三钱　青皮二钱　广皮钱半　浓朴二钱

甘澜水八碗，煮取两碗，分两次服。两剂。

（《吴鞠通医案·胃痛》）

第十节 吴门治验录

一、医著介评

《吴门治验录》为晚清名医顾金寿一生行医经验精华之集成。书中所载验案内容全面而细节入微，治疗圆机活法，对中医临床、教学与科研均有很高的参考价值。

（一）医著概况

顾金寿，生卒年不详，字晓澜，号雉皋逸叟，江苏如皋人士，侨居于吴门（今苏州），能博采众长，"上溯岐黄，下采诸子，不下二百余家"。每遇宿学名医，不惜虚怀就正，求其脉理之精微；每遇一证，必刻意精思，废寝忘食。治病救人，活人无算，医名颇噪。除《吴门治验录》之外，还著有《良方汇集》一书。

《吴门治验录》又名《顾晓澜先生医案》，为门人弟子录顾金寿方案所集，成书于清道光二年（1822），次年刊行。书凡4卷，共载临证验案102则，所涉疾病以内科杂病为主，每案内容记录详细，多数有患者姓氏里籍、临床表现、病机分析、治法方药、治疗过程，之后为按语，采用一问一答的师承实录形式，说明各医案的理、法、方、药，102案有按语者计73则，而其余29案多于同类病证中一并论及。该书既广撷诸家名方，又参以自己的经验，内容通俗易懂，深入浅出，丰富生动，颇为实用。

（二）学术思想与特点

1. 辨治灵巧，用药精审　清人陆以湉的《冷庐医话》对三部医案大加赞赏，《吴门治验录》即以"灵巧"位列其中之一，足见其医案之临床价值。其书"灵巧"，含义有二：一指医案的理、法、方、药，俱有灵机和巧思；二指其书卷帙不多，仅4卷102案，比《续名医类案》及《临证指南医案》更精练。书中用方切中病机，用药守常达变，如本书共6次明确提到使用补中益气法，分别用于治疗内伤头痛、五更泄泻、便血、头痛、喘肿、三阴疟等证。重视单方、验方，常常汤丸并用、双管齐下，每案汤剂之后多附丸方，尤其遇慢性病常以丸药缓图。凡遇病情复杂，变化多端之急难症，则灵活变换治法方药。另外，顾金寿对各药用量的轻重以及炮制方法，与选药同样精审，书中各方中都记载了药物的详细用量及炮制方法，每案各诊中药量和炮制也随病程证型等而不尽相同，按语中还对部分药物的用量和制法予以解释。

2. 善用温补，不弃寒凉　顾金寿临证善用温补之法，推崇缪希雍"今人十人有九虚"之说，倡《内经》扶正祛邪之旨，据统计102案，403诊中，明确指出方名的共56方，共用97次，其中温补方剂37方，使用66次，常法拟李杲、朱震亨、薛己，尤擅补中益气汤。但同时他也未弃用寒凉之法，如顾金寿虽以温补之法治愈目疾三证，但又于按语中指出："但目疾各有所因，又不可缘凉泻多误，但遵温补亦足误人。"可见顾金寿多用温补，但不囿于温补，而是分清寒热虚实，标本缓急，随证应用。

二、典型医案评析

【案例1】朱某（陈墓），十三岁，脉见沉弱，右手尤甚。疟发三日，风邪积于阴分，非补中益气汤不可。

西党参三钱　炙黄芪一钱五分　焦白术一钱　炙甘草五分　陈皮一钱　当归身一钱　炙升麻三分　柴胡三分　炒黄芩一钱　生姜一片　大枣二枚

又疟虽止，而脉未静，再照前方服两剂。

（《吴门治验录·案 22》）

评析： 邪之所凑，其气必虚，本案通过脉证抓住患者病机特点为正气不足，下焦过受风寒，邪积于阴，故用补中益气汤扶正祛邪，柴胡、黄芩并寓和解少阳之意，故数剂而瘥，体现了顾金寿善用温补、辨证调治的特点。

【案例 2】 桑吴氏（望信桥），脉弦而滑，停经四月，腹忽膨大，连服消蛊行血之剂，更增坠痛。问由口角郁怒而起，此气郁生火，以致胎气不安，暴发胀大，二便通调，与蛊胀逐渐增加者各别，且消导不合，恐其有损胎元。自以平肝疏气为稳。

老苏梗一钱五分　嫩条芩一钱五分　四制香附一钱　大腹皮一钱五分（酒洗）　阳春砂仁五分　炒枳壳一钱五分　鲜小卷荷叶连蒂一个

又痛止膨消，胎脉大现，左强于右，理应得毓麟儿，但胃气已伤，尚须养胃安胎为治。

老苏梗一钱　嫩条芩一钱　生于术一钱　白扁豆三钱（去皮炒）　白芍一钱　阳春砂仁四分　炒枳壳一钱五分　茯苓三钱　荷蒂一个

十剂。

（《吴门治验录·案 38》）

评析： 初诊时，顾金寿便观察到该妇人悲啼痛楚，目含怒色，推测其病由气恼而得。诊脉时，觉弦大中又带和滑之象，判断这是胎脉而不是病脉。再查看前医所开方药，只用行经消蛊之药，而未考虑孕产，非常惊诧，于是仔细询问其母，才知患者已停经四个月，平素并无不适，只因悲怒交加后腹部忽然胀大如蛊。顾金寿据此分析，并非缓缓肿大，自是肝气夹胎气郁而不舒，故服前医消蛊行血之剂只会更增痛坠，所幸药力不深，腹中胎儿尚未过受其害，故治以调气平肝，舒气安胎，法拟薛己加减逍遥散之意，终于痛止胀消，脉转弦滑而和，继续养胃安胎。左强于右，自是得男之象，数月后果然生一子。顾金寿精于四诊，脉证合参之功力可见一斑。

【案例 3】 颜某（江村桥），脉浮无力，牙宣多年不愈，服清凉益甚，必须温补肝肾，引火归原。丸方：

原生地黄四两（酒洗焙）　大怀熟地黄六两（铜刀切）　砂仁二钱（研末）　炒怀山药四两　茯苓四两（人乳拌，蒸晒）　粉丹皮二两（炒黑）　当归身三两（小茴香三钱，研末拌）　大白芍二两（炒黑）　骨碎补三两（地骨皮露二两，浸一宿，炒成炭，去火气）　沙苑子三两（青盐水浸一日，晒干）　白茅花灰一两　上瑶桂心六钱（小川连三钱煎汤，浸一日，晒干，锉）　肥牛膝一两五钱（炒黑）　百草霜一两（水飞）　左牡蛎三两（煅）　石决明六两（盐水煮）　腌猪下齿骨三两（煅）

上药法制治末，先用金针菜一斤，合欢皮八两，放淡海参六两，泡淡海带四两，浸淡淡菜四两，活水芦根一斤，熬浓汁，溶入鹿胶二两，龟板胶三两，陈阿胶四两，代蜜捣丸如桐子大，每空心开水送三四钱，久久益妙。

牙宣多年服此平复，至今未发。

（《吴门治验录·案 89》）

评析： 治疗牙宣，古今多用凉血养阴法。本案中，患者牙宣多年难愈，脉浮而无力，用清凉的药物反而加重，顾金寿引刘完素"暴病无虚，久病无实"及朱丹溪"实火宜泻，虚火宜补"的观点，认为"此妇操心太过，营虚火旺，上扰阳明，故发此证"。前医采用凉血清胃的治法却常使之加重，加之年过五旬，愈发愈甚，此为虚证无疑，故宜采用温补。本案证属肝肾亏虚，虚火上炎，故以补益肝肾，引火归原为治疗大法。案中丸药制法弥足详尽，看似繁杂的炮制方法，实际对治疗效果起着非常重要的作用。另外，世人多认为刘完素、朱丹溪以"六气皆能化火""阳有余阴不足"等立论，多用苦寒之品，本案顾金寿所引刘、朱之说，却是虚实补泻、相火命门等散于刘、朱著作中的重要观点，一如按语："须知河间丹溪何尝好用苦寒，而景岳遂云'刘朱之言不息，岐黄之道不明'，持论未免太过。"足见顾金寿治学严谨，对古代医家医论有着全面、深刻的认识。

三、参考医案

【案例1】黄某（洞庭会馆），脉左弱右关数滑，肝肾先天不足，脾胃后天失调，故痰火滞于阳明间，忽上逆气塞，胸悗颇似昏厥，至不耐烦劳，梦寐若惊，则又肝肾之虚象也，宜服蛮煎加减。

茯神三钱（朱拌） 大原生地黄三钱 大麦冬一钱五分 石菖蒲三分 制半夏一钱五分 陈皮一钱 青花龙骨三钱 煅牡蛎三钱 陈阿胶一钱 九孔石决明一两（煎汤代水）

（《吴门治验录·案11》）

【案例2】颜某（穿珠巷），两关沉滑，右手尤甚，此由思虑伤脾，脾虚饮伏，故食入非噫即胀。六君但能和脾，不能宣郁，是以久服无效。法宜宣郁扶脾，治饮方妙。

上党参三钱 制半夏一钱五分 川郁金七分 茯苓三钱 冬术一钱五分（土炒） 炒薏米三钱 焦神曲一钱五分 黑栀子一钱五分 新会皮一钱 合欢皮五钱 金针菜五钱

（《吴门治验录·案67》）

【案例3】龚某（闻德桥），五十七岁，脉沉数而涩，素质阴亏，湿热下积。故发为膶肿，利湿太过，肺气渐伤，不能通调水道，下达膀胱，不但二便艰涩，兼之气逆发喘，左手亦肿，肾囊浮大，证颇棘手。先用清金降气一法，佐以通关丸，以冀气化腑通消肿为幸，但此病最防腹大，若水气上逆，腹胀气喘，便难收拾矣，慎之慎之。

北沙参三钱 原生地三钱 炙黄芪一钱五分 土炒于术一钱五分 茯苓三钱 汉防己三钱 生薏米五钱 甜沉香三分 荷叶梗三尺

煎送通关丸二钱。

又二便稍通，夜卧气逆少缓，脚与肾囊之肿如故。此证全由脾胃气虚不能输津液于肺，而肺失司降之故。丹溪治法甚佳，今仿之。

竖劈党参六钱 于术一钱五分 土炒茯苓三钱 广皮一钱 制半夏一钱五分 桑白皮一钱五分 白芍一钱五分 桂酒炒宣木瓜一钱 酒炒桑枝三钱 败笔头一枚（炙灰）

送通关丸三钱。

又脉见关前沉大，关后独沉，寒水下凝而虚阳上逆为咳。此间颇费调停，再用煎丸分治之法，且清上即所以治下也。

竖劈党参六钱 北沙参五钱 广陈皮一钱 大麦冬一钱五分 桑白皮一钱五分 汉防己三钱 茯苓三钱 薏米三钱 牛膝一钱（盐水炒）

送济生肾气丸三钱，十服愈。

（《吴门治验录·案88》）

第十一节　谢映庐医案

一、医著介评

《谢映庐医案》为清代名医谢映庐的医案著作。本书理论与治验俱佳，临证思路分析入微，引经据典，旁通曲喻，多遵循《寓意草》遗意，先议病后用药，在医案著作中享有盛誉。

（一）医著概况

谢映庐（1791—1857），名星焕，字斗文，江西南城人，清代著名医家。其将其所治验案辑录成册，名曰《得心集医案》。该书经兵燹后散失过半，经其季子谢甘澍重新整编，更名为《谢映庐医案》。

《谢映庐医案》共6卷，记载医案250余则，卷首为序、凡例，卷一至卷六为医案，下分21门。各门医案病因、病机、辨证论治、制方及方药均有详细论述，间附答问、述治，将辨治某病的理论附于各有关门类之后。书后附有汪士珩跋、谢甘澍跋。

（二）学术思想与特点

1. 辨治病证多宗《内经》　本书辨治病证，多不离《内经》之旨，是经典著作运用和指导临床的示范。如痿证门中所列医案的病机、症状、治则、治法等均宗《内经》。痿证发病责之于"五脏因肺热叶焦，发为痿躄"（《素问·痿论》），症状为"大筋软短，小筋弛长，软短为拘，弛长为痿"（《素问·生气通天论》），治则以"治痿独取阳明"（《素问·痿论》）为主，治法取之于"风淫于内，治以辛凉，佐以苦，以甘缓之，以辛散之"（《素问·至真要大论》）。

2. 提倡"先议病，后用药"，临证多用古方　谢映庐推崇喻昌之"先议病，后用药"的观点，参考病之现状、起因、服药经过，辨其山川水土和时令节气，洞察病机，立法精当。其临证多用历代古方，且运用灵活，师古意而不泥其方。书中选方159首，其自制方仅31首，用仲景方救治危重病证20余首，如用白通汤救治厥证2例、半夏泻心汤治疗误下呕吐案、附子泻心汤治疗误治传经案、小建中汤治疗宿食腹痛案、大柴胡汤治疗阳邪入里案、桃仁承气汤治疗湿热腰痛案等。

3. 凭脉辨证，识证入微　谢映庐精于脉诊，善于据脉辨证，精推细勘。全书医案，临证依切脉所得诊治最多。同时，还据诊脉推求脉理，据脉再探求疾病的病理变化，准确判断疾病预后，在错综复杂的病情中，舍症从脉，直断病情，多起沉疴。

二、典型医案评析

【案例1】胡生考成，夜半潮热，头脑晕痛，脉来浮数，舌心带燥，似表有热邪。然其平时面色失华，声音不扬，知为中虚之体，不敢清散，姑以六君去术加金钗与之。是夜潮热愈炽，口出谵语。次早再诊，脉仍浮数，目赤舌刺，汗出透衣，开目谵语，昏不知人，小水赤色，大便不通。种种见症，颇似实热。但潮热虽重，尚可覆被，舌虽干刺，不喜冷水，与粥一杯，便如虎嗜，再啜发呕。参诸平时声色，而又发自半夜，知其表虽热而里实寒。若果阳明实热见此症候，便扬手掷足，安得覆被昏睡耶？又安得渴不消水啜粥辄呕耶？昔喻嘉言有谓热邪既盛，真阳复虚，此是真阳既虚，而热邪复盛耳。授以益元汤，原方中姜、附、参、草、艾叶、葱白回阳补虚，合乎甘温能除大热之旨，浮火之泛，有黄连折之，阴气下竭，有知母滋之。且二味苦寒，更借以制姜、附之猛烈，庶于口干舌刺之症，服之坦然无碍。若夫大汗伤津，有麦冬、五味生精敛液，仍以姜、枣和谐营卫，更入童便冷服者，犹恐格阳之症，拒药不入，合乎热因寒用，其始则同，其终则异，统而言之，究归清补之药耳。一剂诸症悉减，再剂热退身凉。但愈后虽健，调理之药，大剂养荣汤，迭服数十剂，始获如原。盖由少年禀赋不足故耳。

益元汤，活人。

附子 艾叶 干姜 麦冬 五味 知母 黄连 人参 甘草 姜枣 童便 葱白

冷服。

（《谢映庐医案·虚寒门·内寒外热》）

评析： 谢映庐善究病源，审察精细，本案诸症，俨然一派实热，但考虑患者平素中虚体质，不喜冷水，可覆被昏睡，仍辨证为内有虚寒，兼有热邪。前用六君子汤而病情加重，并不是用药方向有误，而是病重药轻，病情不能得到控制，遂改用益元汤，甘温苦寒并用而病瘥。

【案例 2】 王毅垣先生，平日操劳（劳倦思虑，俱伤脾气），素有痰饮，稍饮食未节，或风寒偶感，必气喘痰鸣。十余年来，临病投药，无非括痰降气之品。迄来年益就衰，病亦渐进。值今秋尽，天气暴寒，饮邪大发，喘息不休，日进陈、半、香、砂之属，渐至气往上奔，咽中窒塞，喉如曳锯，密室中重裘拥炉，尚觉凛凛，痰如浮沫，二便艰涩。余见其面赤、足胫冷，阳被阴逼外出。两人靠起扶坐，气逼咽嗌，不能发声，脉得左手沉涩，右手缓大。因思喘急沉涩，已属败症，且四肢虽未厥逆，而足胫已冷，实未易治。继思胸中乃太空阳位，今被饮邪阴类僭踞，阴乘于阳，有地气加天之象，急以仲景苓姜术甘汤加附子一两，连进二剂，病全不减。再诊，左涩之脉，已转滑象，而右大之形，仍然如昨。乃知中土大虚，不能制水，饮即水也，嘉言喻氏曰：地气蒸土为湿，然后上升为云。若中州土燥而不湿，地气于中隔绝矣。天气不常清乎。遂将原方重加白术，减附子，大剂再进，而阴浊始消，胸次稍展，溺长口渴。

毅翁恐药过燥。余曰：非也，此症仲景所谓短气有微饮者，当从小便去之。况渴者、饮邪去也，何惧其燥耶？仍将前药迭进，乃得阳光复照，阴浊下行。其善后之计，仍仿嘉言崇土填臼之法。缘饮水窃踞，必有科臼故耳。

（《谢映庐医案·痰饮门·喘息不已》）

评析： 本案应用喻昌治痰之法治疗痰饮所致喘息不已。治疗痰饮以恢复脾胃的升降之机为要，尤其重视阳气之升，阳气升，则阴霾俱散。仲景苓桂术甘汤加附子，温阳化饮，健脾除湿，阳气旺则阴浊始消而建功。

【案例 3】 陈元东，连日微觉恶寒，两耳痛引及脑，然饮食自若。曾向吴医诊治，服川芎茶调散，下咽即浑身大热，面红目赤，牙紧唇肿，咽喉窒塞，瘾疹红块，攒发满项。举家惊布，急延吴医复视。吴医束手无法，陈氏昆季伯侄交口怨为所误。乃一面闭阻吴医，一面各寻别医。

及余至时，数医在堂，未敢用药。有谓此非桂附不可治者。余因问曰：此何症也？一医曰：误表戴阳于上，阴斑发于皮肤，必须桂、附，方可收阳。余笑曰：先生可独领治否？其医曰：如此坏症，谁肯领治？余曰：吾可领之。遂将吴医原方加甘草五钱，并曰立可呈效。其家见余言直切，急煎与服，药一入喉，微汗热退疹消，头目俱清，一时人事大爽。诸医见余言已验，各自回寓。而吴问曰：加病是此药，愈病仍此药，且加病甚速，愈病仍速，如斯奇治，令人莫测，肯以传乎？答曰：五行之速，莫如风火。此症本风火内伏，阁下特未察其隐而未出之故耳。原药升发宣扬，治本合法，但一剂，其伏邪只到肌表，宜乎逼蒸发热，头目赤肿，皮肤疙瘩，盖发犹未透也。余乘机再剂，解肌败毒，攻其汗出，则邪可尽达，自然风静火平，合乎火郁发之之义。但风火交炽，势甚暴急，故重加甘草以缓其火势，乃甘以缓之之意。法遵经旨，有何奇哉？

（《谢映庐医案·风火门·牙紧唇肿》）

评析： 本案喉风由火郁而成，初起火未透发，遇风药辛散之品，蒸邪外出，虽治法恰当，但透发之力不足，使伏邪表之于外。谢映庐洞彻病机，善用古方成法，熟谙药性，以一味甘草，合《素问·阴阳应象大论》"辛甘发散为阳"之意，助郁火发之，且以甘缓火势，谨遵《内经》之要旨。

三、参考医案

【案例1】 陈怡太，年老体弱，辛苦劳力之人，得伤风小病，头身作痛，发热畏寒。医者不以劳力伤风之例施治，乃以败毒散二服，遂变大汗如雨，舌干如刺，满面赤色，神志昏惑，问其小便不利，大解不通，俨似极热之症。余固知为误治所致。老年阴气既衰，误汗愈涸，故舌刺口渴，而泉源既竭，二便必变。诊脉洪大，按之寂然，虽无急疾之象，然恐误表戴阳于面，元气随汗立散。意欲行真武坐镇之法，但津液内竭，难受辛温之亢味。将欲与生脉救阴之意，而甘酸之药，其何以回垂绝之元阳。继思独阳不生，盖阳无阴，则孤阳失所，而飞越戴出矣，必得扶阳之药，而兼济阴可也。处古益元汤回阳生阴，药一下咽，果获熟睡，舌刺少减。再剂，热退身凉，汗收食进，与理阴煎数服而康。

理阴煎

熟地黄　黑姜　当归　炙草

（《谢映庐医案·虚寒门·误表戴阳》）

【案例2】 周维友，高年体盛，素多酒湿，时值严寒，饮食未节，湿邪不走，始则胸紧咳嗽，医以陈、半、枳、桔消导之剂，继则气急痰鸣，更医又谓年老肾气不纳，而姜、附、沉、术、二香之类迭进，病渐日笃。延余视时，气急上冲，痰响窒塞，阻隘喉间，日夜不能贴席。尤可畏者，满头大汗如雨，气蒸如雾，时当大雪之际，不能著帽。问其二便，大解数日未通，小水涓沥难出，满舌痰沫，引之不透。及诊其脉，沉而劲指，知为阴浊上攻，雷电飞腾之兆，正《内经》所谓阳气者，若天与日，失其所，则折寿而不彰。法当通阳泄浊，连进半硫丸，俾得冷开冻解，二便稍利，阳光复辟，阴浊下行，胸膈始舒，而痰壅头汗气蒸诸急，不觉如失，亦阳气得所则寿考彰明之验也。后与冷香饮数服而安。

冷香饮

附子（生用）　草果　橘皮　甘草（炙）各一钱　生姜五片

水煎，冷服。

（《谢映庐医案·冲逆门·阴浊上干》）

第十二节　程敬通医案

一、医著介评

《程敬通医案》是程敬通一生留下的57个代表性医案，按一年内时间的先后顺序排列，经程曦等人详加注解而成。程敬通处方与众不同，药味丝毫不杂，配伍精奇，充分体现出其学养之深、经验之富。本书对于研究新安医学及后世学习参考均有重要价值。

（一）医著概况

程敬通，名衍道，槐塘人，安徽歙县人，为明清时代新安杰出医家之一。其生于明万历年间，殁于清康熙初年。其在《素问·刺法论》"正气存内，邪不可干"及《素问·评热病论》"邪之所凑，其气必虚"之论的基础上，熔李东垣、朱丹溪之学于一炉，注意补气血、调脾胃、固正气。在治疗上讲究扶正祛邪，注重固本培元，重视调气血和脾胃，补先天之肾气，扶后天之胃气，为新安医学"培元固本"派的代表。程敬通著有《医学心法歌诀》一卷，《仙方遗迹》（又名《程敬通医案》）二卷，又著有《医法心传》，还点校有《外台秘要》一部。

《程敬通医案》原名《仙方注释》，又名《仙方遗迹》，是程曦于清光绪九年（1883）收集的程敬通之遗方五十七帧，其阅之殊感古奥，未易明了，遂请教其师雷少逸先生，雷氏阅后，击掌称节，大为赞赏，曰："丰城剑，卞和玉，汝得之矣。"程曦遂与同窗江诚、雷大震将其手迹一一钩摹，并加以注释，名之曰《仙方遗迹》。

程敬通熟谙经旨，博采众说，精通脉理，医案简练，寥寥数语，则能道出病之原委，处方遣药从不过十，且丝丝入扣，直中肯綮。然而病案记录过简，不少案例只出方药而无案，病案症脉舌象多不全面，在患者信息方面，亦多未载，实属缺憾。

（二）学术思想与特点

《程敬通医案》共载 57 例医案，有 37 例注意调养正气，其中应用补法医案过其半数，颇能启悟后人。其处方用药，机动灵活，重视固本培元的思想尤值得借鉴学习。程敬通博通阴阳盛衰、邪正虚实、上下升降、寒热进退之理，对气血之先后更为重视，如其益气治吐血，辛苦通降治反胃，以及补气治难产诸案，均从气机着眼，而配伍精当，有汉方之风。

1. 善于审证求因，调理脏腑以疗疾病 书中记载，程敬通治疗咳嗽，不墨守成规，而是依据《素问·咳论》"五脏六腑皆令人咳，非独肺也"之论，注重脉证，强调审证求因，据证论治。其对体虚久咳，提出了"久嗽虚，勿理肺，补脾肾可治"的见解。又如治疗水肿，根据《素问·至真要大论》"诸湿肿满，皆属于脾"之论，认为脾受湿淫，可渐为水肿。如案十二曰："腹肿脉瘦，当消补并疗。"可知，该案就脉而论属虚证，就症而论属实证，故程敬通以商陆利水消肿，加用党参补其脾元，消补兼施。观其立方遣药，如芳香与甘润同用，则太阴可开，胃阖得苏；辛润与甘温同用，则肺热得清，胃机可复；且善攻补兼施，寒温并举，灵活可法。

2. 诊断疾病，讲究脉学功夫 如书中反胃案中有："食后必吐，脉滑无仿，宜辛苦则泰。"滑脉者流利圆滑，主痰饮喘咳宿食不化，妇女妊娠也常有滑数之脉，程敬通在脉证矛盾中能正确掌握前人舍证从脉之学说。

3. 善用人参大补元气 在 57 例病案中，用到人参的病案有 10 例之多，且能对证施治。对于脱证，应用大剂人参，疗效显著。如案七中，程敬通用人参补其无形之气，玄参、生地黄凉血滋阴，血得凉则止，又能增液生津。诸药同用，既能补气固脱，摄血止血，又能防止气脱津耗。

除了精于方药，程氏还善于结合运用针灸治疗，以获得速效、卓效，如案二十一治水臟之症，除用汤药外，兼针足少阴肾经原穴太溪，合于李东垣"不令湿土克肾水，其穴在太溪"之说。针药并用的治疗措施常收佳效，本书案中针药兼施者不乏其例。正如孙思邈所云："病有须针者，即针刺以补泻之……针灸而不药，药不针灸，非良医也。"

二、典型医案评析

【案例1】左，二月二十六日方。血大涌，脉小数，弗虑。

高丽参五钱　丹参一钱五分　元参三钱　大生地五钱　加龙眼肉三钱

井水煎。

（《程敬通医案·案七》）

评析：古人云："血脱者益其气……有形之血不能速生，无形之气所当急固。"《医法心传·血症》亦云："如气虚不能摄血者，非参芪不能奏效。""血大涌"，颇虑气随血脱，而气能生血，故用高丽参补无形之气；"脉小数"为阴虚火炽。血得凉则止，故用生地黄、元参（玄参）凉血，"水升则火降，火降则络安"；血得温则养，故用龙眼养有形之血以便归经，更以丹参养其受伤之血，澄其留滞之余。病在春时，阳气升浮，井水偏寒，以之煎药，亦可助清热降火，有利于止血。本案治疗因于虚火炽络，阳络伤所致出血重症，而能谓"弗虑"，且能救危亡于顷刻之际，足见程敬通益气治血症的丰富经验。

【案例2】左，三月初九日方。痰阻肺，精华不上升，当消则眸瞭。

象贝母四钱　杏仁露三钱　玉苏子一钱　制半夏三钱　瓜蒌壳三钱　苦桔梗一钱

逆流水煎。

（《程敬通医案·案十一》）

评析：大凡眼部之疾，中医多责之于风热、肝火、阴虚诸因，治以祛风热、退翳障、清肝火，或滋养、潜降为法。程敬通治该例却责之痰阻于肺，华盖不利，致五脏之精华不能上注于目，采用消痰法。用润燥利膈清金宣肺之杏仁、瓜蒌、象贝母（浙贝母）、桔梗，佐以燥湿豁痰之半夏，使以降气化痰之紫苏子，未用一味眼科套药而眼疾竟愈，独特之见耐人寻味。逆流水，即波澜中向上的水，它是逆性上流的，涌吐和治痰饮的药可以用其煎制。

【案例3】左，六月十二日方。受盛不司泌别，二便易位。

琥珀末一钱　茯苓片三钱　酒炒黄芪三钱　米炒于术二钱　茅桔梗一钱　瓜蒌子二钱

空心温服。

（《程敬通医案·案二十五》）

评析："二便易位"即"交肠"症，相当于现代医学之阴道直肠瘘，多由产伤所致。郑玉峰所著《济阴要旨》有"产后交肠病，又谓差经，大小便易位而出"的记载。其便燥者用《证治准绳》润肠汤；其便溏者，宜五苓散、《证治准绳》调气散加阿胶末，沸汤调服。本案用黄芪、白术补气，助膀胱气化；琥珀、茯苓片通利水道；桔梗升清，使清者归于前阴；瓜蒌子降浊，使浊者归于后阴，与陈澈《药症忌宜》所言"宜升清降浊，兼补气、淡渗"之法不谋而合。

三、参考医案

【案例1】煦亭，五月二十六日方。阴虚水鼓，本末兼治，并针太溪。

熟地黄八钱　怀山药二钱　淡附片三钱　车前子三钱　福泽泻二钱　淮牛膝二钱

加肉桂末一钱（分冲）。

（《程敬通医案·案二十一》）

【案例2】右，十一月初五日方。三疟变两朝一隔，寒盛热微，当温补。

东洋参三钱　当归二钱　淡附片一钱　制首乌二钱　鹿角仁霜二钱　炙鳖甲二钱　加姜三

片　南枣三枚。

（《程敬通医案·案四十六》）

【案例3】右，十一月二十九日方。血素亏，下体热觉涌泉而起，宜滋补防虚。

熟地黄一两　牡丹皮一钱五分　土炒归身二钱　杭芍一钱　怀牛膝二钱

煎服。

（《程敬通医案·案五十》）

第十三节　问斋医案

一、医著介评

《问斋医案》是对晚清名医蒋宝素四十多年临证经验的总结，全书所选医案诸证悉备，审证详细，理法圆通，议论明快，遣药允当，颇多巧思，是一部汇集蒋宝素学术精华的医案著作，体现了蒋宝素师古不泥、开拓创新的治学风格，值得中医后学学习借鉴。

（一）医著概况

蒋宝素（1794—1873），字帝书，号问斋，丹徒（今江苏镇江市）人。其自 17 岁起从其父蒋椿田学医，并师承名医王九峰，医术精湛，声望卓著，为晚清名医。蒋宝素一生博闻强识，勤于著述，著有《医略》《快志堂医案》《问斋医案》《医略稿》《伤寒表》《证治主方》《医林约法三章》《关格考》《人迎辨》《诊略》等医学著作，另有《儒林正记》等经史作品。

《问斋医案》为蒋宝素集四十余年临证实录而成。蒋宝素自序言："医案五卷，分心、脾、肺、肾、肝五部，合火、土、金、水、木五行，共四十三门，令百病各有所系，如日以系月，月以系年。先正其名，而后论治，类聚诸家之说，参以经史子集之言，别是非，定从违，必符经旨而后已。"本书所载医案所论详细明了，内外诸证悉备，治法方药多采用仲景之方及其父蒋椿田所著《椿田医话》之方，论点正确，分析透彻，多有创见，精详切用。

（二）学术思想与特点

1. 下病上取治癃闭　《问斋医案》属实录式医案，诸案师古不泥，屡出新意，对很多疾病的论治都有独到之见解。比如在癃秘（癃闭）的诊治过程当中，奉行下病上取，泻肺热以行清肃、升清降浊、补中气而助斡旋、通补兼施，益肾气以利膀胱等治疗原则，屡获奇效。

2. 肺脾肾三脏治肿胀　脾之经气结则不能转输胃中水液，肺之经气结则不能通调水道，于是水液停聚，泛溢为病。肾者胃之关也，关门不利，故水聚而为肿胀之病。因此对肿胀的治疗着眼于肺脾肾三脏，汗法、消法、补法各得所宜，灵活使用温肾法等皆可资后学参考。

3. 温肾诸法治痰饮　医案中对痰饮的治疗强调十补一清、剿抚互用、探本求源、重视脾肾的治则，认为痰饮的产生乃"肾水上泛，脾液倒行"所致，临证以温肾为主，给许多痰饮病患带来福音。

4. 脾肾双补治哮喘　临床常将哮喘视为顽症，本书医案却对哮喘的治疗颇有心得，十分重视风邪在发病中的致病作用，常从"风伏肺金""肺风深伏"立论，提出哮病发作以治风、疏解豁痰、脾肾双补等为治则，总结了诸如温补肾督法、涤痰降气法、宣壅导滞法、疏风散寒法、清肃肺金法、调理中焦法、变体倒仓法等治疗方法，颇多创见。

5. 攻邪为上治伏邪 本书医案还对伏邪颇有研究，伏邪即是人体在受到致病因素的侵袭同时正气不虚的状态下，病邪藏匿而未发病的状态，蒋宝素认为治伏邪大法，以攻邪为上策，扶正祛邪为中策，养阴固守为下策，这些方法在书中皆有体现，有可取之处。

二、典型医案评析

【案例1】上闭下不通，气升水自降，宜东垣补中益气汤。

人参　生黄芪　冬白术　炙甘草　当归身　陈橘皮　春柴胡　绿升麻　生姜　大枣肉

二诊：两进补中益气，升清降浊，癃秘已通，节制已行，金令直到州都，气液化归常度，是方本非通利，盖小便利与不利，中气为之斡旋，真阴本亏，再以景岳补阴益气煎，以善其后。

大生地　人参　怀山药　炙甘草　当归身　陈橘皮　柴胡根　绿升麻

（《问斋医案·癃秘》）

评析： 蒋宝素认为癃秘（癃闭）发于中者，大多是因中气不足所导致。盖人之清气不可一时不升，浊气不可一刻不降，而中焦脾胃乃是一身之气升清降浊之枢纽，若因饮食、劳倦、情志等因素损伤脾胃，中气不足，清气下陷，浊气上逆，则影响膀胱气化，可致小便不利。治疗当遵"塞因塞用"之旨，以补益中气之剂助其疏通。故予补中益气汤以斡旋中气，使脾能散精，金有所恃，清升浊降，气化得行，而疾病自愈。补中益气汤并非通利之品，却达到小便通利之目的。二诊予以景岳补阴益气煎，实因补中同时不忘兼顾肾阴，以补其本亏。

【案例2】前哲以脾为生痰之源，肺乃贮痰之器。五液皆属于肾，化生于胃，当以肾为生痰之源，胃乃贮痰之器为是。肾水上泛，胃液倒行，呕吐，痰涎甚涌，食少，咽干，脉数。爰以六味地黄合《外台》茯苓饮，从肾胃论治。

大生地　粉丹皮　建泽泻　怀山药　山萸肉　云茯苓　人参　冬白术　枳实　陈橘皮　生姜

（《问斋医案·痰饮》）

评析： 痰饮病名首见于《金匮要略》，蒋宝素认为，其形成主要与胃肾功能失调有关，其作不离水湿，系津液所化。肾为水脏而司五液，当以肾为生痰之源，因此蒋宝素在治疗时从胃肾论治尤重肾气。具体的治疗方法包括攻逐水饮法、温肺化饮法、清热化痰法、健脾化痰法、补肾化痰法、双补脾肾法等。本案脉数，为阴虚之象；咽干，系肺肾阴伤之征。《灵枢·本输》云："肾上连肺。"滋肾则能金水相生，治节得行。故选用六味地黄汤滋肾治肺。呕吐痰涎是痰饮蓄积于胃所致，故选用《外台》茯苓饮。两方一以滋肾，一以理胃，阴阳相协，足堪效法。

【案例3】二天不足，脾肾双亏，驯致风伏肺经，哮喘屡发。不扶其土，无以生金，不固其下，无以清上。法当固肾扶脾为主，清上实下辅之，爰以六味、六君加减，守常调治，或可图功。质之高明，未知当否？

大熟地　牡丹皮　建泽泻　怀山药　山萸肉　人参　绵州黄芪（防风煎水炒）　冬白术　制半夏　陈橘皮　炙甘草

水煎丸，早晚各服三钱。

（《问斋医案·哮喘》）

评析： 哮喘之病程迁延，稍有刺激即可发作，蒋宝素强调其发病之风根为脾虚不能输布精微，肾虚不能蒸化水液，以致津液凝聚成痰，伏藏于肺。并且脾肾不足，素体气虚，抵御外邪能力下降，易致外邪侵犯引动伏痰而发病。蒋宝素将脾肾双补法作为哮喘平复后的调治之法，常用《椿田医话》脾肾双补丸加减化裁。《问斋医案》指出："现在举发，疏解豁痰为主；平复后，双补脾肾为宜……培补脾肾，以求其本，诸侍中、李东垣补脾肾各有争先之说，莫若双补脾肾并行不悖为妙。"尤其对于平复后的脾肾双补阐发总结为："不扶其土，无以生金，不固其下，无以清上。法当固肾扶脾为主，清上实下辅之，爰以六味、六君加减，守常调治，或可图功。"这种标本兼顾、清固结合、脾肾双补的治疗策略考虑周到，颇为可取。

三、参考医案

【案例1】三日苔白溲红，巅痛身疼，发热无汗，夜烦谵寐，脉数。邪伏膜原，化热伤阴，出表为顺，入里为逆。

羌活　尖槟榔　川厚朴　草果仁　赤芍　炙甘草　黄芩　生姜

四日得汗未透，苔转深黄，溲更浑赤，表热虽减，头身之痛未除，数脉未缓，夜烦益甚。内陷之象，慎防呃逆神昏之变。

柴胡根　甘葛　黄芩　尖槟榔　川厚朴　草果仁　知母　赤芍　制军

五日便解如酱，赤溲更少，黄苔起燥，夜烦谵语，脉数。伏邪直入阳明胃腑，阴液受戕堪虑。

犀角片（水牛角代）　大生地　粉丹皮　赤芍　生大黄　枳实　炙甘草

六日下后，得汗如浴，诸症虽平，余氛未靖，阴阳未复，尚易清理。

大生地　北沙参　当归身　白芍　赤茯苓　炙甘草　制半夏　新会皮

七日诸症悉退，惟胃气未开。胃为仓廪，非谷不养，宜用同气相求之品。

白花百合　六和神曲　炒谷芽　炒麦芽　炒薏仁　黑大豆　黄小米　法制半夏　活水芦根

（《问斋医案·伏邪》）

【案例2】吐血有三：伤胃，肺疽，内衄。血如涌泉，势若釜沸，盈碗盈盆，不竭不已。危急之秋，药宜瞑眩，勉拟理中合桃仁承气从伤胃论治。

人参　冬白术　炙甘草　炮姜炭　桃仁泥　油肉桂　生大黄　赤芍　童子小便

理中汤力挽随血散亡之气复聚，桃仁承气逐瘀泻火，率倒行之血归经，服后大便畅行起沫，中有黑块，血止神清，安不忘危，善后宜慎。

大生地　粉丹皮　建泽泻　怀山药　赤茯苓　人参　大麦冬　五味子

（《问斋医案·诸血》）

【案例3】经以心腹满，旦食，不能暮食，为鼓胀，脐平筋露不治。《医话》法制鸡矢醴主之。

雄鸡矢白四两（无灰酒四两，炒干）　陈仓米二两　巴豆（不去油）十枚　老丝瓜络一两　无灰酒二两　同炒焦，去巴豆、丝络。

蟾蜍一个（约重四两，打烂）　砂仁末二两　无灰酒二两　同炒焦，去砂仁末。

上三味，无灰酒一斤，长流水三斤煮千滚，约减半，布袋绞汁，澄清。分三五次温服。

（《问斋医案·肿胀》）

第十四节　一得集

一、医著介评

《一得集》为晚清僧侣心禅所著。本书所载案例以内科杂案为主，系作者临床验案。本书强调医德，注重辨证施治，治法灵活，记载简明完整，值得深入学习和研究。

（一）医著概况

心禅，晚清普陀山僧人，久居于杭州，以医知名，余皆不详。著有《一得集》，刊于1890年。《一得集》分上、中、下三卷，卷上有医论17条，历数庸医误人之弊，指出学医必先读《内经》，深研古法，临床方能随证应变，治有法则，并主张综合用针灸、按摩、薄贴、熏蒸诸法治疗疾病，提高临床疗效；后两卷录病案92例，多为内外儿各科杂病，以内科杂案为主，系作者临床验案。近代名医裘吉生赞《一得集》之医案可与浙江名医王孟英之医案媲美。

（二）学术思想与特点

1. 重视脉诊　本书医案在诊断方面重视脉诊，所载医案中记录脉诊的超过70例。其诊断时注重四诊合参，以脉参病。他可以从脉象的细微变化上抓住疾病的本质，从而使各种疑难杂症迎刃而解。例如周子章先生室人吴氏，仲秋患湿热症，迁延月余，每日晡时必先微寒，旋即发热，至天明而热始退，胸闷不食。前医固执小柴胡汤出入加减，愈治愈剧。心禅认为疟脉自弦，今脉不弦而濡小，其为脾胃虚弱，湿邪阻遏募原而发此潮热，从太阴阳明两经主治而效。

2. 擅长救治危急重症　书中救治急症的医案达30余例，约占全部医案的三分之一。由于心禅临证既能借鉴前人经验，又不拘泥于前人所述，而能运用灵活，所治急症沉疴，均收显著疗效。其治疗急症、重症善于针药并举。对于痰热内壅、窍闭神昏之厥证，心禅常常先施以针刺，以接续阴阳之经气，通利闭塞之关窍，宣泄其热毒，祛除其痰邪，如吴性女暑闭卒厥案，案中急以针刺人中、曲池及十指出血，随即以石菖蒲、郁金、竹沥、石膏、藿香、槟榔等药调服紫雪丹之类开窍醒神药物，使患者转危为安。

另外，对于危急之案的治疗，心禅强调应在辨证准确的前提下，选用力量峻猛的药物，且适当加重剂量进行治疗，方能力挽狂澜，拯危救急。若用一般性缓力弱的药物，或用药剂量偏轻，往往难以取得预期效果，如翁姓子暑毒发颐案，用大剂辛甘咸寒之药，三诊而愈。因而心禅在《一得集·郑姓子哮吼症治验》中深有体会地说："凡治病，虽用药不误，而分量不足，药不及病，往往不效。"

二、典型医案评析

【案例1】一徽州客，年五十许。忽一日右半身如瘫痪，卧床不能转动。筋脉不拘急，亦无痛苦。召余诊之。右脉沉细如丝，虚软无力，左脉和缓无病，细审毫无风象，体肥肌丰，又非痰火，乃气血两虚，归并一偏之病也。仿王清任补阴还阳五汤法，用黄芪四两，当归五钱，赤芍二钱，干地龙、川芎各一钱，续断、忍冬藤各三钱，红花一钱，丹参三钱。服三剂，而右脉渐大，手足略能展动，八剂而起居如常矣。方信归并之说为不谬。后以当归、赤芍、人参、黄芪、茯苓、甘草、丹参、桂枝、木瓜、红花、川芎、牛膝、续断、狗脊等养血补气，舒经活络，嘱其浸酒常服。

（《一得集·气血两虚半身不遂治验》）

评析：患者右半身瘫痪，不能转动，虽突然起病，但无筋脉拘挛，亦无痛苦，脉无浮弦，故非感受风邪为病；其虽体肥肌丰，但脉非滑数，亦知并非痰火。据王清任观点，此气血归并一侧，故致患侧不能行动也，仿补阳还五汤以养血补气，舒经活络，而收速效。

【案例2】赵忠翁，年近八旬，前任镇海教谕。常患头风，发则日夜无度，左颊上额及巅，经络不时抽掣，自觉如放烟火冲状，通夜不能寐，脉虚滑流利，有时弦劲而大。余谓风阳上扰，阳明少阳之火夹痰而逆冲于上，额旁及耳前后两颊现青络甚多，法当尽刺出血。《灵枢》云：诸络现者尽泻之，乃刺两颊及眉心出血，复针颊车、地仓、承浆、率谷、百合、迎香等穴，行六阴数，凡针四次，筋不抽掣矣。方用僵蚕、桑叶、麦冬、山栀、石斛、牡丹皮、竹茹、青黛、丝瓜络、牡蛎、阿胶等品，养血和络，调理数剂而安。次年立春后复发，但不如前之甚也，时值六出纷飞，不能用针，改用推法，以指代针，推后痛稍缓。雪消天霁，复钊率谷、风府，方药如前法，服数剂而又愈。以后每少发，投前方辄效。徐洄溪云：凡经络之病，不用针而徒用药，多不见效。其信然矣。

（《一得集·赵忠翁头风抽掣治验》）

评析：肝胆风火夹痰上冒致令头痛，心禅认为是久痛入络所致，治疗方面对徐洄溪之说"凡经络之病，不用针而徒用药，多不见效"甚是赞同，提倡针药并治。故先以针刺两颊及眉心出血，复针颊车、地仓、承浆、率谷、百合、迎香等穴，后治以清肝泻火，养血和络，调理数剂而安。

【案例3】广东盐大使汪公，回杭途次，偶感微邪，又加忿怒，遂致喘逆倚息不卧。余因治桑观察之症，乘便召诊。其息甚促，音不接续，面色黧黑，中有油光，脉浮部豁大，中部空芤；沉部细弱，不相联贯。余曰：此症邪少虚多，勿误用表散。进二加龙牡汤二剂而安。

（《一得集·虚喘治验》）

评析：患者虽感外邪，但脉虚浮，息促面黑，乃下元亏损，虚阳上越之咳喘，其标在肺，其本在肾，邪少虚多，故切忌表散，心禅以二加龙牡汤温肾敛阳固冲为主，两剂而安。

三、参考医案

【案例1】正红旗满洲人，年三十许。患喉蛾肿痛未破，三日汤水不能下咽，脉洪大而数。先刺两曲池、少商穴出血，喉间即觉宽松，吹以开关散，稀涎散，吐出胶痰碗许，食能下咽矣。方用皂角、牛蒡、僵蚕、贝母、白芷、薄荷、甘草、桔梗、马勃、元参、青黛、山栀、条芩，投七而瘳。

（《一得集·喉蛾治验》）

【案例2】宁波西郊陈姓子年十七，患痫症三四载矣，初则数月病作，后乃渐近，甚至一日数发，口角流涎，乃求余治。脉右三部洪滑流利，左关弦而挣指，左寸上溢鱼际，余谓症属痰火充斥，上蒙胞络，闭塞神明之府，故昏厥卒倒，不省人事。先以牛黄清心丸用竹沥一杯，入生姜汁二三滴化服，复以鲜石菖蒲、郁金、胆南星、羚羊角、桑叶、钩藤、橘红等宣络道而清疏之，继则用宁神安魂，佐以金石，堵其痰火复入之路。每清晨以橄榄膏入矾末少许，用开水冲服四钱，服月余而病不复作矣。

（《一得集·陈姓子痰痫宿病治验》）

【案例3】忠翁孙媳，亦患头痛，嘱余诊之。其脉浮取颇大，而沉按无力。两尺尤甚，左关略兼弦数，余曰：此属肝血内虚，奇经失荣养之司，病虽在上，而根源实在于下，其所以头痛者，督脉上循于颠顶也，药须补下，即《内经》上病治下之法也。用四物加杞子、山药、杜仲、续断、苁蓉、阿胶、鹿角霜、金樱子、石斛、菊花等数剂而愈。此两症亦一虚一实之对证也。

（《一得集·又赵孙媳血虚头痛治验》）

第十五节　南雅堂医案

一、医著介评

《南雅堂医案》署名作者为陈修园，是其一生临证经验的精华荟萃。本书病案丰富，按语精当，实用性强，治法以《内经》《金匮要略》为宗，尤崇仲景方法，不仅较好地展现了陈氏应用经方治疗各科杂病的经验，也充分反映了其融汇古今、擅用时方的特点，是有法度可循、开启悟门的重要医案著作，对临床诊治及研究仲景学术具有重要的参考价值。

（一）医著概况

陈念祖（1753—1823），字良友，一字修园，号慎修，福建长乐人。其学术以《内经》《伤寒论》为宗，尊奉经典，对宋元以后诸家颇有微词。治学主张深入浅出，返博为约。一生著书颇多，坊间流传有陈修园医书四十八种、七十二种之多，但多为后世医家托名所著。据《伤寒论浅注》目录后按语，《时方歌括》《景岳新方砭》《神农本草经读》《时方妙用》《医学三字经》《长沙方歌括》《医学从众录》《金匮要略浅注》《伤寒医诀串解》为其所著。

《南雅堂医案》原系抄本，于1920年由杨友芍、严苇亭校勘，国粹书局印刷刊行。全书共八卷，按病证分为44门，并附则10余种。前七卷为内科，卷八妇科、儿科以一卷殿其后，计含内科病38门，收入大病如中风、伤寒，小病如便闭、脱肛等症，病案共1201则；妇科病4门，以经产为主，病案共119则；儿科病2门，以痘疹为重，病案共57则。全书所载医案达1377则，各种常见病、多发病、疑难危重症均有收集，基本涵盖了内科病及常见的妇科病、儿科病，收录病案丰富、病种齐全。然而，各案只载病证方药，而与男女姓氏年龄等有关信息，均未载列，成为本书缺憾。

（二）学术思想与特点

《南雅堂医案》是一本带有医话性质的追忆式医案集，内容以病为纲，包括病症、方药，其按语夹叙夹议，或揭示病机或指明治法，简要而不烦琐，贵在指示迷津，启发思路。

1.记录真实，析理透彻　《南雅堂医案·凡例》所言："各症案语，简括处则寥寥数言，详阐处则多至累百，且语多平淡，法极纯正，既无矜奇炫异之处，亦无矫揉造作之弊……案中处方用药之法，均卓有见地，并有成法可循，如所患何病，病属何因，应用何方，方何所本，无不逐案切实叙明。"本书对重要病症及一些疑难杂症、危重症的治疗记载也较为详细，如《凡例》言："重要诸症，其一切方法尤为周详完密，自于寻常医案不同。"可见，《南雅堂医案》是一本有法度可循的医案。此外，医案中透露出的一大特点便是针砭时弊，对一些时医只循常法，不求变通的做法进行批评并提出行之有效的治法。对一些难治不治之症，也言明棘手或境况不容乐观的真实性，诚实不欺。

2.遵奉《内经》，取法诸家　正如本书《凡例》所言："是书学问渊深，多以《内经》《金匮》为宗，或折衷诸大家而遵仿之。"其论治疾病强调辨证论治，知常达变；诊断疾病重视审证求因，明察秋毫，推求病原；治法上主张标本兼顾，针对病因病机，区分标本缓急，治病求本；在疾病传变前能审时度势，及早治疗，防有变数，颇有卓见。其处方用药重视脾胃，顾护中气，如对于脾胃的重要性，指出："人身脾胃居中，后天全赖中央土谷以生，脾为阴土，代胃传化。"若脾土已伤，胃气无以滋生，各脏腑亦无津液得以灌注，于是出现种种见症，治法宜培养中土为主；还取法《内经》"劳者温之，损者益之"之论，认为温乃温养之谓，非指热药而言，凡甘补诸品，原取其气之温和，味之甘润，甘能入脾，脾喜温，故用甘润温养之药补益脾胃。

书中也很重视应用调肝解郁治法，并根据不同情况组合治法，如肝气郁滞通常会损及心脾，致脾不统血，心不生血，故在调肝解郁的同时，兼顾心脾，扶脾养血；若阴虚肝阳上亢，乘袭土位，则宜滋阴和阳，主以苦酸咸之剂；肝风内动之证则用甘柔清息法。另外，本书继承叶天士用药经验，喜用血肉有情之品，在奇经论治，调摄冲任等方面亦有心得。

二、典型医案评析

【案例1】风为百病之长，中之者，势如矢石，险状自不待言。据称时方晌晚，步入内室用膳，便猝然倒地，痰涎上壅，口眼斜于左，显系中经之确证，幸脉尚浮大，阳证见阳脉，邪尚在腑，似无大碍之虞。因风治风，为疾驰解围计，亟用小续命汤进之：

桂枝　麻黄　人参　杏仁　川芎　黄芩　防己　甘草　炒白芍

以上各八分

附子四分　防风一钱二分　加生姜三片和大枣五枚　煎服。

（《南雅堂医案·真中风》）

评析：本案属"真中风"之列，是"因风治风"。陈修园治外风，首推续命汤，认为其余诸方不足凭。他指出："天地之噫气为风，和风则生长万物，疾风则摧折万物，风之伤人者，皆带严寒肃杀之气，故此方桂、芍、姜、草，即《伤寒论》之桂枝汤；麻、杏、桂、草，即《伤寒论》之麻黄汤，二方合用，立法周到，然风动则火升，故用黄芩以降火；风胜则液伤，故用人参以生液；血行风自灭，故用芎、芍以行血；防风驱周身之风，为拨乱反正之要药；附子补肾命之根，为胜邪固本之灵丹；防己纹如车辐，有升转循环之用，以通大经小络。药品虽多，而丝丝入扣。"（《时方歌括·卷上·补可扶弱》）今脉浮大，明显为感受外风，故以小续命汤取效。

【案例2】脉数，左略大，足痿，右腰拘紧，时复盗汗梦遗，探此病原，大半系天禀素弱，水木之气不足，是以精血受伐，致病尤易，须取血肉有情之品，为培养补益之方，声气相应，久或有效，所谓王道无近功也。

人参二钱　鹿茸二钱　当归身一钱　枸杞子二钱　核桃仁三枚　小茴香一钱　雄羊内肾一对

（《南雅堂医案·虚痨门》）

评析：本案体现了陈修园师法叶天士，善于应用血肉有情之品的治病经验。陈氏曰："《经》云：'形不足者，温之以气；精不足者，补之以味。'纳谷如常，而肌肉日削，当以血肉充养。牛骨髓、羊骨髓、猪脊髓、茯神、枸杞、当归、湖莲、芡实。"（《医学从众录·虚痨》）王道无近功，要取效必须用血肉有情之品以培养补益，使"声气相应"，久或有效，结合病症而选择鹿茸、羊内肾，以获得"阳中求阴"，滋补精血之功。由此可见血肉有情之品补虚之一斑。

【案例3】病由劳伤而来，崩漏不止，身热自汗，短气倦怠，不思饮食，宜益气升阳，清热敛阴为主，兹仿东垣例治。

黄芪一钱五分（蜜炙）　人参一钱　炒白术一钱　陈皮五分　当归身五分　柴胡二分　升麻二分　炙甘草一钱　炒白芍一钱　栀子一钱（炒黑）　生姜三片　大枣二枚

（《南雅堂医案·妇科·崩漏淋带门》）

评析：本案为陈修园应用补中益气汤为主治疗妇女疾病的医案，体现了陈氏精于辨证、重视甘温补益脾胃的丰富经验。本病由劳伤中气，血失所统之崩漏，故当以补中益气汤补益中气，以助气能摄血之功；崩漏不止又致阴血不足而生热，故以当归、白芍养血，以栀子清热，用药环环相扣，法当而药精。

三、参考医案

【案例1】夜不能寐，少卧则惊醒，惴惴恐怖，反侧不安，乃胆气怯弱之故。盖胆属少阳，在半表半里之间，为心肾交接之会，心气由少阳而下交于肾，肾气亦由少阳而上交于心。胆气既虚，则心肾二气交接愈难，是以惊怖易起，不能成寐，治宜责诸少阳。然少阳胆经，与厥阴肝经互相表里，法须肝胆同治，庶克有济，兹拟方于后。

炒白芍五钱　酸枣仁三钱（炒）　远志二钱（去心）

水同煎服。

（《南雅堂医案·怔忡门》）

【案例2】自述昔年经阻半载，疑为有孕，后下污秽臭水甚多，因而渐结成块，八九年来其形渐长渐大，静则伏于脐旁，动则上攻至脘，连及两胁，想系水寒气血瘀聚而成，但久病宜用缓攻之法，匪可急切以图功，拟方开列于后。

肉桂一钱　香附一两（炒）　桃仁五钱（炒去皮尖）　甘遂三钱（面煨）　五灵脂五钱（醋炒）　川楝子五钱（用巴豆七粒炒后去豆）　地鳖虫二十一个（酒浸）　三棱一两（醋炒）　蓬莪术一两（醋炒）

上药共研细末，炼蜜为丸，如梧桐子大，每服十丸，早晚开水送下。

（《南雅堂医案·积聚门》）

【案例3】腰痛，脉细色夺，是肝肾虚候，用血肉有情之品，以遵之。

当归身三钱　白茯苓二钱　胡桃肉三钱　枸杞子二钱　小茴香一钱（炒）　羊内肾一个

水同煎服。

（《南雅堂医案·腰痛门》）

第十六节　柳宝诒医案

一、医著介评

《柳宝诒医案》是对晚清名医柳宝诒个人医案的总结，本书案语简练精当，病机叙述切要，辨证细致准确，用药独具特色，展示了柳宝诒在温病、杂病方面的诊疗经验，对后世临床诊疗具有重要的指导意义。

（一）医著概况

柳宝诒（1841—1902），字谷孙，号冠群，又号惜余主人，晚清著名温病学家，对伏气温病研究深入，又自设药局，自制丸散丹药，广收弟子，著作甚丰，现存遗著及后人整理而成的著作有《温热逢源》《柳致和堂丸散膏丹释义》《惜余医案》《柳选四家医案》《柳宝诒医案》《柳冠群方案》《柳宝诒医论医案》。

《柳宝诒医案》于1965年由上海名医张耀卿根据柳宝诒弟子所录的《临证治验案》《惜余医案》《仁术志》3个抄本，相互对照，删减去疑，分门别类整理而成，后由人民卫生出版社出版。全书共分6卷，37门，600余则医案，涉及温病、杂病、妇科及儿科病，详细记载了柳宝诒临床诊治过程。

（二）学术思想与特点

1. 发挥伏气温病理论　柳宝诒认为，叶天士、吴鞠通重视新感、忽视伏邪，故据《内经》《难经》重点发挥了伏气温病理论。总结本书病案按语可知，他认为，言"温病上受，首先犯肺"则可，言"逆传心包"则不可，"逆传心包"之重证当属伏气，而非新感。伏气温病的发生主要是由于正气虚弱（尤指肾虚）、寒伏少阴、久伏化热，适值阳气生发之时，或直接随经而发，或因外感引诱而发。春夏阳气生发之时，伏邪随经而发者，根据机体肾气虚损的情况，可能出现三种情况：其一，若机体肾气不虚，邪可顺利向外透达，从而出现三阳经证，至于何经，则取决于各经经气之虚实；其二，若其人肾气虚甚，不能鼓邪外出而伏邪留恋于阴分者，则极易内陷厥阴，出现痉厥昏谵等变证，治疗上要温其肾阳、育其肾阴以托邪；其三，肾气已虚，不能完全鼓邪外出，以致邪气半出三阳半恋于阴者，则治法当以温托透邪。

对于伏气温病，从书中病案可见，柳宝诒在辨证上重点强调分清六经形证及阴阳顺逆，治疗上主张"透邪"为第一要务。一方面强调因势利导，顺透伏邪；另一方面若寒邪内蕴，伤及肾阳，肾阳虚弱，无力驱邪外出者，应当温阳扶正以鼓邪外出，同时注意兼顾阴液。伏寒内郁化热，最易灼伤阴液，故治疗上应当注意补养气阴，扶正托邪。用药上因势利导，顺透伏邪者，根据其邪气所在层次加减，柳宝诒喜用鲜地黄，欲兼疏散之，重则用豆豉同打，轻则用薄荷叶同打；对于气阴虚馁，扶正托邪，需要顾护阴液者，柳宝诒推崇西洋参、生地黄、石斛、沙参、白芍、麦冬等；对于畅利气机，疏化和络者，柳宝诒主张用药需轻、清、灵三法俱全，药物如旋覆花、新绛、苇茎、枇杷叶、沙参、鲜石斛、杏仁、白蔻仁、薏苡仁、滑石之属。

2. 重视脾胃，顾护阴液　对于杂病，柳宝诒遵从《内经》"得谷者昌，失谷者亡"的观点，遣方用药时重视扶助脾胃之气。脾胃为后天之本，治病必以调护中气为先。柳宝诒认为疾病发生的轻重、顺逆及预后主要取决于中气是否有权。调治时，必以开仓廪、扶正气为首，同时也重视阴液的固护。在儿科方面，柳宝诒认为前人所谓稚年"阳常有余，阴常不足"并非小儿阳气有余，而是阴气亏虚不足以敛阳所致的阳亢假象，故在论治儿科病证时，采用分养五脏之阴、育阴以配阳的治疗原则，重视辨阴液是否受损，施治注重养阴兼以清化。

3. 重视药物炮制　在遣方用药方面，柳宝诒非常重视药物的炮制，常借炮制纠正药物偏性以提高临床疗效。例如，治疗阴虚未复又出现中虚便溏时，习惯用生地炭、归身炭、丹皮炭等，又重蜜水炙制炮姜炭以减其温燥增其甘缓。"以药制药"是其另外一大特色，如阿胶的炮制，或以蛤粉炒，或以牡蛎粉炒，或以黛蛤散炒，既可缓其滋腻之性，又可扩大其功用。又如吴茱萸煎汁炒白芍、桂枝煎汁炒木香、小茴香煎汁炒金铃子（川楝子），都是利用药物之间的性味化合，使药物各异之性得到监制或扩展，从而获得更大灵活性，以提高临床疗效。在养阴药剂型方面，多喜鲜品，如鲜地黄、鲜石斛、西洋参、玄参、麦冬、天花粉、甘蔗等。

二、典型医案评析

【案例1】林，始由伏邪夹积，缠绵不退，燔热化燥，已阅两旬，曾经下泄，而积垢未净，仍复烦躁渴饮，舌色干红，根苔灰黄未退，胸前红疹遍发，热势尚盛。脉象右手软浮而数，左手虚弦。推其病情，积热固未清泄，而邪热之燔于营分者，亦未清透，此所以淹留不解也。刻下却有正虚邪实之虞矣。然营热与腑热两燔，苟非兼与清解，则热灼而内陷，势必昏痉并至也。拟方仿气血两燔之治法，望其营热外达，积热下泄，方可许其无妨。

鲜地黄（豆豉同打）　牡丹皮　玉泉散　麦冬　花粉　元参　枳实　连翘心　金银花　黑山栀　瓜蒌皮　茅根　芦根　竹叶心

二诊：前方去玉泉散，加鲜沙参、杏仁。

（《柳宝诒医案·伏温》）

评析： 本案初起为伏邪夹积，邪气因阳气内动而外出，时至两旬，营热与腑热相燔，伤津明显，致使气营皆病，故表现为烦躁渴饮，舌色干红，根苔灰黄未退，胸前红疹遍发，热势尚盛，脉象右手软浮而数，左手虚弦，形成虚实混杂之象。柳宝诒治疗伏气温病，主张透邪为第一要务，故治仿清营汤之法，选用生地黄、栀子、牡丹皮、元参（玄参）之属凉营泄热，金银花、连翘透热转气，配伍玉泉散（葛根、天花粉、麦冬、生地黄、糯米、五味子、甘草）、芦根，增强养阴之功，因其夹有腑热，故以瓜蒌皮、枳实缓下存阴。其用药重视"以药制药"，鲜地黄以豆豉同打，既能益阴凉营，又可透达营热。柳宝诒虽为名医，从医事仍谦逊谨慎，用上法后若营热外达，积热下泄，"方可许其无妨"，可见其辨治之审慎。

【案例2】 戴，泄泻宜健脾，遗泄宜补肾，此一定之成法也。但细审病情，口疮足瘰，舌苔黄腻，脉象带数，胃口能纳不化，此必脾脏有蕴湿蒸郁，外及于胃，故久泄不止；内外相结，故遗泄时作。用药之法，当就脾脏清泄湿热，遽投补剂，转恐助邪。

於术　小茅术　黄柏（酒炒）　砂仁（盐水炒）　茵陈　广陈皮　薏苡仁　生甘草　豆卷　枳实　炙鸡内金　荷叶

另：刘松石猪肚丸。

（《柳宝诒医案·遗精》）

评析： 泄泻宜健脾，遗泄宜补肾，此乃公认之法则，然柳宝诒诊治时强调辨明中气虚实。细察此案，患者虽泄泻，但胃口能纳不化，舌苔黄腻而脉数，故此患泄泻实非脾虚，乃湿热困阻、清气不升所致。遗精亦非肾虚，乃湿热蒸迫，土实乘水所致。患者脾为湿困，湿郁久化热，脾开窍于口，主四肢，湿热循经流行，故见口疮足瘰；脾喜燥恶湿，湿热困阻脾土，故能纳不化、舌苔黄腻。若循常法，遽投补剂，则湿热更盛，遗泄更增，故当清泄脾脏湿热，以白术、苍术、薏苡仁健脾燥湿，砂仁、广陈皮、枳实化湿行气，豆卷、荷叶、黄柏、茵陈清利湿热，炙鸡内金运脾消食、固精止遗。

【案例3】 花，子肿咳嗽，均属脾肺气窒之病。产后浮肿咳喘，寒热无汗，加以口甜脘闷，两便不爽。湿浊阻窒，气机不畅。表里两层，均无外达之路，故病势缠绵不解。拟方疏肺和中，俾邪机得以外达。

苏子叶（各）　杏仁　紫菀　川广郁金（各）　茯苓皮　广陈皮　蔻仁　青蒿　薏米　瓜蒌皮（姜汁炒）　佩兰叶　益母草　茅肉根（去心）　桑白皮　大腹皮

（《柳宝诒医案·妇人》）

评析： 本案患者为新产妇女，产后多虚多瘀，复感风邪，肺气郁闭，失于宣降，故见寒热无汗，咳嗽气喘；肺气不宣，上焦水道不利，津液难以外达，加之脾胃虚弱，失于运化，水湿停留，故见口甜脘闷、二便不爽。肺脾表里两层均为湿邪阻滞，唯有恢复气机畅达，水道通利，方为治本之法。方以杏仁、紫苏叶、紫苏子、紫菀、郁金宣降肺气，启上闸以开水源；豆蔻仁、佩兰叶、瓜蒌皮化湿醒脾于中，薏苡仁、益母草、白茅根渗湿于下；瓜蒌皮姜制助其辛散化湿，防寒凉伤中之弊，合五皮饮以皮行皮，醒脾利水，宣畅气机。辛开于上，芳化于中，淡渗于下，三焦同调，气行则水行。

三、参考医案

【案例 1】许，伏邪由少阳阳明而发，形寒壮热，气促神烦。病起时兼夹积滞，幸大解通畅，粪色溏黑，积热有下行之路，不致热壅内熏。脉象浮数，而左关独大，热燔于肝胆可知也。唇色深红干肿，脾脏有郁热也。舌苔糙白而边尖红色。内侵郁热之势将发也。小溲赤色而痛，火腑不通也。此症热在肺胃，而脉象见于肝胆，阴液先伤，恐其热重劫阴，有内蒙之虑。议从肺胃清化，兼佐导赤养阴之意，冀其下泄为顺。

铁皮石斛　青蒿　淡黄芩　黑山栀　杏仁　飞滑石（包）　鲜地黄（薄荷同打）
潼木通　生草梢　生枳实　山楂炭　栝蒌皮、仁　细川连（盐水炒）　茅根肉

（《柳宝诒医案·伏温》）

【案例 2】尤，喻西昌《尚论后篇》，专论伏气发温，而症不多见，读者忽之。此症先患呕吐，吐止后冒进滋补。近日热势不扬，昏昧神糊，与少阴欲寐之条，证情恰合。脉象歇止不数，右手沉取独硬。热邪初入于胃。强纳谷食，故脘闷而坚。大解旁流，热难下泄。而热之游溢于阴经者，潮见两厥之症。舌质润降，苔灰中光根浊。胃中积热，痰浊蒸蕴已深，自当急以胃腑为出路。所虑者，少阴根气先伤，即使便畅，而深伏之邪，尚有未经化热者，以后周折正多，势不能一鼓荡平也。

豆豉　鲜地黄　牡丹皮（炒）　郁金　黄芩（酒炒）　羚羊角　胆南星　生大黄（酒润，烘）　生甘草　枳实　鲜石菖蒲根汁（冲）

（《柳宝诒医案·伏温》）

【案例 3】吴，脉象虚细而数，向晚内热盗汗，此阴气先虚，微邪内恋之象。其项侧核胀，乃木火夹痰涎上窜于络。木火之不息，由于阴气之不充。前人谓稚年阳常有余，阴常不足。其实非阳之有余，乃阴气稚弱，不足以配阳，故阳转见为有余耳。钱仲阳以六味主治，其意正为此也。此症兼有微邪，当先与养阴彻邪，疏化阴分之热。俟热清后，尊用钱氏法治之。

小生地（炒）　太子参　青蒿　白薇　牡丹皮　黑山栀　牡蛎　白芍　象贝　钩钩　淡黄芩　甘草　夏枯草

（《柳宝诒医案·小儿》）

第十七节　赵文魁医案选

一、医著介评

《赵文魁医案选》是清末御医赵文魁的临床医案集，由赵文魁之子赵绍琴整理刊行。本书主要总结了赵文魁对温热病的诊疗经验，兼论其诊治杂病的经验。本书在论述医案之前，先言赵文魁的学术思想以及清代太医院考，对于读者学习赵文魁的医案有一定的指导性作用。

（一）医著概况

赵文魁（1873—1933），字友琴，生于北京，祖籍浙江绍兴，清末御医。赵文魁祖上两代御医，其于光绪十五年（1890）入太医院供职，皇宫内院，法度森严，身为御医，为帝王及其后宫嫔妃诊治，只能凭脉诊病，故而脉法研究独深。

《赵文魁医案选》1990 年由人民卫生出版社首次出版，后于 2010 年重印。全书由四部分组

成。第一部分为赵文魁学术思想简介；第二部分为清代太医院考；第三部分为宫廷外部脉案；第四部分为宫廷内部脉案。宫廷外部医案多先记载患者姓名、年龄、症状、脉象，再述病机、治法、饮食宜忌，后列方药；宫廷内部医案的记录则较为严谨，多载有记录日期、时辰，诊脉医生姓名，先列左右详细脉象，再言症状、病机等，后列治法、方药及药引。

《赵文魁医案选》属实录式医案，保存了赵文魁诊病的大量原始记录，共载有医案 236 例，涉及风温、湿热、暑湿等温病，以及胁痛、咳嗽、血证、皮肤瘙痒、崩漏、牙痛等内科、外科、妇科、五官科疾病。

（二）学术思想与特点

1. 以脉法为先 赵文魁临证强调四诊合参，但身为御医，只能凭脉诊病，故所载医案皆详细记载了患者的脉象，对于望、闻、问诊则少有论及，体现了赵文魁精究脉诊，以脉法为先的诊疗特色。赵文魁认为："凡病皆根于内而形诸外，症或有假不可凭者，而脉必无假而诊知其本。"并提出辨脉八纲，根据脉象所示病机不同，将 27 种脉分为 8 种类型，分别为表、里、寒、热、虚、实、气、血八类。并在《难经》菽权轻重法的基础上，提出了浮、中、按、沉四部诊法，与温病卫、气、营、血四个层次相呼应，亦适用于伤寒六经辨证和杂病辨证。

2. 记载外感温病医案较多，用药轻灵，以宣透为要 书中所载外感温病的医案较多。赵文魁认为温病之病邪为温热邪气，并指出："凡温热病，莫不由内热久郁，复感温邪，内外合邪，故为高热，甚则神昏。"对于温病治疗主张宣透为要，使邪有出路，治疗当清宣并举，指出："火热当清，火郁发之。"赵文魁处方常以升降散加减。药物多选用僵蚕、蝉蜕、杏仁等宣肺疏卫，金银花、连翘、竹叶等清热透邪。因"温病最善伤阴"，故赵文魁于处方之中多加一二味甘寒养阴之药，如鲜芦根、鲜石斛等，以"预护其虚"。书中所录处方药味少而药量轻，体现了赵氏用药轻灵的临证特色。

3. 辨治多具宫廷特色 书中医案多具宫廷特色，主要体现在"宫廷内部脉案"之中。赵文魁认为："皇室之家……必多愁善感，肝气不调，气郁不行。"肝气不畅则导致脾胃运化水谷之力减弱，出现饮食停滞之患。深宫内院肝脾不和之病多见，赵文魁常以杭白芍、青皮、牡丹皮调肝；陈皮、姜厚朴、焦山楂健脾。宫廷脉案，要求记载详细得当，赵文魁于每一处方下必载有一二味药引，药引的选择与病机相符，体现了"一病一法一方"的原则。对于宫廷贵族大病愈后或慢病小恙之时，赵文魁喜用"代茶饮方"，以小剂煎汤代茶引用。而且医案中多有"荤腥油腻皆忌，防其增重""辛辣宜忌，切不可恼怒动气，防其成崩"等禁忌，强调饮食情志对疾病的调治具有重要作用。

二、典型医案评析

【案例 1】蔡左，28 岁。温疹一涌而发，面红身热，口干心烦，皮肤斑疹甚密，六脉洪滑而数。温邪蕴热深入营血，势将神昏致厥。甘寒育阴，凉血泄热。荤腥油腻皆忌，防其增重。

细生地八钱　元参八钱　知母三钱　麦冬三钱　僵蚕三钱　蝉衣一钱　杏仁三钱　生石膏八钱　连翘三钱　忍冬花三钱　花粉三钱　犀角一钱（煎汤兑）　紫草三钱

（《赵文魁医案选·宫廷外部脉案》）

评析：叶天士认为治疗温病的法则为："在卫汗之可也，到气才可清气，入营尤可透热转气，入血就恐耗血动血，直须凉血散血。"赵文魁治温病时遵循叶天士"透热转气"之旨，主张宣透达邪，认为"透热转气"之法须贯穿卫气营血四个阶段，不必拘泥于营分证。患者感受温邪，肺胃同病，入营迫血，热毒深重，郁闭于里，鼓动气血，以致斑疹一涌而发，密布肌肤。治疗用升降散、化斑汤加减宣肺泄卫，清热育阴，凉血化斑。

【案例2】一诊：五月初七日申刻臣张仲元、赵文魁请得老佛爷脉息，左寸关弦数，右寸关浮滑而数，感寒化热，蓄滞不清，以致头晕恶寒，身肢灼热酸痛，口干恶心，精神懒倦。谨拟清解化热之法调理。

南薄荷一钱五分（后下）　葛根三钱　淡豆豉三钱　荆芥一钱五分　酒黄芩三钱　桑叶三钱　白菊花三钱　知母三钱　鸡内金三钱　甘草一钱　引用广皮三钱

二诊：五月初八日臣张仲元、赵文魁请得老佛爷脉息，左关沉弦，右寸关滑而近数，表感已解，内热渐轻，唯胃气欠和，蓄滞不清，以致大便下痢，右腹中作疼。谨拟和胃分利之法调理。

炒杭芍三钱　东楂肉四钱　葛根二钱　黄连一钱（研）　炒薏米三钱　炒扁豆三钱　桑叶三钱　甘草二钱　引用猪苓三钱

（《赵文魁医案选·宫廷内部脉案·慈禧皇太后脉案》）

评析：治温病以清法为主，切忌辛温发汗。老佛爷感寒化热，积滞内停，赵文魁用清化之法治之。药用葛根、薄荷、桑叶、菊花、淡豆豉、荆芥，辛以开郁，散风疏表；以黄芩、知母寒以折热，兼以养阴；陈皮理气化滞；甘草调和诸药。老佛爷用药一剂，表邪已解，积滞尚在，胃气不和，化而成痢。葛根芩连汤是"协热利"主方。赵文魁用葛根、黄连取葛根芩连汤之义，疏表清里；炒薏苡仁、炒扁豆健脾化湿；山楂消食和胃。刘完素曰："调气则后重自除，行血则便脓自愈。"赵文魁遵循此旨，在辨证的基础上加桑叶调气，加芍药和血，则下利自愈；芍药配伍甘草则缓急止痛。用猪苓清化湿邪而降浊也。

【案例3】十一月二十四日申刻，赵文魁请得淑妃脉息，右寸关滑数，左寸关弦而近数。肝经有热，气道欠调，以致腹胀作痛，腰酸腿痛。今拟和肝养荣拈痛之法调理。

炙香附二钱　青皮二钱　赤芍二钱　全归三钱　泽兰叶二钱　川断二钱　牛膝二钱　丹参一钱五分　煨木香一钱五分　艾炭三分　抚芎一钱五分　引用炒阿胶六分

（《赵文魁医案选·宫廷内部脉案·淑妃脉案》）

评析：赵文魁前半生为清朝御医，深宫内院，贵族女性对于妇科疾病常不便明言，赵文魁亦不便多问，故多留心脉诊。滑脉主痰、主热，数脉主热，滑数并见多为阳热内盛，或可夹痰；弦为肝脉，主肝郁、主痛，弦数并见多主肝郁日久化热。根据脉象，赵文魁诊断淑妃有痛经病，以胶艾四物汤加减化裁。药用赤芍、当归、艾炭、抚芎（川芎）、阿胶，并认为熟地黄滋腻碍胃故去而不用。古人云："一味丹参，功同四物。"赵文魁用丹参活血化瘀，散中能补；香附、青皮疏肝理气，调经止痛；泽兰、牛膝活血化瘀，调经止痛；川断补益肝肾，强健腰脊，活血止痛。诸药配合，以期血海充足，经脉调畅，气血通行，而腰腹疼痛可止。

三、参考医案

【案例1】褚右，46岁。癸事淋漓不止，发已半载有余，面色萎黄，指爪无华，左寸关细小且滑，按之弦而急躁，右脉弦小略数，舌红口干，心烦，夜不安寐。全是失血过多，冲任失和，肝气横逆，厥阴失和。养血育阴以治其本，升和疏化少佐止红。辛辣宜忌，切不可恼怒动气，防其成崩。

醋柴胡一钱　醋升麻一钱　当归二钱　白芍四钱　细生地四钱　清阿胶三钱（烊化）　黄芩二钱半　生牡蛎四钱

（《赵文魁医案选·宫廷外部脉案》）

【**案例2**】十二月初一日，赵文魁请得二老太太脉息，左关沉弦，右寸关滑而近数。肺经有热，留饮不宣，以致胸闷喘促，咳嗽有痰。今拟清肺定喘化痰之法调治。

杏仁泥二钱　川贝二钱（研）　橘红三钱　桑白皮三钱（炙）　莱菔炭二钱　栝楼四钱　葶苈一钱　酒芩二钱　炙杷叶三钱　前胡三钱　炒栀三钱　引用竹茹一钱五分

（《赵文魁医案选·宫廷内部脉案·老太太、格格脉案》）

【**案例3**】五月十四日戌刻，赵文魁请得皇上脉息，左寸关弦数，右寸关浮数。中州蓄饮，外受暑邪，以致头晕肢倦，时作呕逆，手心烧热，舌苔滑白。今拟清暑止呕化湿代茶饮调理。

藿香叶一钱五分　苏梗一钱五分　川黄连一钱五分（研）　陈皮二钱　腹皮子各二钱　木通一钱五分　条芩二钱　竹茹一钱

引用益元散三钱（包）、三仙炭各二钱。

（《赵文魁医案选·宫廷内部脉案·宣统皇上脉案》）

第十八节　张聿青医案

一、医著介评

《张聿青医案》是晚清名医张聿青个人临床医案的总结，该书案例贴近现今临床实际，记叙详细、真实，长于借舌、脉说理，对病因、病机分析透彻，条理清晰，处方精当，在近代医案专著中具有较高声望。

（一）医著概况

张乃修（1844—1905），字聿青，又字莲葆，晚年号且休馆主人，江苏无锡县人，清末著名医家。《张聿青医案》为张聿青门人记录整理而成，全书二十卷，前十七卷为张聿青各科病案；卷十八为张聿青及其门人所做的医学论文，张聿青本欲单独出版，后因稿件遗失，其门人将仅存的16篇论文附于医案之后；卷十九至二十为丸方、膏方医案。

（二）学术思想与特点

《张聿青医案》为实录式医案，其内容以病为纲，以证为目，记载医案一千余则，记叙详细，条理分明，具有鲜明的学术特色。

1.细审温病不同病机　张聿青在本书中针对时医混淆风温、燥证、湿温等概念之弊，取法喻昌，详辨风温与燥证之异，认为风温为风火相煽、劫灼津液所致，以烦渴为主要表现，兼有咳嗽、身热等证，热扰神明可见神昏、发痉之险。燥邪首犯肺，以咳嗽为主要表现，且燥金过盛而制木，木之子火气来复，火克金灼伤肺之气阴，火炼津液而生稠黏浊痰，少见神昏之变，其危证在于痰鸣气喘。治疗上风温宜辛散凉解，燥证宜甘寒清气、润燥清金。

张聿青还指出，温病、湿温均可见烦渴、身热、神昏等证，温病热若燎原，必伤津耗气；湿温则以阻滞气机、弥漫熏蒸为特点，证状上湿温之热必汗出不解，其渴必不能任饮，其烦必兼胸闷恶心，其神昏而有蒙昧沉迷之象，以此为别。

2.重肝脾气机升降　对于内伤病，该书强调气血的盈虚通滞，注意斡旋肝脾，重视调畅气机。肝胆脾胃为气机升降之枢，左路肝脾同升，右路胆胃同降，肝升以化心血，胆降以化相火，脾升以生胃液，胃降以资脾阳，升者太过则化风化火，降者太过生沦陷诸疾。临床诊疗中，该书以叶天士为师，分述脾胃之不同，强调肝脾之间的生克关系。肝病易传脾土，脾病亦可累及肝木，土疏松者木繁荣，土坚硬者木枯萎，与种植同理，故张聿青医案中或见土虚之证而行疏肝、平肝、畅气之法，或见肝气上冲之证而行和中降胃之治，总以恢复脾升胃降、肝气条达为要。

3. 变通剂型使用 本书以证候为准绳，所出之治常多种剂型合用，各种剂型适其所宜，井井有条。病情较为单纯，或不堪漏泄者，往往汤剂独进或急服；若病情缠绵，以虚为主，则以膏方缓图，因膏有缓补慢滋之功；若病机复杂，多因所致，一法难全者，又为避免药杂方大，常予丸剂汤药并用其中。张聿青又善用药露，以壶蒸诸药取露，仿自然界云布雨施之象，如雨露般滋润阳明之燥，善入中上二焦，轻灵甘润，为前人未备。相较现今中医临床剂型单一，张聿青医案中剂型多样，实有可挖掘借鉴之处。

二、典型医案评析

【案例1】周左，航海感风而咳剧，虽经养肺而咳止住，然肺络之中，邪未尽泄，所以稍一感触，辄喉痒咳剧。疏其新感，咳即渐减。膝理日疏，邪仍内踞。金病则不能制木，木火自必刑金。然右脉浮滑，病仍在肺。前贤谓邪在肺络，或邪未楚而适投补益，以致邪伏难泄者，三拗汤主之。然苦温疏散，恐伤肺体。兹拟肺露而变其法，作日就月将之计，庶几疏不碍表，补不滞里耳。请备方家正之。

　不落水猪肺一只　　不去节麻黄六钱　　不去皮尖杏仁三两　　不去节甘草一两

　三味与猪肺一同蒸露，随意温服。

（《张聿青医案·咳嗽》）

评析： 肺感风邪，误经补敛，邪不得泄，则久咳不愈，张聿青治之悉以三拗汤主之。此患者病因为航海感风，邪气留恋肺中，稍一感邪，内邪即引动而咳剧，长此以往，膝理日疏，肺之气阴耗伤，邪居于肺不能散，金虚不能制木，有木火刑金之虞，但右脉浮滑，病仍在肺，当与三拗汤疏散肺邪，但恐肺体已虚，不耐温散，故张聿青变通肺露之法，以猪肺与三拗汤同蒸取露，防其滋腻之性有碍肺气通降而致咳嗽难除。肺露为当时的一种中成药，由清养肺阴之药与猪肺同蒸而成，张聿青于肺阴亏虚之证恒喜用之。猪肺为血肉有情之品，补肺之力莫此为甚，三拗与猪肺同用，补泻兼施，且取露之法，气腾于天，与肺为乾天华盖之象相符，故善入肺，疏散而不耗散表气，补益而不壅滞里气。患者久病虚实夹杂，张聿青审时度势，并未急于求成，而是步步为营，以求久久为功，嘱此方长期服用，可使肺邪渐去、肺体渐复，洵为良法。

【案例2】某，口鼻吸受暑邪，内藏于骨髓，外舍于分肉之间，至句前感触秋凉，内伏之邪，由此而发。不寒但热，热则懊烦胸闷，索饮瓜水，而口渴仍喜暖饮，纤毫无汗，频带哕恶，中脘板痛，齿垢唇焦，而舌红苔白干毛，脉象糊数不扬。此邪湿滞交蒸，伏邪欲从外达，而气湿相持于内，所以叠经疏解，而未能作汗。暑必归心，所以懊烦闷乱。将及转候，深恐内闭神昏，发痉发厥。

　杏仁　方通草　炒枳实　薄橘红　九节石菖蒲　白蔻仁　制半夏　香豆豉　广郁金　生薏仁　槟榔　藿香　竹茹　桔梗

　改方加川连、干姜。

（《张聿青医案·伏暑》）

评析： 张聿青认为伏暑为口鼻吸入暑邪，内藏骨髓，因新感而触发。此案患者烦热懊恼胸闷，身热无汗，口渴喜热饮，呕恶腹痛，齿垢唇焦，舌红苔白而干，脉象模糊，一派湿热中阻之象，其无汗为湿邪困厄，伏邪不能外达所致，其口渴、舌干为湿阻津不上承所致，其喜热饮是因热气能一时宣散固结之湿。暑湿扰心，已见懊恼，深恐内闭神昏，药用芳化调气宣散利湿之品，轻苦微辛，方颇灵动，善化湿浊，后又加黄连、干姜，以黄连善清心除烦，干姜善运脾。

【案例3】张左，先自木火刑金吐血，继而火郁胸中，胃口刮痛，旋至木克土而脾虚发胀，甚至吐血频年，迄无止期。良以脾土虚极，不能统摄，致谷气所生之血，渐长渐吐，所以吐血无止时，而亦并未冲溢也。兹以温助命火，致肝火逆上，血溢盈口，由此而脾土益衰，大便作泻。六脉细涩，按之无神，苔红黄糙露底。重地深入，勉拟仲圣柏叶汤意，合理中、理阴两方，以备采择。

　　侧柏叶三钱　大熟地五钱　生于术二钱　炮姜炭五分　蕲艾炭五分　生熟草各三分　热童便半茶杯（乘热和药冲服）

（《张聿青医案·吐血》）

评析：此案患者原为木火过盛，刑金伐土，血不得藏，而致吐血，因之脾胃渐衰，水谷所化生之血不得统摄，故长期有吐血之患，此次又因误用温助命火之品，使肝火冲逆而上，血随之逆乱，吐血甚多，脾土更为虚衰，又增腹泻之症。患者苔红黄糙露底，脉细涩，按之无神，舌红苔黄糙为火热之象，脉细无神主气血大虚，正虚邪盛，为难治之证。张聿青细审其证，上焦有热，逼之使出，中下二焦虚损，吸摄无权，血从上出，必使之降，张聿青用仲景侧柏叶汤、理中汤、张景岳理阴煎，取侧柏叶降上焦之气火；又重用熟地黄补肝肾，上逆之气火得以归元；白术、炮姜炭、蕲艾炭、甘草补中焦，使脾胃得以统摄血液，此四药性较温燥，故剂量极小，以防动血；童便甘寒益阴，直入下焦，降上逆之气火，为止血良药。全方兼顾上中下三焦，使肝能藏血，脾能统血，肾能下吸，上升之血得以潜降，深得血证之精髓。

三、参考医案

【案例1】某，天下无倒行之水，故人身无逆上之血。水有时而倒行，风激之也；血无端而逆上，火激之也。体无端而有火，木所生也，木何以生火，郁则生火也。血阴气阳，吐血之后，阴虚阳旺，必然之道。此时滋助水源，即是治血治火之正道。盖火有虚火，非若实火可以寒胜，可以凉折也。乃以凉治热，血止热平，而阴分不复，因耗成损，因损成虚，遂致金水不能相生，肾气不能收摄，呼吸之气，渐失其肺出肾纳之常。咳嗽气逆，内热连绵，液被热蒸，尽成胶浊，痰多盈碗。脉象数，左关细弦，尺部缓急不齐。舌红苔薄白。肺津肾水，中气脾阳，一齐亏损。金为水母，养肺必先益肾。中气下根于肾，治脾胃亦必先治肾也。拟金水并调法。即请商裁。

　　北沙参三钱　川贝母二钱　白茯苓三钱　金石斛三钱　海蛤粉三钱　生地炭四钱　煨磁石三钱　车前子一钱五分　盐水炒牛膝三钱　炙款冬花一钱五分

（《张聿青医案·虚损》）

【案例2】曹子藩，六脉濡细，而模糊不爽。舌苔薄白，中心带黄，而颇觉黏腻。稍一动作，辄易汗出。若果阳虚，何得酬应纷繁，不存畏葸。岂卫外之阳，与运用之阳，一而二耶？无此理也。所以然者，汗为心液，液贵收藏。今体中之湿有余，兼复嗜饮，酒性升热，遂致胃中之湿热熏蒸，迫液外泄，汗出过多，实不在自汗盗汗之例。如护卫其阳，固表益气，则湿不能泄；若敛摄其阴，壮水益肾，则湿滞不行。两者皆足以生他变也。治汗之法，惟祛其热不使熏蒸，兼引导其湿热下行，使熏蒸于胃者，从膀胱而渗泄，则不止其汗而汗自止矣。

　　地骨皮三钱（桂枝三分，煎汁收入）　滑石四钱　茯苓四钱　泽泻一钱五分　猪苓二钱　枇杷叶四片（去毛）　浮小麦一两（煎汤代水）

（《张聿青医案·汗》）

【案例3】陈岳林，平人清气上升，浊气下降，气机施化，无一息之停者也。吸烟之体，湿痰必盛。况食百合，百合性寒黏腻，寒则伤脾，腻则助湿，脾土不运，湿滞不行，清浊升降，因而失司。浊气在上，则生䐜胀，以致大腹胀满，绷急如鼓，中脘尤甚，常觉火热，以湿郁则生热也。浊气不降，则清津不升，所以湿热甚而转生口渴。小溲红赤，且觉热痛，大便不克畅行，所以胀满更甚，噫气酸浊。良由土滞则木郁，土中有木，方能为胀，前人有肿属于脾，胀属于肝之说为此。脉象沉郁，而且带数。一派湿热闭郁情形、鼓胀之症也。为今之计，惟有泄化湿热，以舒脾困，兼泄腑浊，以望气机流行。

川雅连四分（吴茱萸一分，同炒）　云茯苓三钱　炒杏仁三钱　大腹皮二钱　方通草一钱　绵茵陈二钱　上川朴一钱　生薏仁四钱　广陈皮一钱　炒神曲二钱　滑石三钱　鸡内金一钱（炙，研末，调服）　小温中丸三钱（开水先送下）

（《张聿青医案·肿胀》）

第十九节　丁甘仁临证医集

一、医著介评

《丁甘仁临证医集》为近代名医丁甘仁毕生临床经验之总结，载述完备，内容丰富，文字简明，经验独到，充分反映了丁甘仁丰富的临床经验和超群的学术水平。

（一）医著概况

丁甘仁（1865—1926），名泽周，近代著名医学家、教育家。出生于江苏武进县孟河镇。初期受业于家乡圩塘马绍成，又从族兄丁松溪处学习费伯雄医学精粹及脉学心诀，后师从名医马培之，既谙经方，兼通时方，医术深湛，可治内外妇儿各科，尤擅治外感热病，并对喉科有所发挥。代表著作有《药性辑要》《脉学辑要》《喉痧症治概要》《思补山房医案》《沐德堂丸散集》《钱存济堂丸散膏丹全集》《医经辑要》等。丁甘仁去世后，由其子孙门人整理付梓刊行的有《丁甘仁医案》《思补山房膏方集》《丁甘仁家传珍方》《丁甘仁用药113法》《医学讲义》《丁甘仁晚年出诊医案》《丁甘仁临证医集》等。

《丁甘仁临证医集》为丁甘仁长孙丁济万、门生沈仲理等对丁甘仁医案医著搜罗、整理、归类而成，于2000年1月由上海中医药大学出版社出版。全书首列医案篇，次叙医论篇，再设方药篇，眉目了然，一索即得。其中，医案篇分为八类，包括内科时病类、内科杂病类、妇产科类、儿科类、外科类、五官科类、膏方类、临证笔记；医论篇分列三要：证治论要、脉学辑要、喉痧证治概要；方药篇内容有三：用药一百十三法、外科丸散膏丹验方录、药性辑要。书中所辑医案、方药等多由编撰者详析并载有按语，总述病证机要及诊治大法。全集计七十余万字，概括了丁甘仁先生内、外、妇、儿、喉各科之经验，其中外科丸散膏丹验方录为数十年来初次出版，颇有实用价值。

（二）学术思想与特点

1.重视六经辨证，融合寒温　《丁甘仁临证医集》乃丁甘仁毕生临床经验之总结，颇能反映其医学理念和治疗特点。丁甘仁重视经典，于仲景学说情有独钟，尝谓医有两大法门："一为伤寒之六经病，一为金匮之杂病，皆学理之精要，治疗之准则。"从本书所载的伤寒病案中，可以看出，全部医案均采用六经辨证，以经方加减治疗。由于其居处南方，湿邪偏胜，因此，在运用经方时很少使用原方，都是在原方的基础上进行加减，以适应当时治疗之需要，如经常配伍具有燥湿化痰作用的二陈汤、平胃汤等方剂。并且，丁甘仁认为辨治外感热病应将伤寒和温病二家之说融会贯通，宗《伤寒论》而不拘泥于伤寒方，宗温病学说而不拘泥于四时温病，如书中病案于伤寒化热伤津之时，配合使用增液汤养阴清热；风温肺胃蕴热之时，主以麻杏石甘汤宣散透邪。

2. 用药轻灵，和法缓治　丁甘仁为孟河医派代表医家，除受师承因素的影响之外，其对和缓用药更有自己切身的体会，尝谓："闻古之善医者，曰和曰缓，和则无猛峻之剂，缓则无急切之功。凡所以免人疑畏而坚人信心者，于是乎在此和缓之所以名，即和缓之所以为术乎！"观本书中每味药物的使用剂量，大多集中在三分至三钱之间，鲜有超出上述剂量范围者。至于药物的选择，亦多轻清灵动之品，如透散祛邪多选用淡豆豉、荆芥穗、薄荷叶、净蝉衣，芳香化湿多选用鲜藿香、鲜佩兰、白蔻仁、鲜藿梗，清利湿热多选用清水豆卷、茯苓皮、生薏苡仁、飞滑石，化滞调中多选用紫苏梗、六神曲、炒枳壳、炒谷芽，"轻可去实"之风格显而易见。

二、典型医案评析

【案例1】孔左，外邪袭于太阳，湿滞内阻中焦，有汗恶风不解，遍体酸疼，胸闷泛恶，腹内作胀。宜疏邪解肌，化滞畅中。

川桂枝八分　仙半夏二钱　炒枳壳一钱　白蔻仁八分　炒赤芍一钱五分　陈广皮一钱　大腹皮二钱　六神曲三钱　紫苏梗一钱五分　苦桔梗一钱　赤茯苓三钱　制川朴一钱　生姜二片

（《丁甘仁临证医集·医案篇·伤寒》）

评析：本案为外感风寒，内伤湿滞。拟《太平惠民和剂局方》藿香正气散出入。因其有汗恶风，故用桂枝、芍药易藿香，一收一散，相互为中，既在发汗中寓敛汗之旨，又于和营之中有调卫气之功。配以紫苏梗助桂枝外解风寒，又能宽中化湿。其灵活化裁古方之妙，值此可见一斑。本案先有湿滞内阻，多由脾失健运、气机失宜所致，且滞久生痰，形成痰气交阻之证，故方中二陈汤燥湿化痰，再加神曲、大腹皮行气化湿宽水，枳壳、桔梗以调升降，既利于解表又益于化湿，共奏解表化湿、行气和中之效。纵观全方，面面俱到，疏而不漏，乃可法可师之佳案。

【案例2】李左，伏邪湿热，蕴蒸气分，漫布三焦。身热早轻暮重，已有旬余，白疹布而不多，湿热原有暗泄之机。无如入夜梦呓，如谵语之状，亦是湿热熏蒸清窍所致。口干溲赤，大便溏薄，热在阳明，湿在太阴，经所谓热迫注泄是也。吴鞠通先生云：湿温之症，氤氲黏腻，非易速解，虑其缠绵增剧。拟葛根黄芩黄连汤加味，解肌清温，苦化湿热。

粉葛根二钱　朱茯神三钱　炒麦芽三钱　朱灯心三札　酒炒黄芩一钱五分　炒银花三钱　通草八分　水炒川连三分　连翘壳一钱五分　净蝉衣八分　鸡苏散（包）三钱　青荷梗一枝　鲜竹叶三十张

（《丁甘仁临证医集·医案篇·湿温》）

评析：丁甘仁认为湿热之邪常表里兼受，其势弥漫，蕴蒸气分最久，湿与温和，其性缠绵难解，证情错杂。或从阳化热，或从阴变寒，与伤寒六经传变多相符合，用六经辨证来治湿温病简便易行，定位准确，故辨证不拘泥于温病的卫气营血与三焦辨证，当以脏腑为核心。本案身热口干而便溏，为湿热相搏，表里同病。表邪未解，故白疹布散不畅；热邪入里与湿相合，故下利、溲赤。以葛根芩连汤，解肌以达表邪，清热以化里湿。

【案例3】林左，年近花甲，思虑伤脾，脾阳不运，湿浊凝聚，以致大腹胀满，鼓之如鼓，小溲清白，脉象沉细。脾为太阴，湿为阴邪。当以温运分消。

熟附子块一钱　淡干姜八分　生白术三钱　陈广皮一钱　制川朴一钱　大腹皮二钱　鸡金炭一钱五分　炒谷芽四钱　陈葫芦瓢四钱　清炙草五分

二诊：前进温运分消之剂，脐腹胀满略松，纳谷减少，形瘦神疲，小溲清长，腑行不实。脉沉细。良由火衰不能生土，中阳不运，浊阴凝聚，鼓之如鼓，中空无物、即无形之虚气散逆，而为满为胀也。仍拟益火消阴，补虚运脾，亦《经》旨塞因塞用之意。

炒潞党参三钱　熟附子一钱五分　淡干姜八分　清炙草五分　陈广皮一钱　大砂仁（研）八分　陈葫芦瓢四钱　葫芦巴一钱五分　炒补骨脂一钱五分　煨益智一钱五分

三诊：脐腹胀满较前大减，小溲微黄，自觉腹内热气烘蒸，阳气内返之佳象。脉沉未起，形肉削瘦。仍拟益火之源，以消阴翳，俾得离照当空，则浊阴自散。

炒潞党参三钱　熟附子一钱五分　淡干姜八分　清炙草八分　陈广皮一钱　大砂仁（研）八分　炒怀山药三钱　炒补骨脂一钱五分　葫芦巴一钱五分　煨益智一钱五分　小茴香八分　焦谷芽四钱　陈葫芦瓢四钱

（《丁甘仁临证医集·医案篇·肿胀》）

评析：《灵枢·胀论》曰："五脏六腑，皆各有胀，诸胀者。皆因厥气在下，营卫留止，寒气逆上，真邪相攻，两气相搏，乃合而为胀也。"故丁甘仁认为，凡治胀病，必会通圣经诸条之旨，然后能识脏腑之部分，邪气之盛衰，盖名曰厥气者逆气也，寒气者浊阴也，逆气下塞，浊阴上干，卫气滞留，营血凝止，营卫不调，寒邪得以乘虚而入，正邪相持，互结不解，脏虚邪即入脏，故有五脏六腑诸胀之见症。从本案而言，一诊思虑伤脾，脾虚不能制水，水湿壅甚，损伤脾阳，湿浊凝聚，故丁甘仁仿《济生方》实脾饮（厚朴、枳实、木瓜、木香、草果仁、大腹皮、附子、干姜、甘草、白茯苓）温阳利水。经治虽然证情略减，但虑其脾阳久虚，必然导致肾阳虚衰。肾阳衰微则不能温养脾土，可使水肿加重，故二、三诊时仿《太平惠民和剂局方》附子理中丸（人参、干姜、白术、炙甘草、附子）加葫芦巴、益智仁、补骨脂等温补肾阳之品，使脾肾阳气得复，浊阴自散。

三、参考医案

【案例1】朱童，脘痛喜按，得食则减，脉象弦迟，舌苔薄白，中虚受寒肝脾气滞。拟小建中汤加味。

大白芍三钱　炙甘草一钱　肉桂心四分　云茯苓三钱　陈广皮一钱　春砂壳八分　乌梅肉四分　全当归二钱　煨姜两片　红枣四枚　饴糖（烊冲）四钱

（《丁甘仁临证医集·医案篇·胃脘痛》）

【案例2】王左，"三焦者，决渎之官，水道出焉。"上焦不宣，则下焦不通，以肺为水之上源，不能通调水道，下输膀胱也。疏其源则流自洁，开其上而下自通。譬之沉竹管于水中，一指遏其上窍，则滴水不坠，去其指则管无余水矣，治癃闭不当如是乎？

苦桔梗一钱　带皮杏仁三钱　赤茯苓三钱　六一散（包煎）三钱　炙升麻八分　黑山栀一钱五分　黄柏一钱（盐水炒）　知母一钱（盐水炒）　肉桂心二分（为丸吞服）　土牛膝根三钱

鲜车前汁二两、鲜藕汁二两，两味炖温冲服。

（《丁甘仁临证医集·医案篇·癃闭》）

【案例3】叶某，疫喉痧四天，痧子布而不透，咽喉肿痛白腐，偏于右关，妨于咽饮，脉象濡数，舌苔灰黄。风温疫疠之邪，引动厥少之火，蕴袭肺胃两经，症势非轻。急宜辛凉清解，而化疫毒。

薄荷叶八分　京玄参一钱五分　荆芥穗一钱　淡豆豉三钱　甜苦甘草各六分　苦桔梗一钱　金银花五钱　净蝉衣八分　连翘壳三钱　生赤芍二钱　大贝母三钱　藏青果一钱　鲜竹叶三十张　活芦根一尺

（《丁甘仁临证医集·医案篇·疫喉痧》）

第二十节　药盦医案全集

一、医著介评

《药盦医案全集》为近代名医恽铁樵的医案专著。本书为实录式医案，涉及病种广泛，载有大量危重疾病医案，记录详实，治疗成功与失当者均收录在案，对中医工作者进行教学、科研，特别是从事临床诊疗有很高的临床参考价值。

（一）医著概况

恽铁樵（1878—1935），名树钰，别号冷风、焦木、黄山，近代著名中医学家，江苏省武进县孟河人。恽铁樵学通中西，深研《伤寒论》，并问业于伤寒名家汪莲石先生，以内科、妇科、儿科应诊，儿科尤为擅长，尝试中西医汇通，在近代中医发展史中占有重要地位。恽铁樵编成《药盦医学丛书》，包括《群经见智录》《伤寒论研究》《药盦医案全集》等二十余种。《药盦医案全集》共八卷，系恽铁樵生平临证之验案辑录，由门人顾雨时、李鸿庆、仲添澜编集，章巨膺增选，成书于1928年，于1936年辑入《药盦医学丛书》。

（二）学术思想与特点

《药盦医案全集》体认中西异同，屏除杂说，别开生面，融会贯通，对后世有着重要影响。其学术特色如下：

1. 善治小儿热病惊风　书中认为小儿热病惊风多因外感风寒，内有食滞，治以清热降火，辅以消导积食，尽速透泄，使热不上攻于脑，由此创制了治疗发热惊风的"安脑丸"，以葛根、黄芩类退热，以蝎尾、天麻等止痉。综合相关病案，恽铁樵对惊风前后的不同阶段，治疗上各有侧重，强调惊风前兆宜发汗，惊风已成用虫药。

2. 注重望诊　在面诊法方面，恽铁樵在相关医案中提出了山根青筋与体质的关系；而且恽铁樵注重望舌，治胃提出"有积必有黄苔，积在肠而不在胃"的观点，认为舌苔与胃肠紧密衔接，胃肠的病变必然会在舌苔上有所体现。恽铁樵提出："舌上无薄苔，味蕾粒粒起耸，为胃停积过多；舌苔厚且黄，有积在肠。苔黄可攻，苔不黄不可攻。即积在肠可攻，积在胃不可攻。"

3. 用药审慎果断　总观全书医案，可见恽铁樵用药审慎果断，认为"病浅者不以悍药创气正，病重者竟以猛剂去其毒"。处方药味一般不上十味，对阳虚证患者，恽铁樵应用辛热之附子得心应手，从轻到重，随证用药，阳虚初期，10～30g即可，亡阳重症则大剂峻投，多在50～100g，最甚为500g，于元阳将脱之际，挽阳气于顷刻之间，治疗亡阳重证，每多与人参、炙黄芪相伍；若患者素体阳虚，则每多用白术、防风、柴胡、陈皮与附子相伍；若阳虚水肿，每多与茯苓、白术、生姜等同用；风湿痹痛，每多与桂枝、川芎、当归等共用。

二、典型医案评析

【案例1】周孩，二月十八日。头热，肢寒，舌润，头痛，二便自可。此伤寒太阳病证也，药后宜避风吃素，可以即愈。

炙麻黄四分 淡黄芩六分 竹茹钱半 桂枝三分 枳实八分 炙甘草六分

恽铁樵自评：特标二便自可，明内脏无恙，仅病表也。此类方案甚多，均删不录。仅举此为例，以吾辈视之，直小病耳。然时方家值此，决不肯第一诊即使麻桂辛温解表，惯用其积祖戬卷套方，利其病不能速愈。名医营业之鼎盛，此其奥窍也。然而病者苦矣，中医学从此衰落矣。

（《药盦医案全集·伤寒门》）

评析：此案"头热，肢寒，头痛，二便自可"为外感风寒束表，卫阳郁遏，失于温煦，故见肢寒；卫气郁闭而盛，则见发热；寒气凝滞，太阳经气不利，则见头痛。依据《伤寒论》，用辛温发汗之麻黄汤加减是正解。同时，儿童"脾常不足"，外感风寒，易内犯脾胃，常夹食滞，故在辛温发汗之际，顾其脾胃，辅以消导行气祛湿之枳实、竹茹之类，"以助胃肠消化之本能"。另因儿童"阳常有余"，感邪易于化热，因此加入淡黄芩清热。恽铁樵自评中提及用药不可中庸犹豫而致中医不能壮大，可见其临床见解独到、不落俗套的行医风格。

【案例2】黄左，八月二十。病经三候，气急，舌苔劫津，胸痞，呃逆，四肢逆冷，肌肤津润。此是亡阳四逆生命危险至于峰极，恐难挽回。就病理论，舌苔之枯，并非内热使然，实是上下隔断、肾气不能上乘所致，故此病不宜寻常凉药。

制附块一钱五分 杏仁三钱 薤白一钱五分 炙甘草六分 吴茱萸六分 细生地三钱 炒白芍一钱五分。

（《药盦医案全集·伤寒门》）

评析：患者病历三候，乃十五日矣，历时已久。刻下"气急，呃逆，四肢逆冷"，已是少阴亡阳脱绝之倾。"肌肤津润"是阳气衰微、失于固摄、气不固津、泛溢肌肤的表现。"舌苔劫津"是阳虚气化失司"肾气不能上承，上下隔断"所致，均非内热，乃阳亡之候也，不能误用凉药，当急温回阳。案用制附块、炙甘草、细生地黄、炒白芍等急救回阳，兼顾阴液。

恽铁樵对亡阳者，以附子回阳，极有心得，阳虚初期，真气未耗，用附子15g左右，用之过量，反伤正气。若四肢逆冷、肤凉、汗出，则是亡阳之候，急用大剂附子方能回阳固脱，多在50g以上，或可与参、芪同进，增固脱之功，若此案，已是亡阳脱绝之倾，阴阳俱虚，只以少量附子固复将亡之真气，以待生机。若大剂附子，辛热纯阳，恐有伤阴耗气之弊。

【案例3】王孩，二月十三日。目上视，牙关劲强，是急惊，有大危险。

钩尖三钱（后下） 防风八分 蒺藜三钱 炙草六分 独活八分 当归身三钱 安脑丸一粒药（化服） 蝎尾一分（炙去毒，研冲）

（《药盦医案全集·小儿门》）

评析：恽铁樵应诊，善小儿科，惊风尤见其长。此案"目上视，牙关劲强"，乃惊风已成。恽铁樵治惊风，如发热未成惊，以退热为主，治惊为辅，用葛根芩连汤类加减。若邪热炽盛，上燔入脑，症见手足抽搐，目上视，颈项强，或弓角反张等，乃惊风已成，主张以虫类药治疗，如全蝎、蜈蚣、僵蚕、蕲蛇等。此案"安脑丸"乃恽铁樵晚年根据临证心得自创，配合其他汤方，专门治疗小儿惊风和脑脊髓膜炎。

安脑丸方药组成：金钱白花蛇六条（去头，隔纸烘研筛），全蝎三钱，白附子一钱五分，薄荷三钱，冰片三钱，独活五钱，生川乌二钱，天麻三钱，明雄黄二两，麻黄二两，犀角一钱五分，麝香一钱。惊风抽搐，再合蝎尾、天麻、防风、知母、薄荷、生地黄、龙胆草；如见神昏，抽搐，角弓反张（恽铁樵谓脑脊髓膜炎证）再加乌犀尖、鲜地黄、川连等。恽铁樵善用虫类药治惊，常配合当归、熟地黄等养血药同用，以免燥血之弊。

三、参考医案

【案例1】袁左，十二月二十三日。舌苔干黑糙，饮多溲多，是消；肢体常感不仁，是风。先治消。

　　海蛤壳六钱　竹叶十片　覆盆子三钱　生石膏一钱五分　鲜地黄三钱　怀山药六钱

（《药盦医案全集·消渴》）

【案例2】冯奶奶，十月十九日。孕五月，便血不止，面有火色，唇绛燥，舌有湿象。其湿是因气候燥，生理起代偿作用之故；便血是肠风，可以止。略有肝阳，故面赤，当兼顾。

　　滁菊二钱　钩尖三钱　大生地四钱　当归身三钱　蒺藜三钱　知母一钱　炒槐米四钱　炒子芩八分　炒荆芥四分　炒绵仲三钱　菟丝子三钱　生苎根三钱

（《药盦医案全集·妇女门》）

【案例3】吴先生，一月二十八日。脉有歇止，起落尚宽，此有两层：其一是心房不病，其二是禀赋本厚。然病实不可为，因肺气戳铄已甚，其中午发热，绝非外感。据指尖肥厚是血行失常度，乃侧支血管代偿循环，故脉有歇止。此血管变坏，当在肺络，以故膈旁痛而见红，病之来源甚远，决非一二剂药可以侥幸图功。而年事已高，病已入险境，虽欲从容调治，势以无及，故云不可为。危险时期在春分后，因脉气尚宽，必能过春分，大约过春分十日左右。

　　天、麦冬各三钱　五味子四分　橘红、络各一钱五分　象、川贝各三钱　人参须一钱　炒乌药八分　杏仁三钱　炙紫菀一钱　北沙参一钱五分。

（《药盦医案全集·虚损门》）

第二十一节　张山雷医案

一、医著介评

《张山雷医案》为施仁潮编校《张山雷医集》内容之一。本书比较全面地展现了张山雷在内外妇儿及耳鼻喉等各科疾病方面的诊疗经验，而且充分反映了其"独抒所见，不拾前人牙慧"的学术特点，有重要的临床指导意义。

（一）医著概况

张山雷（1873—1934），名寿颐，字山雷，江苏省嘉定（今上海市）人，近代著名中医学家、中医教育家。张山雷博览群书，治学严谨，对经典医著能独具见解，阐发奥秘，并用毕生精力研究医学，著作宏富，著有《籀簃医话》《籀簃谈医一得集》《难经汇注笺正》《脏腑药式补正》《中风斠诠》《疡科纲要》《沈氏女科辑要笺正》《本草正义》等著作近30部。

《张山雷医案》由张山雷众多著作中记载的医案及临床手稿汇聚而成，属临诊实录式医案。医案以病为纲，分为感冒、风温、湿温、咳喘、癃闭、消渴等数十类，内容涉及内科、外科、妇科、儿科及耳鼻喉科等，每类收入若干案例，这些医案大多详细记载了患者的姓名、性别、年龄、就诊日期、症状、舌苔、脉象，并附有机理分析、治疗原则、具体方药等。医案充分反映了张山雷深厚的临床造诣，从书中可见其尤精于内科和外科。

（二）学术思想与特点

1. 遵古酌今，融汇中西学说　张山雷遵古酌今，临证注重对《内经》《难经》《伤寒论》《神农本草经》等的理解与发挥。如《难经·十七难》曰："病若吐血，复鼽衄血者，脉当沉细，而反浮大而牢者，死也。"张氏指出："大失血是虚证，故脉当沉细，如其浮大而牢，脉与病反，固非所宜。"然脉见浮大还须分常与变，若"暴病之初，气火贲张，有升无降，脉来浮大有力，是其常态，果能投药得当，气降火潜，脉即安靖，亦不可皆以为必死"。"唯在大吐大衄之后，失血已多，而脉仍实大，则势焰犹盛，根本不支，斯为危候；抑或脱血久病，脉反弦大刚劲，全无和缓态度，即为真脏脉，亦不可治"。

张山雷又勇于创新发展，融汇中西学说，勇于创新发展。如其对"中风"一病的认识，一方面引证《素问》中有关"薄厥""大厥""偏枯""仆击"等病证，阐述中风在古代文献中的病名、病因和病机；另一方面又结合西医的观点，融汇中西医学说。张山雷赞同清末张伯龙关于类中风乃"肝火自炽，生风上扬，迫令气血上逆，冲激人脑，震动神经而失其知觉运动之病"的认识，认为该阐释符合西医学"脑充血"的病理变化，并进一步明确杂病之中风是以"肾虚肝旺"的内风为主要病机，按其症，当有闭、脱之分，治疗当以"镇肝息风、潜阳镇逆"为原则，并佐以升泄痰浊。根据临床辨证确立了治疗八法：闭证宜开、脱证宜固、肝阳宜于潜镇、痰涎宜于开泄、气逆宜于顺降、心液肝阴宜于培养、肾阴渐宜滋填、通经宜络。对中风病因病机的认识与治疗有着重要的指导意义。

2. 强调外病内治，注重整体　张山雷认为外科各病是人体内在变化的外在表现，所以其辨证与治疗均要从整体出发，注重内在因素。如疡科病疾的辨证应注意辨阴阳、辨肿痛痒木、辨脓、辨脉等几个方面，治疡必须随其人之寒、热、虚、实、七情、六淫、气、血、痰、湿诸证而调治之，故临证处方，无论外形如何，要以内证为主，并列举外疡内治有退消、补气、治痰、清热、理湿、温养、补益、提脓透毒、溃后养胃等治法，见解独到，用药颇具特色，对外科学的理论与实践均有重要发挥。

二、典型医案评析

【**案例 1**】某左，阴液久薄，胃脘当心结痛，呕吐不撤，阳亦惫矣。脉细软已甚，左手隐隐带弦，舌苔白而滑。胃纳方呆，不得遽投滋填，先以调和中土。

黄连三分，淡萸萸四分（同炒），天仙藤二钱，台乌药一钱五分，广郁金一钱五分，乌梅肉炭一钱，生玄胡二钱，金铃子一钱五分，制半夏一钱，小青皮八分，佛手花一钱，绿萼梅八分，沉香曲四分。

二诊，肝胃不和，总是液虚为本，气滞为标，治痛之方脱不了香燥行气，然非培本久服之法。此弊陆氏《冷庐医话》言之最透。兹贵恙痛犹不剧，胃纳尚佳，脉稍带弦，舌色不腻，拟用标本两顾，或尚可以多服少弊。

益智仁一钱五分，炒萸肉二钱，大元地三钱，台乌药一钱五分，淡吴萸三分，生怀山药三钱，甘杞子二钱，生玄胡一钱五分，广木香七分，炮姜炭四分，北细辛二分，乌梅肉炭一钱，砂仁七分。

（《张山雷医案·胃脘痛》）

评析：本案患者素体阴虚，肝体失柔，又兼之脾阳衰惫，则肝气失疏，木气侮土，故见胃脘痛、呕吐、纳呆。治疗先以左金丸合金铃子散为基础进行加减，疏肝理气、泄热和胃止痛；二诊胃痛减轻、胃纳好转，说明肝胃不和之气滞得解，故治疗标本兼顾，滋阴柔肝与温脾和胃并用。张山雷治疗胃脘痛，首重以"通"为主，指出胃脘痛、胃脘胀闷，无不是肝木凌脾之病。因此治疗必以疏通行气为主，如以天仙藤、郁金、沉香、玄胡、金铃子、青皮、佛手花、绿萼梅等疏肝行气止痛。然而，肝胃不和总是液虚为本，气滞为标，而一般行气药香燥，愈燥则阴愈耗伤，肝气愈横逆，所以在痛后当以阴药辅之，如以山萸肉、生地黄、乌梅、怀山药、枸杞子等药养阴柔肝达到标本兼顾。另外，张山雷认为脾为至阴，非温不运。温运柔顺是张山雷调治肝木侮土的常用之法。

【案例2】祝右，肝肾真阴久亏，气不摄纳上冲，咳嗽无痰，甚则呕吐，头痛眩晕，纳谷碍化，脉小已极，舌滑根有薄苔。宜泄肝纳气，和胃健脾。

生石决明八钱，生研代赭石四钱（包煎），炒山萸肉一钱五分，生紫菀四钱，紫石英三钱，杜兜铃一钱五分，广郁金一钱五分，生鸡内金一钱五分，制女贞子四钱，潼蒺藜三钱，制半夏一钱五分，旋覆花三钱（包），款冬花三钱，枇杷叶两片（刷净毛包煎）。

二诊，肝脾肾三阴久亏，纳食不思，眩晕气促，心中懊恼，咳嗽甚则干呕，脉细已极，舌根薄黄，姑再养胃阴，以潜气火。

东洋参一钱，北沙参二钱，原枝金石斛三钱（三物先煎），广郁金一钱五分，制半夏一钱五分，大白芍一钱五分，生鸡内金一钱五分，广藿梗一钱五分，生山萸肉一钱五分，丝瓜络一钱五分，生紫菀二钱，熟女贞子三钱，枣仁泥三钱。

（《张山雷医案·咳嗽》）

评析：肝肾阴虚于下，肝阳亢逆、上冲肺金而为咳嗽气促；上扰清窍则见头痛眩晕；横逆犯胃而为呕吐；胃阴亏虚、脾失健运，故不思饮食，纳谷碍化。张山雷治以泄肝纳气，和胃健脾，方用石决明、代赭石、紫石英重镇沉降以平肝阳；女贞子、沙苑子、山茱萸养阴滋液以补肾水；紫菀、款冬花、杜兜铃（马兜铃）、枇杷叶开宣展布以通肺气；旋覆花、半夏、郁金、鸡内金和胃健脾以助运化。二诊，患者服药后，症未见轻，张山雷去重坠、宣肺之品，因"脉细已极"，其垂绝真阴，所存无几，而千钧一发，暴绝堪虞，故需滋填，然胃纳未复，只宜清养，姑以石斛、北沙参、东洋参、白芍、酸枣仁等"养胃阴，以潜气火"。

【案例3】江左，五十六岁。五月初九：体丰痰盛，眩晕有年，甚于清明节后，秋冬较差。脉左弦右涩，步履已觉不随，小便多，大腑燥。类中根萌，先宜潜阳化痰，秋凉以后，再当滋培。

胆星一钱五分，茯苓三钱，法夏二钱，陈皮一钱，远志一钱，杭菊花三钱，龙齿二钱，生牡蛎四钱，磁石二钱，菖蒲一钱五分，石英三钱，山栀二钱，连翘二钱，甘草一钱。

（《张山雷医案·内风缓动》）

评析：患者素来体丰，痰湿壅盛，则痰阻气塞，肝气郁滞，日久不愈，化热生风，以致气血逆而上扰，出现眩晕，脉左弦右涩为佐证。清明节后，气温上升，肝气上逆之势更甚，故而加重。步履已觉不随，则类中风之证明矣，故当潜阳化痰，用菊花、连翘、山栀清热息风；龙齿、牡蛎、磁石、石英潜阳镇逆；合入二陈汤及胆南星、远志、石菖蒲以开痰泄浊降逆。中风证情复杂，张山雷重视审因论治，因人因时制宜，根据疾病轻重缓急，妥善用药，如该案先以潜阳化痰治标，秋凉后再滋培治本，可见一斑。

三、参考医案

【案例1】张左，行年五十，阴气已衰，痰湿阻络，气机不调。先则左胁痛，继而左手掣痛，不能上举，脉细且涩，舌淡㿠白，后半腻厚。病经数日，药难速功，姑先宣络化痰，治标为务。

川桂枝八分，大白芍一钱五分，白芥子二钱，姜半夏二钱，九节菖蒲八分，西羌活八分，片姜黄一钱五分，川牛膝一钱五分，威灵仙一钱五分，广地龙七分，制南星一钱，陈皮一钱，生紫菀二钱，指迷茯苓丸（饥时吞服）。

（《张山雷医案·痹证》）

【案例2】张左，大少腹时常作响，或悠悠而痛，得冷食辄溏泻，苔薄舌质淡，脉细涩无神。本是劳倦伤脾之人，因痛而脾更伤，当温中扶土，以仿理中法。

潞党参三钱，炙甘草一钱五分，淡干姜七分，炒冬术三钱，淡茱萸四分，白茯苓三钱，煨肉果一钱，炒白扁豆四钱。

（《张山雷医案·泄泻》）

【案例3】左某，血分蕴热，肌表瘰粒瘙痒，上身为甚，此游火游风之类。脉带弦劲，舌滑，治宜清热息风。

焦栀皮二钱　炒牡丹皮一钱五分　炒川柏二钱　鲜地黄四钱　肥知母二钱　元参四钱　瓜蒌壳二钱　银花三钱　白茶菊一钱五分　粉草三钱　茵陈三钱　赤茯苓三钱　象贝三钱　蚕砂四钱

（《张山雷医案·风疹》）

第二十二节　周小农医案

一、医著介评

《周小农医案》是无锡名医周小农的医案著作，全书内容详实丰厚，文字洗练，所载医案证情详细，证方契合，周小农的临床经验、理论水平和学术创新均体现于该书的医案之中，该书是一部临床实用的名医经验著作。

（一）医著概况

周小农（1876—1942），名镇，字伯华，江苏无锡人。其治学善取精华，融会贯通，称得上是一位举足轻重的中医学家。他一生手不辍卷，以著述为务，编辑出版了《卫生易简方》《临产须知》《周氏集验方续编》《周氏集验方撮要》《惜分阴轩医案》等医学著作。他还整理了不少前贤医著，如《王旭高医书六种》、曾心壶的《脚气刍言》、柳宝诒的《温热逢源》、颜芝馨的《温病条辨歌括》等。

《周小农医案》原名《惜分阴轩医案》，共四卷，周小农晚年于该医案后又续写三卷，1962年其后人汇集往昔已刊之四卷及续编手稿未刊之三卷，委托上海科技出版社整编刊行，重新编类，分为六卷三十九门，合印一册，名曰《周小农医案》。该医案大体以病名为主，权衡主次轻重，酌立三原则：以病名为据、以证候为据、以病因为据，作为医案分类的主要依据。各医案既定门类，又可以类相从。

（二）学术思想与特点

1. 重视四诊合参　本书医案所载病证以温邪湿热及杂症为主，学术渊源也与清代温病学家叶天士、吴鞠通等相近，周小农于复杂的病证中，往往能循病机、辨主次、以求其本，所治病证以内科杂病为主，兼及妇科、五官、伤科等，谨慎周密，经验丰富。周小农临证十分注重望闻问切，即便病人之日常起居等家庭琐事，在问诊中无不注意，尝谓"病有起因于微末，安可不详询! 不知病源，恶乎治! "四诊之外还兼参腹诊，如热病之色脉表象疑似退净，以及病夹积滞等证，辄用手按摩加以诊断，医案中亦多著录。

2. 善治肝病和温病　从本书医案可见，周小农擅长肝病论治，针对肝气、肝火、肝风诸症，效法叶天士、王孟英等名医大家，尝谓肝气之病以妇女为多，因女子较易心情抑郁，故于药治之余辄察其所苦，宽其胸怀，效果极佳。本书医案在温病治疗方面亦颇多见解，尤其善于治疗虚体夹实之复杂病证，对素体不足之人，多清养达邪，虚实兼顾，注重恢复胃气和元气。

3. 灵活立法处方　周小农处方当中经常有药味较多者，他曾强调："诊治贫病较多，无粮之师，利在速战，而督促之殷，要在速效；或一方兼具复法，信任得效，可竟全功，虽属繁琐，可备一格。因世间实有杂合证，昧者每谓治其本证，系属扼要，但多不应，治宜兼筹并顾，已有实验，均前贤成法也"。另外，本书医案还较为重视外治方法，如熏洗、罨敷、膏贴、热灸等。周小农临证中能随证变通，化裁古方以切合病机，终获良效。

二、典型医案评析

【案例1】胡养泉，木业，嗜烟好色。辛丑二月始因身热得汗，热减不寐，延诊。脉弦数，舌光干焦。述知苔光前曾以霍斛治愈。此次因纳妾逃走，气闷不寐，盗汗，口苦而臭。先清郁气蕴热，如化肝煎、苇茎汤之意。口苦臭减，转用：霍斛、西洋参、麦冬、玳瑁、决明、蛤粉、丹皮、炒枣仁、柏子块、辰砂、夜交藤、秫米。另珠粉、川贝母末。

略寐舌润，然心怯频仍，动则气逆轰热。后审其病因动肝，肝火升腾。用桑叶、丹皮、羚羊、麦冬、黑山栀、川贝母、竹茹、柏子、金器等。轰热大退，寐得大酣，且心怯亦定。嗣后胃气又作，用化肝煎、金铃子、木槲子、木蝴蝶、磨香附、郁金，即效。详察此案不寐，治心不应，治肝即验。可戒服西药笼统以治。

（《周小农医案·不寐》）

评析：周小农对肝病证治颇有独到经验，临证常遵循疏肝解郁、养肝息风、清泻肝火、柔肝滋阴等治疗原则，圆机活法，有条不紊。肝郁不舒或肝气有余等情况极易导致肝火燔灼，从而出现各种各样的病证。周小农清泻肝火的具体治疗方法包括清肝平木、清肝通络、清泄少阳等，常常用于肝火头痛、消渴、咳嗽、肿胀、血证等疾病的治疗。本案中胡氏患不寐之证，但综观其身热盗汗、气逆轰热、口苦而臭、脉弦数等症状表现，再加上病因缘于郁怒，周小农判断其为愤怒动肝、肝火升腾所致，遂用桑叶、丹皮、羚羊、黑山栀等清泄肝火即效。周小农清肝泻火的同时还不忘顾护阴液，在苦寒之品当中适当增加柔润之物，既保护肝脏，又增液补水，实属绝妙。

【案例2】张培，仓浜，子十余岁。己未三月患温邪，越两月后，余热逗留，肉削肤枯，体痿不起。五月招诊，述知当热重时，谵妄昏痉，多医贵药，且事巫神，华祖仙方龙眼百粒，炮姜一钱，且进之也。示其体仅剩皮骨，面形枯腊，大股无肉，宛若截竹，危状若斯，以资乏拟不予治。询可治否。余思热久伤阴，如云难治，其家必坐视其殆，乃允设法。见证形羸，干咳，便艰，溲赤混浊，痿软不起。脉虚数，苔揩淡黄。是脏阴大伤，余热尚蒸。宗吴氏甘苦合化阴气法，甘露饮加味。如石斛、生地、天冬、黄芩、黑山栀、北沙参、地骨、花粉、桑皮、功劳子叶、白薇、珍珠母、黑脂麻等，出入为方。另嘱以甜杏仁、西瓜子去壳，杵烂，煮酪饮之。

咳止便润，溲淡热清。续以香粳米粥、猪肺肚腰煮汤以养之，并饮人乳，渐能起坐。越半月，能步行，肤转润泽，肉渐壮复。

拟石斛、牡丹皮、生地黄、山药、玉竹、天冬、麦冬、白芍、牛膝、龟甲、鳖甲、西洋参，以清养脏阴，乃痊。

（《周小农医案·痿痹》）

评析：本案中小儿罹患春温，刚开始就出现谵妄热痉等实热动风征兆。因春温素有传变迅速、更伤阴液的特点，尤其小儿较成人更易损伤阴液，故首当辛凉清透，兼顾阴液。然庸医多投贵药以事温补，更为巫误，因此病程缠绵两个月之久，遂出现脏阴大伤，脾胃阴液匮乏，筋脉失养等痿证危象。周小农宗叶吴清热养阴大法，结合病机，参合脉证，先以甘露饮清热，后以黄芩、山栀、石斛等清肺胃虚热，佐以生地黄、北沙参、天花粉等滋补脏阴，另以杏仁、西瓜子仁清热润肠，续以猪肺肚肾调补脾胃，最后用鳖甲、龟甲、西洋参等物清养脏阴，效如桴鼓，力挽狂澜。周小农经常将食疗药治并用，两者相辅相成，疗效突出，值得后人效法。

【案例3】沈茂塘次子，辛酉三月春温，身热口渴。用清解之剂，浃旬外已退，乃因食多，热复作。病孩私取养洋虫之红枣莲子食十余枚，热更炽。延诊。余思余邪得补，势必留恋。但此物入腹未久，以吐为佳。

疏枳、豆豉、橘红、山楂、神曲、郁金、薏仁、瓜蒌、黑山栀、莱菔、芦根之类。另以生白矾二分、月石三分、保赤丹七厘，研，和水吞，引之作呕。顿将枣莲等物呕出，热亦循退。

（《周小农医案·温》）

评析：周小农治疗急证运用内服药物时讲究多种剂型综合应用，物尽其用。比如质地坚硬或者芳香类药物，例朱砂、雄黄、白矾、沉香、二丑（牵牛子）、琥珀、玳瑁、珍珠、麝香等药物，周氏善用小量研末冲服，或调蜜单服。采取小量研末冲服配合汤剂，可直接进入机体作用于病所或病灶，收效迅速。该医案中患儿腹内有红枣莲子之积，又兼温热之病，故除了使用枳、豉、橘红、山楂、神曲等煎剂以消积导滞外，另以生白矾、月石和保赤丹共研，引之作呕遂愈。可见周小农对这种用药方法深得其妙。

三、参考医案

【案例1】钱桂桐之侄，甲子三月二十八日起身热，仍食糯面。四月初四日见痧点，隐而不出，肢冷，面额痧少。初六日延诊。脉濡不起，舌绛，苔浮黄如糜，唇紫。按其腹作痛。嘱服陆氏润字丸一钱，并以西河柳、樱桃核、艾叶、姜煎水熏足。后用引火下趋之法，以吴萸、生矾、鸡子白，研，烧酒调涂足底。煎方宗《麻症阐注》火闭食闭法，用牛蒡、蝉衣、连翘、莱菔缨、玉泉散（浮萍同包）、薄荷、西河柳、郁金、鲜竹叶、芦尖、茅根。

复诊：询润字丸仅服十粒，大便未解，全夜不寐，发狂起坐，扬手掷足。脉细如伏，苔变深黄，目封，按腹剧痛，痧点似回，邪内攻矣。即予润字丸钱半，嘱研细，开水服讫。乃疏方云：痧点甚少，且有回象，仍未见透，足冷稍暖。积横于中，里气不通，痧毒不从外达。气喘，烦躁不寐，扬手掷足。痧火内攻，有犯心逆肺之险。再清透达邪，通血消积。

牛蒡、薄荷、蝉衣、黑山栀、郁金、丹参、连翘、赤芍、玉泉散七钱（浮萍三钱，同包）、地骷髅、川连、木通、黄芩、西河柳、竹叶、芦尖、茅根。另玳瑁、西藏红花，研细，开水调服。嘱以鲜西河柳、茅根、鲜芫荽煎汁代茶。一剂，大便通解，麻疹绽透，布满全身，诸症如扫。

【案例2】沈茂塘之子，癸丑四月下浣，寒热兼旬不解，脉濡数，舌苔白。脘闷，按腹坚痛，溲赤便阻。知素嗜糖果，湿蕴生热，食滞不消。

疏方豆卷、藿香、郁金、薏仁、杏仁、滑石、通草、枳实、竹茹、乌药、保和丸。另以莱菔子、桃仁、皮硝、糖糟、干面等捣，涂脐中。

服后，便即通解，寒热不退，即增损原方投之。续得便解，而热仍恋。其家疑之。余谓邪因食滞，气不宣畅，非一时可达。数剂后里症已松，去枳实、乌药、保和丸，加连翘、芦根、鲜薄荷以达气分之邪，遂得白㾦满布而热退身和。此证湿邪夹食，气阻不畅，往往邪不得撤。设明知有食，重剂攻下，则邪内陷而㾦不外布，徒见烦懊愈增，而变端莫测矣。

【案例3】超尘和尚，锡山龙光寺。丙辰冬月诊，因立关而饮食失节，脘痛呕吐，加以气郁肝旺，误投温中，曾经失血。今虽血症不发，然逢节呕吐，习为常事。余授安胃抑木之方，胃馨。续投膏方，胃症逾年不发。

方为党参、黄精、白术、石斛、云苓神、扁豆衣、焦秫米、宋半夏、炒松麦冬、木瓜、泽泻、香附、芡实、玉竹、香橼、白芍、苏噜子、淮小麦、怀山药、川断肉、狗脊、长须谷芽、金橘饼、南枣、白蜜。

第二十三节　冉雪峰医案

一、医著介评

《冉雪峰医案》是冉雪峰晚年之作，书中记录了其数十年的临床经验，具有重要的参考价值。

（一）医著概况

冉雪峰（1879—1963），字剑虹，重庆巫山县人。早在20世纪30年代医坛上就有与张锡纯"南冉北张"之誉，张锡纯在书中称冉雪峰为"医界国手"。他注重经典学习，但是遵古不泥于古，主张不同学科之间的交流和渗透。

《冉雪峰医案》属实录式医案，共录入71则案例，内容涉及内外妇儿各科。全书以病名为纲，每个案例对病人的一般情况、临床表现、辨证分析，选用方药都有较为详细的阐述，在案例的描述上大多采用夹叙夹议的形式，既清楚地说明了病情和治疗过程，同时还阐述了其治疗和用药的思路。

（二）学术思想与特点

1. 以《内经》为旨归，活用古方　冉雪峰经常运用《内经》理论分析病情，既能遵从古法，又能加以创造性运用，常常活用古方。如书中所载中风病的论治，冉雪峰提出，中风属本虚标实，但依据其临床所见，仍以标实者为多，故治疗上主张心脑并治，平降冲逆之气血，结合育阴潜阳，或涤痰开窍，或降火宁心，或消瘀通络，视证而施，常用《金匮要略》风引汤、百合地黄汤、《普济本事方》白薇汤、真珠丸等古方化裁施治。

2. 践行寒温统一 本书还体现了冉雪峰"伤寒原理可用于温病，温病治疗可通于伤寒"的寒温统一的思想，这种观点的提出见于《冉注伤寒论》，并在《冉雪峰医案》中以其实践经验很好地阐释了这一思想。如在秋温医案中，冉雪峰论述说："柴胡证下之后，柴胡证不罢者仍用柴胡，见伤寒，里而再表，前者去而后者来，见温疫论，两两可以印证。"这里既遵了温病大法，又渗伤寒原理。

二、典型医案评析

【案例1】 湖北王某之内侄，年约二十许，体质素不大健，患痢日久，下便赤白，里急后重，脱肛，一身肌肉消脱。予初诊时，病已造极，方入病室即秽臭难闻，见病者俯蹲床上，手足共撑，躬背如桥，瘦削不堪，脸上秽浊模糊，惟见两只黑眼，频频哀号，病象特异。扪之，皮肤炕燠蒸热，脉弱而数，舌上津少，所下如鱼脑、如败酱，无所不有，日百数十行，羁滞近两月，古人谓下痢身热脉数者死，况此子尪羸如此，热毒甚炽，阴液过伤，精华消磨殆尽，恐未可救。

处方：白头翁四钱　杭芍六钱　黄连　苦参各一钱五分　黄芩三钱　广木香一钱　马齿苋四钱　甘草一钱

煎浓汁，日二服，夜一服。四日略安，前方黄连加为二钱，并加干姜四分，炒半黑。又四日，痢减三之一，平静，勉能安卧，效显著，前方加赤脂四钱，粳米八钱，守服一星期，痢减三之二，脱肛愈，勉可进食。后以黄芩芍药甘草汤加知母、瓜蒌根、麦冬、生谷芽等缓调善后，一月痊愈，两月恢复健康。

（《冉雪峰医案·痢一》）

【案例2】 魏某，湖北人，患暑温，继转赤痢，住某医院治疗两月不愈，点滴坠痛，日五六十行，中气败坏，食不得下，频频干呕，舌绛津涸，入暮仍感热潮，精神颇觉恍惚，奄奄一息。魏乃出院，延予往诊。询得如上所述状，脉沉细而数，既坚搏、又弱涩。予曰：暑疟暑痢，证本不奇。但羁延日久，邪实正虚，无危险中反生出危险，现内之伏邪甚炽，外之余邪未尽，固当权衡轻重，里急治里，寓清外于清里之中，勿使合邪内并，是为要着，而以除热者救阴，坚阴者扶正，尤为定法中活法。此病邪实易去，正伤难复，能缓愈不能速愈，非四十日或一月不为功。

拟方：白头翁三钱　青蒿梗一钱五分　薄荷梗五分　黄连　苦参各一钱五分　厚朴二钱　广木香一钱　炒地榆三钱　白芍六钱　甘草一钱

服一周平平，似效不效，惟皮肤微似汗，暮热不作。原方去青蒿、薄荷，白头翁加为四钱，并加马齿苋四钱，续服一周，坠痛锐减，痢减三之一。前方加知母、瓜蒌根各三钱，再服一周，痢减三之二，脓血赤冻渐少，食思渐佳。前方去苦参，白芍改为四钱，加归身四钱、生苡仁六钱，又服一周，痢止，病已向愈，惟倦怠乏力，不能久坐步履，前方去马齿苋，减黄连用量之半，守服十剂，精神食欲迭佳，病渐愈。

（《冉雪峰医案·痢三》）

评析： 冉雪峰认为："痢无论菌性虫性，其病区均在大肠行部……故疗法轻者彻热消炎，重者排脓生肌。"在治疗方药上，他主张轻者用白头翁汤，重者用桃花汤。他认为："白头翁汤，清热消炎，调气升陷……痢之重者……此际清无可清，补不可补，惟桃花汤……缓缓斡旋。"正是基于这样的认识，冉雪峰在案例1中将桃花汤和白头翁汤合用，案例2中选用白头翁汤加减治疗。二诊加马齿苋清热。三诊加知母、天花粉、瓜蒌根以生津。四诊去苦参，加归身、生薏苡仁养血渗湿以生肌。由此可见冉雪峰治病善用经方、主方不变、随症加减的思维特点。

【案例3】汉口吕某之长子，已成年。患温病，延汉上名医范某诊治。多日热不退，至第十四日忽烦乱如狂状，随即大汗淋漓，肢厥肤冷，昏顿不知人。延胡某会诊，方为理中地黄汤加减，温补脾肾，防其暴脱。范与吕商，谓此病已是生死关头，明系热证，何以突变寒证，明系邪实，何以突变正虚，疑窦至大，因亲至予处，邀往诊视一决。诊毕，吕问将脱乎，予称不会脱。范问尚可救乎？予曰可救。又问此病究为何患？予曰乃战汗。温邪久羁，与气血混为一家，清之不去，透之不出，七日来复，现十四日，为两七日，邪衰正复，邪正并争，方有此番遽变。惟此系病机转好而非转坏，若不战则邪终不除，病终不愈，战者正气伸张，体工抵御力强，祛邪外出。必前此于病程中方药治疗斡旋如法，乃有此最后转关之一着，否则内陷内攻，求其一战而不可得。古人云：正战时不必服药，则肢厥亦勿须讶矣。今病者脉重按不绝，出入息匀，决不至脱，如必防脱，备独参汤以待，然非至吸短呼长，汗出如油勿用。至夜半，得阴气之助，厥当回，汗出当止，再观邪去尽否商议治法。范击节称是，吕则犹半信半疑，但胡医方药不敢服，姑观其变。至夜半汗止，手足温，神志渐清，热退病除。后以竹叶石膏汤、外台十味煎等清养清补收功。此病我断为战汗，由温病战汗条得来，断为夜半厥回，由伤寒证象阳旦，夜半手足当温条得来，查脉息呼吸，知其非脱，由临证经验得来，于此可见伤寒原理可用于温病，温病治疗可通于伤寒，要在辨之明、处之当耳。

（《冉雪峰医案·战汗》）

评析： 在本案例中冉雪峰根据伤寒和温病关于战汗的论述，准确判断出疾病所处的阶段，对其证候的转归变化了然于胸，因此在疾病治疗上显得从容自若、游刃有余。正如冉雪峰在此案之后所论，"此病我断为战汗"是由温病论述得来；"断为夜半厥回"是由伤寒条文得来；通过查脉息呼吸，知其非脱，这是由自己的临证经验得来。因此，他提出伤寒和温病不是对立，而是相通的，关键在于"辨之明、处之当"。

三、参考医案

【案例1】重庆崔某之子，年八岁，病水气，一身尽肿，腹大如鼓，腿部光泽明亮，面肿色夭，眼似半闭，已不止目下如卧蚕形而已，喘逆不食，病已严重，其母引至我处诊治。问前是服中药抑服西药，答服中药多，似效不效，住某医院月余，曾放水一次，乍松快，续仍肿胀如旧。寸口脉部为肿胀所掩，隐约沉晦，不大明显，殊费周折。拟五苓散加减。

方用：薏苡仁四钱　泽泻　猪苓各三钱　云苓六钱　官桂五分（细末冲服）　厚朴一钱五分大腹皮　木防己　青木香各三钱。

一星期平平。复诊，略显热形，虽诸有水者当以温药化之，而郁久化热，温化清化，所当审度权衡，前方去官桂、大腹皮，加陈皮一钱五分，厚朴加为二钱，六剂，小便渐利，肿胀略消。

又复诊，前方去防己、木香，加莱菔子六钱、葶苈子三钱（研）、二丑米一钱（头末去壳吞服）。三剂，未泻，复进三剂，大小便均畅，肿胀消半，前方去二丑，再进二剂，肿胀消十之八，病已向愈。前方并去葶苈、莱菔，嘱守服四剂，再商调摄。

讵病孩之母，因事渡江，该孩在家思母，啼哭半日，自是病复发，肿胀突作，几与前埒。越月来诊，深为诧异，询知前情，于前方中仍加莱菔子四钱，再加郁李仁一钱五分、酸枣仁三钱，三剂，肿胀大消；六剂，消尽。后以香砂六君子加减调摄收功。

（《冉雪峰医案·肿胀》）

【案例2】湖北王某，素弱多病，频年患遗精，时愈时发，工作如常，不以为意。初每三、五日一遗，继则每日必遗，最后不敢寐，寐而眼闭即遗，虽欲制止而不能。色夭不泽，困惫不支，甚至不能步履。经月不出卧室，即在室内起立，亦须靠桌靠椅，延予商治。诊其脉微细小弱而兼虚弦虚数，皮肉消脱，眼胞微肿，指头冷，少腹急结，恶寒甚，躁烦。

......

方用：乌头一两，水二杯半，煮取半杯，去滓，纳白蜜二两，再煮，令水尽，以桂枝汤一杯溶解之，初服半剂，越六时不知，余半剂尽服之。讵夜半三时许，吐两次，面如妆朱，昏顿不语，予曰：勿讶，《金匮》桂枝乌头煎方注云：其知者如醉状，得吐为中病，若药不瞑眩，厥疾弗瘳。稍待，清醒再诊。明晨往诊，厥回神清，手足温，自觉两臂两胯较有力，有能起行意，病即从此转关，续以二加龙骨牡蛎汤、炙甘草汤等加桑螵蛸、覆盆子、菟丝子、补骨脂，随病机出入调摄痊愈。

（《冉雪峰医案·精癃》）

【案例3】汉口剧界余洪元，前当六十岁时，曾经中风，口眼歪斜，半身不遂，卧床不起，不惟不能坐行，且不能转侧，面赤气粗（风犹未息），痰声辘辘，神志半昏，时或晕瞀，食亦不下，非难吞即自落下。时历四月，中西方药无效，延余诊治，脉乍密乍疏，弦劲中带滞涩象，病机脉象均颇坏，此病乃《素问》所谓血之与气，并走于上，则为大厥；血菀于上，使人薄厥。病者年逾花甲，献身文艺界，无暇休息，平时血压既高，工作又忙，烦劳则张，平衡失驭，风阳上冒，激荡不宁，均是促成此病暴发因素。且病逾百日，犹复面赤气粗，气血上并，冲激未已，病之坏处在此。然气来犹盛，未成痼疾，以我阅历，病犹可愈。此际治疗，镇敛浮越，平戢孤亢（息未息之风），冀可暂免急遽变化，再商办法。

拟方：白薇、百合各三钱　龙骨、牡蛎各四钱　紫石英、灵磁石、赤石脂各三钱　寒水石、滑石各六钱　大黄一钱五分　铁锈末三钱　荆沥　竹沥各五钱（二沥冲服）

一周略安，得大便一次，原方减大黄为一钱，加琥珀末五分，怀牛膝四钱，又一周渐佳，大便二次，面赤气粗、痰壅神昏等象锐减，手足能动，勉能起坐，原方去大黄、铁锈，加鲜地黄一两，山萸肉三钱，约两周，病愈大半。后于前方去寒水石、滑石、荆沥，时加菖蒲、泽兰、甘松、橘络、青木香等，前后约六十日，痊愈。

（《冉雪峰医案·中风一》）

第二十四节　遁园医案

一、医著介评

《遁园医案》是民国医家萧琢如的医案专著。本书较全面地介绍了萧琢如的临床经验，对于提高后学者的中医临床诊疗水平，具有十分重要的意义。

（一）医著概况

萧琢如（1857—1927），字伯章，号遁园，湖南湘乡人。自幼随父学医，研究《素问》《灵枢》《伤寒》《金匮》诸古籍。民国元年（1912）迁往长沙，为中华医药联合会湖南部发起人，民国二年（1913）在长沙市创办省内第一所中医院——翔仁医院。萧琢如崇尚仲景学说，认为"仲尼为儒家圣者，仲景则医门之孔子也"。同时旁采李东垣、朱丹溪、叶天士、喻嘉言、陈修园等各家之言，治疗上尤善温补，因擅用姜附、四逆辈，且剂量超常，属"中医火神派"。著有《喉科要义》《医学厄言》《遯园医案》等。

《遯园医案》为萧琢如 30 年临床经验的总结。全书分上、下两卷，辑录疑难验案 150 余例。虽未分门别类，但每一案脉证齐全，书中病案记叙或简或繁，简者寥寥数十字，载有脉证及主方，繁者记录完整，条理清晰，部分病案甚至详细叙述了患者患病前后的情况、平素状态及他医诊治过程，有助于读者全面了解病患整体状况，更能体会医者用药之精到。案中常夹叙夹议，医理分析浅显形象，通俗易懂。案中用药若取成方者，仅注方名，省略药名及剂量；若以古方加减者，则注明加何药，去何药。

（二）学术思想与特点

1. 治重温补　本书医案能本《内经》之理，善用《伤寒论》《金匮要略》诸方以治疗种种疑难之症，同时旁采各家之言，尤重温补，常以姜附、四逆辈温振脾肾之阳，尤其在湖湘地区，能用超常剂量，充分体现"中医火神派"的风格。萧琢如认为，人身肠胃，犹人家之阴沟，冬月阴沟冰结，水道不通，求通之法，必俟赤日当空，以辛温大剂频服，使锢阴中复睹阳光，坚冰立泮，获效所以神速。医案中载有治其从妹痛痹，怯风异常人，脉象沉迟而弦紧，每剂中重用乌附二两，共用乌附至二十余斤，其病始愈。对危重之症倡导昼夜服尽二三剂，而非加大剂量于一剂中，此举可有效抑制附子的毒副作用。凡用四逆辈，无论有无格阳假热之象，均提倡冷服，较为独特。

2. 用药灵活　萧琢如用药灵活，提倡变通，常根据病证于经方加减应用，自制了七节汤、消瘀蠲痛汤，自创疫痘化瘢治法，并重新厘定金水六君煎、胃关煎之主治症，并更名为降冲饮、养脾互根汤，皆能发前人之所未发。治法上虽长于温补，亦注意因人因地制宜，他认为中国地气，高处多寒，低处多热，土著平民，恒感受而成为偏胜之疾，故医者为人诊治，必参究天地人而为调剂，方能有济。其指出："即湖南一省言之，宝、永高燥而多山，麻黄、桂枝、生姜、附子、人多能受；岳常卑湿而多水，腠理疏脆，上药即不可概施。"

3. 注重脾胃　诊治疾病时注意保护脾胃，因脾为后天之本，气血生化之源，萧琢如在张景岳胃关煎基础上加减化裁，创立养脾互根汤，以熟地黄、山药、扁豆、甘草之甘平，滋养脾阴，又合吴茱萸、干姜、白术之温燥，温振脾阳，互为其要。同时诸多医案皆在控制病情后予六君子汤、参苓白术散等健脾方善其后，由此可见一斑。

二、典型医案评析

【案例 1】外科必识阴阳，方能为人治病。否则药与证反，或杂乱无纪律，势必轻者变重，重者即死，害与内科同等，不可不慎。从兄念农之长子莘耕，素羸弱，年十岁时，得项疽。外科用药内服外敷，溃久脓尽，流清汁，更以凉药服之，身冷汗出，困顿不支，脉微弱，不可按指，为疏四逆加人参汤，大剂冷服。三日，诸症悉平，疮口清汁转脓，改用阳和汤加附子而瘳。

（《遯园医案·阴疽》）

评析：一般来说，痈为阳证，患部多红肿热痛，根脚高，寒热交作，来势凶猛，而疽为阴证，患处漫肿无头，皮肤颜色不变，疼痛不已，多为阴寒凝滞。痈证较易治疗，疽证比较缠绵。本案属阴疽，外科以痈施治，凉药服之，遂致病人"身冷汗出，困顿不支，脉微弱，不可按指"，危重已近阳脱，治疗根据先后缓急，先以固阳为急，予仲景四逆加人参汤回阳救逆，益气生津。提倡冷服，可遏制温热药的燥性。然后方选主治阴疽的阳和汤，加用附子，既可温补营血不足，又可解散阴凝寒痰，使阴破阳回。

【案例2】从叔多昌，当四十余岁时，初患大便不利，医者每以滋润药服之，久之小便亦不利，肚腹饱胀渐上，胸膈亦痞满不舒，饮食不入，时时欲呕，前后服药已数月，疾益剧。最后有一医谓当重用硝、黄大下，连进三剂，大小便亦闭塞不通，身体亦困疲不支。其面色惨晦，骨瘦，起居甚艰，舌苔厚而灰白，切脉沉迟而紧。遂疏方：

　　乌附一两五钱，北姜一两五钱，老生姜一两，粉甘草一两五钱。

　　嘱其煎成冷服，每日当尽三剂，少必两剂，切勿疑畏自误。嘱用大罐多汲清水，一次煎好，去渣，俟冷，分三次进服。究以疑畏不敢频进，至夜仅服完一剂，次早呕少止，膈略舒，可进糜粥，是日服药始敢频进，尽二剂。其明日，呕已止，胸膈顿宽，索糜粥，食如常人。又于原方外加半硫丸二两，每日清晨用淡姜汤送下三钱，分三日服完。第四日，天甫明，而腹中作响，似欲更衣，扶如厕，小便先至，大便随出，先硬后溏，稠黏不断，顷刻约半桶，病如失矣。

（《遯园医案·闭胀》）

　　评析： 萧琢如通过援物比类的方法将人身肠胃，类比人家之阴沟，认为此二便不通，肚腹满胀，犹冬月阴沟冰结，以辛温大剂频服，使重阴中复现阳光，坚冰立消，是故获效神速。此案患者大便不利，并非热结便秘，亦非津液不足，前医先误于滋润，再误于重用硝、黄大剂攻下，乃至病势加重，症见"大小便闭塞不通，身体亦困疲不支，面色惨晦，骨瘦，起居甚艰，舌苔厚而灰白，切脉沉迟而紧"。此乃阴证便结，误用滋润，导致小便也艰涩，误用攻下则全身阳气大衰，治疗根据先后缓急，先以辛温大剂频服，讲究单刀直入温复阳气，服后呕已止，胸膈顿舒，索糜粥，继以原方外加半硫丸二两温肾逐寒，通阳开秘，因方证对应，故投数剂后愈。

　　【案例3】李某，年二十余，先患外感，诸医杂治，证屡变，医者却走，其父不远数十里踵门求诊。审视面色微黄，少腹满胀，身无寒热，坐片刻，即怒目注人，手拳紧握伸张，如欲击人状，有顷即止，嗣复如初，脉沉涩，舌苔黄暗，底面露鲜红色。诊毕，主人促疏方，并询病因。答曰：病已入血分，前医但知用气分药，宜其不效。《内经》云："血在上善忘，血在下如狂"，此证即《伤寒论》"热结膀胱，其人如狂也"，当用桃核承气汤。即疏方授之，一剂知，二剂已。嗣以逍遥散加丹、栀、生地调理而安。

（《遯园医案·热结膀胱》）

　　评析：《伤寒论》第106条："太阳病不解，热结膀胱，其人如狂，血自下，下者愈。其外不解者，尚未可攻，当先解其外；外解已，但少腹急结者，乃可攻之，宜桃核承气汤。"本案患者先患外感，因他医杂治，已无寒热等表证，少腹满胀提示有里实，邪气已化热入里，与血相结。《内经》云"血在上善忘，血在下如狂"，精神及情志方面的异常是下焦蓄血的一个比较明显的证候特点。其人躁动不安，可明辨血热互结在下焦，以桃核承气汤泻下瘀热。其中桃仁滑利而润，能活血化瘀；大黄、芒硝泄热破坚，软坚化结；桂枝通阳行气，活血者必先理气；甘草和诸药而安中。患者服两剂后明显好转，后以逍遥散加牡丹皮、栀子、生地黄调和肝脾以善后。

三、参考医案

　　【案例1】族侄孀媳某，年近四十，先患大便不利，医者与玉竹、麻仁、牛膝等药，甚至小便艰涩，久之月事亦不通，身微热，已五阅月。腹满胀，胸膈时痞时宽，饮食减少，困倦嗜卧，更数医，率用滋润破气及行血之品。一日肩舆至余馆所迎诊，察脉沉迟而涩，舌苔湿滑而暗。心念：疾本阴寒，今因误药，由气分而累及血分，气血交病，药当气血并治，才能有济。继悟气为血帅，气行则血行，毋庸多惹葛藤。倘气治而血不和，转方调血，正自易易，遂断定单从气分斩关夺隘。疏方用大剂通脉四逆汤冷服，嘱其每日必服二剂，并用半硫丸二两，分作七日，每早食前淡姜汤送下，许以服完即愈而去。嗣后不十日，遣丁来云：药完而疾愈，请善后方。即授通脉四逆汤加人参，令其守服十余剂。后余以他事至其家，云后方仅服十剂，即平复如常云。

（《遁园医案·便秘》）

【案例2】黄氏妇，适月事来，因感寒中断，往来寒热，少腹及胁下疼痛如被杖，手不可近。舁数十里至余馆求诊，舌苔白而暗，脉弦数。审即《伤寒论》热入血室，其血必结，故使如疟状也，与小柴胡汤加归、芍、桃仁、红花、荆芥炭两剂，大便下黑粪而瘥。

（《遁园医案·热入血室》）

【案例3】长沙陈某，年五十，患泄泻，医治益剧，已两月矣，仅余皮骨。延余过诊，肚腹不作胀痛，舌色淡红，苔白而薄，时以开水漱口而不欲咽，脉微缓。阅前方如温燥、固涩、升补，关于脾肾两家成方，服之殆遍。意其下多亡阴，以八味丸少合四神丸为汤服之，不应。改用景岳胃关煎：熟地五钱，山药、扁豆各三钱（均不炒），炙甘草一钱，炮姜一钱，吴茱萸五分，白术二钱（不炒）。煎水二杯，初服一杯，即十愈七八，再一杯，即痊愈。

（《遁园医案·泄泻》）

第二十五节　贺季衡医案

一、医著介评

《贺季衡医案》是从丹阳贺派鼻祖贺季衡医案中精选而成。本书资料珍贵，内容精彩，条分缕析，朴实求真，立论严谨，指事施用，能够全面系统地反映贺季衡丰富而独特的学术思想和诊治经验，具有较高的学术和实用价值，足资后学者借鉴。

（一）医著概况

贺季衡（1866—1934），名钧，字季衡、寄痕，因其书斋名曰"指禅室"，故又号指禅老人，江苏丹阳县人。贺季衡为孟河名医马培之的得意门生，临证重视疾病症状，辨证精确，立法处方师古不泥，善于据实创新，务求中病。

《贺季衡医案》属实录式医案，于1984年编撰出版，全书共选医案395则，计病证60多种，以病为纲，内容涉及内外妇儿各科疾病，所选医案多遵循以下原则：或病情错综复杂，辨证施治别具一格者；或连续复诊，治有成效者；或病例特殊，遣方用药可资临床借鉴者。该书先扼要介绍贺氏对本类病证的证治认识和临床体会，再列举病证医案。介绍病案时病人姓名、疾病症状和治疗方药俱备，往往先描述疾病症状，后叙述诊疗过程。附加按语，以此用来介绍疾病病机，以及阐明立法用药的根据和获效的关键。同时在大多数病证的医案后，用综合、对比和归纳等方法阐述该病证中所列各医案的异同点。

（二）学术思想与特点

1. 重视辨证论治　本书医案非常重视辨证论治，医案大多先详细辨证后立法处方，辨证皆以症状为中心，选方不执方，药随证异，药证相符，理论与实践紧密结合。贺季衡尝云："治病必先识病，识病之法，首用四诊以观形察色与问病，次用八纲辨证求本，立法选方庶无南辕北辙之弊。"其主张在辨证准确的基础上立法选方。

2. 注重调理脾胃 综观全书医案，可知贺季衡十分注重调理脾胃，在脾胃病治疗方面具有用药精妙、药食兼顾、气阴两治、温补脾肾、健脾化湿、苏醒胃气等临证特色，以收培补后天以滋先天之功。

3. 讲究合理用药 本书医案中所载用药经验十分丰富，强调药食同源，常以日常食材如大枣、生姜、白蜜、酒等入药，另外医案中还常见用红曲、蒜头、雪羹汤、藕、梨、白萝卜、鸡子清、海参肠、鲜蚕豆叶、淡菜等入药；其医案用药十分讲究炮制法，以达到减轻药物偏性或增强药物药力之功，比如酒炒、姜汁炒、盐水炒、醋炒、米炒、土炒、朱砂染或拌等。贺季衡还非常重视药物配伍和引经报使，用药剂型多样，药量轻灵，疗效卓著，极为实用。

二、典型医案评析

【案例1】 陈男，湿温延今两旬，乍寒乍热，汗不透，脘闷作恶，协热下利，或肢冷不和，或心烦呓语，脉沉细，舌苔浮黄。尚在未透之候，症属非轻。

炒茅术二钱　川桂枝八分　猪茯苓各三钱　泽泻二钱　益元散五钱（包）　陈橘皮三钱　姜半夏一钱五分　淡子芩二钱　大豆卷四钱　炒苡仁五钱　生姜一片

二诊：昨以五苓散加豆卷，寒热已退，四末渐和，下利亦折，脘闷未舒，或作恶，脉沉细渐起，舌苔浮黄。当守原意，去豆卷，加枳、朴主之。

炒茅术一钱五分　泽泻二钱　猪茯苓各三钱　陈橘皮一钱　正滑石五钱　酒子芩一钱五分　炒苡仁五钱　川桂枝八分　上川朴一钱　姜半夏一钱五分　炒枳实一钱五分　生姜两片

三诊：两进五苓散加枳、朴，寒热已退，肢冷已和，腑通亦爽，舌黄转灰，脉沉细亦起，惟胸次尚未畅适。湿从热化，胃气未和也。

焦白术二钱　上川朴八分　泽泻二钱　炒薏苡仁五钱　云苓三钱　正滑石五钱　陈橘皮一钱五分　炒枳壳二钱　焦谷芽四钱　姜半夏一钱五分　生姜一片　佛手八分

（《贺季衡医案·湿温》）

评析： 贺季衡认为湿温为病有湿重和热重之分，其治疗方法以化湿为主，多采用辛通苦降、淡渗分利、芳香化浊等治法，以达湿化热清、三焦通利之目的。本例湿温绵延两旬之久，且有乍寒乍热，脘闷下利，同时肢冷不和，苔黄脉细，证为表里同病，湿阻清阳。故一诊用五苓散加豆卷，旨在发表通阳（豆卷、桂枝），分利化湿（茅苍术、猪苓、泽泻），从而使湿从表里分消，阴阳升降恢复正常。故用药后病情有很大好转。二诊以五苓散加枳实、厚朴，以奏通导宣化之功。三诊守原方减其制，以善其后。本案自始至终坚持化湿分利的治疗原则，俾使水道通畅，湿去有路，病情痊愈。

【案例2】 任男，休息痢半载有余，腹痛里急，胃呆足冷，脉沉细左迟，舌苔腐白腻。命火式微，余浊逗留肠腑，延防发肿。拟真人养脏汤出入。

潞党参三钱　炒茅术一钱五分　炒白术二钱　煨诃子肉八分　上肉桂五分　煨肉果一钱五分　当归二钱（吴茱萸三分，拌炒）　云苓三钱　炙甘草五分　炮姜五分（炒炭）　煨木香八分　粟壳五分（醋炙）

二诊：进真人养脏汤法，休息痢水质转厚，而次数仍多，腹痛，里急已折，舌苔腐黄，脉沉迟。脾阳式微，湿浊久稽肠腑所致。

潞党参三钱　炒茅术一钱五分　炒白术二钱　益智仁一钱五分（盐水炒）　大白芍二钱（吴

茱萸三分，拌炒） 炮姜炭五分 酒子芩一钱五分 上肉桂五分 云苓三钱 煨肉果一钱五分 煨木香八分 煨姜两片 大枣三个

三诊：从命火式微，湿浊未尽立法，休息痢之次数或多或少，少则腹胀作痛，舌苔腐黄而腻，脉沉滑小数。虚中夹湿，仍当温中化浊。

潞党参二钱 炒茅术一钱五分 炒白术二钱 淡苁蓉三钱 煨肉果一钱五分 煨木香八分 炙甘草七分 大白芍二钱（吴茱萸三分，拌炒） 炒枳壳一钱 北秦皮二钱 炮姜八分 煨姜两片 大枣两个

（《贺季衡医案·痢疾》）

评析：贺季衡医案中对痢疾的治疗以"初痢宜通导，久痢可固涩"为基本原则，用表里双解法治疗暴病下痢之表里同病者，用清热化湿兼行气法治疗湿热气滞者，用清热解毒、凉血化瘀法治疗热毒血瘀者，用温中健运法治疗久病下痢脾阳虚弱者，用养阴清肠法治疗肾阴不足者，用攻补兼施法治疗虚实夹杂者等。

本案属于脾肾阳虚、命火式微导致下痢，以真人养脏汤立法，补益脾胃（党参、白术）、温阳散寒（姜、肉桂）、行气和血（当归、木香）、涩肠止痢（诃子、粟壳）。本案患者一派虚寒之象，立法处方侧重补益脾肾、温阳固涩，若误用清通之法，必然导致虚者更虚、寒者更寒，终成滑脱失禁而不治。

【案例3】王男，气运为痰湿所阻，中阳不通，不通则痛，由大腹而达背俞，甚则不得平卧。痛则口舌干槁，此气阻津液之上升，非热渴也。脉弦滑左细，舌苔白腻满布。脉症合参，须防屡发，以温通为先。

炒茅术二钱 大白芍二钱（吴萸五分，拌炒） 青陈皮各一钱 上川朴一钱 云苓三钱 姜半夏一钱五分 南木香八分 炒建曲四钱 淡干姜八分 炒枳壳一钱五分 生姜两片 川椒十四粒（炒开口）

二诊：进温通法，腹痛两日未萌，而今午复发，后达背部，痛甚则额汗涔涔，肢冷不和，口舌干槁，脉之弦滑已减，舌苔之白腻满布已化其半。肠胃间痰湿已具宣化之机，当仿胸痹案立法。

干薤白四钱（杵） 全瓜蒌五钱（姜汁炒） 大白芍二钱 旋覆花一钱五分（包） 姜半夏一钱五分 新会皮一钱 云苓三钱 炒白术二钱 川桂枝八分 刺蒺藜四钱

三诊：迭进辛滑通阳，腑气迭通，腰腹痛大减，舌苔白腻亦十去其九，惟神疲气怯，胃纳未香，脉细滑小数。肠腑之积蕴将清，而中阳胃气未和。当为运中化浊，以善其后。

炒白术二钱 上川朴八分 大砂仁八分 大白芍二钱（桂枝五分，拌炒） 新会皮一钱 云苓三钱 当归二钱 南木香八分 炒谷芽四钱 炒枳壳一钱五分 生姜两片 佛手八分

改方：去川朴，加牛膝一钱五分。

四诊：经治来，腰腹痛俱退，大腑畅通，胃纳亦渐复，舌苔白腻亦化，脉转沉细小数。肠胃积蕴已清，气运渐和，惟脾肾之亏未复。以原方增入培补之品。

南沙参三钱 料豆衣四钱 大白芍二钱 当归身二钱 川杜仲四钱 怀牛膝一钱五分 云苓三钱 炒薏苡仁五分 陈橘皮一钱 炒谷芽四钱 炒白术二钱 桑寄生二钱 红枣三个

丸方：培补脾肾，分化痰湿。

潞党参二两 云苓神各二两 炒白术二两 川杜仲三两 白归身二两 陈橘皮一两 黑料豆三两 法半夏一两五钱 大熟地三两（砂仁五钱，拌炒） 怀牛膝一两五钱 潼沙苑三两（盐水

炒）　炒苡仁四两　首乌藤四两

上为末，桑寄生三两，红枣五两，煎汤法丸。每服三钱，开水下。

（《贺季衡医案·脘腹痛》）

评析： 贺季衡医案辨证精准，辨证又特别强调舌苔的变化。此案中腹痛连及背俞，每痛时虽然口舌干槁，但观察舌苔呈白腻满布之象，故断其为"非热渴也"，乃津液被气所阻而致。治法以温通为先，温中行气，以达到行气布津、化湿散寒之目的。二诊时痛止两日后复发，白腻之苔已化其半，此为胸阳不振，浊阴上犯，津停为痰，故改用瓜蒌薤白桂枝汤通阳散结、下气豁痰。三诊时腑气迭通，白腻苔已经十去其九，而中阳胃气未和，肠腑积蕴将清，则用运中化浊以善其后。

三、参考医案

【案例1】 蔡男，去冬呛咳起见，或轻或重，甚则痰鸣气粗，喘息有音，不能平卧，痰难出，舌苔腐白，脉沉细不起。伏风与痰浊久结肺络，随气机而升降，状如哮喘。拟小青龙汤出入，开肺化痰。

麻黄八分　淡干姜八分　姜半夏一钱五分　五味子八分　旋覆花一钱五分（包）　薄橘红一钱　金苏子三钱（炒）　云苓三钱　贡沉香五分　大杏仁三钱　川桂枝八分　姜汁三滴　白果七粒（取汁冲）

二诊：昨进小青龙汤，哮喘就平，痰出极多，惟仍未能平卧，痰鸣脘闷，右脉较起，舌苔仍腐白。伏风顽痰搏结未化，肺气不利。当守原意进步。

麻黄八分　川桂枝八分　淡干姜八分　大白芍二钱　五味子八分（炒）　北细辛五分　姜半夏二钱　炙甘草五分　大杏仁三钱　金苏子三钱（炒）　薄橘红一钱五分　姜汁三滴　白果七粒（取汁冲）

（《贺季衡医案·哮喘》）

【案例2】 程童，风水相乘于手足太阴，肢肿面浮，腹膨囊亮，呛咳痰难出，水道不利，脉沉滑，右手沉取则数，舌苔浮黄，延有喘逆之害。

葶苈子二钱（炒）　大腹皮四钱　连皮苓四钱　泽泻二钱　炒薏苡仁五钱　桂枝木八分　川通草八分　正滑石五钱　桑白皮三钱　大杏仁三钱　冬瓜子皮各四钱　姜皮三分

二诊：药后下利数次，水道未通，肢面及囊仍肿，两腿清冷，脉沉滑细数，舌苔浮黄。风水相搏，阳气不行，仍防喘逆。

大豆卷四钱　葶苈子二钱（炒）　连皮苓四钱　桂枝木一钱　桑白皮三钱　泽泻二钱　大腹皮四钱　大杏仁三钱　川通草八分　陈橘皮一钱五分　姜衣三分　川椒目三分（炒开口）

（《贺季衡医案·肿胀》）

【案例3】 李女，湿浊凝结，腑阳不通，便结，少腹痛，气从上逆，脉滑数，舌白。当化湿通幽。

油当归二钱　火麻仁四钱　云苓三钱　炒枳壳二钱　干薤白四钱（杵）　藏红花八分　冬瓜子四钱　青陈皮各一钱　郁李仁四钱　全瓜蒌五钱　皂角子一钱

（《贺季衡医案·便秘》）

第二十六节　章次公医案

一、医著介评

《章次公医案》为近现代名医章次公的临证医案，由朱良春汇总编次而成。本书博采众方，师古不泥，记录详实，既能开阔中医工作者的临证思路，又对中医药临床创新有重要的参考价值。

（一）医著概况

章次公（1903—1959），名成之，号之庵，江苏镇江人，近现代著名中医学家、中医教育家。章次公深受丁甘仁、曹颖甫、章太炎等名家影响，结合临床实践，不断创新，灵活使用经方、时方，同时参学现代医理而无斧凿之痕，发皇古义，融会新知，自出新意，学术上自成一家，著有《药物学》《诊余抄》《道少集》，并与徐衡之合辑《章太炎先生论医集》，晚年拟修订《历代医籍考》和校勘《内经》，未竟病逝。

《章次公医案》由章次公入室弟子朱良春汇总门人及同学手录的章次公医案，加以分门别类，编定而成，于1980年出版。本书共集章次公临证医案723则，大都是章次公在1940年前后的诊案，包括内、妇、儿、外四科，其中内科医案分类29门，妇科医案分类7门，儿科医案分类12门，外科医案分类8门，涉及温病、中风、血证、胃病、泄泻、失眠、月经不调、湿疹、败血症、儿科疾病等多种疾病。每门医案内载章次公及门人按语，阐述疾病机理及用药原则。

（二）学术思想与特点

1. 参古用今，自出新意　《章次公医案》博采众方，既用经典，也纳单方草药，甚至如《镜花缘》章回小说之验方亦多采撷，如章次公言："各家学说，互有短长，治学者，不应厚此薄彼，而需取长补短。叶天士辈曾遭用药轻描淡写之讥，然于胃痛而有用养阴之法者，逾越东垣，正是独到之处。"书中医案汲取张仲景、叶天士、吴鞠通等众多医家之学术精华，具有灵活使用经方、时方的临床特点，自出新意，别具匠心。如书中破《伤寒论》禁下之例，创柴胡"祛瘀、解热、泄下"三用论。

2. 擅长沟通中西　书中医案沟通中西，常参现代医理而无斧凿之痕，发皇古义，融会新知。如章次公于按语中言："宣肺多是祛痰剂，肃肺多是镇咳剂。"章次公于病案倡导中西医"双重诊断，一重治疗"，如对于大叶性肺炎，痰有铁锈色，认为系"肺循环郁血故也"。

二、典型医案评析

【案例1】施女，凡湿温证牙龈易于出血者，如见便溏，需防肠出血。今热势过高，而面色苍然，神气萧索，非病之常规也。

鲜地黄30g，玄参9g，麦冬9g，银花15g，带心连翘12g，小蓟12g，赤苓12g，冬青子9g，旱莲草9g，郁金4.5g，九节菖蒲4.5g，至宝丹0.9g（分3次服）。

二诊：湿温17日，正在紧要关头，出血虽止，依然面黄神萎，两脉濡数。用全真一气汤合紫雪丹，一面育阴扶正，一面慧神祛邪，此变法也。

炮附块4.5g，潞党参9g，麦冬9g，熟地黄12g，白术9g，五味子4.5g，淮牛膝9g，淡竹叶

9g，紫雪丹 0.9g（分 3 次服）。

三诊：热渐退，再以养阴温阳并进。

炮附块 4.5g，生地黄、熟地黄各 12g，生白术 9g，炮姜炭 3g，白芍 12g，麦冬 9g，淮牛膝 9g，清炙草 3g。

四诊：心脏已无问题，当侧重清热；病在三期之外，尤当注意营养。

银柴胡 4.5g，青蒿 9g，白薇 12g，干地黄 12g，白芍 12g，冬青子 9g，怀山药 9g，生麦芽 9g。

五诊：已入恢复阶段，腹胀下利，亦不可忽。

秦皮 9g，川连 2.4g，苦参 9g，银花炭 9g，枳实炭 9g，山楂炭 15g，白槿花 9g，滑石 9g，荠菜花炭 9g。

（《章次公医案·内科·湿温》）

评析：章次公治疗热病风格独特，对张景岳、冯楚瞻温补学说颇有采撷，认为："在此惊涛骇浪之中，只有扶持正气最为紧要。"特别重视保护心力。凡温病见神气萧索，脉来糊数，或脉有歇止，或脉微欲绝等，即须注意保护心力；热病极期，须舍病救人，治湿温病（指肠伤寒），以维持心脏之衰弱为第一，扑灭肠中之菌素为第二。治疗之时，章次公认为"苦寒香开之药，势难再进""纯用清温开泄，祸不旋踵"，常将附子与甘寒药（如生地黄、麦冬）与甘温药（如黄芪、党参）并用，强心滋液，双管齐下，实则师法全真一气汤。

全真一气汤组成如炮附子、潞党参、麦冬、熟地黄、白术、五味子、淮牛膝，是明代名医冯兆张为治疗"脾肾阴阳两虚，上焦火多，下焦火少"而设，可治中风大病，阴虚发热，吐血喘咳，一切虚劳重证，更治沉重斑疹，喘促欲绝者。乃参附汤、生脉散合方加味，温阳而无升浮之弊，育阴兼有化气之功，章次公常以此方治湿温重症，获救者众。如此案一诊，热势已高，虽未见神昏，然"面色苍然，神气萧索"，已显心力不济之端倪，即用至宝丹芳香开窍。二诊之时，"出血虽止，依然面黄神萎，两脉糊数"，说明病势仍重，急投全真一气汤合紫雪丹强心，育阴扶正，慧神祛邪。三诊仍以强心为主，四诊以清热为主，五诊以治利为主，随证变通。

【案例 2】 李男，胃痛 8 年，多作于食后 2 小时许，得食可稍缓，有黑粪史，其为溃疡病，殆无疑义。

凤凰衣 30g，玉蝴蝶 30g，轻马勃 20g，象贝 20g，血余炭 15g，琥珀粉 15g。

共研细末，每服 2g，1 日 3 次，食前服。

（《章次公医案·内科·胃病》）

评析：治疗胃病，章次公将中西医之理融会贯通，经验独特，独创一格。章次公重视辨病，强调辨证与辨病结合，往往首先从"胃痛多作于食后，进硬固食物痛甚"等典型症状，判断疾病是否为胃溃疡病。章次公认为治疗胃痛常用辛香理气之品，往往过度伤胃阴，同时溃疡患者易于动血，凡辨明其为溃疡病，多以养胃阴、护胃膜之法，配合止痛、制酸、解痉。其善用玉蝴蝶与凤凰衣协同，治肝胃气痛、疮口不敛，还有补虚、宽中、促进食欲之功；马勃既能止血，又能疗疮；象贝母具有清热泄降、医疮散结之功，对于溃疡病之胃痛吞酸，尤为适当；琥珀不仅为镇惊安神药，而且有化瘀止血、疗疮治痛等作用；血余炭主要有消瘀止血作用，与琥珀同用，治溃疡病出血极佳，共奏护膜医疮之效。

另外，章次公治疗胃病，特别重视理肺，别有蹊径。《灵枢·经脉》云："手太阴肺经，起于中焦，下络大肠，还循胃口。"章次公认为肺乃诸气的总司，肺气肃降，则胃气和顺，如肺病影响及胃，可见恶心、呕吐诸胃气上逆证；反之，则表现为咳逆上气之肺失肃降证。肺胃治则同治，病则同病。故其治疗胃溃疡习用的凤凰衣、玉蝴蝶、轻马勃、象贝母、杏仁霜等药，均入肺经。

【案例 3】 雷女，腰背酸楚欲折，步履艰难，足跟痛不耐久立，稍劳动则自汗出，精神疲乏，睡不好。

炮附块 6g，仙茅 9g，庵闾子 9g，当归 12g，杜仲 12g，鹿角霜 9g，甘杞子 9g，川断 12g，狗脊 12g，甘草 6g。

二诊：腰背酸楚如前，久坐后不能立，木然；久用脑则头涨而痛。

紫河车 1 具，全当归 60g，甘杞子 60g，炙蜈蚣 20 条，炙全蝎 30g，地鳖虫 30g，炙蕲蛇 90g，落得打 90g，独活 90g，桑寄生 90g，川断 90g，补骨脂 90g，狗脊 90g。

共研末，用龟鹿二仙胶 60g，烊化，与末药调和为丸，如梧子大，每服 6g，1 日 3 次。

（《章次公医案·内科·痹》）

评析： 章次公治久痹，往往取叶天士"病久则邪正混处其间，草木不能见效，当以虫蚁疏逐，以搜剔络中混处之邪"之意。本案中雷女腰背酸楚日久，肝肾既虚，卫阳亦不固，需以补为主，攻补兼施。故初诊即用补法，二诊仍以补剂为主，辅以祛风搜剔之品。方用紫河车、龟鹿二仙胶、枸杞子、桑寄生、狗脊、川断等以补气血阴阳之本；蜈蚣、全蝎、地鳖虫（土鳖虫）、蕲蛇四味虫药及独活等，以祛风、祛瘀、通络、散肿止痛，而治其病之症结。

三、参考医案

【案例 1】 任男，热 6 日，其热不甚壮，而神色有迷蒙状。不更衣 6 日，时作呕，苔垢腻。此阳明腑实证，当急下存阴。

全当归 9g，杭白芍 9g，全瓜蒌 12g，生锦纹 6g，制厚朴 2.4g，生枳实 9g，姜半夏 9g，莱菔子 12g，石菖蒲 9g，元明粉 12g（分 2 次冲）。

（《章次公医案·内科》）

【案例 2】 张某，男，热两日不退，察其目自微黄，小溲浑赤，此湿热熏蒸于内，遇诱因发作，与湿热证不同；湿热证为天行时病，此则起于伤食嗜酒。

拟方：绵茵陈 12g，青蒿 9g，白薇 12g，草决明 9g，连翘 12g，枳实 9g，莱菔英 9g，全瓜蒌 12g，玄明粉 9g。

二诊：大便通利，而黄不退。食积从大便导之，其效速；酒积从小便利之，其效缓。

拟方：绵茵陈 15g，赤苓、猪苓各 9g，泽泻 9g，冬葵子 9g，白薇 12g，马鞭草 12g，广郁金 9g，连翘 12g，地龙 9g。

三诊：诸症皆见轻减，热之所以不退，与平日体质有关。

拟方：绵茵陈 9g，青蒿 9g，白薇 12g，连翘 12g，黄柏 4.5g，地龙 9g，粉丹皮 9g，赤猪苓各 9g，泽泻 9g，冬葵子 9g，活芦根 30 厘米。

（《章次公医案·黄疸》）

【案例 3】 梁某，男，夜难成寐，多梦，心悸，古人以为肝虚，以肝藏魂故也。凡补肝之药，大多有强壮神经之功能。

拟方：明天麻 9g，杭白芍 9g，料豆衣 12g，大熟地 12g，当归身 9g，炙远志 5g，炒枣仁 9g，抱茯神 9g，潼沙苑 9g，柏子仁 9g，黑芝麻 12g。

二诊：寐为之酣，悸为之减，但多梦则如故。

拟方：大熟地 18g，当归身 9g，杭白芍 9g，山萸肉 9g，五味子 5g，菟丝子 9g，炙远志 5g，抱茯神 9g，潼沙苑 9g，夜交藤 12g，左牡蛎 30g。另：首乌延寿丹 90g，分 10 日服完。

(《章次公医案·失眠》)

第二十七节 治验回忆录

一、医著介评

《治验回忆录》为近现代名医赵守真的临证心得验案集，以内科为主，兼有妇科和儿科。本书对于充实中医理论知识，丰富中医临床经验，更好地掌握辨证论治在实际治疗工作中的具体应用，以及提高临床医疗水平，有重要参考价值。

（一）医著概况

赵守真，湖南江华县人，近代著名医家，临证数十年，1959 年秋奉调湖南省中医药研究所文献室工作，因思医案乃文献之一，有裨临证参考，遂检出治验百例，加以整理，名曰"治验回忆录"。

《治验回忆录》共收集验案 122 则，其中内科 93 则，妇科 13 则，儿科 16 则，涉及 100 种病证。每案均系统地叙述病证过程、辨证重点、诊断依据、处方准绳等内容，使读者俨然身临其证，可以启灵机、资参证，而融会以为己用。

（二）学术思想与特点

1. 立足经典，援引各家 《治验回忆录》是赵守真数十年的经验总结，较好地反映其学术思想和治疗经验。赵守真学宗四大经典，伤寒功底深厚，用药多系经方，精纯不杂，审证精详，辨析明晰，对类证之鉴别、类方之选用颇见学识。诚如赵守真所言："医案，乃临床经验之纪实，非借以逞才华尚浮夸也。盖病情变化，隐微曲折，错综复杂，全资医者慎思、明辨、审问之精详，曲体其情，洞悉病服何药而剧，更何药而轻，终以何方而获安全，叙之方案，揆合法度。"赵守真立足经典，援引各家，于临床之难证、变证、坏证纵横捭阖，常收奇效。

2. 引经解案，颇多创见 赵守真在许多典型医案的记载中详析病因病机，并引经据典以为解说。如其治疗阴虚发热证所使用之"补阴发汗"法，即古人"诸寒之而热者取之阴"及"壮水之主以治阳光"之法的灵活运用，亦所谓治病必求其本也。再如赵守真以理中汤治疗消渴，得自于陈修园"气化传变与药宜温不宜凉"之精义。全书涉病广泛，又多创见，如上医案不胜枚举，对中医药工作者具有重要的临床指导意义。

二、典型医案评析

【案例 1】王新玉伤于风寒，发热怕冷，身疼汗出，服表散药未愈。转增腹痛泄泻，舌白润，口不渴，小便清利，一变而为太阳太阴并病。用时方平胃散加防风、桂枝，不惟前证未减，反益心下支结，胸胁满痛，口苦烦渴，再变而为太少二阳及太阴诸病矣。窃思证兼表里，伤寒论中之柴胡桂姜汤，病情颇为切合。其方柴桂发散和解，可治太少二阳之表；姜草健脾止泻，可温太阴之里；牡蛎开结住汗，有利气机之调畅；黄芩清热，蒌根生津，能清内在之烦渴。是一方而统治诸证，书方与之。否料患者又以病变时延，易医而欲速效。医不详察证情，认为表实里热而迭汗下之，遂致漏汗洞泻，息短偃卧，而势甚危殆。又复邀诊，脉微欲绝，四肢厥逆，汗泻未已，不时转侧手扰，此属阴阳垂绝之象，亟宜通脉四逆汤挽将绝之阳，配童便敛将尽之阴，以策万全。

附子一两　干姜两半　炙草五钱

浓煎，冲童便少许。

频频灌下，自晨迄暮，尽二大剂，泻汗逐减。当子夜阳回之时，汗泻全止，身忽发热，是阴复阳回之兆。按脉浮缓无力，阴阳将和，邪气外透。乃煎桂枝汤加参续进，益气解肌，二剂热退人安。后以补脾胃和气血调理匝月复元。夫是病几经转变已濒于危，虽得幸愈，然亦险矣。

（《治验回忆录·伤寒变证》）

评析：此伤寒案几经变证，由初起太阳病表证未解，一变为太阳太阴并病，又再变为太少二阳及太阴诸病，此时表里兼症，又经他医误汗下攻之，而"遂致漏汗洞泻，息短偃卧"，四肢厥逆，已近亡阳，故以通脉四逆汤回阳救逆，挽回脱绝之势，再以桂枝汤加人参续进，热退人安。赵守真分析病变思路清晰，遣方用药果断妥当，显示出深厚的伤寒功底。

【案例2】谭长春，男，45岁。患疟疾，经治多日获愈。曾几何时，又突发热不休，但口不渴，喜拥被卧，神疲不欲动，此为病久正虚之证，治宜温补。无如医者不察脉证虚实，病情真假，只拘泥于翕翕发热而用麻桂妄汗之，遂致漏汗不止。身不厥而外热愈炽，惟踡卧恶寒，厚被自温，不欲露手足，声低息短，神衰色惨，证情严重，病家仓皇无计，由族兄某建议邀吾。至时，人已不能言，汗犹淋漓，诊脉数大无力，面赤，身壮热，舌白润无苔，不渴不呕，审系阴寒内盛阳气外格，属诸戴阳一证。治宜回阳抑阴，阳回则阴和，阴阳和则汗敛也。因思《伤寒论》中之通脉四逆汤及茯苓四逆汤，皆回阳刚剂，若以汗多亡阳而论，则通脉四逆又不如茯苓四逆回阳止汗之力大，遂用大剂茯苓四逆汤以图挽救：

茯苓八钱　生附六钱　干姜五钱　野山参四钱（另蒸兑）　炙甘草三钱

煎好，另加童便半杯冲服。

上方实系通脉四逆、茯苓四逆两方化裁而合用之。1日夜进药3帖，午夜发生烦躁，刹那即止，渐次热退汗停，按脉渐和有神。次晨口能言一两句，声音低微，气不相续，此时阳气虽回，气血犹虚，改进十全大补汤（桂枝易肉桂）温补气血。后又随加补骨脂、益智仁、巴戟天、杜仲等温养肾元，服药半月，病体全复。

（《治验回忆录·大汗亡阳》）

评析：疟疾病久，正气本虚，医反汗之，是犯实实虚虚之戒。误治之后，患者声低息短，神衰色惨，是阴寒内盛、阳气外格之征象，治宜回阳敛汗，故以通脉四逆汤合茯苓四逆汤化而裁之，此即固无形之气也。俟后以十全大补汤及诸温阳药物温补气血、充养肾元，是滋生其有形之精血也。气回血生，则形神相守，病体全复。

【案例3】罗妇冬英，原有胸痛宿疾，一年数发，发则呼号不绝，惨不忍闻。今秋发尤剧，几不欲生。医作胸痹治，投瓜蒌薤白枳实厚朴半夏汤及木防己汤多剂，皆不效。因迎余治，按脉弦滑，胸胃走痛，手不可近，吐后则稍减，已而复作，口不渴，小便少。但痛止则能食，肠胃殊无病。证似大陷胸而实非，乃系痰饮之属，前药不效，或病重药轻之故欤？其脉弦滑，按与《金匮》痰饮篇中偏弦及细滑之言合，明是水饮结胸作痛，十枣汤为其的对之方，不可畏而不用。竟书：甘遂、大戟、芫花各五分，研末，用大枣十枚煎汤一次冲服。无何，肠鸣下迫，大泻数次，尽属痰水，痛遂止，续以六君子汤调理。

（《治验回忆录·痰饮胸痛》）

评析：痰饮留于膈上，气机为其所阻则胸背剧痛。水饮壅盛于里，法当以祛痰逐饮为先，则痰饮去，胸阳振，疼痛止。前医之方，是病重药轻，因此多剂不效。赵守真熟谙经典，学验俱丰，果断予患者十枣汤以攻逐水饮，收效迅速。其后以六君子汤调护脾胃，体现了顾护中气之思想，值得后人学习。

三、参考医案

【案例1】严妇张氏，年四十许，体素不健，生育多，不时发病。月前卒倒，移时始苏。今晨食后，正操作中，又晕仆，无何亦醒，其夫始为之治。先有同屋医某诊为痫病，方书竹茹温胆汤。夫业药，疑而未决，延吾会诊。切脉问证，乃曰："此非痫证，系血厥也。痫证当口吐涎沫，脉多弦滑。今病则否，不吐涎而脉微肢厥，面色㿠白，以此为别。本病属心气虚，营血弱，经脉敷荣失调，阴阳不相顺接，故而为厥。一俟气过血还，阴阳复通，乃即平复。"内经云："上虚则脑鸣眩仆。"此亦阐明血虚而厥之理。关于血厥，许叔微本事方早经论述，且具方治。患者体弱血虚，凭脉论证，属于血厥无疑。竟书给成方白薇汤：

白薇三钱　当归八钱　党参五钱　甘草三钱

并曰：依服十帖当不复发。后果如所言。

(《治验回忆录·血厥》)

【案例2】农人汤瑞生，年四十。夙患风湿关节病，每届严冬辄发，今各重伤风寒，复发尤剧。证见发热恶塞，无汗咳嗽，下肢沉重疼痛，腓肌不时抽掣，日晡增剧，卧床不能起，舌苔白厚而燥，《经》所谓"风寒湿杂至合而为痹"之证。但自病情观察，则以风湿之成分居多，且内郁既久，渐有化热趋向，而不应以严冬视为塞重也。法当解表宣肺，清热利湿，舒筋活络，以遏止转化之势。窃思金匮之麻黄加术汤，原为寒湿表实证而设，意在辛燥发散，颇与本证风湿而兼热者不合。又不若用麻黄杏仁薏苡甘草汤为对证，再加苍术、黄柏、忍冬藤、木通以清热燥湿疏络则比较清和，且效力大而更全面矣。上方服三帖，汗出热清痛减。再于原方去麻黄加牛膝、丹参、络石藤之属，并加重其剂量，专力祛湿通络。日服二帖，三日痛全止，能起床行动，食增神旺。继进行血益气药，一月遂得平复。

(《治验回忆录·风湿热痹》)

【案例3】吕继顺，男，24岁。素有疝病，发则睾丸肿痛，行路蹒跚，兼具发热恶寒外感证状。先服中药不应，转治于医院，经针刺放水，丸肿微消，痛不减，数日又肿如故，时历两月，病未少衰。因来就诊，脉浮弦而略涩，此为风寒伤感，肝气郁结。《素问·缪刺论》曰："邪客于足厥阴之络，令人卒疝暴痛。"由此可知，疝病不离于肝经，以肝主筋，故主痛也。今不特肝气之郁，又兼风湿，当合治之。疏以当归、白芷、连翘、川芎、防风、乳香、没药、细辛、红花、山甲、木通等品，大意在疏经活络祛风镇痛，酒水各半煎服，三剂遂愈。

(《治验回忆录·疝气》)

第二十八节　岳美中医案集

一、医著介评

《岳美中医案集》是近现代名医岳美中的医案专著。本书语言通俗易懂，病案记载详尽真切，其平生诣力于此可窥其涯略。书中病案以杂病为主，擅长经方治病，时起疑难病症及急重感染性疾病，充分反映了岳美中融汇古今、善用经方治病，时起大证的治疗特色。

（一）医著概况

岳美中（1900—1982），名钟秀，字美中，号锄云，河北省滦县人。岳美中幼读私塾，有深厚的文史学基础，17 岁任小学教员；25 岁时因病习医，研习仲景学说、温病学说，又博采各家之长，重视理论探索又不离临床研究，为体察药性，常以身试药；28 岁时，岳美中在朋友的鼓励与支持下，开办小药铺，取名"锄云医社"，自此开始行医。岳美中一生勤于写作，现整理出版的著作有《岳美中医案集》《岳美中论医集》《岳美中老中医治疗老年病的经验》《岳美中医话集》《岳美中医学文集》《锄云诗集》等。

《岳美中医案集》是岳美中晚年在学生和家人的协助下整理所成，全书分列近百项专题，其病案详细地叙述了病患的四诊表现、辨证重点及处方用药等内容，部分病案甚至详细叙述了患者一诊、二诊、三诊经过，有助于读者了解医家施治的全过程。书中行文常夹叙夹议，部分病案后载有自注按语，医理分析浅显形象，从中可窥岳美中治病的临证特点。本书所载病案以内科杂病为主，涉及肾脏病、脾胃病、肝胆病、心脑病及其他疑难杂症等。

（二）学术思想与特点

1. 善用古方，师古不泥　本书大部分载录了岳美中临证时审证运用的古方验案，如麻黄连翘赤小豆汤治湿疹内陷慢性肾炎、真武汤和六君子汤加减治疗尿毒症、补中益气汤治疗脾虚气陷长期尿血、桂枝龙骨牡蛎汤治项部汗自出症等。正如岳美中所说："那些经过几代人肯定的、确有价值的东西，通过辨证选用或稍加增减，强胜于师心自用。"岳美中常将经方作为母方，依辨证论治原则加以使用，效如桴鼓，同时亦可师古而不泥古，不为古人所囿，常根据患者脉证，因人因病而异，随病机加减。书中医案除了使用了大量的经方外，还根据病证创制了许多经验良方，如加味冠通汤治胸痹、一味茯苓饮治发秃、妇宝胜金丹治女性不孕症、锄云止咳汤或锄云利肺汤治咳嗽等。

2. 专方专药与辨证论治相结合　本书医案不仅总结了岳美中的临床经验，还融会贯通了众多医家学术精华，尤其是汲取了张仲景、李东垣、叶天士三家所长，谨遵善用，重视专方专药与辨证论治相结合的论治经验。如医治疟疾，其热多寒少，用柴胡剂不愈，岳美中认为脉洪滑，烦渴喜饮，是"温疟"，乃白虎证，投白虎加桂枝汤，1 剂病愈大半，2 剂疟不复作。柴胡剂、白虎方均为治疟之方，只有辨证准确，选择合适的专方，其效才会如鼓应桴。

3. 治急性病有胆有识，治慢性病有方有守　急性病的治疗当有胆有识，由于急性病来势凶猛，变化迅速，不可贻误治疗时机，医者须当机立断，用药当准、当重，如白虎汤治温热证、甘草干姜汤治疗鼻衄等。反之，慢性病由于病程较长，缠绵反复，治疗时要做到有方有守，用方要准、使用要稳，且推崇轻量用药。如玉米须治疗小儿慢性肾炎，一次储备干燥玉米须 12kg，以 60g 玉米须煎汤代茶，强调坚持服用 6 个月，疗效甚好。又如用一味茯苓饮治发秃，以茯苓研末，一次服 6g，坚持 3 个月以上，方收良效。

二、典型医案评析

【案例 1】汪某，男性，年 54 岁。患感冒发热，于 1971 年 6 月 12 日入某医院。在治疗中身热逐步上升，到 14 日达 38℃以上。曾屡进西药退热剂，旋退旋起，8 天后仍持续高烧达 38.8℃，

6月22日由中医治疗。诊察证候，口渴，汗出，咽微痛，脉象浮大，舌苔薄黄。认为温热已入阳明经，内外虽俱大热，但尚在气分，不宜投芩连苦寒之剂，因疏白虎汤加味以治。

处方：生石膏60g，知母12g，粳米12g，炙甘草9g，鲜茅根30g（后下），鲜芦根30g，连翘12g。

水煎，米熟汤成，温服。下午及夜间，连进2剂，热势下降到38℃；23日，又按原方续进2剂，热即下降到37.4℃；24日，原方石膏量减至45g；进1剂；25日又进1剂，体温已正常，口不渴，舌苔退，唯汗出不止，以王孟英驾轻汤加减予之。随后进补气健脾剂，兼饮食调理，月余而愈。

（《岳美中医案集·白虎汤治温热证》）

评析： 白虎汤用于伤寒阳明热盛，或温病热在气分证。《伤寒论》170条云："伤寒脉浮，发热无汗，其表不解，不可与白虎汤。"提示病邪在表，不可过早使用白虎汤。本案有大热、口渴、脉浮大，属于里热炽盛，当用此方，其中必用石膏、知母。白虎汤的使用视病人脉证进行增减，因患者高热，舌苔薄黄，咽微痛，宜略佐透解及生津之品，故增入鲜茅根、鲜芦根、连翘，可见用药虽遵古法，亦能变通，将辨证与辨病相结合。

【案例2】 戈某，女性，12岁。因其母体弱多病，晚生此女，先天不足，累及后天，从襁褓时即发育不够好，直到现在，身矮肌瘦，稍一动作即感劳累气短，懒于玩耍，且目力非常衰弱，一读书写字，不超过10分钟，即感觉目抽而痛，因之休学。在沪治疗一个时期，无效，于1973年11月初来北京就诊。切其脉虚软，舌淡，面色㿠白，目白睛过白，大便有时不成条，食极少，每顿不过半两许。认为是脾胃不足，并无其他疾患。为治疗这种功能衰退，用资生丸以培养后天之本。

处方：人参45g，茯苓30g，白术45g，山药30g，薏苡仁22.5g，莲子肉30g，芡实22.5g，甘草15g，陈皮30g，麦芽30g，神曲30g，白豆蔻12g，桔梗15g，藿香15g，川黄连6g，砂仁22.5g，白扁豆22.5g，山楂22.5g。

此方原为丸剂，微嫌蜜丸碍消化，改作煎剂用。共为粗末，每次6g，煎2次合在一处，午饭、晚饭后1小时左右各服1次。服20天后，即食量大增。1月后，每餐可进3两，面色红润，精神焕发，喜玩乐动，目力亦见强，能看书写字持续半小时以上。

（《岳美中医案集·资生丸治疗脾虚证》）

评析： 岳美中认为治疗慢性病，不但要有方，更需守方。朝寒暮热，忽攻又补，是治杂病所切忌的。慢性病与急性病相比，病情相对稳定，变化较少，且慢性病，大多由渐而来，治疗也需经过量变才能达到质变，尤其在治疗早期，药虽有效，但效果未能显露，此时易药更方，则前功尽弃。

本案患者先天不足，累及后天，病程较长，属脾虚纳差，中焦受损，不可大剂峻补，而当以甘平柔润清淡之品缓缓图之，守资生丸作煮散，小剂缓图。资生丸是在参苓白术散上加味而成，以人参、茯苓、白术、甘草、炒扁豆、炒薏苡仁之甘温健脾阳；以芡实、莲子、山药之甘平滋脾阴；以陈皮、神曲、山楂、麦芽、砂仁、白豆蔻、桔梗、藿香调理脾胃；以黄连清理脾胃。本方配伍得当，补中寓调，能补能运，恢复脾气升清与运化之职，培土以治病本。

【案例3】 胡某，女性，28岁，已婚。于1971年6月28日来院就诊。切其脉大而虚，望其舌质淡，右侧有白苔，面色萎黄，自诉尿血证年久不愈。自22岁起，尿血即时止时发，而在劳累后更容易导致复发。曾经西医多次检查，没有找到病灶，因而也没有查明原因。也曾经过中医多次治疗，凡八正散、小蓟饮子、五淋散等清热利湿消瘀之剂，屡服都未能收效，终年郁郁，苦恼不堪。问其小腹是否常有感觉？患者述：一经劳累，则小腹坠胀而下血。东垣之补中益气汤，确是的对之方，因即书方予之，嘱较长期地服用。

处方：炙黄芪 9g，白术 9g，党参 9g，升麻 1.5g，柴胡 3g，归身 9g，陈皮 3g，炙草 4.5g，黄柏（盐炒）3g，知母（盐炒）3g。

10 剂，水煎服。前后共治疗 4 个半月，服补中益气汤 10 余剂，补中益气丸 20 袋。自服药后，即有劳累亦从未尿血，唯有时小便滴沥。7 月 25 日经检查，膀胱口轻度充血水肿。曾予仲景当归芍药散作汤用，服 10 余剂。

（《岳美中医案集·补中益气汤治疗脾虚气陷长期尿血》）

评析：补中益气汤是李东垣根据《素问·至真要大论》"损者益之"之旨制定的提升气机下陷的良方。本案长期尿血不愈，且一经劳累则小腹坠胀而尿血，正是脾气下陷，升举无力的表现。结合患者舌淡，右侧白苔，面色萎黄，脉大而虚，可知本证无实邪，无热邪，属正虚且兼有寒象的虚寒证，以补中益气汤补气健脾，升举其气正合其证。其中黄芪、白术、党参、甘草补气健脾；升麻、柴胡升举脾阳；当归补血；陈皮理气；知母、黄柏滋肾水，清阴火。在静药中佐以动药，动静结合，补而不滞。因患者属慢性久病，恐大剂量用药，增加脾胃负担，不利脾气恢复，故以小量守方数月，病情好转。

三、参考医案

【案例 1】范某，男性，56 岁，农民。因被重物压伤，多处骨折，休克住院。继而小便短小，几近无尿（一日夜百余毫升），尿中有少量蛋白、红白细胞出现，非蛋白氮 54.5mg%。前医曾投以八正散加味，小便稍有增加，日约 1000mL。询其病情，见患者有时微感恶心，尿黄，便稀如水，口干，舌苔稍黄，脉数。给予温胆汤加减，药用陈皮、清半夏、赤苓、竹茹、枇杷叶、生姜、太子参、麦冬、五味子、丹参、制乳没等。药后翌日，小便激达 1880mL，乃继进前方，小便日达 2000～3800mL，非蛋白氮化验亦渐趋正常。

（《岳美中医案集·温胆汤加减治疗急性尿毒症》）

【案例 2】刘某，男性，患感冒咳嗽，感冒愈后，咳仍不止，且咯痰不爽，喉一痒，咳即作，早起尤甚，力咳而痰始稍去，总有痰涎粘着于喉间的感觉，胸部苦闷，鼻塞不通，脉数舌红。

为疏：沙参 9g，马兜铃 6g，山药 9g，牛蒡子 6g，桔梗 6g，枳壳 6g，化橘红 4.5g，杏仁 9g，贝母 9g，白薇 6g，甘草 3g。

服 3 剂，咳即爽，胸亦畅。再服 3 剂，咳嗽基本痊愈。

（《岳美中医案集·利肺汤治咳嗽咯痰不爽》）

【案例 3】高某，女性，干部，患慢性肾盂肾炎。因体质较弱，抗病能力减退，长期反复发作，久治不愈。发作时有高热、头痛、腰酸、腰痛、食欲不振、尿意窘迫、排尿少、有不快与疼痛感。尿检查：混有脓球，上皮细胞，红细胞，白细胞等；尿培养：有大肠杆菌。

中医诊断：属淋病范畴。此为湿热浸及下焦，法宜清利下焦湿热选张仲景《伤寒论》猪苓汤。

即书原方予服：猪苓 12g，茯苓 12g，滑石 12g，泽泻 18g，阿胶 9g（烊化兑服）。

水煎服 6 剂后，诸症即消失。嘱其于不发作时，服肾气丸类药物，以扶正而巩固疗效。另嘱患者多进水分，使尿量每日保持在 1500mL 以上。

（《岳美中医案集·猪苓汤治疗慢性肾盂肾炎》）

附录：名医医案课外拓展学习参考书目

1. 何长治. 清代名医何鸿舫医案. 上海：学林出版社，1982

2. 方略. 尚友堂医案. 上海：上海中医学院出版社，1993

3. 王九峰. 王九峰医案. 北京：中国中医药出版社，1994

4. 谢海洲. 谢海洲医学文集. 北京：中医古籍出版社，2004

5. 高辉远. 蒲辅周医案. 北京：人民卫生出版社，2005

6. 苏丽娜，周晴. 丁济万医案. 上海：上海科学技术出版社，2010

7. 陆鸿元，徐蓉娟. 徐小圃医案医论集. 北京：中国中医药出版社，2010

8. 俞鼎芬. 俞慎初医案医论精选. 北京：学苑出版社，2010

9. 佚名. 雪蕉轩医案. 北京：中医古籍出版社，2011

10. 陈良夫. 分类颖川医案. 丁学屏，张景仙，整理. 北京：人民卫生出版社，2012

11. 张喜奎. 陈亦人医案医话. 北京：中国中医药出版社，2012

12. 邹伟俊. 张简斋医案. 南京：江苏科学技术出版社，2012

13. 张琪. 张琪医案选萃. 北京：科学出版社，2013

14. 孔继菼. 孔氏医案. 北京：中国中医药出版社，2014

15. 时逸人. 时逸人临证医案精选. 北京：人民军医出版社，2015

16. 王之虹，宫晓燕，王健. 任继学医案精选. 北京：科学出版社，2015

17. 李用粹. 旧德堂医案. 北京：中国中医药出版社，2015

18. 何书田. 竹簳山人医案. 北京：中国古籍出版社，2017

经验集即名医个人临证经验和学术特色的总结性著作，如《医学衷中参西录》《蒲辅周医疗经验》等皆属于此类。此类医案著作内容包括名医医案、医论、医话等内容，能较为全面地反映医家在临证、治学、教学等方面的经验和特色。

第一节　医学衷中参西录

一、医著介评

《医学衷中参西录》为近代著名中医学家张锡纯所著。书中汇通中西医学理论阐发医理，颇多独到见解，且记载医案逾千，并拟定多首验方，有重要的临床指导价值。

（一）医著概况

张锡纯（1860—1933），字寿甫，河北省盐山县人，近代著名中医学家，中西医汇通学派代表人物之一。

《医学衷中参西录》前三期为张锡纯所编。张锡纯探索《本经》《内经》及张仲景以后诸名医著作之精奥，兼通易学，汇集几十年临证屡试屡效之方，后缀以诠解与典型医案，著成前三期。其体系以病为纲，以方为目，论述了阴虚劳热、喘息、阳虚、心病、肺病、呕吐、消渴等35类病证。

第四期至第七期是由其子及门人所编。第四期又名药物讲义，专讲中西药物，于中西药物兼得其要，其中尤于中药能独辟新义，发千古所未发，实为张锡纯临床经验得力之处。第五期前七卷为其医论、医案；第八卷为张锡纯致医界同人之书，或论医学、养生、学医及教授医学之法等，又有医界同人用本书诸方治愈诸病之来函或登诸医学志报相告者。第六期以病为纲，下列各证，以医案为先，再示所处方药，并加以方解。可贵的是，本书所载病案多至危至险至奇至变之证，均经张锡纯诊治后立起沉疴，从中可见张锡纯审病纤微悉彻，用药独具匠心。第七期为伤寒论讲义，书中旁征博引，法古为新。第八期则为《医话拾零》与《三三医书评》等。

（二）学术思想与特点

1. 善于以案明理　《医学衷中参西录》全书载案逾千，不单是其学术思想，阐述部分有较多医案展示，书中几乎每方、每论，均结合临床验案进行说明，令人印象深刻，且易于掌握。尤其是其重要的学术经验，所附医案常多达数十例。重要论点在其几十年临证和著述中反复探讨，反复印证，不断深化，显示出张锡纯精益求精的医学精神，这也是本书的独到之处。另外，书中所附医案及阐述，轻浅易晓之病记载稍略，而对于重病、久病或专示病案者，则记载详细，首尾完整，分析说理，丝丝入扣，确为医案中之精品。

2. 创新中医理论，拟定新方 《医学衷中参西录》突出的学术贡献是创造性地提出大气论，并拟定名方升陷汤以治疗大气下陷证，方中重用黄芪为君补气升气，佐知母以防其稍热之偏，柴胡、升麻升举大气，桔梗载诸药上达胸中，为向导之药，临床颇为实用。另外，张锡纯对于中风的治疗见解独到，其用中西医结合观点阐发中风病机，将中风分为脑充血与脑贫血两大类，针对脑充血所创制的镇肝息风汤、建瓴汤等。书中拟定新方众多，其他如资生汤、补络补管汤、玉液汤等，至今仍广泛应用于临床。

3. 善用药对，喜用生药 张锡纯善用药对，如山药配牛蒡子，可肺脾肾同治，疏补兼行，补肾健脾，清肺止咳，祛痰降气；黄芪配知母，寒热共用，益气升陷，知母又制约黄芪之热；三棱配莪术，破血调气；乳香配没药，活血通络，理气止痛等。另外，本书多处体现张锡纯喜用生药的用药特色，"欲存其本性也"，故多用生药，如临证常用生山药、生黄芪、生白芍、生白术、生鸡内金、生牡蛎、生石膏、生怀牛膝、生代赭石、生麦芽、生地黄、生石决明、生水蛭等。

二、典型医案评析

【案例1】有堂兄赞宸，年五旬，得吐血证，延医治不效，脉象滑动，按之不实。时愚年少，不敢轻于疏方，遂用鲜藕、鲜白茅根四两，切碎，煎汤两大碗，徐徐当茶饮之，数日痊愈。自言未饮此汤时，心若虚悬无着，既饮之后，若以手按心还其本位，何其神妙如是哉！隔数日，又有邻村刘姓少年患吐血证，其脉象有力，心中发热，遂用前方，又加鲜小蓟根四两，如前煮汤饮之亦愈。因名前方为二鲜饮，后方为三鲜饮。

（《医学衷中参西录·第五期第七卷·论吐血、衄血之原因及治法》）

评析：本案二位患者的治疗，用药有类似之处。第一位患者阴血亏虚，心失濡养，加之内有虚热，故心动不安，心神不宁。治疗当以滋阴清虚热。张锡纯常用鲜白茅根治疗血证，配合鲜藕又能善化瘀血而兼滋新血。二药共成凉血养阴，消瘀止血之功，为"涵养真阴之妙品"。且二者均为中空之品，均能利水，血亦水属，故患者服之后即有"若以手按心还其本位，何其神妙如是哉"之奇妙感觉。

第二位患者为少年，其脉象有力，并诉心中发热不适，为失血后有血虚，血分有热且热势较前患重，故此时加重清血分热之剂。张锡纯善用鲜药，药简效宏，匠心独具，实为难得。

【案例2】又治一少妇，于大怒之余感冒伤寒，热传阳明，大便燥结，医者两次投以大承气皆吐出。诊其脉弦长有力。盖脉现弦长，无论见于何部，皆主肝火炽盛，此不受药之所以然也。遂于大承气汤中将朴、实减轻（朴、实各用钱半），加生杭芍、生赭石各一两，临服药时，又恐药汤入口即吐出，先用白开水送服生赭石细末三钱，继将药服下，阅三点钟大便通下而病即愈矣。

（《医学衷中参西录·第七期第二卷·阳明病三承气汤证》）

评析：此案为张锡纯治疗伤寒病之讲义中较有特色者。患者病情初看为大承气汤证，似应易治，但却未能达到治疗效果。张锡纯诊其脉弦长有力，指出"主肝火炽盛"，实为经验之谈。随后的治疗方案尤其是先用白开水送服生赭石细末三钱，体现了张锡纯治病注意细节、考虑周详的临证特点。

【案例3】又在沧州治一赋闲军官，年过五旬，当军旅纵横之秋，为地方筹办招待所，应酬所过军队，因操劳过度，且心多抑郁，遂觉头疼。医者以为受风，投以表散之药，疼益甚，昼夜在地盘桓且呻吟不止。诊其脉象弦长，左部尤重按有力。知其亦系肝胆火盛，夹气血而上冲脑部也。服发表药则血愈上奔，故疼加剧也。为疏方大致与前方（前方治则：清火、平肝、引血下行。方药：怀牛膝一两，生代赭石、生杭芍、生龙骨、生牡蛎各六钱，玄参、川楝子各四钱，龙胆草三钱，甘草二钱，磨取铁锈水煎药）相似，而于服汤药之前，俾先用铁锈一两煎水饮之，须臾即可安卧，不作呻吟，继将汤药服下，竟周身发热，汗出如洗。病家疑药不对证，愚思之，恍悟其故，因谓病家曰："此方与此证诚有龃龉，然所不对者几微之间耳。盖肝为将军之官，中寄相火，骤用药敛之、镇之、泻之，而不能顺其性，其内郁之热转夹所寄之相火起反动力也。即原方再加药一味，自无斯弊。"遂为加茵陈二钱，服后遂不出汗，头疼亦大轻减。又即原方略为加减，连服数剂痊愈。夫茵陈原非止汗之品，而于药中加之，汗即不再出者，诚以茵陈为青蒿之嫩者，采于孟春，得少阳发生之气最早，与肝胆有同气相求之妙，虽其性凉能泻肝胆，而实善调和肝胆不复使起反动力也。

（《医学衷中参西录·第五期第三卷·论脑充血之原因及治法》）

评析： 患者头痛为肝胆火盛，夹气血而上冲脑部，而他医误治后加剧。张锡纯熟稔《内经》"血之与气，并走于上，则为大厥"之旨，予清火、平肝、引血下行之法，尤其服铁锈煎水出现变故后，张锡纯之思考及应对，可见其用药配伍之精、对肝之生理及治疗用药之悟，令人叹服！该案为张锡纯治疗脑充血学术思想的临床应用。

三、参考医案

【案例1】一人，年二十余。因力田劳苦过度，致胸中大气下陷，四肢懒动，饮食减少，自言胸中满闷，其实非满闷，乃短气也。粗人不善述病情，往往如此。医者不能自审病因，投以开胸理气之剂，服之增重。又改用半补半破之剂，服两剂后，病又增重。又延他医，投以桔梗、当归、木香各数钱，病大见愈，盖全赖桔梗升提气分之力也。医者不知病愈之由，再服时，竟将桔梗易为苏梗，升降易性，病骤反复。自此不敢服药。迟延二十余日，病势垂危，喘不能卧，昼夜倚壁而坐，假寐片时，气息即停，心下突然胀起，急呼醒之，连连喘息数口，始觉气息稍续；倦极偶卧片时，觉腹中重千斤，不能转侧，且不敢仰卧。

延愚诊视，其脉乍有乍无，寸关尺三部，或一部独见，或两部同见，又皆一再动而止。此病之危，已至极点。因确知其为大气下陷，遂放胆投以生箭芪一两，柴胡、升麻、萸肉（去净核）各二钱。煎服片时，腹中大响一阵，有似昏愦苏息，须臾恍然醒悟。自此呼吸复常，可以安卧，转侧轻松。其六脉皆见，仍有雀啄之象。自言百病皆除，惟觉胸中烦热，遂将方中升麻、柴胡，皆改用钱半，又加知母、玄参各六钱，服后脉遂复常。惟左关参伍不调，知其气分之根柢犹未实也。遂用野台参一两，玄参、天冬、麦冬（带心）各三钱，两剂痊愈。

（《医学衷中参西录·前三期合编第四卷·升陷汤》）

【案例2】邑人某，年二十余，贸易津门，得消渴证。求津门医者，调治三阅月，更医十余人不效。归家就医于愚。诊其脉甚微细，旋饮水旋即小便，须臾数次。投以此汤（玉液汤：生山药一两，生黄芪五钱，知母六钱，生鸡内金捣细二钱，葛根钱半，五味子三钱，天花粉三钱），加野台参四钱，数剂渴见止，而小便仍数。又加萸肉五钱，连服十剂而愈。

（《医学衷中参西录·前三期合编第二卷·玉液汤》）

【案例3】一人，年四十余，素有喘证，薄受外感即发。医者投以小青龙汤，一剂即愈，习以为常。一日喘证复发，连服小青龙汤三剂不愈。其脉五至余，右寸浮大，重按即无。知其从前服小青龙即愈者，因其证原受外感；今服之而不愈者，因此次发喘原无外感也，盖其薄受外感即喘，肺与肾原有伤损，但知治其病标，不知治其病本，则其伤损必益甚，是以此次不受外感亦发喘也。为拟此汤：生山药一两半，牛蒡子（炒捣）四钱，柿霜饼（冲服）六钱。服两剂痊愈，又服数剂以善其后。

（《医学衷中参西录·前三期合编第一卷·沃雪汤》）

第二节　朱小南妇科经验选

一、医著介评

《朱小南妇科经验选》是近现代妇科名医家朱小南的医案专著。本书大部分医案都经朱小南亲自过目甄审勘改，专从妇科立论，实用性强，有重要的临床指导作用。

（一）医著概况

朱小南（1901—1974），原名鹤鸣，江苏南通人，著名中医学家。自幼随父朱南山习医，20岁至沪应诊，1936年助父创建新中国医学院，历任副院长、院长兼妇科教授，培养了大批医学人才。朱小南精通妇科，重视气血、脏腑、经络理论，尤其注重调肝和奇经学说的运用，论治注重调气血，疏肝健脾补肾并用，临证用药慎重而强调辨证，对中药配方有独到的见解和心得。其主要著作有《冲任探讨》《朱小南医案医话医论》等。

《朱小南妇科经验选》由朱小南工作室整理，是根据朱小南的部分验案整理而成，其中大部分都是经过其亲自过目甄审勘改。全书共分医案、医论两部分，医案又分月经病、带下病、妊娠病、产后病、妇科杂病，医论则系统阐述了妇科常见病种的临证经验体会和奇经八脉在妇科临证中的具体应用。

（二）学术思想与特点

《朱小南妇科经验选》书中可见朱小南的临证特点为治病务求其本，重视气血、脏腑、经络理论，尤其强调调肝和奇经学说的运用，其辨证详细，善于抓主证，立法处方精当，用药灵活而法度谨严。

朱小南认为肝为藏血之脏，性喜调达，与情志有密切关系。妇人以血为主，以气为用，肝为血脏，与冲任血海相关，肝经气血不能舒畅，能影响冲任引起经、带、胎、产诸疾。肝为女子先天，即指其关系发育与生殖机能而言，肝又兼辖乳头，乳部疾患亦常与肝经有关。从书中病案可见，朱小南将妇科肝病分为虚实两类。实证多由于精神刺激，以致肝气横逆，或肝郁气滞；虚证多为肝阴不足而致冲任虚损。调肝方中分治肝郁和补肝阴两类，善用逍遥散和四物汤化裁。实证气郁气滞者，喜用越鞠丸和青睾丸（原方出自《韩氏医通》，组成为香附、乌药）。其他如书中所治崩漏、痛经、不孕、子痛等医案，对药物的使用和配伍亦具有独到的见解。

此外，朱小南治病既不拘一病一方，亦不局限内服汤药，兼用内外合治，或单用简便外治方法而获奇效，均勘借鉴。

二、典型医案评析

【案例1】于某，21岁，未婚，工人。初诊：1962年2月9日。

患者平素娴静寡言，月经向来超早，拖延日期颇长。1961年8月开始，经水20天一转，经行时兼发高热，并有胸满、胁胀甚至呕吐的症状，经历10日，经净后发热亦退，每月如此，成为规律。发烧渐次加重，在安徽宿东某医院诊治时，曾测体温高至40℃，心烦头眩，面红目赤，甚则昏厥，隔时方醒。曾经医治无效，精神颇受威胁，1962年2月间返沪来治。初诊时已届临经前期，症见精神不舒，胸闷胁胀，口鼻干燥，脉象弦数。根据证象，诊断为肝热型的经行发热。

推敲本症病机是：患者素来性格沉静，有不如意事抑郁在怀，肝郁则气滞，在经期中这种现象更为显著。肝脉络于胆，散布于胁间，所以常见胁胀；木郁则横逆，逆则克土，因此兼见胸闷呕吐；相火附于肝木，木郁日久易于化火，引起高烧；火性上炎，故头目眩晕，甚则昏厥。治以疏肝清热法。

柴胡4.5g　青陈皮各4.5g　当归身6g　赤芍6g　枳壳4.5g　制香附9g　炙甘草3g　白术6g　川朴2.4g　青蒿6g　黄芩9g

服药时月经来潮，2剂后疗效不显，口鼻燥热犹如喷火，头目眩晕，热势燔盛，肝火上扰，又有动风之势。乃于上方加钩藤18g（后下）以平肝息风，并增强清热之力。

服2剂后，患者头目清凉。此后随访，每月经来不再发热。

（《朱小南妇科经验选·医案》）

评析： 朱小南治病主张务求其本，重视气血、脏腑、经络理论，尤其注重调肝和奇经学说的运用。本案方药是根据柴胡疏肝散化裁而来，因为即将临经，防止动血，所以将川芎改为归身；胸闷不舒，苔又带腻，湿热蕴于内，故加白术、青皮、川朴；又以热象渐显，乃加青蒿、黄芩，这样既可以清肝热，疏气郁，又能宽胸和胃，防止呕吐。

服药时月经来临，效不显著，口鼻燥热犹如喷火，头目眩晕，为肝火循经上扰，且有动风之势，又将出现热厥现象，乃于上方加钩藤以平肝息风，并增强清热的功效。本案治疗过程中，仅加钩藤一味药，而对疗效出入颇大，说明用药必须斟酌考虑。初诊所用蒿、芩虽可清肝热，但对风火沿肝经上扰之证，疗效逊于钩藤。钩藤能平肝息风，对肝热型经行发热有良好疗效。故二诊加用钩藤后，效如桴鼓。

【案例2】 陈某，34岁，已婚，工人。

婚后未孕，经期尚准，惟量少色淡，而每临经期，头部疼痛如锥钻刺，几不能忍，规律性发作已数年，常须经期请假，影响工作。于1960年6月前来门诊。

就诊时适值临经前，头痛如裂，用布紧束额部，如新产妇然。据述上月于2日经转，刻又将临，头痛异常，乳部作胀，腰酸肢楚，咽干口燥。切脉细弦而数，舌质红，苔薄黄。依照症状诊断为肾亏肝旺，水不涵木。嘱在每次行经先兆期直至临期，为最适当的治疗时机，每月服药4天。共3个阶段，治疗过程如下：

第一次：以头痛内热、经来不爽为主症，治以平肝清热、疏肝调经法。

嫩钩藤18g（后下）　明天麻2.4g　川芎4.5g　生石决明24g（先煎）　白芍9g　川牛膝9g　枸杞子9g　滁菊花6g　合欢皮9g　茯苓皮9g　省头草6g

第二次：上次经期服用平肝清热药后，此次经来日期推后10余日，但经前头痛已缓和，所以来时已不扎头布。据述：刻尚有乳部发胀、腰酸神疲等症，与上次相比，已轻快不少。现经量不多，色淡红，脉象细弦，苔薄黄。治疗用疏肝理气，潜阳清热法。

嫩钩藤18g（后下）　石决明24g　陈青蒿9g　夏枯草9g　制香附9g　广郁金6g　橘叶核各6g　白蒺藜9g　稆豆衣12g　合欢皮9g　杜仲9g

第三次：服药后隔3个月又来复诊。头痛已愈，3次临经未曾发作，症已大好，乳部作胀也已日渐减轻。此次经来，仅感头眩腰酸，精力疲乏，经量则仍不多，色亦较淡。脉虚细，苔薄白。治以滋补肾阴、养血扶土法。

全当归 6g　大熟地 9g（砂仁 2.4g，拌）　山萸肉 9g　女贞子 9g　白芍 6g　茯苓 9g　稆豆皮 9g　焦白术 6g　川芎 4.5g　巴戟肉 9g　嫩钩藤 9g（后下）

经过这次调理后，症已痊愈。

（《朱小南妇科经验选·医案》）

评析：朱小南认为妇人以血为主，而肝为藏血之脏，与冲任血海密切相关。本案患者痛苦异常，几不能忍。急则治标，所以第一阶段以平肝潜阳为主，抑制其上扰之势，以缓解头痛，处方用天麻钩藤饮加减，使偏亢之肝阳得以下降。第二阶段，肝阳头痛已减，现象好转，又兼乳胀症状显著，所以采用疏肝化郁法，酌加平肝潜阳为辅，用合欢皮、香附、郁金、橘叶、橘核等疏利肝经，再用钩藤、石决明、青蒿、夏枯草等平肝潜阳，免其复燃。第三阶段，由于调治后肝郁症状已好转，但肾水亏损情况仍旧存在。若不滋水养血治其根本，则水不涵木，肝阳仍能复作。所以用治子益其母的方法，采用调补肝肾为主，用山萸肉、女贞子、熟地黄等滋补肾阴；当归、川芎、白芍等调经养血；钩藤等潜阳平肝；白术、茯苓健脾胃，益中宫。

【案例3】卜某，42岁，已婚，工人。初诊：1963年9月。

生育3胎，月经偏早。近一年来时有淡红色黏稠带下，并有头目眩晕，腰酸肢楚，胸胁闷胀，精神不舒。面色萎黄，眼泡稍有虚肿，纳谷不香，夜寐不安。问其带下色泽，答曰：略见淡红而未见脓液，虽稍有秽气，但并无腐败恶臭，且从未有血崩现象。问其同房后有否见红，亦摇头否认。切脉细弦，舌质淡而苔微黄。肝经郁热，任带两脉虚弱。治用疏肝清热、养血束带法。

香附炭 9g　合欢皮 9g　生地黄 12g　川柏 9g　白芷炭 3g　焦白术 6g　地榆炭 12g　土茯苓 9g　侧柏炭 9g　海螵蛸 9g　新会陈皮 6g

调理十余日，带下已停，复用养血固肾药治疗其头眩腰酸等症状，后即未见发作。

（《朱小南妇科经验选·医案》）

评析：朱小南主张治病务求其本，以调脏腑之气为重，而调肝为首要。本案之症由肝郁而起，所下杂有赤色，赤色乃混有血液。因此用香附炭作为君药，除疏肝开郁外，兼有止血之功；复用合欢皮开郁健脾，和营安神；川柏、土茯苓清热止痛；白术、陈皮健脾利湿；海螵蛸固带脉，止带下。本案病属郁热，因其湿重而带秽味，用少量白芷炭加入清泄药中，不仅可以燥湿止血，排除秽带，而且可作为治带的引经药。

三、参考医案

【案例1】贾某，30岁。

婚后生一女，迄今已12年未孕。曾患子宫炎，业已痊愈。现在经期尚准，惟经前有乳部胀痛，胸闷纳呆，常有饥嘈，经来时亦有乳部胀痛，脉象细弦，舌苔薄黄。诊断为肝郁脾虚型乳胀不孕。西医诊断为输卵管阻塞。经前乳胀时服用处方：香附、郁金、当归、白术、枳壳、苏罗子、路路通、橘核、乌药、青橘叶、陈皮。至经来腹痛时，用原方去苏罗子、路路通、橘叶核、加白芍、延胡索、净乳没、木香。经治疗9次，越6个月怀孕。

（《朱小南妇科经验选·医论》）

【案例2】张某，女，25岁，已婚。于1959年8月28日初诊。

患者结婚6年，曾流产一次，未生育，月经常愆期，头晕，四肢无力，胸闷乳胀，阴中时疼痛（剧烈时有抽搐感），舌质红苔黄，脉象细弦。证属血虚肝燥，厥阴和阴维并病。治宜养血疏肝。四物汤加金铃子、香附、乌药、巴戟肉。先后服药 10 剂，胸闷乳胀、阴中抽搐均次第就愈。

(《朱小南妇科经验选·医论》)

【案例 3】张某，32 岁。

产后 3 个月，腰痛不能俯仰，恶寒潮热，形瘦、胃呆、盗汗、肢软、小腹按之有小块硬结，脉象弦细，舌苔薄白。妇科检查：子宫有肌瘤。诊断为冲任癥结。治疗用温散和中、破血引瘀法，并适量吞服有食血虫类丸剂，攻补兼施，汤丸并用。历时 40 日，症状消失，检查子宫已无癥块。

(《朱小南妇科经验选·医论》)

第三节　蒲辅周医疗经验

一、医著介评

《蒲辅周医疗经验》为近现代名医蒲辅周所著。本书集中反映了蒲辅周毕生所学和临床经验之精华，颇具实用性。

（一）医著概况

蒲辅周（1888—1975），原名启宇，四川省梓潼县人。蒲辅周出生于世医之家，祖父蒲国桢、父亲蒲仲思均精通医道，名闻乡里。蒲辅周长期从事中医临床、教学和科研工作，精于内、妇、儿科，尤善治热病，将伤寒、温病学说熔于一炉，经方、时方合宜而施。在几次传染病流行时，其辨证施治，独辟蹊径，救治了大量危重病人，为丰富、发展中医临床医学做出了宝贵贡献。

（二）学术思想与特点

1. 辨治明其所因，伏其所主　《蒲辅周医疗经验》主要收载了蒲辅周关于中医基础理论、中药、方剂学知识及部分疾病治疗经验的论述，以及蒲老经治的内、妇、儿科疾病及其他杂病案例。从中可见蒲辅周治病尤为注意辨证施治"必伏其所主，而先其所因"，问病情，则详察体认，明其所因；辨证立法胆大心细，伏其所主。本书皆是蒲辅周从事临床多年的经验总结，具有临床指导意义。

2. 治疗小儿危急重症重视六气，因时制宜　本书中蒲辅周诊治的儿科疾病均为危重急症，其救治之成功更体现出他在病因方面重视六气，早期因时制宜。蒲辅周在诊治过程中，并不拘泥于有炎症高热不退即是温病，指出腺病毒肺炎不仅属于风温范畴，风寒暑湿皆为其致病因素。蒲辅周遵循古人"必先岁气，毋违天和，明其所主，伏其所因"的理论，注重季节气候在发病中的作用，力求全面客观。

二、典型医案评析

【案例 1】陈某，女，4 岁，1964 年 8 月 15 日会诊。

发热 8 天，住院 5 天，诊为乙脑。头痛剧烈，烦躁，昏睡，汗出时体温即降，小便少，大便干。舌淡，苔白黄腻，脉浮滑数。由风暑湿合病，治宜祛风利湿，调和三焦。处方：

鲜藿香二钱　杏仁二钱　薏苡仁四钱　白豆蔻一钱　厚朴二钱　法半夏二钱　白蒺藜三钱　菊花二钱　僵蚕二钱　豆豉三钱　葱白（后下）三寸　六一散（布包煎）五钱　竹叶一钱半

8 月 17 日复诊：周身有微汗，体温已正常，头痛已除，大便尚偏干。原方去豆豉、葱白，加神曲一钱半、槟榔一钱半，继续调治而愈。

【案例2】贾某，女，4岁，1964年8月15日会诊。

高热5天，体温都在40℃以上，一直无汗，昏睡谵语，前日起伴有抽搐，眼珠左斜视，每日呕吐三至四次，大便不畅，小便少。脊髓穿刺：脑脊液外观透明，蛋白（－），糖1～5管（＋），红细胞116，白细胞50，其中淋巴45，中性1，单核4。血化验：白细胞总数19500/立方毫米；分类：中性78%，淋巴22%。脉沉弦细数，舌正红，苔黄白厚腻。属风暑湿内闭，治宜宣透三焦。处方：

鲜菖蒲一钱半 郁金一钱半 鲜藿香二钱 香薷一钱半 扁豆花二钱 杏仁二钱 银花二钱 黄连八分 僵蚕二钱 钩藤二钱 六一散（布包煎）五钱 竹叶一钱 通草一钱

二剂。紫雪丹一钱，分五次服。

8月17日二诊：神昏，腹满，呕吐黄水，咽喉间痰多，烧热未退。脉微弦滑数，舌淡红，中心苔黄腻。治宜开闭宣通郁热。处方：

黄连一钱 法半夏二钱 黄芩一钱 炒枳实一钱 九菖蒲一钱半 竹茹二钱 茵陈二钱 通草一钱 杏仁二钱 厚朴二钱 生姜一钱半

二剂。

8月19日三诊：服药后周身汗出，烧热渐退，体温36.2℃，已能吞咽，痰尚多。腹已不满，大便量多，小便通畅。脉滑微数，舌淡，黄腻苔退。治宜调和三焦，益气养胃。处方：

茯苓二钱 法半夏二钱 橘红一钱 炙甘草一钱 扁豆花二钱 生稻芽二钱 宣木瓜一钱 薏苡仁四钱 九菖蒲一钱 茵陈一钱半 生姜二片

二剂。后以此方加减，调理而愈。

（《蒲辅周医疗经验·医案》）

评析：蒲辅周主张辨证施治必求本，制方要严，选方要准。

案例1患儿发烧已8天，汗出未彻，无汗时体温即升高，故用三仁汤合葱豉汤，宣通郁闭，调和三焦。头痛剧烈为暑风偏盛，故加白蒺藜、僵蚕、菊花。药后周身微汗出，体温正常，头痛亦除，调治而愈。

案例2患儿高热五天，一直无汗，为风暑湿内闭。神昏谵语，抽搐，为邪闭内陷心包，热极生风。用黄连香薷饮加减宣闭，合紫雪丹清热息风。二诊时见腹满，呕吐，仍宜宣通郁闭，用苦辛淡渗法。药后周身汗出，腹已不满，三焦调和，烧热逐退，调理康复。

综观两例各有其特点，案例1患儿汗出时热减，汗止则热升，而案例2患儿则高烧无汗；案例1患儿烦躁昏睡，不抽风，而案例2患儿昏迷抽风，并有谵语；案例1患儿脉浮弦数，案例2患儿脉弦细数；案例1患儿祛风利湿即解，案例2患儿不但内闭，且热入心包，故于宣透之中加紫雪丹以开之。由此可见蒲辅周辨证论治的严谨之处。

【案例3】易某，男，60岁，1958年2月9日初诊。

患气管炎三四年，咳嗽冬季尤重，吐白痰多，夜间咳甚，只能睡三四个小时。纳少，便溏日四至五次。脉缓滑，舌苔白腻。属阳虚脾湿，治宜温脾除湿，拟以六君汤合苓桂术甘汤加味。处方：

台党参三钱 白术二钱 茯苓三钱 炙甘草一钱 法半夏三钱 化橘红二钱 桂枝一钱半 五味子五分 淡干姜一钱 大枣四枚

二诊：咳嗽减轻，睡眠良好，能安睡五六个小时再咳，痰量减少、易吐出。饮食稍增加，大便日二至三次，尚不成形。脉两寸微，两关弦，两尺沉；腻苔减退。属阳虚湿盛，治宜温阳化湿。原方加附子（先煎）三钱。后用丸药调理巩固。处方：

吉林参（或党参）五钱　白术五钱　干姜三钱　炙甘草五钱　附片一两　煨肉豆蔻五钱　煨诃子肉五钱　五味子五钱　破故纸一两　化橘红五钱　怀山药一两　芡实一两　砂仁五钱

共为细末，炼蜜为丸，如梧子大，每服二钱，温开水送下。

（《蒲辅周医疗经验·医案》）

评析：蒲辅周十分重视病因，主张治病必先明确其病因，以求其本。本案患者证属阳虚脾湿，张仲景认为："病痰饮者，当以温药和之。"故先用六君子汤合苓桂术甘汤加味，健脾除湿，温化痰饮。二诊加附子温阳，阳气振奋，痰浊自除，咳嗽再减，睡眠亦安，继用附子理中汤合四神丸加味，以丸剂缓图，以资巩固。

三、参考医案

【案例 1】库某，女，1 岁半，1964 年 5 月 16 日会诊。

高热，体温 39.5～40℃，白色脓便，日十多次，便时哭闹，滞下不畅，时惊搐，微烦，汗出不彻，起病已四天，用抗生素不敏感。脉浮数，舌红苔白腻。属湿热阻滞，治宜清利湿热。处方：

藿香一钱　杏仁一钱　薏苡仁三钱　茯苓皮二钱　通草一钱　葛根一钱　黄连七分　广木香五分　建曲一钱　枳壳一钱　莱菔子一钱

5 月 18 日复诊：服药后，周身微汗出，体温已退至 37.5℃，大便日二至三次，色转黄，精神好转，想吃东西。脉濡不数，舌正苔白腻。原方去莱菔子，加茵陈二钱、麦芽二钱、木瓜一钱。服三剂而愈。

（《蒲辅周医疗经验·医案》）

【案例 2】马某，男，54 岁，1965 年 12 月 2 日初诊。

二十年前，曾有牙关发紧。现又复发二十余日，头痛，眼睑发肿，疲倦无力，胸有时微闷。脉左浮弦，右浮缓，寸盛尺弱，舌淡红，苔白腻微黄。属风湿搏结，营卫不调，治宜调和营卫，祛风湿。处方：

天麻三钱　防风一钱半　白附子（姜制）一钱半　南星（姜制）一钱半　僵蚕二钱　菊花三钱　北细辛八分　藁本一钱　陈皮一钱　生姜一钱　大枣（切）三枚

三剂。一剂两煎，共取 160mL，两次分服。

花椒五钱，生姜一两，捣烂热敷颊车部位，每晚一次。

12 月 6 日复诊：药后牙关发紧稍见好转，尚有阵发性头晕疼，食纳尚可，睡眠不实，易于惊醒，耳鸣，疲乏，二便调。舌脉同前。处方：

原方加川芎一钱半。三剂，煎法服法同前。服药后症状悉平。

（《蒲辅周医疗经验·医案》）

【案例 3】郑某，男，60 岁，1959 年 9 月 3 日初诊。

1952 年发现心房纤颤，经治疗恢复。1957 年又发作一次，近来心脏早跳比较频发。头晕，睡眠不好，晨有少量痰。食纳尚可。脉左寸沉细，左关沉弦有力，左尺沉迟，右三部沉缓有力；舌质正常，苔微白腻。属气阴不足，治宜益气养阴，宁心安神。处方：

红人参（或党参）二钱　茯苓二钱　沉香曲一钱半　化橘红一钱半　珍珠母四钱　酸枣仁四钱　远志一钱　龙眼肉二钱　枸杞子二钱　浮小麦五钱

七剂，每剂煎取 200mL，午间一次服下。

复诊：药后头晕减，睡眠较好。但疲劳或饥饿时仍有心脏早跳。食纳可，二便正常，脉舌同前。原方继服，隔天一剂。

三诊：近来一般情况良好。前些日子在外地时疲劳，血压略有波动（升高）。脉和缓，舌正无苔。原方出入改为膏剂。处方：

红人参（或党参）一两　茯神二两　沉香曲（研末）一两　化橘红八钱　枣仁二两　珍珠母二两　远志八钱　龙眼肉二两　枸杞子二两　浮小麦二两　大枣二两　黄精二两

上药浓煎二次去渣，加蜂蜜、饴糖各八两。收炼成膏，每日早晚各五钱，白开水冲服。

（《蒲辅周医疗经验·医案》）

第四节　赵炳南临床经验集

一、医著介评

《赵炳南临床经验集》是近现代中医外科名医赵炳南长期从事中医皮肤科、外科的经验总结。书中医案脉证具备，记叙准确，按语贴切，充分展现了赵炳南的行医经验之精华。

（一）医著概况

赵炳南（1899—1984），原名赵德明，回族，河北省宛平县人，一生致力于外科病、皮肤病的研究，曾先后担任北京中医医院皮肤外科主任、副院长、名誉院长等职务。

《赵炳南临床经验集》系统介绍了赵炳南的临床经验和学术思想，全书分四部分：第一部分为医案，每一病种列若干典型病案，并标注相应的西医诊断。病案后的按语论述了赵炳南临证时的辨证思路和用药规律。第二部分介绍赵炳南独创的三种特殊疗法即熏药、拔膏和黑布药膏。第三部分介绍赵炳南行医过程中积累的验方、常用方。第四部分为附方，为市售中成药或者古方。

（二）学术思想与特点

1. 着眼整体，首辨阴阳　赵炳南重视立足整体观阐释皮肤病的发生发展规律，"皮肤疮疡虽形于外，而实发于内；没有内乱，不得外患"。皮肤疾病多系阴阳不调、气血失和所致，阴阳之平衡、卫气营血之调和、脏腑经络之通畅等与外在皮肤病变息息相关。故赵炳南强调治疗皮肤疾病必首辨阴阳，相应投以调和阴阳、中和气血之品，往往疗效满意，由此提出皮肤病内治十大法则：疏风解表止痒法、养血润肤止痒法、清热凉血泻火法、活血破瘀软坚内消法、温经散寒养血通络法、健脾除湿利水法、清热解毒杀虫法、补益肝肾强筋壮骨法、调和阴阳补益气血扶正法、和解舒肝理气法。

2. 皮肤疾病多以湿为核心病机　赵炳南提出"中医对皮肤病一般统称为风湿疡"。湿为皮肤疾患重要病机，湿象为主要临床表现，发生前必有蕴湿藏于皮之下、肌之外；蕴湿或被六淫邪气诱发，或被体内伏火蒸腾，造成皮肤湿病的急性发作。"善治湿者，治皮肤病之半也"。赵炳南由此提出清热利湿、凉血除湿、健脾除湿、疏风除湿、搜风除湿、解毒除湿、清脾除湿等皮肤病治法，创立了清热除湿汤、健脾除湿汤、疏风除湿汤、搜风除湿汤、清脾除湿饮、多皮饮等临床名方。

3. 从血论治银屑病　赵炳南认为，银屑病（白疕）病位在"血分"，病性为热、瘀、毒，病机为"内有蕴热，郁于血分"。禀赋（遗传因素）和素体（体质因素）是银屑病发病之本，受到六淫侵肤、七情内伤、饮食不节或治疗失当等因素影响，在体内呈"蕴郁"状态的热邪则向外发于肌肤，并郁积于"血分"形成"血热"。基本证型为血热证、血燥证、血瘀证，基本治法为凉血解毒、养血解毒、活血解毒，并创立临床经验方凉血活血汤、养血活血汤、活血化瘀汤等。

二、典型医案评析

【案例1】 徐某，男，30岁，1971年4月12日初诊。

半个月前腹部出现红色疙瘩，瘙痒，晚间尤甚，搔后皮疹增大，流黄水，局部皮肤大片发红，逐渐延及腰部、躯干等处，诊断为急性湿疹。曾经服用"苯海拉明"、静脉注射"溴化钙"，用醋洗，均未见效。查其胸、背部皮肤轻度潮红，有散在红色小丘疹，白米粒大至高粱米粒大，下腹部及腰部呈大片集簇性排列，并掺杂小水疱，部分丘疹顶部抓破，有少量渗出液及结痂，臀部也有类似皮疹。大便干，小便黄，口渴思饮。舌淡红，苔薄白，脉沉细稍数。为湿热蕴久化热，发为急性湿疡（湿疹），热重于湿之急性湿疹，宜清热凉血利湿之剂。

龙胆草三钱　黄芩三钱　栀子三钱　生地黄一两　赤芍五钱　茵陈五钱　紫草根四钱　地肤子五钱　茅根五钱　生甘草二钱

服上方21剂之后，皮疹逐渐消退，疹色变浅，腹部、股内侧偶尔出现红色小丘疹，兼见有风团样损害。按前法佐以养血凉肝之剂，续服15剂后皮损消失，临床治愈。

龙胆草三钱　黄芩三钱　生地黄一两　赤芍五钱　当归四钱　茵陈五钱　女贞子一两　旱莲草四钱　刺蒺藜五钱　生甘草二钱

（《赵炳南临床经验集·医案选》）

评析： 本案为湿疹湿热浸淫证，治疗基础方为赵炳南创立的清热除湿汤。方以龙胆草、黄芩、栀子、茵陈、地肤子苦寒清热燥湿，治疗湿热搏结所致发病急骤、皮肤潮红、水疱密集、滋水渗液；龙胆草疏通下焦湿热且泻肝胆火，治疗情绪焦虑、肝经郁热所致心烦易怒、舌边尖红等；黄芩清上焦之湿热，栀子清利三焦之湿热且清心泻火以除烦，黄芩、栀子两药亦可泻火解毒，治疗皮疹灼热感染；茵陈、地肤子清利湿热，使热邪从小便而出，且地肤子可祛风止痒，治疗湿疹风湿热结之瘙痒；生甘草健脾以除湿，且可清热解毒，并调和诸药。

"入血就恐耗血动血，直需凉血散血"。生地黄、赤芍、紫草、白茅根清热凉血，治疗湿疹热郁血分、皮疹颜色鲜红之证；赤芍、紫草凉血活血，生地黄凉血养阴，凉血散血，治疗血热血瘀所致的丘疹；生地黄养阴生津，缓解热盛津伤；紫草凉血解毒，治疗皮疹灼热感染之证。

二诊皮疹明显消退，为病程后期，热盛耗液伤阴，血虚生风化燥，肌肤失养，皮肤表现为干燥、粗糙、脱屑；上方减栀子、紫草、地肤子、白茅根；以当归养血活血，以女贞子、旱莲草滋阴润燥，以刺蒺藜祛风止痒；共收良效。

【案例2】 曲某，男，24岁，1966年1月14日初诊。

半月前因患急性咽炎后，发现躯干部出现红色皮疹，当时未注意，后来逐渐增多，而且表面有白屑，瘙痒明显。曾在某医院诊断为"急性牛皮癣"，经过半个多月的西药治疗，未见好转。一般内科检查未见异常。皮肤检查：头发内、躯干、四肢泛发高粱米至榆钱大之红色斑，表面附着较薄之银白色鳞屑，日光下发光，鳞屑周围有明显红晕，基底呈红色浸润，鳞屑强行剥离后底面可见筛状出血点，下肢皮损部分融合成片。现皮损泛发全身，遂来我院住院治疗。舌微红，苔薄白，脉微数。为血热受风，发为血热之白疕（牛皮癣），治宜清热凉血，活血散风。

生槐花一两　鲜茅根一两五钱　生地一两　紫草根一两　白鲜皮一两　蜂房一两　刺蒺藜五钱　土茯苓二两　清血散一钱

每日两次。

复诊：上方连服 11 剂，红退，上半身皮疹基本消退。去鲜茅根，加丹参八钱、当归一两，又服 3 剂后，改白疕 1 号方服 15 剂，红斑、鳞屑全部退尽。住院期间仅用凡士林润泽皮肤，未给外用药，配合楮桃叶、侧柏叶煎水洗疗，每日 1 次，共 12 次。共住院 29 天，临床痊愈出院，追踪 4 年半未见复发。

（《赵炳南临床经验集·医案选》）

评析：本案为银屑病血热证。血分热邪炽盛，"络脉盛色变"，表现为原发疹鲜红斑片。"入血就恐耗血动血，直须凉血散血"。以生槐花、鲜茅根、生地黄、紫草根清热凉血，并以清血散加强清热凉血之效；"热郁血分"而血热血瘀且耗液伤津，以紫草根凉血活血、生地黄养阴生津。

"血热生风化燥"，产生多层干燥的白色鳞屑。血热生风、风盛而痒，致皮肤瘙痒较著。以白鲜皮、蜂房、刺蒺藜清热祛风止痒；血热炽盛成毒，可导致发病急骤、斑片绛红，以紫草根、白鲜皮、蜂房、土茯苓清热解毒。

二诊皮疹红斑有所消退，去鲜茅根，加丹参、当归以加强凉血活血之效；3 剂后考虑至病情后期血受煎熬日久，热毒入络，则气血瘀结，在清热凉血基础上，加强活血化瘀之力，改白疕 1 号方，即凉血活血汤，服 15 剂，红斑、鳞屑全部退尽。

外用药物以楮桃叶、侧柏叶清热凉血。楮桃叶利湿杀虫止痒，侧柏叶味苦、涩，性寒，最能凉血收涩。

【案例 3】 张某，女，41 岁，1971 年 2 月 10 日初诊。

十余年来不断在四肢、躯干发生大片红色疙瘩，剧烈瘙痒，时发时止，每早晚发疹较重，无一定部位，冬季夜晚加重，夏日亦有发作，曾多方治疗未效。查其四肢有散在指盖大或铜钱大不等形之大片扁平隆起，淡红色。一般情况较好，舌淡苔白，脉沉缓。此为先有蕴湿兼感风寒之邪化热，风寒湿热交杂，缠绵不去而发之为慢性荨麻疹，应以调和阴阳气血为治疗大法，兼清热散寒、疏风祛湿疗之。

五加皮三钱　桑白皮三钱　地骨皮三钱　大腹皮三钱　干姜皮三钱　陈皮三钱　扁豆皮三钱　茯苓皮三钱　丹皮三钱　白鲜皮三钱　当归三钱　浮萍三钱

（《赵炳南临床经验集·医案选》）

评析：赵炳南认为风邪是荨麻疹发病的重要病因。风邪易与寒、热之邪相合而成为风寒、风热之邪气。风寒、风热客于皮肤腠理之间，则起风瘙隐疹。赵炳南将慢性荨麻疹分为风热、风寒、滞热受风、血虚受风四型。对于原因不明的慢性顽固性荨麻疹，赵炳南以多皮饮加减治疗。多皮饮方以五加皮为君，祛风散寒除湿；干姜皮、陈皮散寒理气；桑白皮清肺利水；白鲜皮、牡丹皮、地骨皮清热凉血；冬瓜皮、茯苓皮、大腹皮、扁豆皮利水消肿；浮萍散风解表，当归养血活血，二药沟通表里，协助其他诸药增效，并能调和阴阳气血，为此方点睛之笔。

三、参考医案

【案例 1】 李某，女，23 岁，初诊日期 1971 年 12 月 14 日。

主诉：右下胸部起水疱剧烈疼痛 5 天。现病史：5 天前，右侧下胸部开始疼痛，而后相继起红斑及水疱，从前胸蔓延到后胸，剧烈疼痛，夜不成眠，口干思冷饮，大便秘结，3 日未解，尿黄而少。检查：右侧胸部，自 7、8、9 前后肋间散在密集成簇的大小不等的水疱，基底为紫红斑，充血，周围轻度红色浸润。未见破溃及糜烂面。脉象：滑数。舌象：舌苔薄黄，舌质红。

中医辨证：肝胆湿热，热盛于湿（缠腰火丹）。

西医诊断：带状疱疹。

立法：清利肝胆湿热。

拟方：胆草三钱　黄芩三钱　赤芍三钱　茜草三钱　川楝三钱　柴胡三钱　当归三钱　木通二钱　车前子三钱　大黄三钱；外用氯氧油。

12月20日，上方服3剂后，局部水疱逐渐消退，疼痛减轻，大便已通。又继服3剂，局部疱疹已干燥结痂、脱屑，疼痛基本消失。

（《赵炳南临床经验集·医案选·带状疱疹》）

【案例2】赵某，女，14岁，初诊日期1965年4月9日。

主诉：右小腿胫前起疙瘩，疼痛，已1周。现病史：10余天前全身发烧恶寒，以后右小腿胫前部大片红肿，疼痛。胃纳欠佳，二便如常。检查：右小腿胫前部皮肤潮红，肿胀，有孤立散在硬节六七枚，直径2～3cm，色红，压痛明显。脉象：弦缓。舌象：舌苔薄白，舌质微红。

中医辨证：湿热下注，经络阻隔，气血凝滞。

西医诊断：①结节性红斑；②丹毒。

立法：清热疏风，活血通络，佐以利湿。

拟方：金银花五钱　秦艽三钱　鲜地黄五钱　当归尾三钱　赤芍药三钱　草红花三钱　丝瓜络三钱　桃仁三钱　黄柏二钱　菊花三钱　川牛膝三钱　桑枝三钱；外用祛毒药粉一两，温水调上，每日1次。

4月20日，右小腿胫部红肿已消，疼痛已止，硬节基本消失，微有压痛，苔薄白，脉弦。

拟以养血通络为法。

拟方：全当归三钱　鸡血藤三钱　赤芍药三钱　忍冬藤三钱　生薏苡仁三钱　丝瓜络三钱　桑枝三钱　牛膝二钱。

4月28日，前方服药1周后，症状消失。临床治愈。

（《赵炳南临床经验集·医案选·结节性红斑》）

【案例3】孙某，男，12岁，1971年7月23日初诊。

主诉：双下肢起紫红点，不痛不痒已1月余。现病史：患者于1个月前突然发现双下肢有大小不等的密集紫红点，不痛不痒，按之不退色，食欲尚好，二便正常，自觉口渴。检查：双下肢伸侧面皮肤有散在针尖至榆钱样大的紫红色斑疹，压之不退色，皮损稍高出皮面，表面光滑，未见苔癣样改变。脉象：沉细数。舌苔：苔黄白，舌尖红。

中医辨证：血热烁灼脉络，迫血妄行。

西医诊断：过敏性紫癜。

立法：清热凉血活血，解毒消斑兼以养阴。

拟方：凉血五根汤加减。

白茅根一两　瓜蒌根五钱　板蓝根三钱　茜草根三钱　紫草根二钱　干生地五钱　玄参三钱　石斛五钱　生槐花五钱　牡丹皮三钱　地榆二钱

8月3日服上方4剂后，紫斑全部消退，遗有色素沉着斑。继服前方，1周内未见新的出血点。

8月14日为巩固疗效继服养阴清肺膏、加味逍遥丸以养阴和血，防止复发。

（《赵炳南临床经验集·医案选·过敏性紫癜》）

第五节　韦文贵眼科临床经验选

一、医著介评

《韦文贵眼科临床经验选》是近现代眼科名医韦文贵眼科临床的经验总结，本书理论联系实际，注重实用，较好地反映了韦文贵的学术思想和治疗经验，是学习中医眼科之佳作。

（一）医著概况

韦文贵（1902—1980），字霭堂，浙江省东阳市人，出身世医家庭，继承了祖传的"金针拨障术"，尤其对角膜病和视神经萎缩有独特见解，著有《韦文贵眼科临床经验选》《医话医论荟要——韦文贵医话》等。

《韦文贵眼科临床经验选》分两部分介绍韦文贵治疗眼科常见病、多发病和疑难病的临证经验。第一部分收录了韦氏对 18 种眼病的治疗经验。第二部分介绍了 135 首韦氏在临床中的经验方和常用方，汤、丸、散、丹尽有，内服外用俱全，很适合读者学习查检。本书被收录于人民卫生出版社出版的《现代著名老中医名著重刊丛书》第二辑中。

（二）学术特色

1. 以病类案，以类列方　《韦文贵眼科临床经验选》治疗经验部分为病类案，每一病前有概说，后有按语，中为验案，以资佐证。每一案例都将挂号、初诊日期、主诉病史、检查、脉象、舌象、诊断、辨证、治则和方药等依次排列，井然有序，且末诊均记录了眼部复查的详情，以作比较，实事求是。方剂部分则以类列方，方方有法。归纳为疏风、清热、泻下、祛痰、利水祛湿、舒肝、平肝、理血、补气、补血、温中、滋补、和解、治疳、退翳、宣窍 16 种常用治法。将经验方和前贤方排列有序，使学者能更好地掌握眼科辨证论治精华。

2. 敷布经旨，师古不泥　从书中病案可见，韦文贵善于敷布经旨，继承先贤，但其师古不泥，针对眼科诸疾，多有创见。观其篇中医案所用处方，亦以经验方居多，不过这些经验方多是韦氏根据古方，结合眼科特点进行的必要调整，属于继承上的创新。此外，韦文贵对于治法亦不限于单纯的口服用药，而是灵活多变。如在树枝状角膜溃疡的治疗过程中，韦文贵常用煎药之热腾蒸汽，上熏患眼，一日 2 次，每次 5～10 分钟，熏后将药再煎，滤汁内服。这种外熏内服法有助于祛风清热、退赤消肿，是一药两用的好方法。

二、典型医案评析

【**案例 1**】张某，女，7 岁。初诊日期：1958 年 9 月 6 日。

代诉：双眼红痛，眵多黏结，不能睁眼已 1 天。

病史：2 天前开始双眼异物感、灼热感，昨天双眼红痛、畏光、眵多泪少、晨起眵多干结而不能睁眼、大便偏干。3 天前和邻居红眼病患儿有接触史。

检查：双眼睑中度红肿、球结膜高度充血、角膜附有黏液脓性分泌物，失去正常光泽，用棉棍擦净后显现清亮。

脉象：弦细而滑数。

舌象：舌质红，舌苔微黄。

诊断：双眼天行赤眼。

辨证：脾肺实热复感时气邪毒，上犯目窍。

治则：泻火解毒，疏风清热。

方药：

1. 退红良方加减：生大黄 10g，炒栀子 6g，白菊花 6g，密蒙花 10g，连翘 10g，草决明 10g。水煎服，3 剂。

2. 犀黄散 1 瓶，点双眼一日 3 次，点后闭眼 5 分钟。

服药 3 剂，眼球结膜充血消失，自觉症状消退，停止服药。西黄散点完为止，巩固疗效。

（《韦文贵眼科临床经验选·急性卡他性结膜炎》）

评析：本案所谓的"天行赤眼"，发病急剧，即西医学急性卡他性结膜炎，俗称"暴发火眼"。本病为细菌性感染引起的一种急性流行性结膜炎症，临床表现以结膜明显充血及黏液或黏液脓性分泌物为特征。

根据韦文贵经验，本病多因脾肺实热，感受时气邪毒，内外合邪，上攻目窍而致。治以泻火解毒通腑为主，疏风清热为辅。具体治疗时，要详审其标本缓急，灵活使用。本案中患儿起病急骤，火毒症状典型，邪气虽盛，正气不虚，故当以驱邪为主，方选退红良方泻火解毒，急治其标。因其大便偏干，故方中生大黄用量重达 10g，助通腑之力，而达釜底抽薪的目的。对于急性炎症病人，韦文贵常用生大黄，这是"上病下取"在眼科临床的运用。

【案例 2】黄某，男，7 岁。初诊日期：1965 年 9 月 18 日。

代诉：双眼视力减退半年多。

病史：半年前视力减退，曾去某医院散瞳验光，无法矫正，双眼视野较狭，诊断为球后视神经炎，目前仍在某医院对症治疗。现脘腹胀满，食欲不振。

检查：双眼视力 0.2，近视力耶格表 7。双眼周边视野向心性缩小约 15 度。双散瞳检查：眼底大致正常。

脉象：细数。

舌象：淡红少苔。

诊断：双眼视瞻昏渺，双眼视瞻有色。

辨证：血虚肝郁，肝脾不和。

治则：疏肝养血，调和肝脾，辅以清肝明目。

方药：丹栀逍遥散加减：柴胡 5g，当归 10g，牡丹皮 6g，炒栀子 6g，炒白术 10g，炒白芍 10g，茯苓 10g，菊花 6g，枸杞子 10g，青葙子 10g，砂仁 3g。

7 剂，水煎服。

二诊：1965 年 9 月 25 日。服上药后视力明显进步。

检查：右眼视力 1.0^{-1}，近视力耶格表 1；左眼视力 $0.7^{□3}$，近视力耶格表 4。仍按原方，继服 7 剂。

末诊：1965 年 10 月 4 日。

代诉：双眼视力已恢复正常。

检查：双眼视力 1.2，近视力耶格表 1。

视野：大致正常。双眼底正常。停止治疗。

（《韦文贵眼科临床经验选·球后视神经炎》）

评析：本案病患以视力减退为主症，属中医学之"视瞻昏渺"。由于儿童"肝常有余，脾常不足"，且患儿伴有脾虚见症，故辨为血虚肝郁、肝脾不和证，以丹栀逍遥散加减治之，获效明显。效不更方，三诊后视力即恢复正常，韦文贵辨证之精准可见一斑。

【案例3】陈某，男，32岁。初诊日期：1963年3月29日。

主诉：左眼20年来视物不清。

病史：20年前左眼曾红肿疼痛，畏光流泪，愈后黑珠上留有白翳。现耳鸣，视物昏花。

检查：左眼视力0.7^{+2}，左眼角膜瞳孔中央偏下方有圆形薄翳，角膜5～6点近边缘处有片状薄翳。

脉象：细。

舌象：舌质淡红，舌苔薄白。

诊断：左眼冰瑕翳。

辨证：中气虚弱，肝肾不足，风轮冰翳。

治则：益气升阳，退翳明目，补益肝肾。

方药：益气聪明汤加蝉衣3g，枸杞子10g，菟丝子10g，白蒺藜15。水煎服，7剂。

朱砂拨云散点左眼，一日3次。

末诊：1963年4月5日。自觉视物较前清楚，药后便溏，一日三至四次，稍有腹痛。脉舌如前。前方去黄柏，加菊花5g，生地黄15g，水煎服，服28剂后，左眼视力达1.2^{-1}，停止服药。

（《韦文贵眼科临床经验选·角膜翳》）

评析：韦氏治疗角膜翳的经验十分丰富。如黑睛凝脂初愈，余邪未净，用祛风清热、退翳明目的治法，适当加入平肝、清肝、疏肝活血药。因翳自热生，病在风轮，清肝、平肝、疏肝的药物有助退翳明目之力，常用方剂是新老翳障方。如服后无效，患者有肝肾阴虚的证候，可改用滋补肝肾、退翳明目之法，适当加入活血祛风之品，常用杞菊地黄汤或明目地黄汤加减。如风热已尽，黑睛白翳经久不退，则用活血退翳之法，方用四物退翳汤加减，成药常用明目蒺藜丸、拨云退翳丸、杞菊地黄丸、明目地黄丸等。黑睛留有翳障而不退者，可选用朱砂拨云散或荸荠退翳散点眼。

本案患者病程较长，且肝肾阴虚症状明显，故予以益气聪明汤加减，一则补中益气，一则平肝滋肾，是先后天并治之妙法。再辅以朱砂拨云散外用点眼，内外同治，效如桴鼓。

三、参考医案

【案例1】李某，女，54岁。初诊日期：1956年3月2日。

主诉：右眼剧痛，伴有头痛一月余。

病史：一个多月前，右眼红肿剧痛，伴有右偏侧头痛，即去北京某医院治疗，诊为"巩膜炎"。因头眼剧痛难忍，曾注射吗啡止痛。近一个月来，每小时服一次止痛片。

检查：右眼视力0.2，近视力未查。右眼球结膜颞侧深层充血，且有3mm×3mm紫色偏平圆形巩膜结节隆起，触痛剧烈。角膜无光泽，外侧角膜周边有灰白色浸润水肿。

脉象：弦数。

舌象：色绛，苔净。

诊断：右眼火疳。

辨证：心肺热毒郁结，久而化火，滞结为疳，从内而发，上攻目窍，兼感风邪外侵。

治则：祛风止痛，清热解毒，滋阴平肝。

方药：

1. 银花 6g，玄参 10g，熟地黄 25g，夏枯草 6g、防风、荆芥、蝉衣、木瓜、薄荷各 5g，瓜蒌仁 12g。7 剂，水煎服。

2. 犀黄散 1 瓶，点患眼一日 3 次。

二诊：1956 年 3 月 16 日。药后头眼剧痛已消，充血明显减轻，近日大便干燥。

检查：右眼外侧球结膜轻度充血，巩膜结节已消失，角膜水肿和周边部浸润均消失。脉弦。舌质较红，苔薄少津。证属余热未尽，津液亏损。治宜滋阴平肝，养血活血为主，辅以通腑导热。

方药：

1. 熟地黄 25g，白蒺藜、草决明、谷精草各 10g，滁菊、桑叶各 5g，当归 10g，川芎 5g，夜明砂 12g（包煎），怀山药 10g，生锦纹 6g。7 剂，水煎服。

2. 犀黄散 1 瓶，继续点眼，点完为止。

末诊：1956 年 3 月 26 日。服药 7 剂，诸症全消，自觉无明显不适。

检查：右眼球结膜充血已消，眼球压痛亦消失，角膜清亮。脉平，舌淡红。停止治疗。嘱十日内忌食辛辣等刺激性食物，巩固疗效，防止复发。自后未再复发。

（《韦文贵眼科临床经验选·巩膜炎》）

【案例 2】葛某，女，33 岁。初诊日期：1958 年 2 月 25 日。

主诉：右眼失明，左眼视力下降已两年多。

病史：1955 年 12 月工作时头部剧烈震动后而头痛、呕吐，经当地医院诊断为"蛛网膜下腔出血"，住院治疗后全身情况好转，但右眼失明，左眼视力甚差。1 个月前突然头痛，呕吐，大小便失禁，昏迷不醒，即在北京某医院住院抢救，诊断为"蛛网膜下腔出血"，请某医院眼科会诊，诊断为右眼视神经全部萎缩，左眼部分视神经萎缩，建议中医中药治疗。现头痛剧烈，头晕、眼球疼痛，大便干燥，全身酸软，不能单独走路，不能多说话，烦躁，神智尚清。

检查：右眼视力无光感，左眼视力 0.1+1，近视力耶格表不能见。双眼瞳孔散大，右眼对光反射消失，左较迟钝。右眼视神经乳头全部显著苍白，边缘清楚，动静脉显著狭窄，黄斑中心凹反射消失，周边未见异常；左眼视乳头颞侧苍白，动脉细，动静脉比例为 1:2，黄斑中心凹回反射未见，其他大致正常。

脉象：弦细。

舌象：舌质红稍暗，苔微黄而薄腻。

辨证：头部震动，络脉受损，血瘀脉内，脉络受阻，清窍失养。

诊断：右眼青盲，左眼视瞻昏渺。

治则：疏肝解郁，养血活血，滋补肝肾。

方药：丹栀逍遥散加首乌 20g，枸杞子 10g，熟地黄 5g，牛膝 10g。7 剂，水煎服。

末诊：1958 年 3 月 3 日。药后左眼视力进步，头晕头痛消失，自己能走路，亦可多说话，其他症状均已减轻。检查右眼无光感，左眼视力 0.5，眼底同前。脉弦细，舌质红，苔微黄。仍守前法，原方每日 1 剂。

（《韦文贵眼科临床经验选·视神经萎缩》）

【案例 3】马某，男，1.5 岁。初诊日期：1959 年 6 月 1 日。

母代诉：双眼失明近一月。

病史：5 月初高烧抽风，原因不明，第 4 天双目失明。病前能走，现下肢瘫痪。

检查：双眼视力黑蒙。瞳孔对光反应正常。眼底正常。

脉象：弦数。

舌象：舌质淡红。

诊断：双眼青盲。

辨证：血虚肝郁，双目失养。

治则：疏肝解郁，养血活血，平补肝肾。

方药：验方逍遥汤，14 剂。

二诊：1959 年 6 月 15 日。药后视力进步，二尺远手电筒，一尺远铅笔均能迅速抓取。脉舌同前，前法进取，原方加决明夜灵散（石决明、夜明砂），14 剂。

末诊：1959 年 6 月 29 日。药后视力恢复正常，能从床上抓取粟粒大纸片，5 丈至 6 丈远看到父亲时，表情、动作敏捷。

检查：双眼视力二尺远拣取 2mm×2mm 大红、白两色纸团。瞳孔对光反应正常。眼底正常。

仍守前法，原方 14 剂，巩固疗效，停止治疗。

（《韦文贵眼科临床经验选·小儿视皮质盲》）

第六节　石筱山、石幼山治伤经验及验方选

一、医著介评

《石筱山、石幼山治伤经验及验方选》为近现代伤科名医石筱山、石幼山的伤科经验集，由石氏伤科后人石印玉、石仰山整理而成。本书按语立论兼收博采，要素完备，实用性强，理法方药层次分明，对现代中医伤科有较大影响。

（一）医著概况

石筱山（1904—1964），原名瑞昌，字熙侯。江苏无锡人，事伤科，兼针灸、外科。石筱山著有《伤科讲义》《石筱山医案》，与石幼山合著有《病因及伤科病因的探讨》《脑震伤的理论探讨》等。

石幼山（1910—1981），原名瑞珣，字熙伯。江苏无锡人。与胞兄石筱山共设诊所，著有《石幼山医案》《石氏理伤经验简介》等。

《石筱山、石幼山治伤经验及验方选》由石印玉、石仰山整理而成。本书共分三个部分：第一部分为医论撷录，此部分汇集了石筱山、石幼山二人的部分医论医话，包括石氏伤科经验介绍、筋骨损伤、内伤证治、病因及伤科病因的探讨、关于伤科发展史五个专题，其中伤科发展史一节是石筱山在 50 年代初期的研究结果，史料丰富，立论精确，开创伤科史研究之先河。第二部分为医案选释，分骨折脱臼、筋伤、内伤、陈劳损伤、杂病五类，每一类有此类病证的治疗总纲及具体病证的医案，相近医案后附有按语进行评议总结。第三部分为医方拾萃，记载了石氏伤科常用的外用药和内服方。

（二）学术思想和特点

1. 理伤宜气血并重　石氏理伤十分注重前人的理论及经验，认为伤科疾病，不论在脏腑、经

络，或在皮肉、筋骨，均不离气血。《素问·调经论》云："人之所有者，血与气耳。"说明了气血的重要性。气属阳而血属阴，故气血是阴阳的物质基础，气血不和，即是阴阳不平而有偏胜；所以因损伤而致的疾病，亦关乎气血阴阳之变。故伤科的理论基础，主要是建立在"气血并重"之上，不能专主血或专主气而有所偏。并指出"以气为主"是常法，"以血为先"是变法，治气要通气、利气，治血要祛瘀、化瘀。

2. 善用柴胡 石筱山认为柴胡能升、能降，因而得着一个"和"字，只要善于使用，不论病在上、中、下哪一部，都很适宜，为治疗伤科内伤的一味良药。柴胡在脏则主血，在经则主气，以之治脏，是血中之气药，以之治经，是气分之药。伤科的内伤，很多属经脉之病，因病尚在经而未入脏，所以可用其作为气分之药。柴胡既能舒阴分之血滞，又能达阳分之气郁，故为伤科之宜。且柴胡为足少阳、足厥阴之药，通达全身上下，能升、能降，故上病、中病、下病中均可应用。上之病，如头部内伤（脑气震伤）初期，常用柴胡细辛汤；中之病，如胸胁、脘腹内伤，用复元活血汤或小柴胡汤；下之病，如会阴内伤，用柴胡桔梗汤等。

3. 陈劳伤损宜攻补兼施 石氏伤科认为，陈伤与劳损，证虽有相似，而因实出两端。陈伤为宿昔伤损，因治不如法，或耽搁失治，迁延积岁，或感邪而发，反复不已。劳伤则是劳损之渐，虽无伤损之因，由累积太过之劳，延久使然。陈伤多为病根不拔，故虽愈必发也。其所谓病根者，不外瘀结气滞，气滞与血瘀又互为因果。对劳伤劳损，多因伤于气而应于肺，至于肾而及于肝，合于筋骨。二者病虽不同，然病外及筋骨气血，内应脏腑虚实，故其病机颇为相似，均有气血瘀滞，脏腑虚衰。至于其治法，均从理气行血入手，兼用温补、散邪之法，补气者益脾肺，补血者益肝肾。

4. 善用外治法 伤科疾病损伤气血，多瘀于局部，故外治法有很大的运用空间。对于外治，石氏常以药物、手法并用。手法有"拔伸捺正、拽捏端提、按揉摇转"，谓之"十二字法"，理顺筋骨，疏通气血，多用于筋骨之伤。外用药有膏药、敷药，若病在皮肉筋脊，损伤有定所，用敷药或膏药直接贴在伤处，使药性从外而入，或提而外泄之，或消而散之，有时比内服更易奏功，用于病处而取速效。石氏还创制了多个有效方，如三色敷药、损伤风湿膏等。

二、典型医案评析

【案例1】林官官，就诊日期：11月22日。

仰天倾跌，震伤头部后脑，脑海瘀阻，清窍蒙蔽，神知萎顿，头晕胸闷，饮纳泛恶，肌热烦躁，小溲稀赤，脉象弦数。舌苔白腻，伤后厥阳上扰，胃浊不降，清气不升。方拟化瘀醒脑，平肝和胃。

水炙柴胡3g　北细辛2g　薄荷叶2g（后下）　省头草6g　白蒺藜9g　嫩钩藤9g（后下）　竹沥半夏6g　大丹参9g　干藕节12g　抱木茯神12g　珍珠母24g　炒竹茹6g　左金丸3g（包）

（《石筱山、石幼山治伤经验及验方选·内伤·头部内伤》）

评析： 头部内伤，脑海瘀阻，血瘀于上，气郁于中。石氏认为伤科疾病不论在脏腑、经络（脉），或在皮肉、筋骨，其病机均不离气血，故理伤宜气血并重。气为血帅，故治以达气郁而疏血脉，用柴胡细辛汤加减，以小量柴胡调达气机，升清达阳以化血瘀。

【案例2】詹君，就诊日期：1961年10月28日。

积劳伤气，浸受寒湿，已经年月。消化不良，腰酸背痛，有时延及四肢。近年腰臀痛更剧，入冬畏寒，纳谷式微，右脉寸关濡软，左脉细弦。肝脾失调，邪留足太阳膀胱经脉，《经》有"劳者温之"之训，拟此为法。

制川乌 5g，川桂枝 5g，生麻黄 5g，北细辛 3g，川独活 5g，桑寄生 12g，制狗脊 12g，青陈皮各 5g，怀山药 9g，生甘草 3g，制首乌 12g，鹿角霜 9g。

二诊：1961 年 10 月 31 日。

脊椎腰膂劳损风湿，经年累月，酸楚疼痛，有时延及四肢，纳少，畏寒。仍守原意出入。

制川草乌各 5g，青防风 5g，川桂枝 5g，细辛 3g，生麻黄 5g，制狗脊 12g，桑寄生 12g，藏红花 2g，怀山药 9g，大生地 15g，生甘草 3g，酥炙虎骨 9g，鹿角霜 12g。

（《石筱山、石幼山治伤经验及验方选·陈伤劳损·其他》）

评析： 积劳伤气，耽搁失治，迁延积岁，复感外邪。外则邪气留滞于经脉，内则正气虚衰于脏腑，其治宜攻补兼施。《素问·阴阳应象大论》云："其实者，散而泻之。"故外以温散风寒湿邪；又云："因其衰而彰之。"故治以温补肝肾。

【案例 3】 朱君，50 岁，就诊日期：1974 年 5 月 27 日。

两足踝跗、脚背、大趾肿痛，病发多年，有时一年内发数次。初发时局部骤然焮热肿痛，稍有游移，不能行走，身热，形寒，溲赤，脉弦滑苔腻，湿热夹痰下注筋络。治拟疏解活血，清营，化痰湿。

熟牛蒡 9g，川牛膝 9g，荆芥穗 6g，忍冬藤 12g，西赤芍 9g，粉丹皮 5g，淡子芩 6g，制苍术 6g，制胆南星 5g，威灵仙 9g，粉草薢 12g，福泽泻 12g，猪苓 12g。

外敷三黄膏。

二诊：1974 年 5 月 30 日。

身热已除，两足踝、脚背肿胀疼痛略瘥，行动欠利，气血未和，痰湿未清，再拟活血舒筋，化痰湿。

炒牛蒡 9g，牛膝 9g，忍冬藤 12g，威灵仙 9g，制苍术 6g，制胆南星 5g，茯苓皮 12g，豨莶草 12g，粉草薢 12g，福泽泻 12g，炒建曲 9g。

外敷三黄膏。

再诊：就诊日期：1976 年 3 月 26 日。

据述 1974 年治疗二次，服药七剂后症情已全消失，将近两年未发。近半月来因天阴，疲劳复发，经注射青、链霉素，身热虽退，肿胀未除，行走不利，脉弦滑数苔腻。再宗原意为法。

炒牛蒡 9g，川牛膝 9g，全当归 6g，川独活 6g，制胆南星 5g，制苍术 6g，西赤芍 9g，威灵仙 9g，草薢 12g，泽泻 12g，豨莶草 12g。

（《石筱山、石幼山治伤经验及验方选·杂病·痰湿入络》）

评析： 痰湿入络，阻于筋脉，或关节肿胀，或筋块，或麻痹疼痛，或有身热，治宜化痰利湿为主，痰湿祛则筋脉通，故用牛蒡子汤加减，佐以疏解、清热、通络之品，配合三黄膏外敷伤处，药力从外而入，效而散之而取速效。

三、参考医案

【案例 1】 严翁，就诊日期：10 月 28 日。

高年肾气不足，劳动损折柱，尾闾骨酸楚，牵强不能动弹，咳呛掣痛更甚。脉象细弦，苔薄少津。拟以强腰固肾，利气和络。

全当归 6g，厚杜仲 9g，川独活 5g，桑寄生 12g，盐水炒补骨脂 9g，酒炒菟丝子 9g，旋覆花 9g（包），象贝母 12g，光杏仁 12g，抱木茯神 12g，单桃仁 5g，路路通 6g，乳香 2g，炒丝瓜络 6g。

二诊：10 月 30 日。

损腰挫气诊治之后，气滞略化，尚未通畅，转侧起坐艰难，咳呛不利，疼痛稍瘥，高年肾气衰弱，未能速愈。再拟强腰和络，利气息痛。

当归须 9g，制香附 9g，炙乳香 3g，厚杜仲 9g，盐水炒补骨脂 12g，桑寄生 9g，旋覆花 6g（包），象贝母 12g，光杏仁 12g，白茯苓 12g，单桃仁 5g，络石藤 9g，丝瓜络 6g。

三诊：11 月 2 日。

损腰气血渐和，督脉不强，疼痛虽减，起坐无力，脉形较畅，胃纳尚可。再以强腰补肾而利气血。

全当归 6g，厚杜仲 9g，制狗脊 9g，川独活 5g，桑寄生 12g，酒炒菟丝子 9g，青陈皮各 5g，仙半夏 6g，光杏仁 12g，朱茯神 12g，首乌藤 9g，嫩桑枝 12g，丝瓜络 6g。

（《石筱山、石幼山治伤经验及验方选·内伤·腰部内伤》）

【案例 2】陈君，54 岁，就诊日期：1962 年 1 月 14 日。

伤筋寒湿入络凝留，左肩骱疼痛牵强，夜寐不安，举高反后不利。苔薄白，脉细濡。病起两月余，寒凝气滞，血不荣筋，形成漏肩风之症，复完难速，治拟温经泄风和络主之。

桂枝尖 2g，青防风 5g，白蒺藜 12g，羌独活各 3g，左秦艽 3g，片姜黄 5g，新红花 3g，宣木瓜 5g，鸡血藤 12g，炒牛蒡 9g，络石藤 12g，嫩桑枝 15g。

二诊：1962 年 1 月 21 日。

寒凝气滞，血不荣筋。右肩关节拘挛作痛，投以温经和络较安，寒邪未彻，延及肩胛。脉细迟缓。再拟温经祛邪通络。

蜜炙草乌 5g（先煎），桂枝尖 3g，炒白芍 5g，炙蜜根 30g，白蒺藜 2g，左秦艽 5g，西羌活 3g，新红花 3g，炒牛蒡 9g，大生地 12g，生甘草 3g，嫩桑枝 15g。

三诊：1962 年 1 月 28 日。

寒凝气滞，左肩骱筋膜拘挛作痛较安，未能举提后挽。苔薄润，脉濡滑。再拟温经祛风，活血和络。

蜜炙草乌 6g，桂枝尖 3g，青防风 5g，炙蜜根 30g，白蒺藜 12g，左秦艽 5g，川抚芎 3g，新红花 3g，粉丹皮 5g，生甘草 5g，石楠叶 12g，嫩桑枝 15g。

（《石筱山、石幼山治伤经验及验方选·伤筋·肩部伤筋》）

【案例 3】隋君，29 岁，就诊日期：1976 年 3 月 13 日。

腰椎间盘突出于 1970 年经牵引治疗后好转，去年又受损伤，疼痛酸麻增剧，右膝尤甚，转侧行动板滞。方拟活血祛风，健腰和络。

制川草乌各 3g，怀牛膝 9g，全当归 6g，川断 12g，川独活 6g，左秦艽 5g，泽兰叶 9g，威灵仙 9g，青皮、陈皮各 5g，灵磁石 30g，新红花 3g，寻骨风 9g，豨莶草 12g。

二诊：腰骶脊椎疼痛较减，左筋、小腿筋络酸麻牵掣，不能多行久立。再拟活血祛风，健腰和络。

制川乌、草乌各 3g，怀牛膝 9g，全当归 9g，独活 6g，左秦艽 5g，制狗脊 12g，威灵仙 9g，炮姜炭 3g，炙地龙 9g，炒陈皮 5g，新红花 3g，豨莶草 12g，寻骨风 15g，炙甘草 3g。

三诊：腰椎间盘突出症，去年起受伤后复剧，近来疼痛已减，右髋、小腿酸麻略痊，不能多行久立，遇冷较甚。再拟活血祛风，健腰温经通络。

制川草乌各 3g，炙麻黄 3g，独活 5g，北细辛 3g，怀牛膝 9g，全当归 9g，左秦艽 5g，威灵仙 9g，炙地龙 9g，炒陈皮 5g，新红花 3g，豨莶草 12g，寻骨风 15g，炙甘草 3g。

原注：三诊后症情有所好转，因返原地，嘱原方连服一阶段。

（《石筱山、石幼山治伤经验及验方选·陈伤劳损·腰骶部》）

第七节　中国名老中医药专家学术经验集

一、医著介评

《中国名老中医药专家学术经验集》是由邱德文、沙凤桐等主持编写的大型丛书，由贵州科技出版社出版。本书既对诸名老中医药专家的学术思想和临床经验进行全面系统介绍，又突出点明其学术精华，并注意结合临床实际，学术性、理论性、实用性悉具，具有重要的临床参考价值。

（一）医著概况

《中国名老中医药专家学术经验集》编写工作从 1991 年开始，经组织有关专家进行认真的审订编辑工作后，历时八载，始告成功，合计近七百万字。共分为五卷，每卷独立成册，每位专家又分别独立成篇，各有特色，但又有大致相同的体例规范，分别有编者按、引语、小传、学术精华、临证特色、名案评析、医论医话、经验方等部分。

本书介绍每位专家的学术经验时，重点阐述其学术观点、临床思路，以及对某种病证的独特见解和诊疗绝招，并附以专家医案、医论医话，充分反映其对中医药学各种问题的独特思考和见地。

（二）学术思想与特点

1. 名家荟萃，精选所长　本书集全国近百名老中医药专家之长，为我国当代名老中医药专家学术经验之大成。不同于一般的经验集，本书所选取的专家对象，均为全国中医药界著名的专家学者，以人事部、卫生部、国家中医药管理局确定的首批全国老中医药专家学术经验继承工作指导老师及国务院确定的有突出贡献的中医药专家为主，其中绝大多数是各专业学科的学术带头人，而且遍及全国各地。这在一定程度上反映了当代中医药学的学术水平和发展趋势，可对年轻一代继承和发扬老一辈的医疗技术经验，提供较全面的借鉴。

2. 承先启后，继承发扬　在当今，中医药学正处于由"传统型"向"现代型"转化的时期，本书选取能代表当代传统中医药学术水平的各地名老中医药专家，具有承先启后的重要意义。每位专家的学术经验由其学术继承人所撰写，他们皆经历了较长时间的侍诊，耳濡目染，把名老中医药专家的经验整理撰写，可视为全国老中医药专家学术经验继承工作的延续。

二、典型医案评析

【案例1】李某，男性，45岁。

病史：因患白细胞及血小板减少症，反复出现皮下瘀斑。此次住院治疗多日未见好转，遂转找中医求治。自觉精神疲倦乏力，头晕目眩，气短声低，胃纳尚可。

诊查：面色黯滞，四肢皮下有出血斑数块，舌嫩稍胖，脉虚。白细胞数 $2.6×10^9$/L，血小板数 $42×10^9$/L。

辨证：病为血证，证属脾阳不升，气血亏虚，血失统摄。

治法：升发脾阳，运化气血，兼以固摄血脉。

处方：黄芪 15g，党参 15g，白术 12g，柴胡 9g，黄精 12g，升麻 5g，仙鹤草 30g，陈皮 3g，炙甘草 5g，首乌 12g。

服上方 1 个月后，白细胞数逐步上升，血小板则无增减。3 个月后，白细胞数为（5.5～7.2）×10^9/L、血小板数 $100×10^9$/L。

（《中国名老中医药专家学术经验集 4·中医学家邓铁涛·名案评析》）

评析： 本案患者因工作繁忙，加上起居饮食失于调节，致使阴血暗耗，后天失养，正气衰败，从而出现白细胞及血小板减少的虚损证。标在气血，本在脾土，故救治脾土则是治疗成败之关键，选用补中益气汤加减化裁。方中黄芪、党参、甘草等甘温之品补中气；白术甘燥以健脾；黄精、何首乌温润补血；陈皮行气反佐党参、黄芪，使补而不滞；加入升麻、柴胡有画龙点睛之意，突出了升发脾阳的作用；原方有当归一味，根据邓铁涛的经验，当归对于血小板减少者不宜，故用黄精、何首乌代之，再加仙鹤草以止血，此三味主要为血小板减少而设。由于遣方用药切中病情，使病者脾阳得升，运化有权，气血化生有源，故能转愈。

【案例 2】 王某，女，65 岁，咸阳市渭滨乡农民。1990 年 2 月 19 日初诊。

主诉： 小便失禁 10 年，加重 1 年。原有高血压，1979 年突发"眼底出血"，视物昏花，继之小便失禁，前住本市某医院治疗，双目视力有所恢复，遗尿未见好转，入夜常尿床，白日尿亦湿裤。近年症状逐渐加剧，闻水声则尿自流，服中药、西药无效，故求诊。现症：小便频数，日 50 余次，量少，难禁，下衣常湿。闻水声则尿流不止，眠差，右下肢浮肿，腰腿疼凉（患有骨质增生），身困乏力，尿检无异常，舌红稍暗，中有裂纹，苔白中部稍黄，脉弦劲，右细。

治宜温补肾气以复肾关。

处方： 生地黄 12g，山萸肉 9g，山药 15g，泽泻 9g，云苓 10g，粉丹皮 10g，附片 7g（先煎），五味子 10g，肉桂 3g，钩藤 12g，桑寄生 15g，沙苑蒺藜 15g，川断 12g。6 剂，水煎服。

二诊： 服上方后小便次数减少，但夜尿量多，少腹发凉，闻水遗尿之症渐减，大便正常，舌质红，苔黄白相间，脉弦。仍用上方，附片改为 8g，肉桂改为 4g，加益智仁 10g，去泽泻。6 剂，水煎服。

三诊： 患者欣然告曰：服上方后小便可控，遗尿未作。少腹凉感消失，仅腰及右下肢疼痛。舌淡红，苔薄白而干，脉弦缓不柔和。仍宗上法，加强补肾以巩固疗效。处方：狗脊 12g，炒杜仲 12g，熟地黄 12g，山药 15g，山萸肉 10g，云苓 12g，粉丹皮 10g，附片 8g（先煎），肉桂 3g，益智仁 10g，鸡血藤 12g，沙苑蒺藜 12g。7 剂，水煎服，遂痊愈。

（《中国名老中医药专家学术经验集·奇难病专家杜雨茂·名案评析》）

评析： 患者病程较长，小便极频，难约难禁，闻水声则遗尿不止，乃肾虚之特征。兼有腰腿疼凉，右下肢水肿，为肾阳虚之表现；眠差，舌红，脉细，又属肾阴不足。治以《金匮要略》肾气丸温阳益阴，阴阳双调。该方以生地黄、山萸肉、山药与云苓、泽泻、牡丹皮，三补三泻，补阴无壅滞之弊，开关有益肾之功。生地黄、山药、山萸肉补真阴，肉桂、附子补真阳，阴阳双调，则化源不竭，肾关自固。川断、附片、肉桂与沙苑蒺藜、五味子，有动有静，动则肾气蒸腾，阳气化生；静则肺肾纳固，水津气化。两者相合，温化而不散气，收缩而不凝滞。正是肾虚不固，小便失禁者补肾之精妙所在。

【案例 3】 刘某，男，24 岁，工人。

婚龄 1 年，婚前有频繁手淫史，婚后觉性功能差，举而不坚，性交只能持续 1 分钟。半年来阴茎完全不能自主勃起，夜间及清晨偶有勃起。

诊见： 腰膝酸软，头昏耳鸣，失眠多梦，偶有遗精，舌红少苔，脉虚弱无力。

证属肾精亏虚，水不涵木。方用六味地黄丸合一贯煎：

大熟地 12g，怀山药 10g，山萸肉 10g，云苓 10g，枸杞子 12g，川楝子 6g，仙灵脾 15g，露蜂房 10g。

服药 7 剂，已能勃起，但性交时仍很快射精，上方加刺猬皮 10g、金樱子 10g、芡实 10g，再进 14 剂，阳痿基本痊愈。

（《中国名老中医药专家学术经验集 5·构建中医男科学、确立中医体质学的中医学家王琦·名案评析》）

评析： 患者因不良习惯导致肾精暗耗，肝肾阴虚。由舌红少苔，脉弱，结合腰膝酸软、头昏耳鸣可证。故以六味地黄丸合一贯煎滋补肝肾为主，少加仙灵脾，使"阴得阳升，则泉源不竭"。服药后肝肾精血互生，宗筋得以滋养，则阳痿自愈。尚有早泄，于前方基础上再加收涩之品，终获全功。

三、参考医案

【案例 1】 张某，男，42 岁。

患者 10 余年前曾有血吸虫病史，后经锑剂治疗好转。继因劳累过度，先后罹患乙型肝炎、胆囊炎、心肌炎等。曾多次发作室上性心动过速，经常应用西地兰等强心剂。此次又因"室速"发作，在外院用西地兰无效，后改用异搏定静注后好转。刻下诉心悸，胸前区隐隐作痛，出冷汗，右耳鸣，夜不能卧。听诊心率 85 次/分，律不齐，3～4 次/分，期前收缩，舌苔薄，脉结代。此为心气阴阳两亏，投炙甘草汤：

炙甘草 24g，麦冬 15g，干地黄 30g，党参 30g，阿胶 9g（化冲），麻仁 15g，桂枝 18g，生姜 6g，大枣 7 枚。7 剂。

上方加减服用近 1 年，证情基本稳定，加减方药有：丹参、黄芪、熟地、熟附块、黄连、煅龙骨齿、太子参等，心电图随访正常，并照常上班。

（《中国名老中医药专家学术经验集 3·疑难杂病专家裘沛然·名案评析》）

【案例 2】 张某，男，43 岁。1993 年 1 月 14 日初诊。

主诉：咽部如有物堵塞已有两年，伴有声音嘶哑。经五官科检查，诊断为声带息肉，建议手术摘除，拒绝，转诊中医。就诊时声嘶较重，说话沙哑难辨，咽部如有物梗塞，吞吐不下，伴局部疼痛，舌暗红苔白，脉弦细。

治宜活血祛瘀，化痰散结。

处方：当归、桃仁、赤芍各 12g，辛夷、川芎、甘草各 6g，红花、射干、川牛膝、陈皮各 10g，细生地、香附各 15g，生葱 5 根，浙贝母 24g。

二诊：药后症减，咽部堵塞已不明显，疼痛豁然而愈，守上方去辛夷、生葱，加杏仁 10g。

三诊：咽堵已除，舌红苔白，脉弦细，守 1 月 14 日方去牛膝、生葱、辛夷，加旋覆花 10g（包煎），法夏 12g。服药 7 剂，诸症消失，声音恢复正常，经五官科复查，声带息肉完全消散。

（《中国名老中医药专家学术经验集·杂病专家吕继端临证旨要·名案评析》）

【案例 3】 患者孙某，女，46 岁，1989 年 8 月 6 日初诊。

病史：胃脘痞胀，隐痛及于右胁，起病两年，近三个月来加重，嗳气频作，得嗳则舒，稍多食则症状尤甚，性急易躁，发病与情志不畅有关。两次胃镜检查，诊断均为慢性浅表性胃炎、萎缩性胃炎、肠上皮化生，经中西医药治疗均不见效，舌苔薄白，舌质正常，脉弦。

辨证：肝胃气滞证。

处方：苏梗 10g，炒枳壳 10g，炒白芍 15g，制香附 10g，炒陈皮 6g，佛手片 10g，绿梅花

10g，麦芽 15g，炙鸡金 6g，石见穿 15g，白蒺藜 10g。7 剂，每日 1 剂，二次煎服。

上方服 7 剂后，诸症均有改善，续服 14 剂，胃脘痞胀隐痛及嗳气等症状显著减轻，以后隔日服 1 剂，在盛夏高温时期，汗出、口干，加麦冬 15g、蒲公英 15g，调治半年，症状全部消失。于 1990 年 1 月 20 日复查胃镜，诊断为慢性浅表性胃炎（轻度）。随访 1 年，症未复发。

（《中国名老中医药专家学术经验集 1·脾胃病专家徐景藩·名案评析》）

第八节　国医大师临床经验实录

一、医著介评

《国医大师临床经验实录》由吴少祯主持编写，是历届国医大师临床经验的集成之作，有利于国医大师的学术精华广播于世，以嘉惠后学，光大中医。

（一）医著概况

《国医大师临床经验实录》丛书于 2010 起始年由中国医药科技出版社陆续出版。2009 年 4 月由原卫生部、国家中医药管理局、人力资源和社会保障部联合评选产生了我国首届 30 位"国医大师"。这是新中国成立以来，中国政府部门第一次在全国范围内评选出的国家级中医大师，这是中医发展历史上的重要里程碑。继首届国医大师评选后，又相继评选了第二届、第三届、第四届国医大师，四届共 120 位。

本丛书全面总结集成各位国医大师的临床经验和学术成果，体现国医大师的诊辨思路、遣药用方特点，其中不乏匠心独运、颇具创新的学术见解，具有较高的理论参考价值和临床应用价值。每位国医大师的经验单独成册，正文分为学术思想、方药心得、验案撷英、薪火相传、医话随谈、成长之路和年谱七大部分，全面展示国医大师的学术主张和创新，以及临床用药特色和辨证施治的精妙之处。

（二）学术思想和特点

1.聚焦国医，精粹汇集　国医大师是当代名老中医的杰出代表，体现着当前中医学术和临床发展的最高水平。本丛书旨在传承国医大师的临床传世绝学，体现国医大师的临证思辨真传，内容丰富，具有较高的学术水平和实用价值。

2.体例详备，启悟探骊　本丛书的验案撷英部分在每一案例下设案例和按语两部分，围绕案例集中阐述该类病证的证治特点和国医大师的辨证心法、医理阐释及独特认识。内容突出国医大师的个人特点，简洁精练，突出临床实用性。又考虑到"医生不精于药，难以成良医"，因此本书还专设国医大师的方药心得部分，集中反映大师的临床用药经验和心得体会，使后学者通过本部分内容，可以学习大师的临床用药处方思路，触类旁通，举一反三，并能与验案部分相互辉映。与单纯的医案集相比，本书不仅更为系统和全面，而且更能确切反映国医大师的学术思想和临床经验，使后学者能够学有所获。

二、典型医案评析

【案例 1】曲某，女，9 岁，1994 年 10 月 10 日初诊。

病史：患儿 10 余天前感冒发热，在当地用抗生素治疗，体温下降，但出现肉眼血尿，周身浮肿，尿少，精神萎靡，遂转哈市某西医院儿科住院。经检查诊断"急进性肾小球肾炎，急性肾功能衰竭"，建议透析治疗。经人介绍转入我院肾内科住院治疗。来院时病人已少尿3天，24小时尿量200～300mL，肉眼血尿，周身浮肿，恶心呕吐，大便质稀，呈柏油状，体温37.4℃，精神萎靡疲倦，目不欲睁，鼻衄少许，下肢肿较甚。肾功能检查：血肌酐521.2μmol/L，尿素氮23.07mmol/L，血压11/5.8kpa。脉滑数，舌质紫少津。按急性肾衰给予西药对症治疗后，小便量增多，浮肿大消，然恶心呕吐不止。

中医辨证：热毒蕴于血分，损伤及肾。

治法：急以清热解毒、活血泻浊法治疗。

方药：解毒活血汤加减。

处方：大黄10g，桃仁20g，连翘20g，葛根20g，赤芍20g，生地黄20g，红花15g，当归20g，柴胡15g，丹参20g，牡丹皮15g，甘草15g，藕节20g，焦栀15g，川连10g。

二诊：服药2剂后，患儿体温转为正常，恶心呕吐明显减轻，肉眼血尿消失，尿量增加，24小时达800～1000mL。继服3剂，患儿恶心呕吐已止，24小时尿量增至1500mL，已能进食，大便呈黄色，精神转好。继用上方调治20余天。

此病孩经在本院治疗一个月，服药30剂，恶心呕吐止，浮肿全消，小便增多。复查肾功能：血肌酐110.6μmol/L，尿素氮6.8mmol/L。大便日二次，食欲正常，尿量由开始少尿转为多尿，尿量最高曾达3000mL/24小时，持续2天，后尿量转为正常，唯尿常规检测，尿蛋白（±）～（1+），红细胞20～30个/Hp，改用清热凉血止血之剂，治疗2个月，镜下血尿转阴，痊愈出院。远期随访2年，疗效巩固。

（《国医大师临床经验实录·张琪》）

评析：本案经西医诊断为急进性肾小球肾炎、急性肾功能衰竭，势甚危笃，以浮肿少尿，肉眼血尿，呕吐为主症。开始用西药对症治疗后，虽小便量增多，浮肿大消，但恶心呕吐不止，血尿不减。检查血肌酐、尿素氮俱高于正常值数倍，此属急性肾功能衰竭。脉象滑数，舌紫少津，辨证为热毒蕴于血分，损伤及肾，进一步发展则为尿毒症，可危及生命。故急以清热解毒、活血泄浊法加凉血止血之品，以截断其病势之发展，故以解毒活血汤加减治疗。

解毒活血汤乃王清任《医林改错》之方，由连翘、葛根、柴胡、当归、生地黄、赤芍、桃仁、红花、枳壳、甘草组成。原方主治"瘟毒烧炼，气血凝结，上吐下泻"，张琪教授认为与此证虽病因相异，但病机相同，故以此方加味治疗，大多有效。本方病机重点在于毒邪壅滞，气血凝结；辨证要点在于舌紫无苔或舌有瘀斑，舌质紫暗等。方中连翘、葛根、柴胡、甘草清热解毒；生地黄养阴清热凉血；当归、赤芍、桃仁、红花、丹参活血祛瘀；加牡丹皮、焦栀以清血中之热；大黄解毒化浊；藕节收敛止血；川连燥湿清热，泻火解毒。全方共奏清热解毒，活血泄浊，凉血止血之功。经服药收到良好疗效，从而获得完全缓解。

【案例2】刘某，女，40岁，农民。

初诊（1992年6月22日）：痹病羁延，久而不愈，刻下全身关节酸痛，尤以肘、膝关节为甚，局部隐约显红色，痛而拒按，抬手举足皆感困难，时而发热，口渴不欲饮，纳谷寡味，大便时结，舌质红，苔黄腻，脉细数。化验检查：ASO1250U，ESR40mm/h，RF（＋）。

诊为痹证，体虚郁热型，当治以清热通络，祛风胜湿。处方如下：

生石膏60g（先煎），知母15g，苍术15g，威灵仙15g，秦艽15g，鸡、活血藤各15g，忍冬藤30g，络石藤20g，海桐皮12g，宣木瓜15g，赤芍、白芍各15g。

二诊：药进7剂，疼痛顿减，关节局部皮色正常，复查血沉已降至18mm/h，ASO：625U，纳谷仍觉乏味，胃气尚未苏醒，当增健脾化湿之力，上方加白术 15g、带皮茯苓 15g、生炒薏苡仁各 25g，续服。

三诊：疼痛除，食欲振，前方续进，以奏全功。

（《国医大师临床经验实录·李济仁》）

评析：患者素体亏虚，又值暑季，湿邪当令，湿热交阻，注于经络，阻碍气机，血行不畅，则见关节疼痛红肿；湿困热炽中焦，则纳呆舌红，苔黄腻。方中重用石膏、知母，既解暑热，又清内热，一举双效；另选用威灵仙、忍冬藤、络石藤、海桐皮、苍白术、宣木瓜，都为清热、利湿、通络之良药，用药恰当，见效亦速。

【案例 3】詹某，女性，62 岁。（膏方，甲戌小雪前订）

初诊：冠心病史 8 年。心气不足，胸痛隐隐，营卫不和，动则自汗，心悸怔忡，遇劳则作，胸闷短气，频繁复发。舌质胖紫，脉细而结代。刻值冬藏之时，拟益心化瘀，调和营卫，藉草木之精华，平气血之逆乱，还君健康，以享天年。

处方：吉林参 90g（另煎冲），潞党参 150g，炙黄芪 300g，川桂枝 60g，赤白芍（各）90g，煅龙牡（各）300g，粉葛根 90g，川芎 90g，紫丹参 150g，生山楂 150g，九节菖蒲 90g，决明子 300g，降香 24g，防风 90g，苍白术（各）90g，茯苓 90g，炙甘草 45g，广陈皮 60g，制半夏 90g，炒枳壳 90g，玉桔梗 60g，生蒲黄 150g，醋灵脂 90g，延胡索 90g，煨金铃 90g，全瓜蒌 120g，干薤白 90g，檀香 24g，生麦芽 300g，海藻 90g，莪术 90g，桃仁 90g，红花 90g，灵芝 90g，胎盘 60g，大枣 120g，浮小麦 300g。

上味共煎浓汁，文火熬糊，再入鹿角胶 90g，阿胶 90g，麦芽糖 500g，熔化收膏，每晨以沸水冲饮一匙。

（《国医大师临床经验实录·颜德馨》）

评析：患者心气不足，营卫不和，故胸痛隐隐，神疲乏力，动则自汗。膏方取颜德馨自制益气汤以补气化瘀，合桂枝加龙骨牡蛎汤、玉屏风散以调和营卫，益气固表，收敛止汗。方中胎盘乃人之血气所生，能大补气血；灵芝能益气养心，是治疗心悸、怔忡、胸痹、失眠、健忘、自汗的良药，为膏方所常用。而山楂消食导滞，活血化瘀；决明子清肝散热，泻火通便，本为膏方所不取，实则膏方非补剂之谓也，而应以"平衡"为着眼点，以辨证为选方遣药之依据。

三、参考医案

【案例 1】郝某，女，43 岁，长春市二道河子区人。

患胆胀 3 年余，1982 年 11 月初诊。症见：右胁痛而闷，甚则痛剧，腹胀，纳呆，口苦，嗳气，矢气，大便时溏时干，午前发热、午后身寒，舌红、苔白而厚，脉弦迟。经多方治疗无效，故来我处会诊。

此病先病于胆，而后病于肝，导致肝气不疏，少阳升发之气不宣，引起上热下寒之证。法以和肝利胆，调和阴阳，以乌梅丸加减主之，药用：

乌梅 10g，细辛 3g，炒川椒 10g，炮姜 15g，姜黄连 10g，姜黄柏 10g，肉桂 5g，姜黄 20g，酒洗茵陈 25g。水煎服。

共服 15 剂，病痊愈。

（《国医大师临床经验实录·任继学》）

【案例 2】高某，女，中年，机关工作人员。

主诉：咳嗽十余日。十余日前，因收拾旧物，呼吸尘物，稍感不适，始现发热恶寒，关节疼痛，咳嗽，呼吸不畅，觉喉间有痰，但咳不出。服用一般治感冒药及中成药亦未愈，且胃口若有痞满，现又加重，时有嗳气。舌淡红，苔白，脉右沉缓，左沉伏微弱。此因感冒初起，未及时汗散，致令外邪郁而不解，且令肺气不宣，又伤胃气，痞满嗳气之症作矣。今仍当以清轻透泄为法，佐以宣发肺气，调理胃气，既可解外感余热，尤可理中上二焦之乱气。

处方：双花 10g，连翘 10g，薄荷 6g，牛蒡子 6g，桔梗 10g，陈皮 15g，制半夏 10g，藿香 10g，炒杏仁 10g，川贝母 10g，旋覆花 6g（包煎），全瓜蒌 10g，生甘草 3g。水煎温服。

带方回本县服至全愈。

（《国医大师临床经验实录·张灿玾》）

【案例3】黄某，男，67 岁。初诊日期：2004 年 10 月 18 日。

主诉：双眼视物不清近 20 年。

病史：患者既往双眼高度近视，20 年前开始视力进行性下降，2000 年双眼行"白内障摘除术和人工晶体植入术"，术后视力稍有提高，近 2 年视力进一步下降，来诊。无高血压、糖尿病病史。

刻下症：双眼视物模糊。全身伴有畏寒、汗出、纳不馨，时有便干，排出费力，夜梦多，舌质淡红少苔，脉细弱。

眼科检查：右眼视力 –1.25DS → 0.2，左眼 –1.50DS → 0.15，双眼角膜清，前房深，人工晶体在位，双眼视盘边界清，色可，颞侧可见较大萎缩弧，视网膜菲薄虎纹状，后极部散在小萎缩灶、色素沉着和小片机化瘢痕，左眼部分病变累及黄斑，双眼黄斑区结构不清晰，中心凹反光未见。

诊断：①双眼病理性近视；②双眼白内障摘除术和人工晶体植入术后。

治法：补气益精，温阳通络。

方药：生黄芪 20g，制首乌 15g，生地黄 15g，熟地黄 15g，当归 25g，白芍 12g，川芎 10g，枸杞子 10g，菟丝子 10g，金樱子 10g，车前子 10g，五味子 6g，鸡内金 15g，山药 20g，焦三仙 15g，肉苁蓉 40g，巴戟天 20g，丹参 20g，三七 3g（冲服）。

28 剂，水煎服，每日 1 剂，每次 200mL，早晚饭后半小时温服。

因是外地患者，不能经常复诊，嘱其服用上药 28 剂后，如身体及眼部无不适，可在当地制成蜜丸，每丸 9g，早晚饭后各服用 1 丸，可持续服用 1 年。

复诊：2006 年 3 月 6 日。患者期间有 2 次复诊，视力渐有改善，一直服用丸药未变。今第四次复诊。全身体质状态增强，纳眠好，二便调。

眼科检查：右眼视力 –1.50DS → 0.4，左眼 –1.50DS → 0.3，余查眼同前，当地视野检查比初诊时视野检查有明显改善。

嘱其上药可继服 1 年，每晚饭后服 1 丸。

（《国医大师临床经验实录·唐由之》）

附录：经验集课外拓展学习参考书目

1. 孔伯华. 孔伯华医集. 北京：北京出版社，1988

2. 张佩青，朱永志，张少林. 张琪临床经验荟要. 北京：中国中医药出版社，1992

3. 邢锡波. 中医临床传薪集——邢锡波学术经验集粹. 北京：中医古籍出版社，2004

4. 严金林，周虹，黄廷荣，桂志雄. 中医名家学术经验集（二）：倒悬推拿疗法. 北京：中医古籍出版社，2006

5. 祝谌予. 现代著名老中医名著重刊丛书（第一辑）·施今墨临床经验集. 北京：人民卫生出版社，2006

6. 北京中医医院，北京市中医学校. 现代著名老中医名著重刊丛书（第二辑）·刘奉五妇科经验. 北京：人民卫生出版社，2006

7. 张琪. 当代孟河医派名家医论集萃. 上海：上海科学技术出版社，2012

8. 夏翔，王庆其. 上海市名中医学术经验集（第2集）. 北京：人民卫生出版社，2012

9. 段治钧，冯世纶，廖立行. 胡希恕医论议案集粹. 北京：中国中医药出版社，2014

10. 秦伯未. 秦伯未医案讲习录. 北京：中国医药科技出版社，2014

11. 丁学屏，陈梦月. 陈道隆学术经验集. 北京：人民卫生出版社，2013

12. 彭清华. 全国中医眼科名家学术经验集. 北京：中国中医药出版社，2014

13. 于福年，马龙侪. 御医传人马骥学术经验集. 北京：科学出版社，2014

14. 张承烈. 近代浙东名医学术经验集. 上海：上海科学技术出版社，2015

15. 张光荣. 陈瑞春学术经验集. 北京：科学出版社，2015

16. 陆为民，徐丹华，罗斐和. 国医大师徐景藩临证医案精华. 北京：人民卫生出版社，2021

医案研究与评注即后人对医案著作进行系统整理，加以评按、注释的著作，如《清宫医案研究》《王氏医案绎注》等皆属于此类。此类医案著作既有名医医案，又经后人整理，附有评按、注释，方便后学研读学习。

扫一扫，查阅本章数字资源，含PPT、音视频、图片等

第一节　清宫医案研究

一、医著介评

《清宫医案研究》由现代名医陈可冀主持编写，此书所录均为"清代十朝宫中之重要人物"的医案，内容真实丰富，记录系统，反映了清代御医的临床水平，对于研究宫廷医学，指导当今临床，仍具有十分重要的现实意义。

（一）医著概况

《清宫医案研究》全书在编写方法上，采取以朝年为序，以个案为主的体例，即在每一朝年（如康熙、雍正、乾隆）之后，按人逐次排列脉案，每个脉案之后，加以编著者的评注，概括该脉案的证、因、脉、治等特点。此外，还将专题研究论文等辑入书中。

（二）学术思想与特点

1. 通过医案归类整理研究，总结宫廷医学的治疗特色　编者通过清宫医案归类整理研究，不仅展示了清代历朝帝后妃嫔及王公大臣的病情医事，而且较好地总结了清宫御医的治疗特色。例如编者通过相关医案归类发现：宫中女子多见肝郁、湿邪为患，治疗上也多采用疏肝理气、和胃化湿之法，用药方式亦多样，通常有汤丸相辅、药食共用、内外合治、汤丸合煎。又发现御医治疗痉病，常用涤痰清热、平木止痉、养血滋阴、补正祛邪等法，对病久体虚之痉病，则多用补剂。对于脱证的论治，清宫医案中以亡阴者居多，治法上亦偏于救阴；至于救阳，以保元类方剂应用最广，且多用参、茸以回阳。对于阴阳极度衰竭证，清宫御医最常用生脉散及其变方进行救治。

2. 提炼清宫御医温病论治特色，与主流温病学认识同中有异　编者研究发现，清宫御医论治温病与当今主流温病学认识同中有异。如一般认为运用解表法有辛凉解表与辛温解表之分，而清宫御医解表之时则主张辛温、辛凉合用。又如清气法，书中所载医案处方以凉膈散及其变方多见。至于斑疹痘疮在营分阶段者，多卫营合治。运用凉血法时，处方多适当选加凉血止血方药与

引经药物。

二、典型医案评析

【案例1】光绪三十四年三月十四日，张仲元请得皇太后脉息左关沉弦，右关沉滑有力。肝胃气道欠畅，蓄有积热，是以眼目不爽，食后嘈杂，谨拟古方调胃承气汤调理。

酒军八分　元明粉六分　甘草五分

水煎数沸，空心温服。

编者按：此为《伤寒论》方，为调肝胃积热之偏盛和不畅之气机而用。

（《清宫医案研究·咸丰朝医案·慈禧太后》）

评析：调胃承气汤本为泄下阳明实热之轻剂，本案用此方，旨在治疗目赤不爽、食后嘈杂诸症，根据脉案记载的脉象推断，左关沉弦属肝郁，右关沉滑为脾胃痰浊实热，故辨证为肝胃蕴热。陈可冀考虑到之前的医案反映出慈禧平素胃火偏盛，常患积滞不畅之疾，故以肝胃而论，病机表现为肝胃积热、气机阻滞，用调胃承气汤以泄热通滞。

【案例2】光绪年二月十七日，杨际和请得珍妃脉息左寸关弦数，右寸关滑数。系心肝脾三经有热，蓄有湿饮，肝热下注之证，以致胸膈不畅，有时发热，口渴思凉。今用清热调肝饮，外用熏洗法调理。

次生地四钱　杭芍二钱（炒）　郁金三钱（研）　青皮三钱（炒）　酒胆草二钱　乌药三钱　羚羊二钱　丹皮三钱　条芩三钱　泽泻三钱　枳壳三钱（炒）　引用薄荷八分

光绪年二月二十二日，杨际和谨拟珍妃加减熏洗方：

蛇床子一两　苦参六钱　公英六钱　狼毒五钱　草节五钱　薄荷三钱　朴硝三钱　雄黄三钱　白菜叶四两（切碎）

以水煎透，去渣熏洗。

编者按：据《爵秩全览》光绪二十年至二十七年杨际和任太医院左院判，结合珍妃复封及卒年，以及由杨际和主诊之其他脉案，本案大约在光绪二十四至二十五年间。以药测证，所患当为经带阴痒之疾。盖女子湿热下注多成带下，病久必然伤及阴液，且女子阴痒亦可由肝脾气虚，湿热下注而起，伴见胸膈烦闷、尿赤口渴等症，皆与此处前后脉案所述相符合。二月十七日案中虽称病在心肝脾三经，但胁肋为肝之分野，前阴为厥阴循行之地，其病重点仍在于肝。故御医杨际和所拟清热调肝饮内服，熏洗方外治，颇为恰当。内服之方系龙胆泻肝汤加减，为中医治疗湿热带下阴痒等症要方。至于熏洗之方系《疡医大全》蛇床子方与塌痒汤加减，其中蛇床子功能燥湿杀虫，外用可治带下阴痒，余药亦多为清热除湿、消炎止痒之品，用作外洗，结合汤药内服，效果当更显著。

（《清宫医案研究·光绪朝医案·珍妃》）

评析：陈可冀根据前后脉案以药测证，推测珍妃所患当为经带阴痒之疾，因当时受限于封建礼教，医者并未言明。他根据案中言"病在心肝脾三经"提出，胁肋为肝之分野，前阴为厥阴循行之地，因此病位重点在厥阴肝。以此阐释御医杨际和为何采用内外合治，用清热调肝饮内服，并用熏洗方外治，内外结合以奏清利湿热，杀虫止痒之功。经查阅资料，熏洗方是《疡医大全》蛇床子方与塌痒汤加减而来，内服药为龙胆泻肝汤加减，此方是治疗肝经湿热下注的对症良药。

【案例3】光绪三十四年十月初四日酉刻，张仲元、戴家瑜请得皇太后脉息左关弦而稍劲，右寸关滑，中取鼓指，食后嘈杂，头闷目倦，有时作呕，腹中水响，大便尚泻，身肢力软。总由中气郁遏，脾不化水，大肠有寒，不能熟腐水谷所致。谨拟以真武汤加味调理。

　　茯苓六钱　于术二钱（糯米汁炙）　川附片八分（炙）　生杭芍三钱　广皮一钱五分　甘草一钱

　　引用生姜二片。

　　川附片同甘草煮熟，入余药同煎。

　　编者按：此方系真武汤加陈皮。真武汤主治见《伤寒论》太阳病及少阴病篇，一为治太阳误下之变证，一为治少阴病水气内结。前者见心悸、头眩、身眴动，振振欲擗地，过汗阳虚不能治水，亡阳水气泛逆；后者有腹痛、小便不利或下利、四肢沉重，因未经误汗，故不如太阳病亡阳严重。

（《清宫医案研究·咸丰朝医案·慈禧太后》）

　　评析：结合案中描述，慈禧所患之疾为腹泻。引起腹泻的机制虽多，然脾胃乃其关键病位。脾阳之盛衰与肾阳关系密切。据案中描述，此时慈禧已年逾古稀，因为平素脾胃本弱，年暮之时肾阳自然不足，命火衰微，无以助升脾阳，清浊相混，故泄泻发作。从脉象来分析，肝木之气较旺，脾土之气受湿所困，肝木克伐脾土，命火又无以补助脾阳，故其病之关键当在中州脾胃。泄泻既成，治疗当以补肾火、助脾阳为首要任务。编者通过对《伤寒论》中真武汤的运用范围说明，意在指出御医以此方加味治疗，目的是补益脾肾阳气，使津液恢复正常输布。

三、参考医案

　　【案例1】 宣统九年正月十三日酉刻，赵文魁请得皇上脉息左寸关浮数，右寸关洪数。胃蓄饮热，微感风凉。以致头晕肢倦，胸满作呕，手心发热，舌苔黄白。今拟清解止呕化饮之法调理。

　　粉葛根二钱　薄荷一钱　连翘二钱　竹茹一钱　焦三仙各三钱　橘红八分（老树）　枳壳二钱（炒）

　　引用清麟丸一钱煎。

　　正月十四日石国庆、赵文魁请得皇上脉息左寸关浮缓，右寸关滑数。外感渐解，惟肺胃湿热尚盛，以致身肢疲倦，胸满干呕，皮肤微热，饮食欠香。今议用和解清肺化滞之法调理。

　　粉葛根一钱五分　薄荷八分　炒栀二钱　蒌皮三钱　焦三仙各二钱　枳壳二钱（炒）　酒军一钱五分　竹茹一钱

　　引用法夏一钱、酒芩三钱。

　　正月十六日石国庆、赵文魁请得皇上脉息左关和缓，右寸关滑缓，诸症均愈。惟肺胃浮热未清，今议用清肺胃余热之法调理。

　　干麦冬三钱　陈皮一钱五分　姜皮三钱　木通一钱　细生地三钱　草梢六分

　　引用鲜竹叶十片。

　　编者按：本案为外感风凉，内兼食饮之证。以初诊脉息浮数，舌苔黄白，知是风热表证。胸满作呕，手心发热，知是饮停里证。表里俱实，故治以表里双解，药用汤丸并进。葛根、薄荷、连翘辛凉解表；竹茹、枳实、三仙和胃清里。清麟丸出自《银海指南》，宫中又有秘制之法，现又名清宁丸。内有大黄、桑叶、黑豆、绿豆等味滋阴降火，清利头目，通胆利便。药后外感渐减，继本上法，酌加宣肺化滞之品击鼓而进。盖肺与大肠相表里，清肠实亦清肺。十六日复诊则脉缓病愈，遂仿麦门冬汤、导赤散之意立方善后，深符中医热病后养阴之旨。纵观全案，先解表，继清里，终养阴。次序井然，颇合章法。

（《清宫医案研究·宣统朝医案·宣统皇帝》）

【案例 2】光绪三十四年十月初五日，施焕请得皇太后脉左关弦缓，右关外弦内软，寸尺略带迟象。夜间尚有水泻，胸旁两胁亦尚有水气作鸣。夜本阴胜，凡饮动阳衰，必扶阳以济之。又治饮先取辛甘，欲其动也。后用温和，乃可平复。苓桂术甘汤乃治饮之正方，惟夜泄胁响未愈，胸前微觉现空，但取其方，尤恐不能助阳镇逆，拟参用附片、粳米，使太阳寒水司令，得与离照相和煦，庶可望饮邪平服，水不再逆矣。谨拟上呈。

云苓五钱　炙草二钱　肉桂三分（去皮，白蜜煎）　川厚附片五分（盐水制）　于术三钱　佩兰梗叶二钱（黄糯米炒）

先煎附片、炙草，待附片熟后，加药同煎，熟时加白粳米一把，滚二三沸即取汁用。

编者按：此方为苓桂术甘合附子粳米汤加减，温化治饮。附子粳米汤出自《金匮要略》，由炮附子、半夏、甘草、大枣、粳米组成，治腹中寒气，雷鸣切痛，胸胁逆满，呕吐，用之于此，颇相宜。

（《清宫医案研究·咸丰朝医案·慈禧太后》）

【案例 3】同治年十月三十日寅刻，王允之请得皇上脉息弦奭而虚。原系因病致弱，气不化饮之证。今忽然气道梗阻，有似厥闭之象。病势重大，气体太虚。今用助气化饮汤，早服一帖调理。减。

沙参五钱　麦冬五钱　伏龙肝五钱　枇杷叶二钱　白薇二钱　陈皮二钱　五味子四分　柏仁霜二钱

引用一捻金冲服。

编者按：忽然气道梗阻，而现厥闭之象，推究其因，仍在气虚饮滞，故取参麦散益气，枇杷叶、陈皮、白薇化饮，一捻金化滞祛痰，药证相符，虽尔后脉案阙如，推测当有效应，因同治帝死于天花，非崩于饮证。又案中方药以参麦用量最大，亦宫中抢救危重病人之经验，强心益气，留人方可治病也。

（《清宫医案研究·同治朝医案·同治皇帝》）

第二节　叶天士诊治大全——叶天士医案研究

一、医著介评

《叶天士诊治大全——叶天士医案研究》为现代医家陈克正编著，作者经过多年研究叶天士的医案资料，归纳总结了叶天士的诊治心法，并附有后人和作者的临床验证，为临床实用参考书。

（一）医著概况

《叶天士诊治大全——叶天士医案研究》全书分为上下两篇。上篇为总论，介绍叶氏生平、叶氏医案的各种传本、各家对叶氏医案的研究概况、叶氏诊治的主要特点等。下篇为各论，介绍叶氏治疗各种病证的具体经验和方药，对每个病案分为证治规律、叶方选析、病例选析、述评四个部分。

（二）学术思想与特点

陈克正广泛收集、研究叶天士医案，认为叶氏医案以内科、妇科、儿科为主，内科尤为丰富。医案的按语长短不一，最长有 400 字，最短仅 2 字。案中分析病机重视脏腑、经络、三焦、卫气营血阴阳，其中论述脏腑喜用三阴三阳称谓。其医案组方主次分明、配伍严谨，用药非常精练，一般以 6～8 味常见，药量较少，一般汤剂中每味药的用量为 3～10g，丸剂中每味药的用量增加 10 倍。处方遵循经方法度，参合古方但常仅取其主药。案中治疗杂病，常汤丸并进，或先服汤剂，后以丸药久服。服药常用早晚分治法。对于复诊改方，或不作重大修改，只是损益二二味，或根据分期治疗和病情变化，虽有效也更方。此外，个别医案处方后附有方解，以说明用药思路。

纵览全书，陈克正提出叶天士对中医理论发展所做的贡献有以下几个方面。

1. 叶天士是温病学的奠基人，为温病学的发展奠定了基础。

2. 叶天士对杂病辨治以脏腑经络气血阴阳为纲，理出了杂病辨治的纲要。

3. 叶天士丰富了中医的诊治方法，除脉诊、舌诊外，还有验齿、斑疹鉴别。

4. 叶天士在临证中注重权衡体质和病邪的关系，还提出论体固体为主的治法。

5. 叶天士用药推崇药物气味，重视升降沉浮之性，并与三焦用药密切结合。

6. 叶天士善于从奇经八脉考虑用药，提倡用血肉有情之品以填补肾精，善用虫类药物来搜剔经络。

二、典型医案评析

【案例 1】叶，风温入肺，肺气不通，逐渐内郁，如舌苔、头胀咳嗽、发疹、心中懊恼、脘中痞满，犹是气不舒展，邪欲结痹，宿有痰饮，不欲饮水，议栀豉合凉膈方法。

山栀皮 豆豉 杏仁 黄芩 瓜蒌皮 枳实汁

编者按：本例风温入肺，肺热郁结，为风温病常见证候。叶天士选用栀豉汤加味，以香豉辛散，山栀、黄芩清热，杏仁宣肺止咳，瓜蒌皮、枳实宽胸散结理气。案中说"合凉膈方法"，却并未合用凉膈散中方药（如硝、黄之类），而取黄芩、山栀、瓜蒌皮、枳实清热化痰理气。因该病邪热在上，如有硝、黄之类，则易使邪陷入里，徒伤阴液。本方有凉膈之功，而未按成方药味凉膈，足见叶天士随证化裁之巧。

（《叶天士诊治大全·时病·风温》）

评析：根据案中表述，本案的病机为风温入肺，肺热郁结。叶天士选用了栀豉汤加减治疗。据案中所说"合凉膈方法"，但所用方药中并未见凉膈散中的药物。陈克正认为，本案中虽未用凉膈原方，但已取其意用其法，达到凉膈之功效，由此足见叶天士临证处方不拘泥于成方成法，而是善于根据病情和治疗需要进行加减变化，这实际上和《伤寒论》体现的辨证论治精神是一致的。

【案例 2】张，伏气热蕴三焦，心凛热发，烦渴，遍体赤斑，夜躁不寐，两脉数搏。

羚羊角 犀角（水牛角代） 连翘心 玄参心 鲜地黄 金银花 花粉 石菖蒲

又，寒热，必有形寒攻触，及于胃脘之下，口渴，喜饮暖汤，斑已发现，病不肯退，此邪气久伏厥阴之界矣。

桂枝 川连 黄芩 花粉 牡蛎 枳实

编者按：本例是患者气血两燔，营阴已虚，心包受扰，叶天士投以羚角犀角方重剂，气血两清。复诊时，斑已发现，但是病不肯退，查其原因，为热邪结胸，所以有口渴、喜饮热汤、胃脘不适、心凛热发等症。叶天士转用泻心汤变方，以芩、连清热，花粉生津除烦，枳实宽胸除痞，桂枝、牡蛎散结消饮。叶天士在温病中善于泻心法，也是他的一个特点。

（《叶天士诊治大全·时病·春温》）

评析：综合案中所述病状，陈克正认为所患证候当属于气血两燔，营阴亏耗，邪扰心包。根据病人复诊时的表现及叶天士的解释"此邪气久伏厥阴之界矣"，陈克正做了深入阐述以补叶天士之说，指出此时为邪热结聚在胸。对于接下来的治疗，陈克正认为，叶天士改用了仲景的泻心汤变方，虽不见原方，但是泻心之效已显出，充分体现了叶天士学习和运用经方"师仲景之法不拘其方"的特点。

【案例3】中气素虚，形寒饮冷，遏伏暑湿之火，蕴于膻中，劫津耗液，尽从燥化，肺气不能下输，肠胃燥满下行，下之遂逼血下行，血既下夺，亦云竭矣。阴不配阳，汗从外泄，即为上厥。上厥下竭，肺经独受燥累，急进清燥救肺汤以回阴液。

枇杷叶　人参　麦冬　桑叶　阿胶　杏仁　生石膏　竹叶

继进方：

羚羊角　枣仁　茯神　山栀皮　黑豆皮　枇杷叶　青蒿　麻仁　麦冬　蔗汁　鲜菖蒲

再进方：

小生地　人参　阿胶　茯苓　黑豆皮　枇杷叶　青蒿　麻仁　麦冬

编者按：该患者素有阴虚之体，又被燥热灼伤津液，成汗多、便结、神呆之症。前医误为阳明腑实，误用攻下，遂致阴伤血下，形成汗多、便血之上厥下竭之证。叶天士先用喻嘉言清燥救肺汤加减以治肺燥；复诊用羚羊角、枣仁、茯神、鲜菖蒲等以治心肝之热；最后用加减复脉汤养真阴善后。此病为燥病重证，叶天士采用先上后下，先清上焦燥热治其标，后养下焦真阴治其本，使燥热去而阴虚复，足见成竹在胸。

（《叶天士诊治大全·时病·秋燥》）

评析：陈克正根据"中气素虚，形寒饮冷，遏伏暑湿之火"推测，患者素有阴虚之体质，今又感受燥热邪气，故而成此症。前医误认为阳明腑实证，采用了攻下，导致上厥下竭之证候。此案为燥病重证，叶天士采用了先上后下的治疗策略。陈克正通过对叶天士医案的研究提出，叶天士治疗燥证遵守"上燥治气，中燥增液，下燥治血"和"上燥治肺，下燥治肝"的原则，在具体治法上分三焦而论。

三、参考医案

【案例1】丁，秋令，天气下降，上焦先受燥化，其咳证最多，屡进肺药无功。按《经》云，久咳不已，则三焦受之，是不专于理肺可知矣。六旬又三，形体虽充，而真气渐衰，古人于有年久咳，都从脾肾子母相生主治，更有咳久，气多发泄，亦必益气，甘补敛摄，实至理也。兹议摄纳下焦于早服，而纯甘清燥暮进，填实在下，清肃在上。凡药味苦辛宜忌，为伤胃泄气预防也。

早服：水制熟地240g，白云苓120g（乳蒸），五味子90g（去核，蒸烘），建莲90g（去心衣），怀山药120g（乳蒸），车前子90g，淮牛膝90g（盐水拌蒸烘），紫衣胡桃肉霜90g（连紫皮研）。

上为末，用蒸熟猪脊髓去膜捣丸。服6～10g，开水送。

晚用益胃土以生金方法：真北沙参（有根有须者）120g，生黄芪薄皮90g，麦冬（去心）60g，生白扁豆（囫囵连皮）120g，生细甘草30g，南枣肉120g。

淡水煎汁，滤清收膏，临成加真柿霜60g收。晚上开水化服15g。

编者按：本例为肾阴肾阳两虚之证。前医曾用清燥理肺方而无效，确是药不对症。叶天士采用脾肾子母相生治法，早进滋肾纳气方，晚进益养胃阴方。两方选药都很见功夫，尤其在益养胃阴方中加入柿霜清肺，实是画龙点睛之笔。

（《叶天士诊治大全·内科杂病·咳嗽》）

【案例2】方，茹素恶腥，阳明胃弱，致厥阴来乘，当丑时濈然汗出，少寐多梦。

人参，龙骨，茯神，枣仁，炒白芍，炙草。

煎药吞送蒸熟五味子三十粒。

又镇摄汗出，火升咳嗽，仍属阴虚难得充复，育阴滋液为治。

熟地炭、人参、炒麦冬、五味、炒萸肉、川斛、茯神、女贞子。

接服琼玉膏方。

编者按：饮食伤胃，土弱则木乘，证以阴虚为主，予柔阴镇摄法。方中以白芍、炙草、枣仁、茯神柔肝安神，人参、龙骨、五味、炙草养胃敛汗。服后盗汗得止，乃转予补益肝肾及胃，以善其后。

（《叶天士诊治大全·内科杂病·汗证》）

【案例3】陈，脉虚数，春阳地升，浊阴上干，喘不得卧，治在少阴。

人参　淡熟附子　猪胆汁

又，照前方加淡干姜4.5g。

又，脉弦，暮夜浊阴冲逆，通阳得效，议真武法以撤其饮。

人参、淡附子、生白芍、茯苓、姜汁。

又，真武泄浊，脘通思食，能寐，昨宵已有渴欲饮水之状。考《金匮》云：渴者饮邪欲去也，当健补中阳，以资纳谷。

人参、生於术、淡附子、茯苓、泽泻。

又，早服肾气丸12～15g，晚用大半夏汤。

人参，半夏，茯苓，姜汁。

编者按：本例为内伤久病，属阳虚浊阴上升。这时阳气欲脱，有息高之危，十分危急。治法当以回阳为主，兼以泄浊阴。叶天士急取白通加猪胆汁汤，去葱白、人尿，加人参以回阳救逆、摄纳真元为先。二诊后，症状已减，于是从本图治，三诊用真武汤，以人参代白术，加强补气通阳；四诊用苓桂术甘汤，以人参、附子代桂枝、甘草，并加泽泻以加强温运祛饮。前者重点治肾，后者重点治脾。五诊已为缓图之方，也是从肾脾两脏着手，以金匮肾气丸培补下焦，大半夏汤安胃化饮。从这个病例可以看出，叶天士用方不离仲景，但又不恪守原方，而能灵活变通。有时虽仅一二味变更，大旨尚未变，但更熨帖病情，予人启迪良多，真不愧为善于化裁经方的大师。

（《叶天士诊治大全·内科杂病·痰饮》）

第三节　古今医案按

一、医著介评

《古今医案按》为清代名医俞震所著。本书集中展示了历代医家诊治疾病的思路和经验，尤其是案末俞震所作按语颇为精辟，有利于后世学习借鉴。

（一）医著概况

俞震（1709—1799），字东扶，号惺斋，浙江嘉善人，清代著名医家。因善病习医，师事当地名医金钧，得其秘奥，及以医行世，疗疾多奇中。俞震平时喜好浏览搜集古今医案，同时结合自身临床经验，条分缕析，辨其异同，择其精要，指其肯綮。晚年著成《古今医案按》，在医案著作中颇有影响。

《古今医案按》一书共 10 卷，成书于清乾隆四十三年（1778）。本书选载了历代名医医案凡 60 余家，案例约一千余例。本书选案得当，按语精辟，每多画龙点睛之笔，便于读者把握其中的辨证关键所在，是俞震毕生钻研古今医案的心得之作。

（二）学术思想与特点

《古今医案按》的突出特点是集中展示了历代医家诊治疾病的思路和经验，尤其是俞震在案末的按语，更为读案者提供了广阔的学习空间。约略而言，《古今医案按》具有以下学术特点。

1. 选案广泛精当，评注恳切　本书医案来源十分广泛，上可追溯至太仓公淳于意，下则截止于清代名医叶桂。凡古今名医之具有代表性的医案，均在遴选之列。该书特色以评注为主，选案不求面面俱到，但求精当典型；不求数量上取胜，但求评注恳切，示范性强。

2. 同病异治，启迪后学　中医学强调辨证论治。同一种疾病，由于发病原因、病机转化、病人体质、季节气候等方面的不同，导致医者在治疗时可能会使用不同的治法，也即同病异治。通过对医者治疗同一种疾病的不同验案进行对比分析、归纳总结，便于发现其中蕴含的证治规律，同时，对于医者的诊疗思维和用药特点也会有更为深刻的了解。

3. 见解独到，发人深省　俞震在书中的按语，除对病机、诊断要点、用药等方面加以剖析和评论外，还结合自己的理论认识和临床经验，对案中一些容易乱人耳目之处加以答疑辨别，以免使读者歪曲对于医案的真正理解，可指点迷津，有利后学。

4. 归纳总结，择善而从　《古今医案按》既是历代名医临床实践的真实写照，又可以反映出作者俞震的临床治疗思想。因此，《古今医案按》既是一部医案的评注专著，又可谓俞震的治学心得。俞震在读案、学案、评案的同时，又对案中潜在的学术思想进行挖掘整理、归纳总结，其治学经验值得我们很好地借鉴。

二、典型医案评析

【案例 1】王中阳治一妇，疑其夫有外好，因病失心狂惑，昼夜言语相续不绝，举家围绕，捉拿不定。王投滚痰丸八十丸，即睡不语，次夜再进一服，前后两次逐下恶物，患人觉知羞报，遂饮食起坐如常，五七日能针指，终是意不快。王虑其复作，阴令一人，于其前对旁人曰：可怜某妇人，中暑暴死。患者忻然，问汝何以知之，说者曰：我适见其夫备后事也。患者有喜色，由是遂痊。王再询其家人曰：患者月水通否？其姑曰：近来月余不进饮食，瘦损羸劣，想不月也。王曰：如血稍鲜时，即来取药。既而报曰：血间鲜红矣。即令服婚合门中滋血汤止之，再服增损四物汤，半月全安，更不举发。

震按：此所谓心病还将心药医也。昔有患贫而病者，医令人诡以财帛与之，遂愈，皆一时权宜之法。然一旦真情忽露，其病必发，不若以正理开导之，使豁然省悟，乃无反覆。

（《古今医案按·癫狂》）

评析：本案为元代医家王珪医案，其所著《泰定养生主论》约一半篇幅论述痰病，并创制千古名方"滚痰丸"，其理论实践在本案中可见一斑。一妇因疑丈夫外遇，情志不遂，气郁生痰，发为癫狂恍惚，王氏投滚痰丸而病减神清。痰之所生皆在于心患，心患不除，恐其反复。王氏又令人言谎，解其心结，果欣喜病愈，又调补其虚，不使复发。中医言"治病求本"，即审疾病症结之所在，以断其生病之源。对此，俞氏按语颇为中肯，指出在情志所致疾病的治疗中，要善于运用心理疗法，积极开导，消除心患，正所谓"心病还需心药医"。

【案例2】张路玉治包山金孟珍，正月间，忽咳吐清痰，咽痛。五六日后，大便下瘀晦血甚多，延至十余日，张诊其脉，六部皆沉弦而细，此水冷金寒之候也。遂与麻黄附子细辛汤，其血顿止。又与麻黄附子甘草汤，咽痛亦可，而觉心下动悸不宁，询其受病之源，乃醉卧渴引冷冻饮料所致，改用小青龙去麻黄加附子，悸即止，咳亦大减，但时吐清痰一二口，乃以桂、酒制白芍入真武汤中与之，咳吐俱止。尚觉背微恶寒倦怠，更与附子汤二剂而安。

震按：咽痛下血，不以风火治，而以辛温燥热药始终获效者，由其善于识脉也。

（《古今医案按·咳嗽》）

评析：本案为张璐医案。"出血"一证多责之"火盛"与"气虚"，缪希雍提出"补肝、行血、降气"之法，然临证之时不能拘泥，当灵活变通。病人喘咳咽痛，下血晦暗，脉沉弦而细，张氏断为肺肾虚寒，投麻、辛、附之品，下血咽痛即愈。咳而心下悸，乃外寒里饮，以小青龙加减，服之症减。清痰、背冷终不离虚寒水饮，故用温阳利水之法告愈。此证若以风火治之，更动其血，徒损性命。故临证之时，务必详查，锱铢必较，不可臆断。

【案例3】吴球治一贵宦，年七十，少患虚损，好服补剂。一日事不遂意，头目眩晕，精神短少。遂告医以居常多服人参，其效甚速，乃竟用人参熟地汤药，及固本丸并进，反加气急。吴诊其脉大力薄，兼问病情，因得之曰：先生归休意切，当道苦留，抑郁而致病耳。医者不审同病异名同脉异经之说，气郁而概行补药，所以病日加也。宦者曰：斯言深中予病。竟用四七汤数剂宽快而愈。

震按：此老原系虚证，后之加剧者，由于郁耳。用补而病转增，自当寻其别因，只缘脉大力薄，仍属虚脉，故须问而知之也。

（《古今医案按·虚损》）

评析：本案为吴球医案。俗言："人参杀人无过，大黄救人无功。"倘若真是虚极至危，人参可救性命于顷刻，挽人寿于瞬间；若病因于实，而见虚羸之外象，误投人参，则犯"虚虚实实"之戒，贻害无穷。七旬之人，头目眩晕，少神疲乏，一派虚象，时医投人参之属进补，病反加剧。吴氏切其脉大有力，并非虚证，问其原委，所欲不遂，痰气交阻，气机郁滞，神窍蒙蔽，故见虚弱假象。气郁需畅，痰结当化，以四七汤（即半夏厚朴汤）服之而安。本案并非虚劳，而俞震将其放入"虚损门"中，旨在与真正之虚损鉴别，告诫后世学者临证时务必详查，审明疾病之原委，从本治之。

三、参考医案

【案例1】宋徽宗食冰太过，病脾疾，国医不效。召杨介，进大理中丸，上曰：服之屡矣。介曰：疾因食冰，臣请以冰煎此药，是治受病之源也，果愈。

震按：此又于诸法之外，另伸一义，颖悟者可以触类旁通。

（《古今医案按·泄泻》）

【案例2】僧慎柔治一妇，年五十，小便时，常有雪白寒冰一块至其阴户，欲小便，须以手抠出方溺，否则难。慎柔曰：此胃家寒湿，因脾胃虚寒，凝结而下坠，至阴户口而不即出者，脾胃之气尚未虚脱，但陷下耳。用六君加姜、桂，二十剂痊愈。

震按：小便不通，乃至危至急之候，此集所选仅十一条，似乎简略，然诸法毕备，并不重复，学人苟能触类引伸，定有无穷变化。

（《古今医案按·小便不通》）

【案例3】缪仲淳曰：太学顾仲恭，遭鼓盆之戚，复患病在床，一医诊视，惊讶而出，谓其旦晚就木，因延予诊之。左手三部俱平和，右手尺寸亦无恙，独关部杳然不见。谛视其形色，虽赢，而神气安静。予询之：曾大怒乎？曰然。予曰：此怒则气并于肝，而脾土受邪之证也。经云：大怒则形气绝。而况一部之脉乎？甚不足怪，第脾家有积滞，目中微带黄色，恐成黄疸。两三日后，果遍体发黄，服茵陈利水平肝顺气药，数剂而瘥。

震按：《金匮要略》云：病疸当以十八日为期，治之十日以上瘥，反剧者为难治。就余生平所验，分毫不爽。有先因他病而后发黄者，有先发黄而后现他病者，必于半月一月之内退尽其黄，则他病亦可治。设或他病先瘥而黄不能退，至一年半载仍黄者，必复现他病以致死。大抵酒伤及有郁结与胃脘痛，皆发黄之根基，而泄泻肿胀不食，乃发黄之末路。若时行病发黄亦多死，谚所谓瘟黄也。惟元气实者，审其为瘀血、为湿热，逐之清之，得黄退，热亦退，乃可无虞。古人医案，俱未有说及久黄者，可为余言之一证，即如此条，关脉不见，亦云数剂而瘥，要知因于大怒，偶然不见耳。若并未动怒，关脉连日不见，目中微带黄色，即为脾绝之征，死无疑矣。

（《古今医案按·黄疸》）

第四节　赤厓医案评注

一、医著介评

《赤厓医案评注》为现代医家盛增秀整理国内孤本《赤厓医案》刻本加以评注而成。本书精选清代名医汪廷元临证医案，所选医案多为危重和疑难病症，案后加以评议，对中医临证有重要的参考价值。

（一）医著概况

汪廷元（1732—1800），字瓒禾，号赤厓，安徽歙县人，清代名医，平生精研《内经》《神农本草经》《伤寒论》等经典，旁及历代医家著述，学识广博，功底深厚，治病多奇验。《赤厓医案》分《新安医案摘录》和《广陵医案摘录》两部分，凡二册，不分卷，现仅存孤本，藏于浙江省中医药研究院，经现代医家盛增秀整理书中案例加以评析，于2013年刊行于世。

（二）学术思想与特点

本书所载主要是危重和疑难病症的医案，例如日饮冷水二十余碗、五日不敢交睫、齿去血不知几斗、不食不寐不大便十余日、烦躁奇症等病症，汪廷元对诊治过程描述详尽，分析到位，用药奇效，大多数可以达到"一剂效，再剂愈"的显著疗效，充分体现出中医治疗危重疑难病症的优势。另外，书中亦详细记录误治导致病人死亡的医案，意在使后世医家从中吸取经验教训，体现出汪廷元实事求是的治学态度。

二、典型医案评析

【案例1】病温危急治验

家无阙翁精于岐黄，声名颇振，予素与交厚，翁精神矍铄，向无他病，夏间忽发温邪，壮热不退，昏瞀喃喃，舌如沉香色，至五朝势更沉重，下刻颤动，喉间痰涌，烦躁而渴，时循衣摸床，药皆不当，仲子振三，以书来请。诊其脉，则数而模糊，翁年将古十；邪发膜原，散漫营卫，而脉症如是，殆九死一生矣。时医有议下者，有议温补者，予应之曰：年高症危，腹无所苦，承气不可尝试，热邪鸱张，阳火亢甚，人参亦难轻投。且脉之不鼓，乃阳极似阴，若复行温热，似火助火，适以杀之。惟有救阴而无解秽一法，庶几可以挽回。乃用鲜地黄、麦冬、知母、石膏、瓜蒌根、金汁，以大剂甘寒微苦投之。服后已大有转机，诸公私谓翁绝谷已八日，将药减半，暗加人参二钱，至夜分忽昏躁不宁，舌肿满口，因怪问之，遂以实告。予谓：翁向以国士待我，故排众议而力任之，乃方信而忽疑，虽扁仓无能为役，遂于前方中加川连、紫雪。次日舌肿顿消，各症俱减，至夜半有汗，大便自行，始能开目识人，见予以手诊脉，乃云君来吾得生已。

（《赤厓医案·新安医案摘录》）

评析：本案患者既往体健，夏月感受温邪，以"壮热不退，昏瞀喃喃，循衣摸床，舌如沉香色，脉数而模糊等"为主症，医者有议下者，有议温补，汪廷元明确指出患者年事已高，腹无所苦，无阳明腑实指征，不可用承气汤下之，而一派热象，亦难用温补，认为病在里热亢盛，津液大亏，乃力排众议，采用滋阴清热，兼以扶正，病情得以转机。对此，盛增秀评注说："若非熟谙临床经验丰富之老手，断难有此杰构。"当此危重之时，扶正与驱邪并行，得以取效，学者识之。

【案例2】难产医案

吴惟鹤兄令政，方冶原兄之妹也。怀子足月，腰腹试痛，其家老婢，乃稳婆也。遂以为欲产，即扶临盆，催生之法，屡试不应，已经六日矣。老婢言儿顶已在产门二日，疑胎已息，议欲用刀割下，以保母命。冶兄急求予至，见房之内外，多人耳语，产妇则两妇掖坐床前。诊其脉滑大而有冲和之象，并未离经、面舌皆赤，唇口不青。予诊毕，谓冶兄曰：伊家惊惶太早，《难经》云：望见五色以知其病。今据色脉，胎实未损，母子俱可保无恙。但产妇已辛苦六昼夜。可令上床仰卧。老婢云：儿发已冷，胎息久矣。若再上床卧，母命亦难全。予笑曰：此非汝所知。时产妇下半体俱肿，不能动移，人扶上床。予为立一方，八珍汤加陈皮、艾叶。服后即安睡，天明方醒。又服二剂，至第四日午刻往诊，腰腹俱痛，予曰：脉已离经，夜当生矣。已而果生一子，母亦请吉。

（《赤崖医案·新安医案摘录》）

评析：汪廷元临床特别重视脉诊的运用。本案产妇临盆六日未产，病情危急，接生婆说："儿顶已在产门二日，疑胎已息，议欲用刀割下，以保母命。"汪氏根据其"脉滑大而有冲和之象"推断并未离经，其临盆生产六日，精力竭尽耗损，予以补益气血的八珍汤加减，一剂有效，四天后顺利分娩，母子平安。

【案例3】津血枯竭危重证候

张子春兄，江西揣国相士，年四十六，途中受热，到徽即病。延医服药，至二十余日，水浆不入，大便不通，唇焦舌黑，骨立皮干，僵卧不能动，目合肢冷，已议后事待尽。书坊戴，亦江西人，代恳予治。脉模糊似有若无，趺阳脉幸未绝。此因邪热熏灼，津血已枯，形肉已脱，亡可立待，贫士既无力服参，若仅以草木根皮滋养气血，一时何能速生，已索我于枯鱼之肆矣。《经》云：精不足者补之以味。古人猪肤汤、羊肉汤、猪肾、鸭汁等粥，可法也。因嘱市猪肉四两，粳米三合，切洗入锅内煮，候米肉融化，取汁一碗，又取梨汁一大杯，生蜜半杯，与米肉汁相间，缓缓呷之，如能咽吞，一昼夜令尽。至夜半目微开，手足微动；喉间微作呻吟。次日，其伴踉求立方，予正言曰：此便是方，即已效，再如法行之，即此养其胃气以生精液，濡其燥火以回阴血，不可以他求也。如是者三日，唇舌转润，退去黑壳一层，始开目能言，是夜大便行，初下燥屎，后微溏，脉亦稍能应指，再与六味地黄加减，匝月而愈。乃重门顶礼，感予再造之恩。夫医者，意也。《经》云：食肉则复。又云：谷肉果菜，食养尽之。医家贵能变通，不胶于古而亦不谬于古，乃可与言仁术。

（《赤崖医案·新安医案摘录》）

评析： 汪廷元博览群书，又能根据病证随时应变。正如盛增秀所云："汪氏临床亦注重食疗。"本案患者津血枯涸，采用猪肉、粳米、梨汁滋阴养液，频频与之，一举见效。《素问·脏气法时论》云："毒药攻邪，五谷为养，五果为助，五畜为益，五菜为充，气味合而服之，以补益精气。"食物疗法可使危重患者得以获救，实属罕见，值得医者学习。

三、参考医案

【案例 1】不寐案

白公夫人，体素厚，偶因菀结，遂干咳无痰，不饥不食，大便不通，终夜不寐，常绕内宅而走，如此十昼夜，人亦不倦。镇江一医劝进附子理中汤。予曰：今左脉弦大，右脉数大，乃阳亢阴虚，燥火内扰，安有温补之理？与金匮酸枣仁汤加当归、白芍、麦冬、麻仁、小麦，一饮即效，三饮而诸病良已。

（《赤崖医案·广陵医案摘录》）

盛增秀评注（编者加，下同）：此不寐医案。本案辨别分虚实，正如汪廷元所云，凭"左脉弦大，右脉数大"，诊断为"阳亢阴虚，燥火内扰"，不可误用温补，告诫临床医生忌犯"虚虚实实之误"。汪氏以酸枣仁汤加减养血安神，清热除烦，一剂效，三剂病除。

【案例 2】失明

林某内人，病胸胁少腹痛，一日发厥数次，卧床不起，昏昏闷闷，医以为虚而用补，忽两目不见物，势欲沉重，六脉俱数，左关弦而搏指。予曰：此郁怒伤肝，肝气实也。盖目为肝窍，两胁少腹皆足厥阴之络，今肝气横逆，而用参术补之，火势随之以炽。《经》云：木郁达之。当以泻为补也，生柴胡、白芍（生炒各半）、吴萸汁炒川连、酒炒龙胆、当归、醋炒香附、金铃子、盐炒青皮，一剂目明痛缓，三剂良已。又予在歙治许宁远兄，大怒后两目失明，用六味地黄加柴胡、白芍、枸杞子获愈。此人肝肾素亏，故为滋水生木，虚实有不同也。

（《赤崖医案·广陵医案摘录》）

盛增秀评注：此医案林某失明，肝开窍于目，其病因为肝经郁滞，"木郁达之"为治法，采用疏肝解郁的四逆散等药物加减治疗，一剂效，三剂即已。胸胁少腹亦肝经循行部位，故治之有效。下一案例虽然为失明，其病因肝肾亏虚，汪氏对症治疗显神效。

【案例 3】中风案

罗舜章兄，年未三十，右体已中二次，后又复中，仍右手足软痿，舌暗语涩，已三年矣。医不知舌暗为肾气内夺，而以胞络舌根痰气阻塞，用二陈加胆星、天竺黄等，遂至上则舌不能伸，只字难出；下则水泉不止，膀胱不藏。脉则一息往来二至，而仍歇止，右尺按之更细弱。予谓壮年两中而不能复，空虚已极，炼石尚难补天，今复为药误，心肾之真阳益虚，神欲脱去，脉亦败杯，峻补应效，或可少延耳。大熟地、白术、人参、附子、补骨脂、鹿茸、甘枸杞、山萸肉、桑螵蛸、肉桂、龙骨、五味子。十剂舌乃如常，小便亦固。后用大温补作丸，服久神气颇好，身体颇能运动，大有效验。伊以未有子，犹勤入内，又至混堂洗澡，其不慎如此。予谓必有暴脱之变，劝阻止。不信，已而果验。

（《赤崖医案·广陵医案摘录》）

盛增秀评注：此中风重症也。中风有真中风、类中风之分；又有中络、中经、中腑、中脏之别。正如《金匮要略》中述中风的不同见症："邪在于络，肌肤不仁；邪在于经，即重不胜；邪入于腑，即不识人；邪入于脏，舌即难言，口吐涎。"中风病机为内虚邪中。本医案中患者临床症状为右手足软痿，舌喑语涩，脉一息二至，而有歇止，右尺按之细弱。病史两次复中，属于邪入于脏的中风重症范畴。汪氏诊为"心肾真阳益虚，神欲脱去"，病势危重，以补益心肾重剂，效果显著，值得后人借鉴学习。但因患者后期不慎养护，暴脱身亡。

第五节　王氏医案绎注

一、医著介评

《王氏医案绎注》是民国医家石念祖从清代名医王孟英诸多著作中选录相关医案，并加以评析补充而成，是研究王孟英医案的重要参考著作。

（一）医著概况

王士雄（1808—1868），字孟英，号潜斋，又号梦隐、半痴山人、睡乡散人、随息居隐士、海昌野云氏，浙江海宁人，清代著名医家，著有《温热经纬》《随息居重订霍乱论》《乘桴医影》《随息居饮食谱》《归砚录》《王孟英医案》《王孟英医案续编》《王孟英医案三编》等，并评注多部前贤医著。王孟英临证医案分载于《王孟英医案》《王孟英医案续编》《王孟英医案三编》《归砚录》《乘桴医影》《随息居重订霍乱论》等书，所留医案涉及临床各科，病机分析中肯，治疗思路独特，记录完整，但案中处方缺少用药剂量，为其美中不足。因此，后世多人对其医案进行整理注释。《王孟英医案绎注》即为石念祖评析补充而成。

石念祖（生卒年不详），字兰孙，江苏江都人，1917年选录《王孟英医案》《王孟英医案续编》《王孟英医案三编》《随息居重订霍乱论》中医案共计468个，加以评析补充，辑为《王氏医案绎注》，又名《王孟英医案绎注》，按王孟英三书医案顺序排列，编为10卷，涵盖内、外、妇、儿、五官各科，共计121种病证，附录方剂4个。石念祖对王孟英医案评析病机、分析脉证、补充药物分量、新添方药，刊行以来深受好评。但《王氏医案绎注》所录王孟英医案多有改编或删节，未标出处，是其不足之处，学者宜注意。

（二）学术思想与特点

《王孟英医案绎注》采用案后评析、案中评析、案中与案后评析相结合的形式，辨别病证，明确病位，并酌情补入王孟英漏叙的脉象、病情、方药剂量，以弥补王孟英医案治疗方药记录不详之不足，有助于后人领会医案原义与王孟英临证精髓，其学术特色分述如下。

1. 案后评析　石念祖在案后讲评病因病机，或分析脉证，或补药分量，或据情加减，或新添方药，以完善原案，启迪后学。如《王孟英医案绎注·卷六·痰嗽》所载王孟英医案：

毕氏患痰嗽碍眠，医与补摄，而至涕泪全无，目闭不饥，二便涩滞，干嗽无痰，气逆自汗。孟英切脉，右寸沉滑，左手细数而弦。乃高年阴亏，温邪在肺，未经清化，率为补药所锢，宜开其痹而通其胃。与蒌、薤、紫菀、兜铃、杏、贝、冬瓜子、甘、桔、旋、茹之剂而安。

石念祖对此医案所涉脉证、病机详加评析，其言肺肾为子母之脏，肺脏邪去气行，自能荫庇肝肾，虽阴亏无须滋补。治法宜清通肺胃。脉沉滑，故参用桔、薤以开提，并将方药药量按己意补充完整。

2. 案中评析　石念祖有时于案中评析症脉病机，或补药分量，或新添方药，案后不评，以帮助理解原案。如《王孟英医案绎注·头震》所载王孟英医案：

李华甫妻患头震，孟英脉之弦滑。乃肝经郁怒火升也。投当归龙荟丸而瘳。然不能惩愤，其病屡发之后，更兼溺秘腹胀，喘汗欲绝。孟英视之，脉甚弦涩，口苦苔黄，舌色紫黯，汛虽不愆，内有瘀滞也。以雪羹加金铃、旋覆花、栀子、滑石、桃仁、茺蔚、车前子、木通，仍吞龙荟丸。外以田嬴（即田螺）、大蒜、车前草捣贴脐下。服后果先下黑血，溲即通，继而更衣，粪色亦黑，遂愈。

石念祖于案中原文首诊之后补充当归龙荟丸服法，言："青果一枚（连核杵，先煨），汤送龙荟丸三钱。"又于案中原文二诊内服方之下补充脉证分析："辨瘀滞在腹胀，脉弦涩，舌色紫黯。"并将方药药量补充完整。

3. 案中与案后评析相结合 石念祖有时于案中、案后均有评析，或辨析病机，或补药分量，或新添方药，或概括，以帮助读者理解原案。如《王孟英医案绎注·卷七·溺秘》所载王孟英医案：

马香谷患溺秘欲死。孟英视之，脉坚体厚，口渴苔黄。投知、柏、栀、楝、犀、菀、蒌、茹之药，送当归龙荟丸而瘳，竟不复发。

石念祖于案中原文患者脉证描述之后补充脉证评析："脉坚则阳实，阳实则能任苦寒。"从而自然而然地引出所用苦寒之法，并于案末将方药药量补充完整。

二、典型医案评析

【案例 1】 石诵羲夏杪患感，多医广药，病势日增，延逾一月。孟英诊焉，脉至右寸关滑数上溢，左手弦数，耳聋口苦，热甚于夜，胸次迷闷，频吐黏沫，啜饮咽喉阻塞，便溏溺赤，间有谵语。曰：此暑热始终在肺，并不传经，一剂白虎汤可愈者，何以久延至此也？惟初诊顾听泉用清解肺卫法为不谬耳，其余温散升提、滋阴凉血，皆不中病。病家因溏泄畏服石膏，告孟英以胸中一团冷气，汤水皆须热呷。孟英答曰：邪在肺经，清肃之令不行，津液凝滞，结成涎沫，盘踞胸中，升降之机亦室，大气仅能旁趋而转旋，是一团涎沫之中，为气机所不能流行之地，其觉冷也，不亦宜乎？且予初诊时，即断为不传经之候，所以尚有今日，能自觉胸中之冷。若传入心包，舌黑神昏，才合吴古年之犀角地黄矣。然虽不传经，延已逾月，热愈久而液愈涸，药愈乱而病愈深。切勿以白虎为不妥，急急投之为妙。古云：鼻塞治心，耳聋治肺，肺热移于大肠，则为肠澼，是皆白虎之专司，何必拘少阳而疑虚寒哉？疏方以白虎加西洋参、贝母、花粉、黄芩、紫菀、杏仁、冬瓜仁、枇杷叶、竹茹、竹黄。而一剂甫投，咽喉即利，三服后，各恙皆去，糜粥渐安，乃改甘润生津，调理而愈。

石念祖评析（编者加，下同）：右寸关滑数上溢九句，热邪多在气分，惟左手脉弦数稍夹阴虚，但右不降则左升，法宜治肺。病邪此脏传彼脏名传经。若热证右脉无力，便溏则肺阳已败，忌服柔剂及石膏；若热证右脉有力，则便溏为热邪出路，宜服阴剂及石膏。右寸关滑数上溢，则右脉有力可知，故不忌白虎。左脉弦数，虽夹阴虚，惟清肺则肺阴能生肝阴，且洋参、花粉等一派清润，肃肺即以补肝，斯为一笔两用，一丝不漏。

生石膏八钱（先煎） 西洋参三钱 川贝母三钱（杵） 酒炒知母一钱 南花粉三钱 酒炒枯芩二钱 杏仁泥一钱五分 紫菀茸一钱 生冬瓜子三钱 姜枇叶三钱（刷，包） 鲜竹叶二钱 姜竹茹三钱 天竺黄三钱

甘润生津方：生甘草三钱 花麦冬三钱 花粉四钱 北沙参四钱 甜杏仁三钱 蜜枇叶三钱

（刷，包） 鲜地骨皮四钱　清阿胶二钱（炖，和服）　活水芦根八钱

（《王孟英医案绎注·卷二·伤暑》）

评析：本案杂药乱投，迁延月余，病机乃热邪稽肺，气分热甚，清肃不行，升降失司，外不能散，内不能降，痰浊结聚，热痰胶结，难分难解，且耗伤津液，并波及咽喉与大肠。治当益气养阴，清热化痰。王孟英用白虎加人参汤与清热化痰药并用，清肃肺胃，开痰泄降，益气养阴。石念祖补充药物分量，但贝母宜用浙产似更为合拍。案中只言三服各恙皆去，糜粥渐安，这是王孟英治热病后用白饭清蔬香茗调摄之常法。石念祖有感三服后痰未尽泄，胃未大开，故新添甘润生津之方，清养轻灵，参以泄化，给后人以启示。另外，王孟英三次登门诊治，辨治过程委屈周全，其高尚医德可见一斑。

【案例2】周光远妻娩后恶露不行，或劝服生化汤。孟英诊曰：阴虚内热，天令炎蒸，虽赤砂糖不可服也。以生地、丹参、牡丹皮、豆卷、茺蔚子、茯苓、桃仁、山楂、栀子、泽兰、琥珀，投之即效。并曰：生化汤体寒固为妙法，若血热之人，或兼感温热之气者，而一概投之，骤则变证蜂起，缓则蒌损渐成。

石念祖评析：阴虚内热，必另有脉象病情可据，非但以天令炎蒸，遂制此方。

大生地八钱　丹参三钱　牡丹皮二钱　大豆卷一钱五分（次入）　白茯苓三钱（人乳拌，蒸）　生桃仁三钱（研）　茺蔚子四钱（杵，先）　焦楂肉一钱五分（杵）　黑栀皮三钱　泽兰叶一钱五分　琥珀八分（研，冲）

（《王孟英医案绎注·恶露不行》）

评析：王孟英认为周妻恶露不行但血块不突出，治疗当量体裁衣，勿拘泥产后多寒泛论，其病机乃阴虚内热，兼之天令炎蒸，因而坚拒产后习用之生化汤，并批驳产后泛投生化汤之弊，还告诫即使红糖也不宜服用。惜王孟英未点名症脉，故石念祖评析说："阴虚内热，必另有脉象病情可据。"根据王孟英处方顺序，本案阴虚内热突出，故先疏生地黄、牡丹皮、栀子、豆卷以清热养阴，次用丹参、琥珀、茺蔚子、桃仁、山楂、泽兰以活血化滞，清虚热逐败血并举，再以茯苓顾护脾胃。石念祖补充具体用药剂量，有助读者理解。

【案例3】石诵羲妻，久患痰嗽，诸医药之勿瘳。孟英切其脉曰：非伤风也。与北沙参、熟地、百合、麦冬、贝母、紫菀、玉竹、枇杷叶、盐水炒橘红、燕窝，一剂知，数剂已。

石念祖评析：此证阴虚肺燥，前医必作伤风治，迭投温散，致伤上焦气分之阴。伤食为外感实证，此证为内伤虚证。

北沙参八钱　大熟地五钱（开水泡冲，去渣）　百合须三钱　花麦冬三钱　川贝母三钱（杵）　肥玉竹二钱　鲜枇叶三钱（刷，包）　淡盐水炒橘皮一钱五分　燕窝三钱（包，先）

（《王孟英医案绎注·痰嗽》）

评析：本案叙症简略，惟嗽兼痰，屡医不瘥，失治或误治在所难免。石念祖据药推断，患者病久加之误投温散，耗气亡津，阴虚肺燥，气逆而咳，证属内伤咳嗽，阴虚为主，兼有气虚痰泛。故王氏投益气养阴，润肺生津，化痰止咳之品，效如桴鼓。石氏阐发病机，增添药量，补王氏未备，有利于后学参考。

三、参考医案

【案例1】祝雯年近古稀，春赴席，忽仆地痰涌，肢强眼斜，舌謇不语。孟英视之，投六君子加蝎梢、羚角、胆星、石菖蒲、竹沥、姜汁而瘳。

石念祖评析：此脾虚兼夹肝阳之证。

潞党参四钱　炒白术三钱　白茯苓三钱　炒甘草二钱　制半夏四钱　赖橘红一钱五分　蝎梢六分（次入）　羚角五分（磨冲）　石菖蒲六分（次入）　姜竹沥五钱（冲服）

（《王氏医案绎注·中风》）

【案例2】 郑某吐血盈碗，孟英脉之，右关洪滑，自汗口渴，稍一动摇，血即上溢。与白虎汤加西洋参、大黄炭，一剂霍然。

石念祖评析：洪脉为虚，滑脉为实，源稍一动摇血即上溢二语。此证实多虚少。

生石膏（先煎）八钱、酒炒知母三钱、西洋参三钱、大黄炭一钱（入药汁内泡服，去渣）。

（《王氏医案绎注·吐血》）

【案例3】 袁某患噫，声闻于邻。俞某与理中汤，暨旋覆代赭汤皆不效。孟英诊之，尺中虚大，乃诘之曰：尔觉气自少腹上冲乎？病者云：诚然。孟英曰：此病在下焦。用胡桃肉、骨脂、韭子、菟丝、小茴、鹿角霜、枸杞、当归、茯苓、覆盆、龙齿、牡蛎。服一剂，其冲气即至喉而止，不作声为噫矣。再剂寂然。多服竟愈。

石念祖评析：此证认肾中阳虚，肾阳虚逆，在尺中虚大。

连衣胡桃肉一两　炒骨脂五钱（研）　炒韭子五钱（研）　炒菟丝饼二钱　小茴香一钱五分（次入）　鹿角霜二钱（炖，和服）　炒甘枸杞二钱　箱归身二钱　云茯苓三钱（干切）　炒覆盆子五钱（研）　醋煅龙齿四钱　醋煅牡蛎八钱（二味同先煨八句钟）

（《王氏医案绎注·噫气》）

第六节　圣余医案诠解

一、医著介评

《圣余医案诠解》为近代名医刘子维所撰，门人李俊整理其医案并加以诠解而成。本书叙案详实，诠解精辟，不仅是上述二人医学思想和临证经验的集中体现，而且对研究火神派早期学术思想也有一定的参考价值。

（一）医著概况

刘楫文（1842—1914），字子维，其父是清代大儒刘沅。刘沅为槐轩学派创始人。刘沅逝后，刘子维为槐轩学派的实际主持者，倡导"救阳济幽"。其门人李俊录其医案，选用《内经》《难经》《伤寒论》等经典之作诠解，"阅十寒暑，稿经三易"而成《圣余医案诠解》。本书分四卷十四门，选案214例，于1945年刊行于世。

（二）学术思想与特点

1. 儒医之作，理致词华　无论刘子维还是李俊，行医均非主业，二人皆为当时大儒。虽古人以知医为孝，但能如此精通医理并在医学上有如此之造诣者，儒林之中屈指可数。因此，在本书中也体现出大儒的文风。在李氏的诠解中，除援引中医典籍之外，孔孟经论、兵法哲学等随处可见，以此言医，生动形象，发人深思。另外该书文辞华丽，字字考究，排比押韵，细细品读，也是一种文学享受。

2. 按语简短，诠解甚详　本书就体例而言，每一案例均由患者基本信息、症状、处方和诠解等部分组成。其中患者信息和症状非常简短，一般不超过30字，而且大多没有脉诊信息，李俊在《例言》中亦有专门说明："脉为四诊之一，是编独略于脉……今为初学计，辨证既明，则脉象自着，亦可以补其阙云。"与此相反，诠解则是长篇大论，甚至洋洋数千言。从病证源流、病机病理、处方含义到剂量轻重与变化都论述详尽，这是木书一大亮点，也是其学术思想的体现。

二、典型医案评析

【案例1】某，中风不能言，左手足不能动。

人参三钱　北黄芪一两　黑附片五钱　法夏三钱（姜汁一杯，炒）　枸杞五钱　泡参八钱　熟地二两　白术三两　枣皮三钱　干姜二钱

三付。

此脾虚偏枯也。《内经》言，偏枯者不一，有因于邪者，《风论》曰："风之伤人也，或为偏枯。"《刺节真邪论》曰："虚邪偏客于身半，其入深，内居营卫，营卫稍衰，则真气去，邪气独留，发为偏枯是也。"有不因于邪者，《生气通天论》曰："汗出偏沮，使人偏枯。"《阴阳别论》曰："三阳三阴发病，为偏枯、萎易是也。"

……

后天生化，脾阳上升则为气，肺气下降则生血。凡脾虚以致气血亏损者，非从后天施治不为功，故用二参、芪、术补中益气哉！佐以干姜之温升，使中气上归于肺，则血从其生矣。然血虽从气化，未尝不资于汁，而卫出下焦，尤必有赖于肾，故用附、杞、地、枣皮等温补肝肾以培后天之母，是脾胃有所禀，则源之远者流自长，而生发尤富矣。至半夏用姜汁一杯炒者，所以宣通肺胃，去痰浊而发音声，补中有行也。

（《圣余医案诠解·中风类》）

评析：本案以"不能言，左手足不能动"为主症，乃《内经》所谓"脾病而四肢不用"之类，故以大量黄芪、白术补气健脾；命门之火生脾土，土病又当犯母，遂加杜仲、熟地黄以补肾，资先天以壮后天。本案强调脾胃的重要性，即刘子维所谓："夫操刀杀贼，必假健儿之手，非刀自能杀贼也；用克伐之药驱邪，必健脾胃之用，非克伐之药自能驱邪也。"

【案例2】某老人，七十余岁，每日嗜卧不语，舌黑，食少，不食时多，神少，脉微，吐清水。

法夏一钱　砂仁一钱　细辛八分　芦巴三钱　柴胡八分　干姜五钱　白术五钱　故纸五钱　紫苏一钱　安桂五钱　大枣二钱

五付。

此阴盛阳虚也。脉微嗜卧，为少阴病也。食少唾水，为太阴病，皆阳微欲绝之候也。《口问篇》曰："阴气盛则目瞑。"《脉要精微论》曰："言而微，终日乃复言者，此夺气也。"观此则嗜卧不语之因，可知矣。《玉机真脏论》以饮食不入为五虚死之一。《伤寒论》以"喜唾"为胃上有寒，此症虽未至饮食不入，然行百里者逾九十，前途近矣。

……

寒为收降之气，故以热治寒者，宜分别和之以升散，犹之隆冬严寒，万物凋谢，必三阳上升，而后春雨和融，草木萌动也。病有阳虚而阴寒不甚者，但补其阳与阴相配可也。然知补而不知通，则寒未去而热又生，非其治矣，此方用柴胡、细辛、紫苏等之义也。

五付服毕，接服后方：前方加洋参五钱，牡蛎八钱，花粉三钱，独活五分，怀药五钱，沙参一两，生姜五钱，官桂二钱，桂元肉八钱。八付，服毕痊愈。

后天生化，以土为主，然必火能生土，土能健运，而后天生化乃行。若命火衰微，虽以甘温益气之药投之，不能自为蒸发而上注也。前方阴盛阳虚，中下皆失，其职正补火生土，以复健运之时，而培土生金，尚有所待。今则功候已到，故于前方加洋参、元肉，由土而金，以充天气。天气既充，又经花粉之清降，生姜之开发，则内灌脏腑。外泽皮毛，而下交矣。此之谓自无而有，自有而充塞而归藏。凡下虚病，皆当以此为准，而循序调治之，方合符节。彼纷纷补肾不如补脾，或补脾不如补肾之说为争着，畸轻畸重，均为两失，不足以治此病也。

（《圣余医案诠解·阴盛阳虚类》）

评析： 刘子维、李俊均属扶阳一派，在理论上重视阳气，在临床中善用附子、肉桂等纯阳之品，并特别指出区分阴虚阳虚，如在《例言》中说："有《认寒热秘诀》云：唇红属热，如下眼皮内面白者，非真热也，宜服热药；如唇白固有寒象，而下眼皮内面红者，宜寒热并用。"本案辨证很明确，证属虚寒，在于脾肾二脏。但是由于患者年逾古稀，肾虚已是定局，故脾肾同补，补肾为先以治本。待肾气渐复，则重在补脾安神以治标，先后有序，轻重得法，因此病愈。

【案例3】 某，眼舌均出血，心烦，口干，手足麻，畏冷。

茅草根三两　生黄芩一钱　生香附三钱　官桂五钱　生地五钱　黑附片八钱　首乌一两　牛膝五钱　当归二钱（酒炒）　砂仁一钱　艾叶五钱　荷叶一张　防风一钱

三付。

此阴阳不互宅也……阴阳不相宅，则水火不升降，人之大患，无逾于此。故用附、桂补阴中之阳，生地补阳中之阴，以资互宅。有潜伏之火仍有升腾之水，有内守之阴仍有潜伏之火，潜伏则阳宅于阴，升腾则阴宅于阳，而其机则在木，故用首乌入肝敛阴，以资内守。血并于上，为之血厥，热在血分，为之伏热，毛茅为入心胃血分，清伏热，消瘀血平血厥之要药，而生香附、酒当归之上行利血气，黄芩之泄热清天气，砂仁之和中通上下，荷叶之散头目瘀血防风之散头目滞气，皆茅根之佐使也。下脉厥而上脉虚者，惟牛膝能引上脉之血气还于下脉，艾叶能逐寒湿利阴气，为血气下还之先容，故用以补茅根之不及，则臣之职也。此证以虚实分标本，则补虚之药皆为治本，如桂、附、地、乌之类，其余则为治标；以上下分标本，生地所治为标中之本，牛膝、艾叶所治为本中之标也。

（《圣余医案诠解·诸血类》）

评析： 本案是寒热并见，上有出血，下有手足麻、畏冷，属于水火升降失调。因此用白茅根、黄芩清上热以止血；生地黄、何首乌、当归补肾水以制心火；附子祛下元之寒；肉桂、牛膝引火归元，使浮游之火宅于肾中。又用行气之品以调升降，如此妙用，病当痊愈。

三、参考医案

【案例1】 刘张氏，久病咳嗽。

故纸三钱（盐水炒）　艾叶三钱　生姜一钱　薄荷一钱　生牡蛎五钱　黑豆一两　枣皮五钱　防风二钱　银花八钱　生甘草三钱　黄芩二钱（酒炒）　连翘三钱　灯心五钱

五剂。

此三焦咳也……久咳则三焦之根不固，三焦之气皆逆，既非五脏五腑所能辨，尤非一脏一腑所能赅，故名之曰三焦咳也。

三焦之根不固则下虚，三焦之气皆逆则上实，下虚故温以故纸，镇以黑豆，固以牡蛎、枣皮；而敛阴者，必利阴气，故用艾叶利之；上实故散以薄荷、生姜、防风，清以银花、连翘、黄芩、灯心；而泻阳者必缓中气，故用甘草缓之。俟下焦能纳气，上焦无壅气，再为健脾救肺，补肾之母，使肺金与水相生，而全功可收矣。

（《圣余医案诠解·咳嗽类》）

【案例2】某媳，产后败血流注经络，结成肿块，疼痛难忍。

生地黄五钱　当归一两五钱（酒洗）　川芎二钱　赤芍三钱　陈皮一钱　紫苏一钱　丹皮三钱　枳壳八分　红花一钱　怀药八钱　牛膝三钱　独活一钱　香附三钱

三剂。

此败血留滞也。产后败血未净，阻于经络则新血不行，故结成肿块，愈结愈固，则血中之气不通，故疼痛难忍。

……

血寒则滞，故治以当归、川芎、红花之散寒活血，开郁行气。血瘀则热，故治以赤芍、丹皮之通经泄热，凉血清火。血结则痛，故治以牛膝之破结止痛。血热则阴虚，故治以生地之凉血补阴。阴生于阳，故用紫苏、独活以通阳。血随气行，故用陈皮、枳壳以理气。"痹论"曰：阴气者，静则神藏，燥则消亡。此症疼痛难忍，阴气之不静甚矣，故重用怀药敛己土之阴以静守之。治病无定法，各随其阴阳气血之偏而已。此症饮食如故，脾肺肾无不足之象，故不兼顾。

（《圣余医案诠解·女科类》）

【案例3】李董氏，连日头晕，太阳胀，肩膀痛，腰杆亦痛，时而腹内热气上冲，头上面上均发烧，且晕，舌心黄，右眼皮撒下，寒重，大便不利，欲解不解，大约有内热。

生黄芪五钱　防风三钱　枳壳二钱　怀药八钱（炒）　白术八钱（土炒）　知母三钱　生栀子三钱　官桂三钱　大腹皮五钱　酒军二钱

三付。

此中气不和也……脾阳虚则湿气下着而腰痛；脾阴虚则虚火上冲而头面发烧；其头痛、太阳胀、肩膀痛皆逆冲之绪余也。舌心黄、大便不利则阳气不固之所致也。大抵喜食辛辣之人，久则必有所伤。大肠津伤则传化失职而大便不利，脾阴伤则阳不能秘而堤封不固。据病情以摘脉象，其右寸关尺俱大而无力可知也。

（《圣余医案诠解·卷三·眩晕、盗汗、不寐、潮热类》）

附录：医案研究与评注课外拓展学习参考书目

1. 刘正才. 历代名医老年病案评析. 上海：上海翻译出版公司，1988

2. 何任，张志民，连建伟. 金匮方百家医案评议. 杭州：浙江科学技术出版社，1991

3. 赵艳，谷建军，于华芸. 易水四大家医案类编. 北京：学苑出版社，2009

4. 赵兰才. 许叔微医案集按. 北京：华夏出版社，2012

5. 李磊. 历代名医医案类释. 太原：山西科学技术出版社，2012

6. 王义明. 章次公博采众方医案补注. 北京：人民卫生出版社，2014

7. 夏黎明，王旭光，陈时雨. 孙文垣医案选按. 北京：人民军医出版社，2015

8. 肖万泽. 丁甘仁经典医案赏析. 北京：中国医药科技出版社，2015

9. 叶勇. 张锡纯经典医案赏析. 北京：中国医药科技出版社，2015

10. 林俊华，李年成. 费伯雄经典医案赏析. 北京：中国医药科技出版社，2015

11. 刘松林. 曹颖甫经典医案赏析. 北京：中国医药科技出版社，2015

12. 崔金涛，胡锡元. 陈莲舫经典医案赏析. 北京：中国医药科技出版社，2015

13. 李顺保，李妍怡，张参军 . 中医急危重病医案选注 . 北京：学苑出版社，2016

14. 李成文 . 王孟英评点古今医案 . 郑州：河南科学技术出版社，2017

15. 肖万泽 . 丁甘仁经典医案赏析 . 北京：中国医药科技出版社，2015

16. 刘松林，洪亨惠 . 曹颖甫经典医案赏析 . 北京：中国医药科技出版社，2015

17. 李家庚 . 喻嘉言经典医案赏析 . 北京：中国医药科技出版社，2015

18. 宋恩峰，黄延荣 . 吴鞠通经典医案赏析 . 北京：中国医药科技出版社，2015

19. 李家庚 . 尤在泾经典医案赏析 . 北京：中国医药科技出版社，2015

20. 邱明义，陶春晖 . 章次公经典医案赏析 . 北京：中国医药科技出版社，2015

21. 吕文亮，周燕萍，谢沛霖 . 叶天士经典医案赏析 . 北京：中国医药科技出版社，2015

22. 李家庚 . 张锡纯经典医案赏析 . 北京：中国医药科技出版社，2015

23. 苏颖，王利锋，刘派 . 五运六气医案评析 . 北京：人民卫生出版社，2017

主要参考书目

1. 北京中医学院学说教研组. 中医各家学说及医案选讲义. 北京：人民卫生出版社，1960

2. 黑龙江中医学院. 中医各家学说及医案分析. 哈尔滨：黑龙江中医学院，1979

3. 施杞，萧敏材. 中医病案学. 上海：中国大百科出版社上海分社，1994

4. 徐珊. 中医病案学. 上海：上海科学技术文献出版社，1997

5. 张笑平. 中医病案学. 北京：中国中医药出版社，2000

6. 黄煌. 医案助读. 北京：人民卫生出版社，2001

7. 苏礼. 中医医案学概论. 北京：人民卫生出版社，2009

8. 胡方林. 中医历代名医医案选讲. 北京：中国中医药出版社，2011

9. 鲁兆麟. 中医医案学. 北京：北京科学技术出版社，2013

10. 王忠. 医案学. 北京：中国中医药出版社，2014

11. 李瑞. 针灸医案学. 北京：人民卫生出版社，2016

全国中医药行业高等教育"十四五"规划教材

全国高等中医药院校规划教材（第十一版）

教材目录

注：凡标☆号者为"核心示范教材"。

（一）中医学类专业

序号	书　名	主　编		主编所在单位	
1	中国医学史	郭宏伟	徐江雁	黑龙江中医药大学	河南中医药大学
2	医古文	王育林	李亚军	北京中医药大学	陕西中医药大学
3	大学语文	黄作阵		北京中医药大学	
4	中医基础理论☆	郑洪新	杨　柱	辽宁中医药大学	贵州中医药大学
5	中医诊断学☆	李灿东	方朝义	福建中医药大学	河北中医药大学
6	中药学☆	钟赣生	杨柏灿	北京中医药大学	上海中医药大学
7	方剂学☆	李　冀	左铮云	黑龙江中医药大学	江西中医药大学
8	内经选读☆	翟双庆	黎敬波	北京中医药大学	广州中医药大学
9	伤寒论选读☆	王庆国	周春祥	北京中医药大学	南京中医药大学
10	金匮要略☆	范永升	姜德友	浙江中医药大学	黑龙江中医药大学
11	温病学☆	谷晓红	马　健	北京中医药大学	南京中医药大学
12	中医内科学☆	吴勉华	石　岩	南京中医药大学	辽宁中医药大学
13	中医外科学☆	陈红风		上海中医药大学	
14	中医妇科学☆	冯晓玲	张婷婷	黑龙江中医药大学	上海中医药大学
15	中医儿科学☆	赵　霞	李新民	南京中医药大学	天津中医药大学
16	中医骨伤科学☆	黄桂成	王拥军	南京中医药大学	上海中医药大学
17	中医眼科学	彭清华		湖南中医药大学	
18	中医耳鼻咽喉科学	刘　蓬		广州中医药大学	
19	中医急诊学☆	刘清泉	方邦江	首都医科大学	上海中医药大学
20	中医各家学说☆	尚　力	戴　铭	上海中医药大学	广西中医药大学
21	针灸学☆	梁繁荣	王　华	成都中医药大学	湖北中医药大学
22	推拿学☆	房　敏	王金贵	上海中医药大学	天津中医药大学
23	中医养生学	马烈光	章德林	成都中医药大学	江西中医药大学
24	中医药膳学	谢梦洲	朱天民	湖南中医药大学	成都中医药大学
25	中医食疗学	施洪飞	方　泓	南京中医药大学	上海中医药大学
26	中医气功学	章文春	魏玉龙	江西中医药大学	北京中医药大学
27	细胞生物学	赵宗江	高碧珍	北京中医药大学	福建中医药大学

序号	书 名	主 编		主编所在单位	
28	人体解剖学	邵水金		上海中医药大学	
29	组织学与胚胎学	周忠光	汪 涛	黑龙江中医药大学	天津中医药大学
30	生物化学	唐炳华		北京中医药大学	
31	生理学	赵铁建	朱大诚	广西中医药大学	江西中医药大学
32	病理学	刘春英	高维娟	辽宁中医药大学	河北中医药大学
33	免疫学基础与病原生物学	袁嘉丽	刘永琦	云南中医药大学	甘肃中医药大学
34	预防医学	史周华		山东中医药大学	
35	药理学	张硕峰	方晓艳	北京中医药大学	河南中医药大学
36	诊断学	詹华奎		成都中医药大学	
37	医学影像学	侯 键	许茂盛	成都中医药大学	浙江中医药大学
38	内科学	潘 涛	戴爱国	南京中医药大学	湖南中医药大学
39	外科学	谢建兴		广州中医药大学	
40	中西医文献检索	林丹红	孙 玲	福建中医药大学	湖北中医药大学
41	中医疫病学	张伯礼	吕文亮	天津中医药大学	湖北中医药大学
42	中医文化学	张其成	臧守虎	北京中医药大学	山东中医药大学
43	中医文献学	陈仁寿	宋咏梅	南京中医药大学	山东中医药大学
44	医学伦理学	崔瑞兰	赵 丽	山东中医药大学	北京中医药大学
45	医学生物学	詹秀琴	许 勇	南京中医药大学	成都中医药大学
46	中医全科医学概论	郭 栋	严小军	山东中医药大学	江西中医药大学
47	卫生统计学	魏高文	徐 刚	湖南中医药大学	江西中医药大学
48	中医老年病学	王 飞	张学智	成都中医药大学	北京大学医学部
49	医学遗传学	赵丕文	卫爱武	北京中医药大学	河南中医药大学
50	针刀医学	郭长青		北京中医药大学	
51	腧穴解剖学	邵水金		上海中医药大学	
52	神经解剖学	孙红梅	申国明	北京中医药大学	安徽中医药大学
53	医学免疫学	高永翔	刘永琦	成都中医药大学	甘肃中医药大学
54	神经定位诊断学	王东岩		黑龙江中医药大学	
55	中医运气学	苏 颖		长春中医药大学	
56	实验动物学	苗明三	王春田	河南中医药大学	辽宁中医药大学
57	中医医案学	姜德友	方祝元	黑龙江中医药大学	南京中医药大学
58	分子生物学	唐炳华	郑晓珂	北京中医药大学	河南中医药大学

（二）针灸推拿学专业

序号	书 名	主 编		主编所在单位	
59	局部解剖学	姜国华	李义凯	黑龙江中医药大学	南方医科大学
60	经络腧穴学 ☆	沈雪勇	刘存志	上海中医药大学	北京中医药大学
61	刺法灸法学 ☆	王富春	岳增辉	长春中医药大学	湖南中医药大学
62	针灸治疗学 ☆	高树中	冀来喜	山东中医药大学	山西中医药大学
63	各家针灸学说	高希言	王 威	河南中医药大学	辽宁中医药大学
64	针灸医籍选读	常小荣	张建斌	湖南中医药大学	南京中医药大学
65	实验针灸学	郭 义		天津中医药大学	

序号	书 名	主 编		主编所在单位	
66	推拿手法学☆	周运峰		河南中医药大学	
67	推拿功法学☆	吕立江		浙江中医药大学	
68	推拿治疗学☆	井夫杰	杨永刚	山东中医药大学	长春中医药大学
69	小儿推拿学	刘明军	邰先桃	长春中医药大学	云南中医药大学

（三）中西医临床医学专业

序号	书 名	主 编		主编所在单位	
70	中外医学史	王振国	徐建云	山东中医药大学	南京中医药大学
71	中西医结合内科学	陈志强	杨文明	河北中医药大学	安徽中医药大学
72	中西医结合外科学	何清湖		湖南中医药大学	
73	中西医结合妇产科学	杜惠兰		河北中医药大学	
74	中西医结合儿科学	王雪峰	郑 健	辽宁中医药大学	福建中医药大学
75	中西医结合骨伤科学	詹红生	刘 军	上海中医药大学	广州中医药大学
76	中西医结合眼科学	段俊国	毕宏生	成都中医药大学	山东中医药大学
77	中西医结合耳鼻咽喉科学	张勤修	陈文勇	成都中医药大学	广州中医药大学
78	中西医结合口腔科学	谭 劲		湖南中医药大学	
79	中药学	周祯祥	吴庆光	湖北中医药大学	广州中医药大学
80	中医基础理论	战丽彬	章文春	辽宁中医药大学	江西中医药大学
81	针灸推拿学	梁繁荣	刘明军	成都中医药大学	长春中医药大学
82	方剂学	李 冀	季旭明	黑龙江中医药大学	浙江中医药大学
83	医学心理学	李光英	张 斌	长春中医药大学	湖南中医药大学
84	中西医结合皮肤性病学	李 斌	陈达灿	上海中医药大学	广州中医药大学
85	诊断学	詹华奎	刘 潜	成都中医药大学	江西中医药大学
86	系统解剖学	武煜明	李新华	云南中医药大学	湖南中医药大学
87	生物化学	施 红	贾连群	福建中医药大学	辽宁中医药大学
88	中西医结合急救医学	方邦江	刘清泉	上海中医药大学	首都医科大学
89	中西医结合肛肠病学	何永恒		湖南中医药大学	
90	生理学	朱大诚	徐 颖	江西中医药大学	上海中医药大学
91	病理学	刘春英	姜希娟	辽宁中医药大学	天津中医药大学
92	中西医结合肿瘤学	程海波	贾立群	南京中医药大学	北京中医药大学
93	中西医结合传染病学	李素云	孙克伟	河南中医药大学	湖南中医药大学

（四）中药学类专业

序号	书 名	主 编		主编所在单位	
94	中医学基础	陈 晶	程海波	黑龙江中医药大学	南京中医药大学
95	高等数学	李秀昌	邵建华	长春中医药大学	上海中医药大学
96	中医药统计学	何 雁		江西中医药大学	
97	物理学	章新友	侯俊玲	江西中医药大学	北京中医药大学
98	无机化学	杨怀霞	吴培云	河南中医药大学	安徽中医药大学
99	有机化学	林 辉		广州中医药大学	
100	分析化学（上）（化学分析）	张 凌		江西中医药大学	

序号	书 名	主 编		主编所在单位	
101	分析化学（下）（仪器分析）	王淑美		广东药科大学	
102	物理化学	刘 雄	王颖莉	甘肃中医药大学	山西中医药大学
103	临床中药学☆	周祯祥	唐德才	湖北中医药大学	南京中医药大学
104	方剂学	贾 波	许二平	成都中医药大学	河南中医药大学
105	中药药剂学☆	杨 明		江西中医药大学	
106	中药鉴定学☆	康廷国	闫永红	辽宁中医药大学	北京中医药大学
107	中药药理学☆	彭 成		成都中医药大学	
108	中药拉丁语	李 峰	马 琳	山东中医药大学	天津中医药大学
109	药用植物学☆	刘春生	谷 巍	北京中医药大学	南京中医药大学
110	中药炮制学☆	钟凌云		江西中医药大学	
111	中药分析学☆	梁生旺	张 彤	广东药科大学	上海中医药大学
112	中药化学☆	匡海学	冯卫生	黑龙江中医药大学	河南中医药大学
113	中药制药工程原理与设备	周长征		山东中医药大学	
114	药事管理学☆	刘红宁		江西中医药大学	
115	本草典籍选读	彭代银	陈仁寿	安徽中医药大学	南京中医药大学
116	中药制药分离工程	朱卫丰		江西中医药大学	
117	中药制药设备与车间设计	李 正		天津中医药大学	
118	药用植物栽培学	张永清		山东中医药大学	
119	中药资源学	马云桐		成都中医药大学	
120	中药产品与开发	孟宪生		辽宁中医药大学	
121	中药加工与炮制学	王秋红		广东药科大学	
122	人体形态学	武煜明	游言文	云南中医药大学	河南中医药大学
123	生理学基础	于远望		陕西中医药大学	
124	病理学基础	王 谦		北京中医药大学	
125	解剖生理学	李新华	于远望	湖南中医药大学	陕西中医药大学
126	微生物学与免疫学	袁嘉丽	刘永琦	云南中医药大学	甘肃中医药大学
127	线性代数	李秀昌		长春中医药大学	
128	中药新药研发学	张永萍	王利胜	贵州中医药大学	广州中医药大学
129	中药安全与合理应用导论	张 冰		北京中医药大学	
130	中药商品学	闫永红	蒋桂华	北京中医药大学	成都中医药大学

（五）药学类专业

序号	书 名	主 编		主编所在单位	
131	药用高分子材料学	刘 文		贵州医科大学	
132	中成药学	张金莲	陈 军	江西中医药大学	南京中医药大学
133	制药工艺学	王 沛	赵 鹏	长春中医药大学	陕西中医药大学
134	生物药剂学与药物动力学	龚慕辛	贺福元	首都医科大学	湖南中医药大学
135	生药学	王喜军	陈随清	黑龙江中医药大学	河南中医药大学
136	药学文献检索	章新友	黄必胜	江西中医药大学	湖北中医药大学
137	天然药物化学	邱 峰	廖尚高	天津中医药大学	贵州医科大学
138	药物合成反应	李念光	方 方	南京中医药大学	安徽中医药大学

序号	书 名	主 编		主编所在单位	
139	分子生药学	刘春生	袁 媛	北京中医药大学	中国中医科学院
140	药用辅料学	王世宇	关志宇	成都中医药大学	江西中医药大学
141	物理药剂学	吴 清		北京中医药大学	
142	药剂学	李范珠	冯年平	浙江中医药大学	上海中医药大学
143	药物分析	俞 捷	姚卫峰	云南中医药大学	南京中医药大学

（六）护理学专业

序号	书 名	主 编		主编所在单位	
144	中医护理学基础	徐桂华	胡 慧	南京中医药大学	湖北中医药大学
145	护理学导论	穆 欣	马小琴	黑龙江中医药大学	浙江中医药大学
146	护理学基础	杨巧菊		河南中医药大学	
147	护理专业英语	刘红霞	刘 娅	北京中医药大学	湖北中医药大学
148	护理美学	余雨枫		成都中医药大学	
149	健康评估	阚丽君	张玉芳	黑龙江中医药大学	山东中医药大学
150	护理心理学	郝玉芳		北京中医药大学	
151	护理伦理学	崔瑞兰		山东中医药大学	
152	内科护理学	陈 燕	孙志岭	湖南中医药大学	南京中医药大学
153	外科护理学	陆静波	蔡恩丽	上海中医药大学	云南中医药大学
154	妇产科护理学	冯 进	王丽芹	湖南中医药大学	黑龙江中医药大学
155	儿科护理学	肖洪玲	陈偶英	安徽中医药大学	湖南中医药大学
156	五官科护理学	喻京生		湖南中医药大学	
157	老年护理学	王 燕	高 静	天津中医药大学	成都中医药大学
158	急救护理学	吕 静	卢根娣	长春中医药大学	上海中医药大学
159	康复护理学	陈锦秀	汤继芹	福建中医药大学	山东中医药大学
160	社区护理学	沈翠珍	王诗源	浙江中医药大学	山东中医药大学
161	中医临床护理学	裘秀月	刘建军	浙江中医药大学	江西中医药大学
162	护理管理学	全小明	柏亚妹	广州中医药大学	南京中医药大学
163	医学营养学	聂 宏	李艳玲	黑龙江中医药大学	天津中医药大学
164	安宁疗护	邸淑珍	陆静波	河北中医药大学	上海中医药大学
165	护理健康教育	王 芳		成都中医药大学	
166	护理教育学	聂 宏	杨巧菊	黑龙江中医药大学	河南中医药大学

（七）公共课

序号	书 名	主 编		主编所在单位	
167	中医学概论	储全根	胡志希	安徽中医药大学	湖南中医药大学
168	传统体育	吴志坤	邵玉萍	上海中医药大学	湖北中医药大学
169	科研思路与方法	刘 涛	商洪才	南京中医药大学	北京中医药大学
170	大学生职业发展规划	石作荣	李 玮	山东中医药大学	北京中医药大学
171	大学计算机基础教程	叶 青		江西中医药大学	
172	大学生就业指导	曹世奎	张光霁	长春中医药大学	浙江中医药大学

序号	书 名	主 编		主编所在单位	
173	医患沟通技能	王自润	殷越	大同大学	黑龙江中医药大学
174	基础医学概论	刘黎青	朱大诚	山东中医药大学	江西中医药大学
175	国学经典导读	胡真	王明强	湖北中医药大学	南京中医药大学
176	临床医学概论	潘涛	付滨	南京中医药大学	天津中医药大学
177	Visual Basic 程序设计教程	闫朝升	曹慧	黑龙江中医药大学	山东中医药大学
178	SPSS 统计分析教程	刘仁权		北京中医药大学	
179	医学图形图像处理	章新友	孟昭鹏	江西中医药大学	天津中医药大学
180	医药数据库系统原理与应用	杜建强	胡孔法	江西中医药大学	南京中医药大学
181	医药数据管理与可视化分析	马星光		北京中医药大学	
182	中医药统计学与软件应用	史周华	何雁	山东中医药大学	江西中医药大学

（八）中医骨伤科学专业

序号	书 名	主 编		主编所在单位	
183	中医骨伤科学基础	李楠	李刚	福建中医药大学	山东中医药大学
184	骨伤解剖学	侯德才	姜国华	辽宁中医药大学	黑龙江中医药大学
185	骨伤影像学	栾金红	郭会利	黑龙江中医药大学	河南中医药大学洛阳平乐正骨学院
186	中医正骨学	冷向阳	马勇	长春中医药大学	南京中医药大学
187	中医筋伤学	周红海	于栋	广西中医药大学	北京中医药大学
188	中医骨病学	徐展望	郑福增	山东中医药大学	河南中医药大学
189	创伤急救学	毕荣修	李无阴	山东中医药大学	河南中医药大学洛阳平乐正骨学院
190	骨伤手术学	童培建	曾意荣	浙江中医药大学	广州中医药大学

（九）中医养生学专业

序号	书 名	主 编		主编所在单位	
191	中医养生文献学	蒋力生	王平	江西中医药大学	湖北中医药大学
192	中医治未病学概论	陈涤平		南京中医药大学	
193	中医饮食养生学	方泓		上海中医药大学	
194	中医养生方法技术学	顾一煌	王金贵	南京中医药大学	天津中医药大学
195	中医养生学导论	马烈光	樊旭	成都中医药大学	辽宁中医药大学
196	中医运动养生学	章文春	邬建卫	江西中医药大学	成都中医药大学

（十）管理学类专业

序号	书 名	主 编		主编所在单位	
197	卫生法学	田侃	冯秀云	南京中医药大学	山东中医药大学
198	社会医学	王素珍	杨义	江西中医药大学	成都中医药大学
199	管理学基础	徐爱军		南京中医药大学	
200	卫生经济学	陈永成	欧阳静	江西中医药大学	陕西中医药大学
201	医院管理学	王志伟	翟理祥	北京中医药大学	广东药科大学
202	医药人力资源管理	曹世奎		长春中医药大学	
203	公共关系学	关晓光		黑龙江中医药大学	

序号	书　名	主　编		主编所在单位	
204	卫生管理学	乔学斌	王长青	南京中医药大学	南京医科大学
205	管理心理学	刘鲁蓉	曾　智	成都中医药大学	南京中医药大学
206	医药商品学	徐　晶		辽宁中医药大学	

（十一）康复医学类专业

序号	书　名	主　编		主编所在单位	
207	中医康复学	王瑞辉	冯晓东	陕西中医药大学	河南中医药大学
208	康复评定学	张　泓	陶　静	湖南中医药大学	福建中医药大学
209	临床康复学	朱路文	公维军	黑龙江中医药大学	首都医科大学
210	康复医学导论	唐　强	严兴科	黑龙江中医药大学	甘肃中医药大学
211	言语治疗学	汤继芹		山东中医药大学	
212	康复医学	张　宏	苏友新	上海中医药大学	福建中医药大学
213	运动医学	潘华山	王　艳	广东潮州卫生健康职业学院	黑龙江中医药大学
214	作业治疗学	胡　军	艾　坤	上海中医药大学	湖南中医药大学
215	物理治疗学	金荣疆	王　磊	成都中医药大学	南京中医药大学